普通高等教育"
全国高等医药

规划教材

供五年制和长学制中医药类专业使用

医学免疫学与病原生物学

第4版

郝　钰　万红娇　邝枣园　主编

科学出版社

北　京

内 容 简 介

本书为第 4 版，是根据高等中医药院校的培养目标和教学计划安排，由全国 18 所中医药院校和医学院校中长期从事医学免疫学、医学微生物学和医学寄生虫学教学工作，具有丰富教学经验的一线教师在前三版基础上编写而成。本书共分为三部分：上编为医学免疫学，中编为医学微生物学，下编为医学寄生虫学。在保持各学科知识的系统性和完整性的基础上，本书突出基本理论,基本知识和基本技能(三基)的内容，贯彻理论联系实际、基础与临床结合、中西医结合的原则，适当地引入各学科的新进展及中西医结合的研究成果。在章节设置、内容编排、插图绘制、版式设计上均做了改进，尤其是增加了数字化内容。在内容上由浅入深，难点之处辅以示意图，并可扫描二维码观看相应的动画，以增强直观感。本书条理清晰、重点突出、文字简明流畅，便于教学；同时内容丰富，实用性强，拓展相应知识领域，利于学生自学参考。

本书为全国高等医药院校五年制及长学制（七年制、八年制、九年制）中医药类专业学生学习的通用教材，也可作为相关学科研究生、大专学生、成人教育学生、临床工作者及实验研究者的参考书。

图书在版编目（CIP）数据

医学免疫学与病原生物学 / 郝钰，万红娇，邝枣园主编 . —4 版 . —北京：科学出版社 , 2017.5

普通高等教育"十三五"规划教材·全国高等医药院校规划教材

ISBN 978-7-03-052822-3

Ⅰ . ①医… Ⅱ . ①郝…　②万…　③邝… Ⅲ . ①医药 – 免疫学 – 医学院校 – 教材②病原微生物 – 医学院校 – 教材　Ⅳ . ① R392 ② R37

中国版本图书馆CIP数据核字(2017)第107560号

责任编辑：郭海燕 / 责任校对：李　影　赵桂芬
责任印制：赵　博 / 封面设计：陈　敬

科 学 出 版 社 出版

北京东黄城根北街16号
邮政编码:100717

http://www.sciencep.com

天津文林印务有限公司 印刷

科学出版社发行　各地新华书店经销

*

2004年8月第　一　版　开本：787×1092　1/16
2017年6月第　四　版　印张：25　插页：4
2021年1月第二十九次印刷　字数：738 000

定价：59.00 元

（如有印装质量问题，我社负责调换）

《医学免疫学与病原生物学》
（第4版）
编 委 会

第4版前言

　　《医学免疫学与病原生物学》第4版是在2013年第3版的基础上，由全国18所医药院校长期从事医学免疫学、医学微生物学和医学寄生虫学教学工作、具有丰富教学经验的一线教师共同编写完成。《医学免疫学与病原生物学》自2005年至今已出三版，主要在全国中医药院校及西医院校的中医及中西医结合专业学生中使用，受到使用院校广大师生的好评，被教育部评为普通高等教育"十一五"国家级规划教材。本教材作为普通高等教育"十三五"规划教材，由新组建的编委会在上一版基础上进行编写。新一届编委会新增了教学、科研第一线的中青年教师参加。

　　本教材共分为三编：上编为医学免疫学，中编为医学微生物学，下编为医学寄生虫学。本版教材完整保留了上版教材的知识体系，上编医学免疫学分为医学免疫学概论、免疫系统、免疫应答、临床免疫学四篇；中编医学微生物学分为细菌学、真菌学和病毒学三篇；下编医学寄生虫学分为医学蠕虫、医学原虫、医学节肢动物三篇。在保持各学科知识的系统性和完整性的基础上，突出基本理论、基本知识和基本技能（三基）的内容，贯彻理论联系实际、基础与临床结合、中西医结合的原则。考虑到中医院校的培养对象和培养目标的特殊性，教材重点介绍经典的基本理论和知识，适当介绍学科的新进展。由于各校的学时、条件不同，所开设的实验课内容也不同，各校都有自编的实验教材，所以本版删去上版的实验指导部分，以缩减篇幅。

　　本版教材的突出特点是加入了数字化内容，充分利用互联网，纸质教材和数字教学资源一体化设计，在纸质教材相应位置插入二维码，读者手机扫描即可观看与内容相关的动画与内容。这种创新的教材形式，一方面使抽象难懂的知识变得生动形象、易于理解，另一方面可激发学生的学习兴趣并促进主动学习。

　　本教材是中医药类五年制和长学制（八年制、九年制）专业的通用教材，也可作为中医药院校研究生教材，可用做医学免疫学与病原生物学、医学免疫学与微生物学、医学免疫学、临床免疫学、医学微生物学、医学寄生虫学等课程的教学。虽然学生的涉及面广、层次不等，各专业的培养目标和教学计划安排不同，但对于基础课的基本需求是一致的。因此，我们在编写时，强调共同性，注意特殊性。

　　现对本教材的使用做以下说明：①对于三门学科的前后安排、章节内容选择及讲授顺序，请根据教学计划自行调整；②属于扩展性的内容本书以小5号字体表示，请各院校根据培养目标和教学计划要求，自行取舍；③常用词英汉对照索引在书后请扫描二维码查询。

　　本教材是在前三版的基础上编写完成，我们由衷地向前三版编委会全体老师及参与教材工作的其他老师和研究生致谢！向前主审杨贵贞教授、陈道新教授致敬！向为提携、培养中青年教师而退出编委会的邱全瑛教授、关洪全教授、邹樟教授、罗晶教授、刘文泰教授、顾立刚教授、周娅教授、石玉娥教授、王亚贤教授、程惠娟教授、李文教授、马彦平教授等表示由衷的感谢！

　　本书在编写过程中得到了第1、2版主编邱全瑛教授、关洪全教授的全程指导，得到各参加编写人员所在院校领导的关心和支持,得到科学出版社的帮助和支持,在此表示深深的感谢。北京中医药大学王旭丹老师为免疫学部分精心绘制了全部图片,并为全书制作了精美的动画;邱泽计老师绘制了部分寄生虫图片;曾郁敏、贾翎、杨明锐老师在资料查阅、文字校对等方面付出了辛勤劳动;研究生安辰、李晓瑞、张海丽等做了大量编务工作,在此一并致谢。

由于精力与水平有限,教材中难免存在遗漏和不足,敬请读者和同道批评指正。诚挚欢迎使用了本教材的教师和学生为进一步改进本教材提出宝贵意见和建议,恳请各位直接反馈给主编(haoy@bucm.edu.cn),以便再印刷时及时修正。

本书编委会

2017 年 5 月

目　录

中编　医学微生物学

下编　医学寄生虫学

上 编

医学免疫学

第一篇　医学免疫学概论

第1章　医学免疫学绪论

免疫学是研究机体免疫系统结构和功能的科学，包括免疫系统的组织结构，免疫系统对"自己"和"非己"的识别，对"非己"产生应答及清除的效应机制，对"自己"产生免疫耐受及其维持、破坏的机制等。医学免疫学还研究免疫功能异常所致的病理损伤及其机制，以及免疫学理论、方法和技术在疾病预防、诊断和治疗中的应用等。免疫学已渗透到医学、生物学的多个学科，形成广泛交叉，并成为生命科学的支柱学科之一，极大地推动了医学和生物学的发展。医学免疫学是医学领域的重要基础课之一。

第一节　概　　述

一、免疫的概念和功能

免疫即为免除疫病，疫病指传染性疾病。免疫的英文"immunity"一词源于拉丁文"immunitas"，意为免除劳役和税赋，在医学领域则寓意机体对感染性疾病具有抵抗力。历史上，免疫一度被认为仅是抵抗病原生物感染而保护机体的一种功能。然而，随着人们对更多现象的观察，发现非感染性异物也能引起免疫反应。而且，在某些情况下，机体对病原体的防御或对异物的清除作用也能引起组织损伤和疾病。因此，现代免疫学认为，免疫是机体识别"自己"和"非己"，对"非己"产生免疫应答加以清除，对"自己"产生免疫耐受的一种生理功能。正常情况下，产生免疫保护作用，以维持机体内环境的稳定；异常情况下，产生免疫损伤，导致疾病的发生和发展。

机体的免疫功能由免疫系统执行，免疫系统的功能可表述为以下三方面（表 1-1-1）：

表 1-1-1　免疫系统的功能

功能	正常情况下	异常情况下
免疫防御	防止病原生物侵害	超敏反应或免疫缺陷
免疫自稳	清除损伤或衰老的自身细胞	自身免疫病
免疫监视	清除突变细胞/被感染细胞	细胞癌变或持续感染

1. **免疫防御**（immune defence）　是指机体抵抗病原生物的入侵并将其清除的免疫保护作用，即抗感染免疫。若此种反应过强或持续时间过长，则在清除病原生物的同时，也可能引起组织损伤或功能异常，发生超敏反应；若反应过低或缺失，则可发生免疫缺陷病。

2. **免疫自稳**（immune homeostasis）　是指免疫系统具有自身精细的网络调节，通过对"自己"耐受和清除体内损伤、衰老和死亡的细胞，维持机体内环境相对稳定。此调节功能紊乱，免疫系统将"自己"视为"非己"，对自身成分产生免疫应答，则引起自身免疫病。

3. **免疫监视**（immune surveillance）　是指免疫系统识别体内不断出现的畸变和突变细胞及被病原体感染的细胞，并将其清除。此种功能减弱，将会发生肿瘤或持续性感染。

免疫系统履行这三项功能，有赖于免疫系统的四种能力。一是进行免疫识别，免疫细胞通过识别受体探测到体内出现的"非己"物质（包括外来的病原体和体内产生的肿瘤细胞等）；二是发生免疫反应，免疫系统对识别信号做出应答，通过多种细胞和分子的作用清除"非己"物质；三是进行免疫调节，免疫应答必须受到严密的调控，若免疫调节紊乱则导致相关疾病；四是产生免疫记忆，免疫细胞对再次感染的病原体发生快速和增强的应答，有效预防相同病原体再次感染引起疾病。

二、免疫系统的组成

机体的免疫系统（immune system）是执行免疫功能的组织系统，由免疫器官、免疫细胞和免疫分子三部分组成。

1. 免疫器官　分为中枢免疫器官和外周免疫器官，中枢免疫器官包括骨髓、胸腺（禽类有腔上囊），是免疫细胞发生和分化发育的场所；外周免疫器官和组织包括淋巴结、脾脏和黏膜相关淋巴组织等，是成熟免疫细胞定居的部位，也是适应性免疫应答发生的主要场所。

2. 免疫细胞　是免疫应答的主要执行者，其中绝大多数来源于骨髓造血干细胞。免疫细胞可分为固有免疫细胞和介导适应性免疫应答的细胞。固有免疫细胞包括吞噬细胞（单核 / 巨噬细胞、中性粒细胞等）、树突状细胞、NK 细胞、固有样淋巴细胞（NKT 细胞、γδT 细胞、B1 细胞）及肥大细胞、嗜酸 / 嗜碱粒细胞等，履行固有免疫功能。其中，树突状细胞、巨噬细胞又是抗原提呈细胞，也参与适应性免疫应答。介导适应性免疫应答的细胞主要是 T 淋巴细胞和 B 淋巴细胞。各类细胞间相互协作，共同完成机体的免疫功能。此外，从广义上讲，红细胞、血小板、上皮细胞、内皮细胞、脂肪细胞等多种细胞均具有免疫功能。

3. 免疫分子　种类繁多，包括由免疫细胞分泌的可溶性分子和表达于免疫细胞表面的膜分子。前者包括多种免疫效应分子如抗体、补体和细胞因子等；后者包括 T 细胞、B 细胞表面的抗原受体（TCR、BCR），某些固有免疫细胞的模式识别受体（PRR），CD 分子，黏附分子，主要组织相容性分子和各类受体分子（如补体受体、细胞因子受体）等。它们参与对"非己"物质的识别，介导免疫细胞之间的相互协作，具有极其广泛的作用。

在神经 - 内分泌 - 免疫网络的调节下，免疫系统各成分的功能协调，维持机体内环境的相对稳定。否则，将引起各种免疫性疾病。

三、免疫的类型

根据种系和个体免疫系统的进化、发育及免疫效应机制和作用特点，机体的免疫可分为固有免疫和适应性免疫两种类型（图 1-1-1）。从种系进化上，低等生物仅具有固有免疫，至脊椎动物才出现适应性免疫（近期研究认为无脊椎动物存在适应性免疫的基本框架）；从个体反应上，接触异物先由固有免疫发挥作用，后发生适应性免疫。固有免疫是适应性免疫的基础，参与适应性

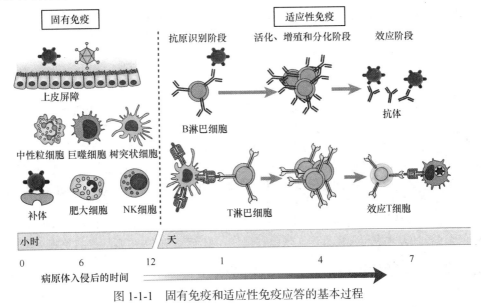

图 1-1-1　固有免疫和适应性免疫应答的基本过程

免疫的启动、效应和调节；适应性免疫是固有免疫的延续，进一步加强和优化固有免疫的效应。两者协同发挥机体的免疫功能（表 1-1-2）。

表 1-1-2　固有免疫与适应性免疫的区别

	固有免疫	适应性免疫
识别的分子及特点	模式识别受体（PRR）；有限的多样性	TCR、BCR；高度多样性
被识别的分子	病原 / 损伤相关分子模式（PAMP/DAMP）	抗原
作用时相	即刻到 96 小时内	96 小时后
细胞反应	无需进行克隆增殖	特异性细胞克隆增殖和分化
作用特点	非特异性，无免疫记忆	特异性，有免疫记忆
主要参与细胞和分子	皮肤和黏膜上皮细胞，吞噬细胞，树突状细胞，NK 细胞，NKT 细胞，γδT 细胞，B1 细胞，抑菌、杀菌物质，补体，细胞因子	T 细胞，B 细胞，抗原提呈细胞；抗体

1. 固有免疫（innate immunity）　在个体出生时就具备，可以遗传，故又称为天然免疫（natural immunity）或先天免疫（native immunity）。其主要特点是：①非特异性：固有免疫的识别方式是模式识别，识别的是一类病原体的共有组分，而不能精细区别不同的病原体，故其作用范围广，亦称为非特异性免疫（nonspecific immunity）。②发挥效应迅速：固有免疫在接触病原体后即刻发挥作用，最先由各种屏障和体内预存的免疫分子发挥作用，随后固有免疫细胞如巨噬细胞等介导炎症反应以清除病原体。因细胞无需进行克隆增殖，故发挥效应快，是机体抵抗病原体感染的第一道防线。③无免疫记忆：病原体的反复感染并不改变固有免疫的应答模式和强度。

2. 适应性免疫（adaptive immunity）　非遗传获得，是个体在生活过程中接触抗原物质后产生的，故又称为获得性免疫（acquired immunity）。其主要特点是：①特异性：适应性免疫的识别方式是抗原特异性识别，由 T/ B 淋巴细胞表面高度多样性的抗原识别受体 TCR/ BCR 对抗原进行精细识别，仅针对特定抗原发挥免疫效应，故又称为特异性免疫（specific immunity）。②发挥效应较迟：适应性免疫在接触病原体后，需经历淋巴细胞的活化、增殖和分化产生效应细胞和效应分子，才能发挥免疫效应。③有免疫记忆：免疫系统再次接触相同抗原时，产生比初次快速、强烈的免疫效应。

适应性免疫应答分为 T 细胞介导的细胞免疫（cellular immunity）和 B 细胞介导的体液免疫（humoral immunity），两者有不同的效应机制，负责清除不同性质的抗原性异物。适应性免疫应答是一个由多种免疫细胞和免疫分子参与的极为复杂的过程，其基本过程大致可分为三个阶段：①抗原识别阶段：抗原提呈细胞摄取、加工处理和提呈抗原，T/ B 细胞抗原受体特异性识别抗原。②活化、增殖和分化阶段：T/ B 细胞识别抗原后活化、增殖并分化为效应 T 细胞或浆细胞，产生各种效应分子。在此阶段，部分 T、B 细胞可分化为长寿命的记忆细胞。③效应阶段：免疫效应细胞和效应分子发挥作用的阶段。正常情况下，可通过细胞免疫效应和体液免疫效应清除"非己"抗原或诱导自身耐受，维持机体生理平衡；病理情况下也可引起免疫损伤，导致相关疾病。

四、免疫与疾病

免疫系统能够识别"自己"和"非己"，对"非己"发生应答并加以清除，对"自己"则处于免疫耐受。免疫系统拥有严密的调控机制，以维持内环境稳定。如果免疫失调，则可能发生免疫相关疾病。免疫系统对"非己"物质的应答常伴随炎症反应；如果免疫应答失控，则导致病理损伤而产生超敏反应，如结核病等。在某些情况下，免疫系统对"自己"的免疫耐受被打破而发生免疫应答，则导致自身组织和器官的损伤，产生自身免疫病，如类风湿关节炎、系统性红斑狼疮等。如果免疫系统的某种成分有缺陷，则影响机体的免疫功能，产生免疫缺陷病。免疫系统对来自异体的组织和器官会发生移植排斥反应；对体内出现的肿瘤细胞发生抗肿瘤免疫反应，但肿瘤细胞可通过各种方式进行免疫逃逸。现已发现许多临床疾病的发生发展都与免疫有关。

五、免疫学与疾病的预防、诊断和治疗

随着医学免疫学的快速发展，应用免疫学的原理、技术和方法进行疾病的预防、诊断和治疗

也愈加广泛。根据特异性免疫及免疫记忆的原理，通过接种疫苗等生物制品预防某些感染性疾病卓有成效；应用免疫学技术诊断疾病具有特异性强、灵敏度高及快速简便等优点，已成为临床疾病的重要诊断手段之一；采用抗体、细胞因子、体外扩增的免疫细胞、治疗性疫苗等调节机体的免疫功能以达到治疗疾病的目的，这种免疫生物疗法已应用于肿瘤、自身免疫病、移植排斥反应等疾病的治疗，并有更广泛的应用前景。

第二节　免疫学发展简史

免疫学建立历史不长，但免疫在抗感染领域的运用却已有上千年历史。为便于理解将其分为几个时期。

一、免疫学的经验时期

我国现存最早的中医理论著作《黄帝内经》中记载："正气存内，邪不可干"，表明三千多年前的中国人已认识到，疾病（包括传染病）的发生发展与机体内在的抵抗力（包括免疫力）密切相关，在治疗中亦非常注重调节和加强机体的抵抗力。

有关传染病的防治方法，我国晋代葛洪所著《肘后方》中记载了治疗狂犬病可"杀犬取脑敷之则后不发"。唐代王焘的《外台秘要　卷40》中记述："取所咬犬脑以涂疮大佳"或"取大虫牙齿末或大虫脂涂之便佳"。唐代孙思邈的《千金备急要方》亦记载有："取犬脑敷上后不复发"。用现代免疫学的观点来看，可以说是人工免疫方法的萌芽。

关于天花的预防，我国最早记载了用人痘苗预防天花的方法。明代（1628年）的《治痘十全》和清代（1687年）的《痘疹定论》均描述了宋真宗时代（998～1022年）在民间已广泛使用天花患者的痘痂末吸入鼻内或穿天花患者的衣服预防天花。在清代俞天池所著《痘科金镜赋集解》（1722年）的种痘说中记载："又闻种痘法起于明朝隆庆年间（1567～1572年）宁国府太平县……由此蔓延天下至今种花者宁国人居多"。可见我国明代就已有较安全的人痘苗使用，并一直沿用至清代。同时，明代（1628年）《种痘心法》中记载了人痘苗有时苗（生苗）和种苗（熟苗）两种。《医宗金鉴》中的种痘要旨更详细记载："水苗为上，旱苗次之，痘衣多不应验，痘浆太涉残忍，故古法独用水苗"。可见，通过在人体的长期使用，选择出了较安全的人痘苗。在我国流传几百年的人痘苗，后传至俄国、朝鲜、日本、土耳其和英国等国家。人痘接种预防天花有一定的危险性，但为以后牛痘苗和减毒活疫苗的发明提供了非常宝贵的经验。

公元18世纪，英国医师Jenner观察到，因接触患有牛痘的牛而手臂长牛痘的挤奶女工不会得天花，因此他把牛痘给一个男孩接种，证明可预防天花。1798年，Jenner发表了相关论文，为人类传染病的预防开创了人工免疫的先河。牛痘苗安全、可靠，接种后不会引起人与人之间的传播。牛痘苗的发明，使人类免遭天花的灾难，1980年世界卫生组织（WHO）宣布：天花在全球绝迹。

二、经典免疫学时期（19世纪中叶至20世纪中叶）

从19世纪末开始，法国科学家Pasteur、德国科学家Koch等先后发现多种病原菌。为控制危害严重的传染性疾病的蔓延，人们应用灭活及减毒的病原体制成多种疫苗，分别预防不同传染性疾病，如鸡霍乱、炭疽、狂犬病疫苗等，开创了人工自动免疫方法。此时，人们对"免疫"的认识仅限于对病原微生物的抵抗力。而免疫学在此期的发展也一直与微生物学密切相关，并成为微生物学的一个重要组成部分。同时，也进入到更深一步的科学实验时期。此阶段取得的主要进展还包括：19世纪末俄国科学家Мечников И. И. 发现细胞吞噬作用，提出了细胞免疫理论；德国细菌学家Behring和Ehrlich发现和证明了免疫血清中的抗体具有抵抗外毒素的作用，研制出破伤风抗毒素和白喉抗毒素，提出了体液免疫理论并开始了人工被动免疫方法；1910年Landsteiner等研究了抗原抗体及其反应具有特异性的化学基础；1938年Kabat等研究了抗体的理化性质，使免疫化学的研究获得重要突破；20世纪初，Pirquet根据免疫血清应用中出现的与免疫防御不同的现象，以及其他如结核分枝杆菌感染后的结核菌素反应、Arthus现象，提出了"变态反应"的概念。与此同时，有关抗体生成理论也出现了Ehrlich的侧链学说、Haurowitz和Pauling的模板学说。在此阶段对许多基本免疫学现象的本质有了更深一步的认识。

三、近代和现代免疫学时期（20 世纪中叶至今）

1957 年澳大利亚学者 Burnet 提出了克隆选择学说，为免疫生物学发展奠定了理论基础，并使免疫学超越了抗感染免疫领域，从而开启了现代免疫学新阶段。

50 余年来，人们从整体、器官、细胞、分子和基因水平研究了免疫系统的结构与功能，初步阐明了免疫的本质及其机制。在免疫学基础理论和实际应用方面的研究取得了不少突破性进展，免疫学已发展为涉及多学科的新兴前沿学科，进一步推动了生物学和医学的发展，成为现代生物医学的支柱学科之一。近半个世纪以来，免疫学取得的主要进展简述如下：

（一）免疫化学方面

1959 ~ 1962 年，Porter 和 Edelman 等证明抗体分子是以二硫键相连的四肽链结构组成，并可分为不同的功能区，各发挥其免疫功能。同时，将抗体统一命名为免疫球蛋白（immunoglobulin，Ig），其可分为 IgG、IgM、IgA、IgD、IgE 五类。

（二）细胞免疫学方面

1. 免疫系统的解剖组织学基础　20 世纪 50 ~ 60 年代，建立了高等动物免疫系统的组织学和细胞学基础。其主要成就有：1957 年发现禽类动物腔上囊的免疫功能，20 世纪 60 年代初证明了胸腺的免疫功能，1965 年证明了淋巴细胞的免疫功能，1969 年提出了 T 淋巴细胞和 B 淋巴细胞亚群的概念；20 世纪 60 年代末证明了淋巴细胞在周围淋巴组织的分布与定位，以及主要的免疫细胞均来源于骨髓多能造血干细胞。

近 20 余年来，对淋巴细胞分化、发育和死亡方式的微环境及其信号转导，淋巴细胞的类别、亚类及其功能，NK 细胞的表面受体及其生物学特征，以树突状细胞（dendritic cell，DC）为代表的抗原提呈细胞及其生物学功能等进行了深入研究。

2. T 淋巴细胞生物学特征　T 淋巴细胞是 20 世纪 70 ~ 80 年代的重要研究领域。70 年代证明体内存在辅助性 T 细胞和抑制性 T 细胞，两者对免疫应答发挥重要的调节作用；1983 年证实小鼠和人 T 细胞表面均表达抗原受体（T cell receptor，TCR），此受体由异二聚体肽链组成，可特异性识别抗原和 MHC 分子。80 年代证明人 TCR 基因与 Ig 基因相似，亦由多个基因片段组成，也存在基因重排现象，由此阐明了 TCR 多样性和免疫应答特异性的遗传学基础。近 30 余年来，陆续发现了新的 T 细胞亚群，如 Th1、Th2、Th17、Tfh、Treg 等，为阐明免疫应答机制提供了重要依据。

3. 细胞免疫和体液免疫应答　1942 年发现结核菌素反应是由致敏 T 细胞引起，与抗体无关，从而证实机体除能产生体液免疫外还能形成细胞免疫。至 20 世纪 70 年代，逐步阐明了免疫应答的机制，发现 B 细胞表达的 B 细胞受体（B cell receptor，BCR），是一种膜表面免疫球蛋白，并证明是 B 细胞的特征性表面标志；证明 T 细胞和 B 细胞在抗体产生中的相互作用；发现巨噬细胞是参与免疫应答的重要细胞，从而证明免疫应答涉及多细胞的相互作用，并初步揭示了 B 细胞识别、活化、分化和效应的机制。

4. 免疫耐受及其细胞学机制　1945 年 Owen 发现了二卵双生小牛体内发生血型嵌合的现象，证明了天然耐受的存在。1953 年通过动物实验发现了对抗原特异性不应答的免疫耐受。1957 年，Burnet 提出的克隆选择学说，对耐受的形成做如下解释：胚胎期个体的免疫系统与自身抗原接触，自身抗原特异性的细胞克隆可被清除或处于禁闭状态，使成熟抗原特异性细胞失去对"自身"抗原的反应性，即产生自身耐受。

5. 抗体生成的理论　19 世纪末至 20 世纪中叶，提出过许多有关抗体生成的理论，在前人研究成果的基础上，Burnet 提出了抗体生成的克隆选择（clonal selection）学说。其基本论点为：体内存在随机形成的多样性 B 细胞克隆，每一克隆的细胞表达同一特异性抗原受体，抗原进入体内后，与其特异结合，即选择表达特异性受体的免疫细胞与之反应，致该细胞发生克隆扩增，产生大量子代细胞，合成大量具有相同特异性的抗体。该学说被视为免疫学发展史上一个里程碑式的成就，它不仅阐明了抗体产生机制，同时解释了抗原识别、免疫记忆、自身耐受及自身免疫应答等重要的免疫生物学现象。

此理论被 1975 年发明的单克隆抗体技术所证实。

6. 模式识别理论及树突状细胞　美国免疫学家 Janeway 提出了模式识别理论，将固有免疫针对的主要靶分子信号称作病原相关分子模式（PAMP），相对应的识别受体称为模式识别受体（PRR）。Beutler 和 Hoffman 揭示了固有免疫中重要的模式识别受体（Toll 样受体）及其功能。Steinman 发现并证实树突状细胞在启动适应性免疫中的关键作用等。

（三）分子免疫学方面

近 40 余年来，在分子水平阐明诸多免疫学现象的本质是免疫学取得的最重要成就。

1. 抗体多样性的遗传学基础　20 世纪 70 年代，通过克隆出编码 Ig 分子 V 区和 C 区的基因，证明编码 Ig 肽链的基因是由胚胎期彼此隔离的基因群组成，它们在 B 淋巴细胞分化发育过程中通过重排和拼接才能编码并表达产物（即产生 Ig），由此阐明了 Ig 分子抗原结合部位多样性的缘由以及遗传和体细胞突变在抗体多样性形成中发挥的关键作用。

2. 细胞因子及其应用　自 20 世纪 80 年代以来，陆续发现了一系列细胞因子，深入研究其生物学特征，证实了细胞因子具有广泛的生理功能，并参与多种疾病的发生和发展，现已开始用于临床治疗。

3. T 细胞的特异性识别、激活和效应机制　20 世纪 80 年代发现了 T 细胞识别抗原的 MHC 限制性。至 90 年代，发现 T 细胞活化需要双信号作用，即 TCR 与抗原肽 -MHC 分子结合产生第一信号；CD28/B7 等共刺激分子的相互作用产生第二信号。其后，还逐渐发现了 T/B 细胞激活和发挥效应的胞内信号转导途径。至 90 年代，证实细胞毒性 T 细胞（CTL）可通过 Fas/FasL 途径诱导靶细胞发生凋亡（apoptosis），从而对 CTL 的效应机制有了深入了解。

4. 抗原提呈的机制　20 世纪 90 年代中期以来，逐渐弄清了抗原提呈细胞摄取、加工、处理和提呈抗原的主要环节及其机制，从而初步阐明适应性免疫应答启动的本质。

（四）免疫学应用

免疫学理论和技术在生命科学研究及临床医学中广泛应用。

1. 疫苗的发展　多种疫苗的面市，使一些危害巨大的传染病得以有效控制或消灭（如天花），是免疫学对人类的最大贡献。近年的肺炎链球菌荚膜多糖疫苗、脑膜炎奈瑟菌荚膜多糖疫苗、百日咳血凝素组分疫苗、乙型肝炎基因工程疫苗及核酸疫苗等，为免疫学在防治疾病中开辟了广阔的前景。

2. 免疫学技术的建立和发展

（1）血清学技术和免疫标记技术：自 20 世纪初建立了各种体外检测抗原 - 抗体反应的血清学技术（如沉淀反应、凝集反应、补体结合反应等），为鉴定病原菌和检查血清中抗体提供了可靠方法，并被广泛用于传染病诊断和流行病学调查。相继建立的各种免疫标记技术，极大地促进了免疫学基础研究和应用。

（2）细胞融合技术：1975 年建立了小鼠骨髓瘤细胞和致敏小鼠脾细胞的融合细胞（杂交瘤），并用于制备针对单一抗原表位的单克隆抗体。此项突破性的生物技术为生物医学研究和应用开拓了广阔的前景。

（3）T 细胞克隆技术：1976 年建立了 T 细胞克隆技术，直接应用于研究 T 细胞受体（TCR）、细胞因子分泌及细胞间相互作用等，有力地推动了细胞免疫学的发展。

（4）分子生物学技术：近 30 年来，核酸杂交、多聚酶链反应（PCR）、基因工程、转基因动物等技术极大地促进了分子免疫学发展。由此，逐步揭示了免疫球蛋白、T 细胞抗原受体、补体、细胞因子及 MHC 分子等的基因结构、功能及其表达机制。

3. 免疫生物治疗　近年来，在分子生物学理论和技术发展的基础上，应用免疫学得以迅速发展。目前，应用 DNA 疫苗防治某些传染性疾病已指日可待；以基因工程抗体为主要导向分子的免疫导向疗法、基因工程细胞因子（包括基因被修饰的细胞因子）和其他肽类免疫分子等均已开始在临床应用；借助不断改善的细胞培养技术，包括造血干细胞及某些效应细胞（如效应性 T 淋巴细胞、树突状细胞）在内的细胞过继免疫疗法已开始用于多种血液病及肿瘤的治疗。

（郝　钰）

第2章 抗　　原

抗原（antigen，Ag）是一类能被 T、B 淋巴细胞的特异性抗原受体（TCR、BCR）识别和结合，促使 T、B 细胞产生免疫应答，并能与相应免疫应答产物（即效应 T 细胞和抗体）发生特异性结合的物质。

抗原刺激是引起机体产生适应性免疫应答的先决条件。抗原曾经也被称为免疫原（immunogen），但根据现代免疫学的概念，多数学者认为，免疫原应指所有能启动和激发免疫应答（包括固有免疫和适应性免疫）的物质，即免疫原包括启动固有免疫应答的病原 / 损伤相关分子模式和启动适应性免疫应答的抗原。

第一节　抗原的性质

一、抗原的基本性能

抗原的基本性能包括免疫原性（immunogenicity）和反应原性（reactogenicity）。免疫原性，即能刺激特定的免疫细胞，使之活化、增殖、分化，最终产生免疫效应物质（效应 T 细胞和抗体）的特性；反应原性或抗原性（antigenicity），即可与相应的免疫效应物质发生特异性结合的特性。

凡兼具免疫原性和反应原性的物质称为完全抗原（complete antigen），只有反应原性而无免疫原性的物质称为半抗原（hapten）或不完全抗原（incomplete antigen）。结构复杂的蛋白质大分子通常是完全抗原，而某些小分子物质（分子质量小于 4 kDa）属半抗原。半抗原若与大分子蛋白质或非抗原的物质如多聚赖氨酸等载体（carrier）交联或结合，则成为完全抗原。例如，青霉素的降解产物即为半抗原，如与体内蛋白质结合则成为完全抗原，可引起超敏反应。

二、抗原的异物性

异物性（foreignness）是决定物质能否成为抗原的首要条件。在正常情况下，免疫细胞具有高度精确地识别"自己"和"非己"物质的能力，异物即"非己"物质。异物的传统概念指化学结构与机体自身成分相异的物质，异物的现代概念是胚胎期或新生期未与发育中的不成熟免疫细胞充分接触的物质。

异种蛋白质、各种病原生物及其代谢产物，对人体而言是异种物质，均为良好抗原。从生物进化过程来看，物种间的亲缘关系越远，其组织成分的化学结构差异越大，免疫原性也越强。如灵长类动物的组织成分对啮齿类动物而言为强抗原，对人是弱抗原。高等动物同种不同个体之间，由于遗传基因不同，其某些组织成分的化学结构也有差异，因此同种异体物质也是抗原。

自身组织成分在正常情况下通常无免疫原性，其机制是在胚胎期针对自身成分的免疫活性细胞已被清除或被抑制。但在某些特定情况下，自身成分也可成为抗原物质，称为自身抗原（详见第 16 章）。

三、抗原的特异性

抗原的特异性（specificity）表现在两个方面，即免疫原性的特异性和反应原性的特异性。前者是指特定的抗原刺激机体只能产生与之相应的抗体 / 效应 T 细胞；后者是指抗原只能与此抗体 / 效应 T 细胞发生反应。抗原的特异性是适应性免疫的核心，是免疫学诊断与防治的理论依据。决定抗原特异性的物质基础是抗原分子中的抗原表位。

（一）抗原表位

抗原表位（epitope）是抗原分子上决定抗原特异性的特殊化学基团，它是与抗体及 TCR/BCR 特异结合的部位，又称为抗原决定簇（antigenic determinant）。通常 5 ~ 15 个氨基酸残基、5 ~ 7 个多糖残基、6 ~ 8 个核苷酸即可构成一个抗原表位。天然抗原的化学成分及结构十分复杂，由多种多个抗原表位组成。抗原表位中所含化学基团的性质、数目、位置和空间构象决定着抗原表位的特异性（表 1-2-1）。

表 1-2-1　抗原表位中化学基团的性质、空间位置对抗原抗体反应特异性的影响

抗血清	基团的组成 ＼ 基团的位置　反应	邻 NH_2—R	间 NH_2—R	对 NH_2—R
抗间位氨基苯磺酸血清 (NH_2—SO_3H)	$RS=O_3H$　苯磺酸	＋＋	＋＋＋	±
	$R=AsO_3H_2$　苯砷酸	－	＋	－
	$R=COOH$　苯甲酸	－	±	－

注：抗间位氨基苯磺酸抗体，与间位氨基苯磺酸发生强烈反应（＋＋＋），但与邻位和对位氨基苯磺酸发生中等和弱反应（＋＋/±），而与氨基苯砷酸和氨基苯甲酸发生弱反应或不反应（±/–）。

抗原表位在结构上有两类，即构象表位（conformational epitope）和线性表位（linear epitope）。前者指序列上不相连的多肽或多糖在空间上形成的特定构象，一般位于分子表面；后者指一段序列相连续的氨基酸片段，又称为顺序表位（sequential epitope），大多位于抗原分子的内部。

（二）T 细胞表位与 B 细胞表位

TCR 和 BCR 所识别的抗原表位不同，分别称为 T 细胞表位和 B 细胞表位。T 细胞表位是线性表位，抗原必须经抗原提呈细胞（antigen presenting cell，APC）加工处理为小分子多肽并与 MHC 分子结合，才能被 TCR 识别。B 细胞表位大多为构象表位，也可是线性表位，主要位于抗原分子表面，无需经 APC 加工处理及提呈，可直接被 B 细胞的 BCR 或 B 细胞分泌的特异性抗体识别（图 1-2-1）。T 细胞表位和 B 细胞表位的不同特点见表 1-2-2。

表 1-2-2　T、B 细胞表位特性的比较

类　别	T 细胞表位	B 细胞表位	类　别	T 细胞表位	B 细胞表位
识别受体	TCR	BCR	表位的位置	抗原任意部位	抗原分子表面
表位的化学特性	多肽	多肽，多糖，脂类等	APC 及 MHC 分子	需要	不需要
表位的类型	线性表位	构象表位，线性表位			

（三）共同抗原表位和交叉反应

天然抗原一般是复杂的大分子，表面有多种抗原表位，每种表位都能刺激机体产生一种相应的特异性抗体。在两种或两种以上的天然抗原中，可能既有相同或构型相似的抗原表位，

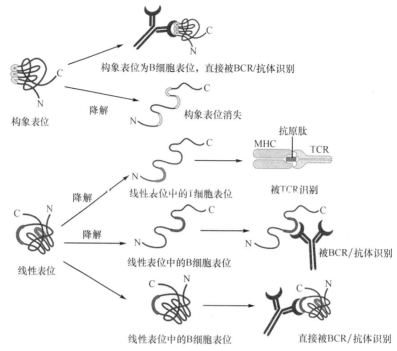

图 1-2-1　抗原分子中的 T、B 细胞表位及降解后的抗原分子表达

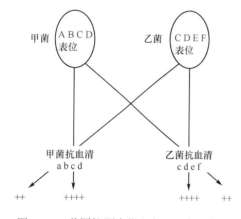

图 1-2-2　共同抗原表位和交叉反应示意图

也有各自特有的抗原表位，前者称为共同抗原表位（common epitope），而后者为特异性抗原表位（specific epitope）。一种抗原诱生的抗体，不仅可与该抗原特异性结合，还可与其他和该抗原具有共同抗原表位的抗原结合，此为交叉反应（cross reaction）。例如，甲、乙两菌间具有共同抗原表位（C、D 表位），因此由甲菌刺激机体产生的抗体（其中含 c 抗体、d 抗体），可以和乙菌中的相应表位（C、D）结合（图 1-2-2）。

具有共同抗原表位的不同抗原称为共同抗原（common antigen）或交叉抗原（cross antigen）。交叉反应对阐明某些疾病的发病机制及在血清学诊断和疫苗研制中均具有意义。

第二节　影响抗原诱导免疫应答的因素

抗原诱导机体发生免疫应答的类型和强度，一方面取决于抗原本身的性质，另一方面取决于接受抗原刺激的机体因素以及抗原进入机体的方式。

一、抗原的理化性质

1. 化学性质　大多数的蛋白质为大分子胶体，具有复杂的结构，是良好的抗原，其他如糖蛋白、脂蛋白、脂多糖都有免疫原性。核酸、类脂等均为半抗原。

2. 分子质量大小　具有免疫原性的物质分子质量一般在 10kDa 以上。分子质量越大，免疫原性越强，大于 100kDa 为强抗原，小于 10kDa 为弱抗原（有例外），甚至无免疫原性。抗原需是大分子物质的原因为：①分子质量越大，其抗原表位越多，对淋巴细胞的激活作用越强；②大分子物质的化学结构稳定，不易被破坏和清除，能持续刺激淋巴细胞。

3.化学结构的复杂性 大分子物质并不一定都具有免疫原性，还必须有一定的化学组成和结构。例如，明胶是蛋白质，分子质量达 100kDa 以上，但其免疫原性很弱。因明胶所含成分为直链氨基酸，不稳定，在体内易被水解成低分子物质。若在明胶分子表面连接少量酪氨酸，则能增强其免疫原性。凡含有芳香族氨基酸（尤其是酪氨酸等）的蛋白质，其免疫原性较强。某些多糖的免疫原性乃由单糖的数目和类型所决定，如血型物质和肺炎链球菌荚膜多糖等抗原表面均有较复杂的结构，故免疫原性较强。

4.分子构象和易接近性

（1）分子构象（conformation）：是指抗原分子中一些特殊化学基团的三维结构，抗原分子的立体构象是决定其能否与相应 B 淋巴细胞表面抗原受体（BCR）分子构象结合启动免疫应答的分子基础。抗原分子表面分子构象的轻微改变，将会导致免疫原性的改变。

（2）易接近性（accessibility）：是指抗原分子表面的特殊化学基团与相应淋巴细胞表面BCR 结合的难易程度。因抗原分子中特殊化学基团所处侧链间距不同，与 BCR 的易接近性不同，故免疫原性也不同。人工合成的多聚丙氨酸、多聚赖氨酸复合物，其分子质量超过 10kDa，但缺

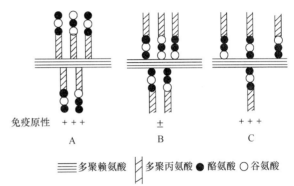

图 1-2-3 氨基酸残基在合成多肽骨架侧链上的位置与其免疫原性的关系

乏免疫原性。若将酪氨酸和谷氨酸残基连接在多聚丙氨酸外侧，即可表现出较强的免疫原性；若连接在内侧，则免疫原性并不增强，这是因为抗原分子内部的氨基酸残基不易与淋巴细胞表面的 BCR 靠近，不能启动免疫应答；若将抗原侧链的间距增大，造成较理想的易接近性，则又可表现出免疫原性（图 1-2-3）。

5.物理状态 聚合状态的蛋白质较其单体免疫原性强，颗粒性抗原的免疫原性强于可溶性抗原。因此，常将免疫原性弱的物质吸附在某些大颗粒表面，以增强其免疫原性。

二、宿主因素

机体对抗原的应答是受免疫应答基因（主要是 MHC）调控的。对同一抗原物质，不同物种的免疫应答强弱有很大差别。例如，多糖抗原对人和小鼠具有免疫原性，而对豚鼠则无免疫原性。因个体遗传基因不同，同一物种不同个体对同一抗原也可有高、中、低不同程度的免疫应答。

年龄、性别、健康状态和应激（stress）也影响机体的免疫应答能力。一般来说，免疫应答能力在青壮年时比幼年时和老年时强，新生动物或婴儿对多糖类抗原不应答，故易发生细菌感染。雌性动物比雄性动物抗体生成水平高，但妊娠期除外。手术、有创检查、精神打击、心理创伤等应激刺激可降低机体对抗原的免疫应答能力。

三、抗原进入机体的方式

抗原进入机体的量、途径、次数、间隔时间及佐剂的应用等均影响其诱导免疫应答的强弱和类型。动物实验显示，同一抗原物质经不同途径进入机体，所产生的免疫应答强度依次为皮内注射＞皮下注射＞肌内注射＞腹腔注射＞静脉注射。口服蛋白质类抗原，可因消化道内酶的降解作用而失去免疫原性。有的抗原经口服可引起免疫耐受。

第三节 抗原的种类及其医学意义

一、抗原的分类

抗原物质种类繁多，目前一般用以下几种方法分类。

1.根据抗原诱生抗体时是否需要 Th 细胞参与分类

（1）胸腺依赖抗原（thymus dependent antigen，TD-Ag）：又称为 T 细胞依赖抗原，刺激 B 细胞产生抗体时依赖 Th 细胞的辅助。TD-Ag 属完全抗原，兼具 B 细胞表位和 T 细胞表位。绝大多数的蛋白质抗原为 TD-Ag，如病原微生物、血细胞、血清蛋白等。

（2）胸腺非依赖抗原（thymus independent antigen，TI-Ag）：又称为 T 细胞非依赖抗原，刺激 B 细胞产生抗体时无需 Th 细胞的辅助。TI-Ag 又分为 TI-1 Ag 和 TI-2 Ag。TI-1 Ag 含有 B 细胞丝裂原和 B 细胞表位，能使不成熟及成熟的 B 细胞应答，如细菌脂多糖；而 TI-2 Ag 仅含多个重复 B 细胞表位，仅使成熟的 B 细胞应答，如荚膜多糖、聚合鞭毛素等。

2.根据抗原与机体的亲缘关系分类　可分为异种抗原、同种异型抗原、自身抗原、独特型抗原等。

3.其他分类方法　根据抗原提呈细胞内抗原的来源分为外源性抗原（exogenous antigen）、内源性抗原（endogenous antigen）；根据抗原产生的方式分为天然抗原和人工抗原；根据抗原的化学组成可分为蛋白质抗原、多糖抗原和核酸抗原等；根据抗原来源与疾病的关系可分为移植抗原、肿瘤抗原、自身抗原、变应原和耐受原等。

二、医学上重要的抗原

1.病原生物及其代谢产物　各种病原生物对人体均有较强的免疫原性，可刺激机体发生免疫应答而清除病原生物或导致免疫病理损伤。

微生物虽结构简单，但化学组成复杂，是有多种抗原表位的天然抗原，如细菌有表面抗原、鞭毛抗原、菌毛抗原及菌体抗原等。抗原组成的分析可作为微生物分型和临床上病原微生物鉴定的依据。

外毒素是蛋白质，为细菌的合成代谢产物，是良好的完全抗原。外毒素可刺激机体产生抗体即抗毒素，对再次感染有预防作用。外毒素经 0.3%～0.4% 的甲醛处理后，失去毒性，保留免疫原性，称为类毒素。类毒素注入机体，可刺激机体产生相应的抗体（即抗毒素），在预防相应疾病中起重要作用。

寄生虫的抗原组成极其复杂，可分为虫体抗原、分泌抗原和代谢抗原等，它们在体内可致保护性或病理性的免疫应答，在体外可用于寄生虫病的免疫学诊断。

2.动物免疫血清　用类毒素免疫动物后，动物血清中可产生大量的抗毒素，即动物免疫血清，临床上用于相应疾病的特异性治疗和紧急预防，如破伤风抗毒素用于治疗和预防破伤风。这种来源于动物（常为马）的免疫血清对人具有两重性，既是特异性抗体，可中和相应外毒素的毒性，又是异种抗原，可刺激机体产生抗马血清抗体，导致超敏反应的发生。

3.同种异型抗原　在同一种属不同个体之间存在的抗原称为同种异型抗原（allogenic antigen）。常见的人类同种异型抗原有红细胞血型抗原（ABO 抗原系统和 Rh 抗原系统等）、人类白细胞抗原（HLA）（详见第 8 章）。

4.自身抗原　能引起免疫应答的自身成分称为自身抗原（autoantigen）。在正常情况下，机体对自身组织细胞不产生免疫应答，即自身耐受。但在某些情况下，自身成分可成为抗原，诱发自身免疫应答。例如：①眼晶状体蛋白、甲状腺球蛋白等处于"免疫赦免区"，与免疫系统相对隔绝，因此免疫细胞从未与其接触过，当感染、外伤或服用某些药物等使相关部位屏障破坏，被隔离的隐蔽抗原释放，即成为自身抗原；②物理、化学和生物（如感染）因素使自身组织的成分、结构发生改变和修饰而成为自身抗原（详见第 16 章）。

5.异嗜性抗原　一类存在于不同种属动物、植物、微生物之间的共同抗原称为异嗜性抗原（heterophilic antigen），最初由 Forssman 发现，又称为 Forssman 抗原。异嗜性抗原参与某些自身免疫病的发生，如 A 族链球菌表面成分与人肾小球基膜及心肌组织间具有共同抗原，故 A 族链球菌感染机体所产生的抗体可与肾、心组织发生交叉反应，导致肾小球肾炎或心肌炎；大肠埃希菌 O14 型的脂多糖与人结肠黏膜具有共同抗原，可能导致溃疡性结肠炎。

6.肿瘤抗原 有肿瘤特异性抗原（tumor specific antigen，TSA）和肿瘤相关抗原（tumor associated antigen，TAA）两类。肿瘤特异性抗原只存在于某种癌变细胞表面，而肿瘤相关抗原并非肿瘤细胞所特有，在正常细胞上也可存在，但在细胞癌变时，其含量明显增加（详见第19章）。

7.其他抗原 某些药物如抗生素、磺胺以及油漆、染料、塑料等化学物质作为半抗原，进入机体与蛋白质结合成为完全抗原，可刺激机体发生超敏反应。植物花粉、某些中药也是重要的抗原，可引起超敏反应。

第四节 非特异性免疫刺激剂

除能诱导特异性T、B细胞产生应答的抗原外，还有其他一些能非特异性激活T、B细胞的物质，称为非特异性免疫刺激剂，如超抗原、免疫佐剂、丝裂原等。

一、超抗原

1.超抗原的概念 超抗原（super antigen，SAg）属多克隆激活剂，是一类用极少量（1~10ng/ml）即能非特异性活化大量（2%~20%）的T细胞或B细胞，并诱导强烈免疫应答的物质。而普通抗原只能活化少数T细胞或B细胞。

2.超抗原激活T、B细胞的特点 T细胞超抗原主要与CD4$^+$T细胞结合。其作用特点是既能与APC细胞上的MHCⅡ类分子结合，也能与TCR Vβ链结合。例如，T细胞超抗原热休克蛋白（heat shock protein，HSP）一端直接与TCR的某些Vβ区的互补决定区（complementarity determining region，CDR）CDR2及CDR1结合，不涉及Vβ的CDR3及TCRα的识别；另一端和APC表面的MHCⅡ类分子非多态区外侧结合，而不是与抗原肽结合槽结合。故T细胞超抗原无需经APC加工，可直接与MHCⅡ类分子结合，不受MHCⅡ类分子型别的限制，故无MHC限制性（图1-2-4）。超抗原诱导的T细胞应答产生的效应并非针对超抗原的特异性反应，而是通过非特异性激活多克隆T细胞分泌大量细胞因子，从而参与某些病理过程。

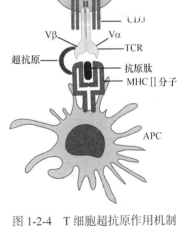

图1-2-4 T细胞超抗原作用机制示意图

B细胞超抗原如金黄色葡萄球菌蛋白A（staphylococcus protein A，SPA）和人类免疫缺陷病毒gp120可直接结合BCR H链的V$_H$区。一种B细胞超抗原只能选择性地结合一到数种V$_H$亚型，激活具有该亚型BCR V$_H$的B细胞，产生大量的抗体。

3.超抗原的生物学意义 SAg可能参与了机体的多种病理和生理效应。例如，SAg可大量激活T细胞并诱导产生促炎细胞因子，引起休克、多器官功能衰竭等严重临床表现；SAg可激活体内的自身反应性T细胞，诱发自身免疫病；大量T细胞受SAg刺激过度增殖而耗竭，诱导机体的免疫抑制状态；内源性SAg作用于胸腺细胞，可通过克隆选择清除SAg反应细胞，从而建立免疫耐受；CTL被SAg刺激而大量激活，发挥对肿瘤细胞的杀伤效应，可用于抗肿瘤生物治疗。

二、免疫佐剂

某些物质若先于抗原或与抗原一起注入机体，能非特异地增强抗原的免疫原性和机体对该抗原的特异性免疫应答或改变免疫应答类型，此类物质称为免疫佐剂（immunoadjuvant），简称佐剂（adjuvant）。

1.佐剂的种类 ①无机佐剂：如氢氧化铝、明矾等；②有机佐剂：包括微生物及其代谢产物，如卡介苗、短小棒状杆菌、百日咳杆菌、革兰阴性杆菌的内毒素等；③合成佐剂：如人工合成的双链多聚肌胞苷酸（poly I：C）、双链多聚腺尿苷酸（poly A：U）及胞壁酰二肽（MDP）等；④油剂：如弗氏佐剂、花生油乳化佐剂、矿物油、植物油等。

目前在研的有多种新型佐剂，如人工合成的含 CpG 序列的寡核苷酸、免疫刺激复合物（ISCOM）、TLR 激动剂及纳米佐剂等。新型佐剂因其作用强、易制备、对机体无不良反应等优点，有着广阔的应用前景。

2. 佐剂的作用原理　佐剂增强免疫应答的机制尚未完全阐明，不同佐剂的作用也不尽相同。其作用机制可能是：①改变抗原的物理性状，形成抗原储存库，有利于抗原缓慢释放，延长抗原在体内的停留时间；②被佐剂吸附的抗原（尤其是可溶性抗原）易被巨噬细胞吞噬，局部形成炎症反应，促进对抗原的处理和提呈；③增强免疫细胞激活所需的协同刺激信号；④刺激淋巴细胞增殖和分化，从而增强和扩大免疫效应。

3. 佐剂的应用　由于佐剂的综合效应能够增强机体的免疫功能，因此佐剂的应用范围很广。其主要用于：①免疫动物获得高效价的抗体，故在制备抗血清时常用弗氏佐剂；②预防接种时增强机体细胞和体液免疫应答；③用于肿瘤或慢性感染患者的辅助治疗，如临床上常将卡介苗作为非特异性免疫增强剂。

三、丝裂原

丝裂原（mitogen）亦称为有丝分裂原，是非特异的淋巴细胞多克隆激活剂，能使某一群淋巴细胞的所有克隆都被激活而转化为淋巴母细胞，并发生有丝分裂而增殖。常用的 T 细胞有丝分裂原有植物血凝素（phytohemagglutinin，PHA）、刀豆蛋白 A（concanavalin A，ConA），可用于测定 T 细胞功能；B 细胞有丝分裂原有 SPA 和脂多糖，分别可用于测定人和小鼠的 B 细胞功能。美洲商陆是 T、B 细胞的有丝分裂原，可用于同时测定 T、B 细胞的免疫功能。对丝裂原的反应下降，表明 T 细胞或 B 细胞功能障碍。

（吴大强）

第二篇 免疫系统

第3章 免疫器官和组织

免疫器官根据其功能不同，分为中枢免疫器官和外周免疫器官，两者通过血液循环和淋巴循环互相联系（图1-3-1）。

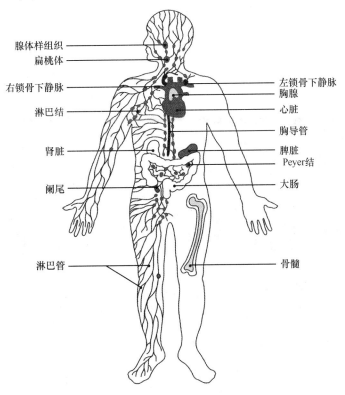

图1-3-1　人体的免疫器官和组织

第一节　中枢免疫器官

中枢免疫器官（central immune organ）是免疫细胞发生、分化、发育、成熟的场所，对外周免疫器官的发育也起主导作用。人和其他哺乳类动物的中枢免疫器官包括骨髓和胸腺，禽类还有腔上囊（法氏囊）。

一、骨髓

骨髓（bone marrow）是重要的免疫器官，也是造血器官。

1. **骨髓微环境**　包括造血细胞周围的微血管系统、末梢神经、网状细胞、基质细胞以及它们所表达的表面分子和分泌的细胞因子。骨髓功能的发挥与其微环境有密切关系，骨髓微环境是介导造血干细胞黏附、分化发育，参与淋巴细胞迁移和成熟的必需条件。

2.骨髓的功能

（1）各类免疫细胞发生的场所：骨髓中的造血干细胞（hematopoietic stem cell，HSC）具有分化成不同血细胞的能力，故又称为多能造血干细胞。在骨髓微环境中，HSC 分化为髓样祖细胞（myeloid progenitor）和淋巴样祖细胞（lymphoid progenitor）。髓样祖细胞最终分化成熟为各种粒细胞、单核细胞、树突状细胞、红细胞、血小板等；淋巴样祖细胞则经不同途径分化为 T、B 淋巴细胞，NK 细胞和树突状细胞（图 1-3-2）。

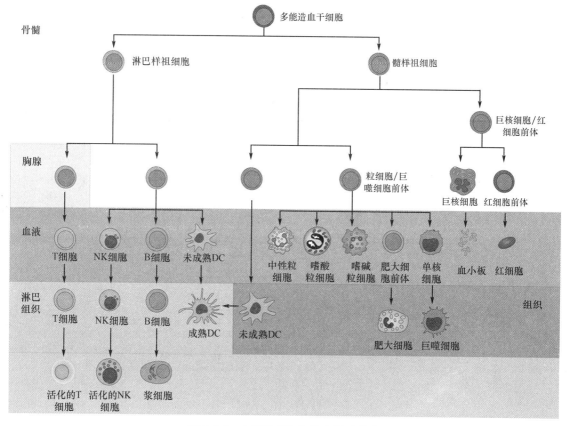

图 1-3-2　主要免疫细胞的来源及分化

（2）B 细胞分化成熟的场所：骨髓中的淋巴样祖细胞，一部分直接在骨髓微环境内继续分化，经祖 B 细胞、前 B 细胞、未成熟 B 细胞发育为成熟 B 细胞。其发育过程中可发生 B 细胞抗原识别受体（BCR）等表面分子的表达及选择性发育（或凋亡）等（详见第 10 章）。成熟的 B 细胞进入血液循环，最终定居在外周免疫器官的非胸腺依赖区。

（3）抗体产生的重要场所：体液免疫应答中，在生发中心发育成熟的抗原特异性 B 细胞分化为浆细胞，经淋巴循环和血液循环迁入骨髓，在骨髓长期生存并持续产生抗体，成为血清中抗体的主要来源。因此，骨髓兼有中枢免疫器官和外周免疫器官的功能。

二、胸腺

人胸腺（thymus）由胚胎期第 Ⅲ、Ⅳ 对咽囊的内胚层分化而来，位于胸骨柄之后，其大小和结构随年龄不同而有明显差别。新生儿期胸腺重量为 15 ~ 20g，以后逐渐增大，至青春期可达 30 ~ 40g，其后随年龄增长而逐渐退化。老年期的胸腺明显缩小，大部分被脂肪组织取代。胸腺是 T 细胞分化、成熟的场所，其功能状态直接决定机体的细胞免疫水平，并间接影响体液免疫功能。

1.胸腺的结构与细胞组成　胸腺的外表面由一层结缔组织被膜覆盖，并被深入其内的结缔组织分隔成许多小叶。小叶的外层为皮质（cortex），内层为髓质（medulla），皮髓质交界处含大量血管。胸腺内的细胞有两类：①胸腺细胞（thymocytes），骨髓来源的前 T 细胞经血流在皮髓质交界处进入胸腺，成为胸腺细胞。不同分化阶段的胸腺细胞其形态、表面标志等各异。皮质中有大量密集的胸腺细胞，为不成熟 T 细胞；髓质中有稀疏分布的胸腺细胞，多为成熟 T 细胞。②胸腺基质细胞（thymus stromal cell，TSC），以胸腺上皮细胞（thymus epithelial cell，TEC）为主，还有巨噬细胞、树突状细胞及成纤维细胞等。TSC 互相连接成网，并表达多种表面分子、分泌多种胸腺激素及细胞因子，参与构成胸腺微环境，为胸腺细胞的发育提供必需的信号。在外皮质层，特化的上皮细胞称为抚育细胞，形成多细胞复合物，可以封装多达 50 个成熟中的胸腺细胞。髓质有呈环状的胸腺小体（thymic corpuscle，Hassall's corpuscle）。胸腺小体由上皮细胞、巨噬细胞和细胞碎片形成，是胸腺正常发育的标志，其功能不甚清楚（图 1-3-3）。

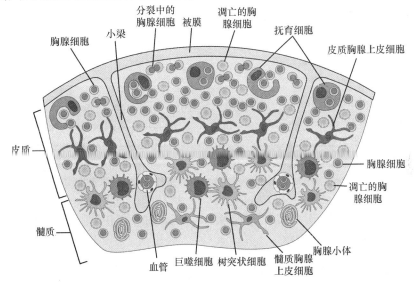

图 1-3-3　胸腺的结构与细胞组成

2. 胸腺微环境　由基质细胞、细胞外基质、胸腺激素和细胞因子等组成。胸腺基质细胞是胸腺微环境的最重要组分，其参与胸腺细胞分化的机制为：①分泌胸腺激素，主要有胸腺素(thymosin)、胸腺刺激素（thymulin）、胸腺体液因子（thymus humoral factor）、胸腺生成素（thymopoietin，TP）、血清胸腺因子（serum thymic factor）等，具有促进胸腺细胞增殖和分化发育等功能；②分泌细胞因子，通过与胸腺细胞表面相应受体结合，调节胸腺细胞发育和细胞间相互作用；③与胸腺细胞密切接触，两者间通过表面黏附分子及其配体、细胞因子及其受体、抗原肽 -MHC 分子复合物与 TCR 等相互作用，有利于胸腺细胞的分化发育。此外，细胞外基质可促进上皮细胞与胸腺细胞接触，并参与胸腺细胞在胸腺内移行和成熟。

3. 胸腺的功能　最主要的功能是 T 细胞发育成熟的主要场所。来源于骨髓的前 T 细胞，经血流在皮髓质交界处进入胸腺，迁移至被膜下皮质，并向髓质移行，在此过程中经历复杂的选择性发育，约 95% 的胸腺细胞发生以凋亡（apoptosis）为主的死亡，仅不足 5% 的细胞分化为成熟 T 细胞。其特征为：①表达功能性 T 细胞抗原受体（TCR）的 CD4$^+$ 或 CD8$^+$ 单阳性细胞；②获得 MHC 限制性的抗原识别能力；③获得自身耐受性（自身反应性 T 细胞发生克隆清除）。发育成熟的 T 细胞进入血液循环，最终定居于外周免疫器官的胸腺依赖区。

第二节　外周免疫器官和组织

外周免疫器官（peripheral immune organ）包括淋巴结、脾脏。此外，还包括黏膜免疫系统和皮肤免疫系统。外周免疫器官是成熟 T、B 淋巴细胞等免疫细胞定居的部位，也是产生适应性免疫

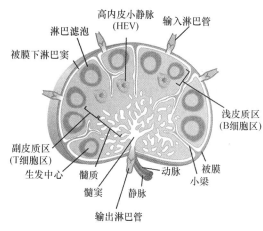

图 1-3-4 淋巴结的结构

应答的场所。

一、淋巴结

人体有 500~600 个淋巴结（lymphnode），广泛分布于全身的淋巴通道上，可截获来自组织液和淋巴液的抗原（图 1-3-1）。

1.淋巴结的结构 淋巴结有输入淋巴管和输出淋巴管，表面由结缔组织被膜覆盖，被膜深入实质形成小梁。淋巴结分为皮质和髓质两部分，彼此通过淋巴窦相通。被膜下为皮质，包括浅皮质区、深皮质区和皮质淋巴窦（图 1-3-4）。

浅皮质区又称为非胸腺依赖区（thymus-independent area），是 B 细胞定居的场所，该区内有淋巴滤泡（或称淋巴小结）。未受抗原刺激的淋巴小结无生发中心，称为初级滤泡（primary follicle），主要含静止的初始 B 细胞和滤泡树突状细胞（follicular dendritic cell，FDC）；受抗原刺激的淋巴小结内出现生发中心（germinal center），称为次级滤泡（secondary follicle），内含大量增殖分化的 B 淋巴母细胞及滤泡辅助性 T 细胞（Tfh）和 FDC。浅皮质区和髓质之间为深皮质区（即副皮质区），切除新生动物的胸腺，该区出现耗竭，故又称为胸腺依赖区（thymus-dependent area）。深皮质区为 T 细胞定居的场所，还有树突状细胞和少量巨噬细胞。该区有许多由高柱状内皮细胞组成的毛细血管后微静脉，又称为高内皮小静脉（high endothelial venule，HEV），在淋巴细胞再循环中起重要作用。髓质由髓索和髓窦组成。髓索内含有 B 细胞、T 细胞、浆细胞、肥大细胞及巨噬细胞；髓窦内巨噬细胞较多，有较强的滤过作用。

2.淋巴结的功能

（1）免疫细胞定居的场所：分化成熟的 T 细胞定居于淋巴结的深皮质区，而 B 细胞分布在浅皮质区。T 细胞占淋巴结内淋巴细胞总数的 75% 左右，B 细胞占 25% 左右。

（2）适应性免疫应答发生的主要场所：被淋巴结截获的抗原或被树突状细胞（DC）带至淋巴结的抗原，在此被 T 细胞或 B 细胞识别，通过 T 细胞与 DC、B 细胞与 FDC、T 细胞与 B 细胞、B 细胞与 Tfh 间的相互作用，T 细胞或 B 细胞分别活化、增殖、分化为效应 T 细胞或分泌抗体的浆细胞，效应 T 细胞和抗体随输出淋巴管经胸导管进入血流，在抗原存在部位发挥免疫效应。

（3）参与淋巴细胞再循环：淋巴细胞在血液、淋巴液、淋巴器官和组织间周而复始循环的过程称为淋巴细胞再循环。淋巴结副皮质区的 HEV 在淋巴细胞再循环中发挥重要作用。血液循环中的淋巴细胞以其膜上的淋巴细胞归巢受体（homing receptor）与 HEV 上的地址素（addressin）结合，穿越 HEV 间隙，进入淋巴结实质，然后经输出淋巴管进入胸导管，入上腔静脉，再回到血液循环。淋巴细胞的再循环，可进一步扩大免疫效应和定向发挥免疫作用。完成一次循环需 24 ~ 48 小时（图 1-3-5）。

（4）滤过作用：组织中的病原微生物及毒素等进入淋巴液，流经淋巴结时，可被巨噬细胞吞噬或通过其他机制被清除。因此，淋巴结具有重要的滤过作用。

二、脾脏

脾脏（spleen）是胚胎时期的造血器官，自骨髓开始执行造血功能后，脾脏成为人体最大的免疫器官。

1.脾脏的结构 脾脏分为白髓、红髓和边缘区三部分。白髓由密集的淋巴组织构成，包括动脉周围淋巴鞘和淋巴滤泡。动脉周围淋巴鞘为 T 细胞居住区；鞘内的淋巴滤泡为 B 细胞居住区，未受抗原刺激时为初级滤泡，受抗原刺激后出现生发中心，为次级滤泡。红髓分布于白髓周围，包括髓索和髓窦，前者主要为 B 细胞居留区，也含巨噬细胞和树突状细胞；髓窦内为循环的血液。白髓与红髓交界处为边缘区（marginal zone），是血液及淋巴细胞进出的重要通道（图 1-3-6）。

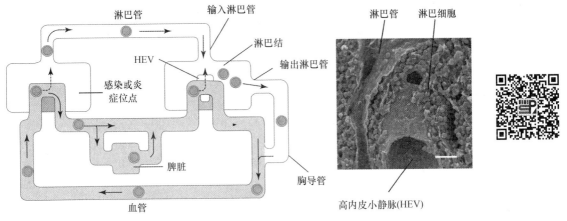

图 1-3-5 淋巴细胞再循环示意图

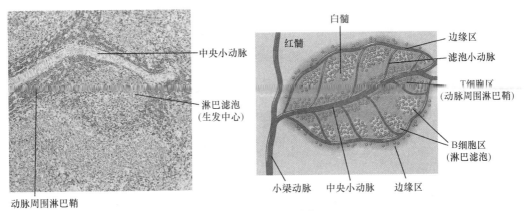

图 1-3-6 脾脏的结构

2. 脾脏的功能

（1）免疫细胞定居的场所：成熟的淋巴细胞可定居于脾脏。B 细胞约占脾脏中淋巴细胞总数的 60%，T 细胞约占 40%。

（2）适应性免疫应答发生的场所：脾脏是对血液来源的抗原发生免疫应答的重要部位。脾切除的个体对血液中病原菌导致的菌血症和败血症易感。

（3）合成多种生物活性物质：脾脏可合成并分泌补体、细胞因子等多种生物活性物质。

（4）滤过作用：脾脏中有具较强吞噬能力的巨噬细胞和树突状细胞，可清除血液中的病原体、衰老死亡的自身细胞、某些蜕变细胞及免疫复合物等。

此外，脾脏也是机体储存红细胞的血库。

三、黏膜免疫系统

黏膜免疫系统（mucosal immune system，MIS）也称为黏膜相关淋巴组织（mucosal-associated lymphoid tissue，MALT），包括呼吸道、肠道及泌尿生殖道黏膜固有层和上皮细胞下散在的无被膜淋巴组织，以及某些有生发中心的器官化的淋巴组织，如扁桃体、小肠的派尔集合淋巴结（Peyer's patches）、阑尾等。

黏膜免疫系统是机体重要的免疫防御屏障，其机制是：①人体近 50% 淋巴组织存在于黏膜系统；②人体黏膜表面积巨大，仅小肠黏膜表面积即达 $400m^2$，能有效阻止病原微生物等的侵入。

1. 黏膜免疫系统的组成

（1）肠相关淋巴组织（gut-associated lymphoid tissue，GALT）：包括派尔集合淋巴结、孤立淋巴结、肠系膜淋巴结、上皮间淋巴细胞和固有层淋巴组织等（图 1-3-7），其主要作用是防止经肠道入侵的感染。肠壁的器官化淋巴组织（派尔集合淋巴结、孤立淋巴结）由黏膜上皮细胞包被，肠系膜淋巴结通过输入淋巴管与派尔集合淋巴结、孤立淋巴结及肠黏膜相连，它们是肠黏膜免疫应答发生的部位；上皮间淋巴细胞和固有层淋巴细胞多为效应 T 细胞和分泌抗体的浆细胞，存在于黏膜表面和固有层等黏膜免疫的效应部位（图 1-3-7）。肠道黏膜摄取抗原有两条途径：①通过黏膜上皮间散在分布的 M 细胞 [（膜性细胞，membranous cell）又称为微皱褶细胞（microfold cell）] 将抗原转运给树突状细胞。M 细胞的基底部凹陷成小袋，其中容纳 T 细胞、B 细胞、树突状细胞等。M 细胞可通过胞饮或内吞等方式摄入抗原，并将未经降解的抗原转运给小袋中的树突状细胞，由其将抗原提呈给 T 细胞（图 1-3-8）。②黏膜上皮及固有层的树突状细胞可通过其突起直接跨越上皮摄取抗原，通过肠壁输入淋巴管，将抗原转运至肠系膜淋巴结。

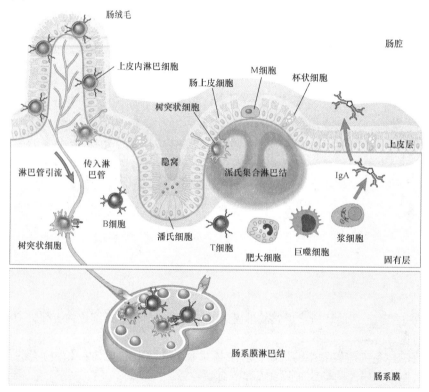

图 1-3-7　肠相关淋巴组织的构成

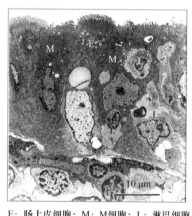

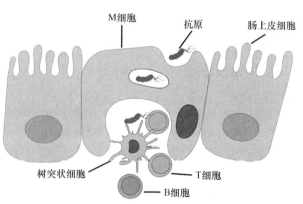

E: 肠上皮细胞；M: M细胞；L: 淋巴细胞

A   B

图 1-3-8　肠黏膜 M 细胞示意图

（2）鼻相关淋巴组织（nasal-associated lymphoid tissue，NALT）：包括咽扁桃体、腭扁桃体、舌扁桃体及鼻后淋巴组织。其主要作用是防御经空气侵入的感染。

（3）支气管相关淋巴组织（bronchial-associated lymphoid tissue，BALT）：主要分布于支气管上皮下，其结构与派尔集合淋巴结相似，滤泡中淋巴细胞受抗原刺激增生成生发中心而产生免疫应答。

2. 黏膜免疫系统的功能和特点

（1）黏膜局部免疫应答发生的场所：黏膜固有层有巨噬细胞、树突状细胞等固有免疫细胞，当病原体突破黏膜屏障进入机体后，迅速发生固有免疫应答，引起局部炎症反应，并启动黏膜局部适应性免疫应答，最终清除病原体。分泌型 IgA（sIgA）在防御黏膜局部病原微生物感染中发挥重要作用。

（2）共同黏膜免疫系统的作用：机体任一局部黏膜组织致敏的淋巴细胞，可迁移至其他黏膜组织，如在 GALT 致敏的淋巴细胞，可到达消化道和泌尿生殖道黏膜组织发挥作用。

（3）对共生菌和食物低应答或免疫耐受：在肠道寄生着上千种非致病微生物（大部分是细菌），称为共生菌，正常情况下这些共生菌对机体有益而无害。黏膜免疫系统可区分有害病原体抗原及共生菌和食物来源的无害抗原，对前者发生有效应答，对后者产生低应答或耐受。

（郝　钰）

第 4 章　免疫球蛋白

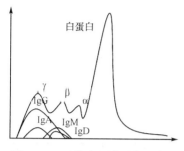

图 1-4-1　正常人血清蛋白电泳扫描示意图

1890 年，德国学者 Behring 用白喉外毒素免疫动物后，在其血清中发现能够中和这种外毒素的物质，称为抗毒素，其后人们将血清中这类能够发生特异性反应的组分称为抗体（antibody，Ab）。1939 年，Tiselius 等在对血清蛋白电泳时，发现抗体活性主要存在于 γ 区（图 1-4-1），故认为抗体即是 γ 球蛋白。1968 年和 1972 年，WHO 和国际免疫学会联合会的专门委员会决定，将具有抗体活性或化学结构与抗体相似的球蛋白统称为免疫球蛋白（immunoglobulin, Ig）。免疫球蛋白可分为分泌型（secreted Ig, sIg）和膜型（membrane Ig, mIg），前者主要存在于血液及组织液中，具有抗体的功能；后者构成 B 细胞表面的抗原受体 BCR。抗体是体液免疫的重要效应分子，是 B 细胞接受抗原刺激后增殖分化为浆细胞所产生的糖蛋白。

第一节　免疫球蛋白的结构

免疫球蛋白的分子质量大，结构复杂，导致免疫球蛋白发现的很长时间内，人们对 Ig 的结构知之甚少。直到 20 世纪 50 年代，美国洛克菲勒大学的 Gerald M. Edelman 设法打开了免疫球蛋白的二硫键使其分成几条多肽链，同时英国医学研究中心的 Rodney R. Porter 用木瓜蛋白酶将免疫球蛋白酶解成小片段，由此获得了免疫球蛋白的结构信息。由于 Gerald M. Edelman 和 Rodney R. Porter 在解析免疫球蛋白结构上的贡献，他们同时获得了 1972 年的诺贝尔生理学或医学奖。

一、免疫球蛋白基本结构

Ig 的基本结构是 Y 形四肽链结构（图 1-4-2），由两条完全相同的重链（heavy chain, H）和两条完全相同的轻链（light chain, L），以链间二硫键连接而成。四条肽链两端游离的氨基或羧基的方向一致，分别命名为氨基端（N 端）和羧基端（C 端）。

（一）重链和轻链

1. 重链　Ig 重链由 420 ～ 440 个氨基酸残基组成，分子质量为 50 ～ 75kDa。根据重链恒定区结构和免疫原性的差异，将其分为 μ、δ、γ、α 和 ε 五种链，据此将 Ig 分为五类（class），即 IgM、IgD、IgG、IgA 和 IgE。每类 Ig 根据其重链恒定区氨基酸残基组成的较小差异和二硫键数目、位置的不同，又可分为不同亚类（subclass）。IgG 有 IgG1 ～ IgG4 四个亚类；IgA 有 IgA1 和 IgA2 两个亚类；IgM、IgD 和 IgE 尚未发现亚类。

2. 轻链　Ig 轻链由 220 ～ 240 个氨基酸残基组成，分子质量约 25kDa。根据轻链恒定区的不同将 Ig 分为 κ 和 λ 两型（type）。正常人血清中 κ 型和 λ 型 Ig 的比例约为 2：1。同一

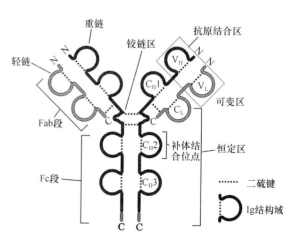

图 1-4-2　免疫球蛋白的基本结构示意图

型 Ig 中，根据其 C 区 N 端氨基酸排列的差异，又可分为亚型（subtype）。如根据λ链 C 区个别氨基酸残基的差异，可以分为λ1、λ2、λ3 和λ4 四个亚型。

（二）可变区和恒定区

1. 可变区　Ig 重链和轻链近 N 端约 110 个氨基酸序列的变化很大，称为可变区（variable region，V 区），占重链的 1/4（或 1/5）和轻链的 1/2。重链和轻链的 V 区分别称为 V_H 和 V_L，其中各有 3 个区域的氨基酸组成和排列顺序具有更高的可变性，称为高变区（hypervariable region，HVR）或互补决定区（complementarity

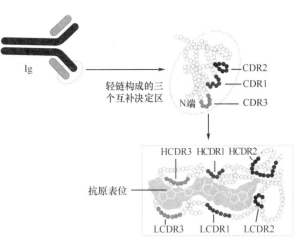

图 1-4-3　Ig 的互补决定区与抗原表位结合示意图

determining region，CDR），分别称为 CDR1、CDR2 和 CDR3。一条轻链和一条重链的 CDR 共同组成 Ig 的抗原结合部位，其立体构型与抗原表位的三维结构互补，可特异性结合抗原表位，而发挥免疫效应（图 1-4-3）。高变区的高度异质性决定了 Ig 的多样性，即可识别不同的抗原表位。单体 Ig 分子具有 2 个抗原结合位点（antigen binding site），二聚体分泌型 IgA 具有 4 个抗原结合位点，五聚体 IgM 可有 10 个抗原结合位点。V 区 CDR 以外区域的氨基酸组成和排列顺序相对不易变化，主要发挥支撑空间构象作用，故称为骨架区（framework region，FR），V_H 和 V_L 各有 FR1、FR2、FR3 和 FR4 四个骨架区。

2. 恒定区　Ig 轻链和重链中氨基酸数量、种类、排列顺序及糖含量均较稳定的区域称为恒定区（constant region，C 区），位于肽段的羧基端，占重链的 3/4（或 4/5）和轻链的 1/2。重链和轻链的 C 区分别称为 C_H 和 C_L。同一种属内所有个体的同一类 Ig 的 C 区具有相同的抗原特异性，称为 Ig 同种型抗原。

（三）铰链区

铰链区（hinge region）位于 C_H1 与 C_H2 之间。该区含较多脯氨酸残基，不易构成氢键，易伸展弯曲，能改变"Y"形两个臂之间的距离，有利于两臂同时结合两个不同空间位置的抗原表位。当抗体与抗原结合时，Ig 分子 C_H1、C_H2 间发生变构，暴露 Ig 的补体结合位点。铰链区对蛋白酶敏感，易被水解。五类 Ig 中，IgM 和 IgE 无铰链区。

（四）免疫球蛋白的其他成分

除轻链和重链组成的基本结构以外，某些类别 Ig 还含有其他辅助成分（图 1-4-4）。

1. 连接链（joining chain，J 链）　是一富含半胱氨酸的多肽链，由浆细胞合成，主要功能是将单体 Ig 分子连接为多聚体。IgA 二聚体和 IgM 五聚体均含 J 链；IgG、IgD 和 IgE 常为单体，无 J 链。

2. 分泌片（secretory piece，SP）　又称为分泌成分（secretory component，SC），为一含糖肽链，由黏膜上皮细胞合成和分泌，以非共价键形式结合于 IgA 二聚体上，使其成为分泌型 IgA（sIgA）。SP 的作用是：介导 IgA 从黏膜下通过黏膜上皮细胞转运到黏膜表

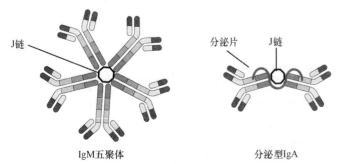

图 1-4-4　免疫球蛋白多聚体的 J 链和 SP 示意图

面并保护 sIgA 使其免遭蛋白酶降解，从而使 IgA 发挥黏膜免疫作用。

二、免疫球蛋白的功能区

Ig 的功能区为蛋白质的三级结构，也称为结构域（domain）。功能区为肽链反复折叠，由链内二硫键连接形成的立体结构，这些结构在机体内担负着不同的生物学功能。L 链有两个功能区（V_L 和 C_L），IgG、IgD 和 IgA 的 H 链有四个功能区（V_H、C_H1、C_H2 和 C_H3），IgM 和 IgE 的 H 链有五个功能区（V_H、C_H1、C_H2、C_H3 和 C_H4）。

免疫球蛋白功能区的功能分别是：① V_H 和 V_L 是特异性识别和结合抗原的部位；② C_H1 和 C_L 是 Ig 遗传标志所在部位，同种异体间的 Ig 在该区存在着个别氨基酸排列的差异；③ IgG 的 C_H2 和 IgM 的 C_H3 含有补体结合位点，可启动补体活化的经典途径，IgD 的 C_H2 与穿过胎盘屏障相关；④ IgG 的 C_H3 和 IgE 的 C_H4 具有亲细胞性，能与多种细胞表面的 Fc 受体结合，产生不同的免疫效应。

三、免疫球蛋白的水解片段

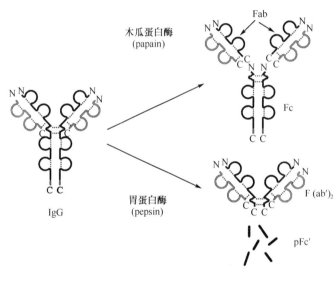

图 1-4-5　IgG 的水解片段示意图

在一定条件下，Ig 分子的某些部分易被蛋白酶水解为不同的片段（图 1-4-5），可用以研究 Ig 的结构和功能，也可分离纯化 Ig 特定功能片段而应用。

木瓜蛋白酶（papain）作用于 IgG 铰链区两条重链间二硫键的近 N 端一侧，将 Ig 裂解为两个完全相同的 Fab 段和一个 Fc 段。Fab 即抗原结合片段（fragment of antigen binding），由一条完整的轻链和部分重链（V_H 和 C_H1）组成。一个 Fab 片段为单价，可与抗原结合，但不形成凝集反应或沉淀反应；Fc 片段即可结晶片段（fragment crystallizable），相当于 IgG 的 C_H2 和 C_H3 功能区，无抗原结合活性，是 Ig 与效应分子或细胞相互作用的部位。

胃蛋白酶（pepsin）作用于 IgG 铰链区两条重链间二硫键的近 C 端一侧，可将 Ig 水解为一个大片段 F（ab′）$_2$ 和一些小片段 pFc′。F（ab′）$_2$ 由两个 Fab 及铰链区组成，可同时结合两个抗原表位，为双价，能形成凝集反应或沉淀反应。pFc′ 最终被降解，无生物学作用。如果利用 Ig 对细胞表面受体进行封闭，则可用其 F（ab′）$_2$ 与抗原结合，而不需要 Fc 介导下游的效应。

第二节　免疫球蛋白的血清型

Ig 是蛋白质，具有免疫原性，在不同种属动物之间及同种异体动物之间甚至在自身体内都可作为抗原引起适应性免疫应答，产生相应抗体，这种免疫原性可用血清学方法测定和分析，故称其为 Ig 的血清型。根据 Ig 引起的是异种、同种异体还是自体性免疫应答，将 Ig 的分子分为三种不同的抗原表位，即同种型、同种异型和独特型抗原表位（图 1-4-6）。

1. 同种型（isotype）　指同一种属内所有个体的 Ig 分子共有的抗原特异性，不同的种属，其同种型抗原特异性不同。用同种型抗原免疫机体而产生的抗体可与同种属所有个体的同类 Ig 结合，但不能与其他种属个体的同类 Ig 结合。同种型抗原表位位于 Ig 分子的 C 区，表现在 Ig 的类、亚类、型和亚型分子上。

2. 同种异型（allotype） 指同一生物物种的不同个体间的 Ig 分子免疫原性的差异，其抗原表位广泛存在于 Ig 的 C 区，由同一基因座的不同等位基因所编码，均为共显性，如 IgG 的 Gm 因子、IgA 的 Am 因子、IgE 的 Em 因子、κ 型轻链的 Km 因子等。同种异型抗原为个体型标志。

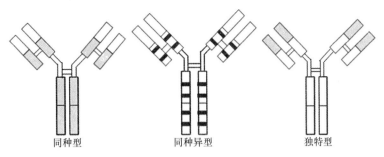

图 1-4-6 免疫球蛋白的抗原表位示意图

同种型　　　　　同种异型　　　　独特型

3. 独特型（idiotype） 指同一个体内各 Ig 分子的 V 区具有的抗原特异性，这种抗原特异性主要由 V_L 和 V_H 中的高变区的氨基酸排列顺序和构型决定。不同 B 细胞克隆产生的 Ig 分子，结合抗原的特异性不同，其独特型也各不相同。独特型的抗原表位称为独特位（idiotope），Ig 分子每一 Fab 段均含 5 ~ 6 个独特位。独特型不仅存在于分泌型 Ig 分子中，也存在于 B 细胞和 T 细胞的抗原受体（BCR 和 TCR）上。独特型在异种、同种异体，甚至在自体内也可引起特异性免疫应答，产生相应抗体，即抗独特型抗体（anti-idiotype antibody，AId）。独特型和抗独特型抗体构成了一个复杂的网络，对免疫应答的调节发挥着重要作用。

第三节　免疫球蛋白的主要功能

免疫球蛋白 V 区和 C 区各具不同的功能，V 区结合抗原，C 区结合其他免疫细胞或分子。V 区的功能不能达到清除抗原的目的，需 C 区诱导其他细胞或分子产生效应以清除抗原，但只有 V 区结合抗原后，C 区才能发挥作用。

一、免疫球蛋白 V 区的功能

IgV 区的功能主要是特异性识别、结合抗原。V 区的 CDR 组成其特异性的抗原结合位点，可与相应抗原上的表位互补结合，这种结合具有特异性和可逆性。由于 Ig 可为单体、二聚体和五聚体，故其结合抗原表位的数目不同。

IgV 区在体内与病原体（如细菌、病毒）及其产物（如外毒素）结合后，发挥阻抑细菌黏附及中和病毒、中和毒素等免疫防御功能；抗体与抗原在体外结合可出现凝集、沉淀等反应，可用于免疫学检测。

二、免疫球蛋白 C 区的功能

1. 激活补体 IgG1 ~ IgG3 和 IgM 与相应抗原结合后形成抗原抗体的复合物，导致抗体构型改变而使其 C_H2/C_H3 功能区内的补体结合点暴露，从而与补体 C1q 结合位点结合，激活补体经典途径。IgG4、IgA 和 IgE 的凝聚物可激活补体旁路途径。活化的补体产生多种生物学效应。

2. 结合细胞表面 Fc 受体 不同类别 Ig 通过其 Fc 段与表面具有相应 Fc 受体的细胞结合，产生不同的生物学效应。

（1）调理作用（opsonization）：抗体和补体等调理素（opsonin）能够覆盖于细菌等颗粒性抗原表面，促进吞噬细胞对颗粒性抗原发挥吞噬作用，此即调理作用（图 1-4-7）。如 IgG 的 Fab 段与细菌抗原特异性结合，其 Fc 段与吞噬细胞表面的 Fc 受体结合，从而介导调理吞噬作用。

（2）抗体依赖细胞介导的细胞毒作用（antibody dependent cell mediated cytotoxicity，ADCC）：IgG 的 Fab 段与靶细胞（如肿瘤细胞、病毒感染的细胞）上相应抗原结合后，其 Fc 段与具有杀伤作用的效应细胞（如 NK 细胞、中性粒细胞）表面相应 Fc 受体结合，从而触发和增强效应细胞对靶细胞的杀伤作用（图 1-4-8）。

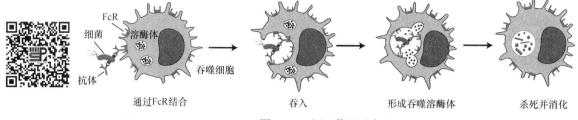

图 1-4-7　调理作用示意图

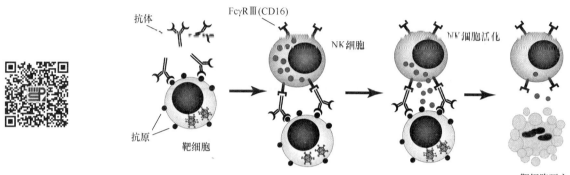

图 1-4-8　ADCC 作用示意图

（3）介导 Ⅰ 型超敏反应：IgE 的 Fc 段可与肥大细胞和嗜碱粒细胞表面 IgE Fc 受体（FcεR）高亲和力结合，使细胞致敏。若相同变应原再次进入机体，立即与致敏细胞表面 IgE 特异性结合，即可使细胞脱颗粒，释放组胺等生物活性介质，引起 Ⅰ 型超敏反应（详见第 15 章）。

3. 通过胎盘和黏膜　IgG 可选择性与胎盘母体一侧滋养层细胞表面的新生 Fc 受体（neonatal Fc receptor）结合，转移入滋养层细胞内，通过细胞外排作用，进入胎儿血液循环中，使胎儿被动获得特异性免疫力。分泌型 IgA 通过其 Fc 段，与表达于黏膜上皮细胞基底面的多聚 IgA 受体（poly-IgAR）结合，黏膜上皮细胞通过转运小体将 IgA 转运到黏膜表面，此后 poly-IgAR 裂解，其膜外区即分泌片 SP 仍然结合在 IgA 上，保护 IgA 不受黏膜表面的酶降解，从而发挥黏膜抗感染的免疫作用。

第四节　各类免疫球蛋白的特性和功能

免疫球蛋白分为五类。针对同一抗原表位的不同种类的 Ig 具有相同的可变区，即相同的抗原识别特异性，但具有不同的恒定区，诱导不同的免疫学效应。不同的 Ig 在体内含量、分子结构、主要功能等方面均不相同，显示出各自特征。

一、IgG

IgG 主要由脾脏、淋巴结中的浆细胞合成和分泌，以单体形式存在，人 IgG 有四个亚类（IgG1 ～ IgG4）。个体出生后 3 个月开始合成，3 ～ 5 岁接近成年人水平，半衰期相对较长，为 20 ～ 30 天。IgG 是血清和胞外液中含量最高的 Ig 成分，分布于全身所有组织及体液（包括脑脊液）中，在血清和组织液中约各占 50%，在血清中约占总 Ig 的 75%。IgG 是机体抗感染的主要抗体，在抗感染过程中发挥主力作用，同时也是机体再次免疫应答产生的主要抗体。IgG 与外毒素结合能中和其毒性；IgG1 ～ IgG3 与抗原形成免疫复合物，通过经典途径活化补体，发挥溶菌、溶细胞等作用；通过 Fc 段可与吞噬细胞、NK 细胞等表面的 FcR 结合，发挥调理作用及 ADCC 作用。IgG 是唯一能够通过胎盘的 Ig，形成新生儿的天然被动免疫，在新生儿抗感染免疫中起重要作用。此外，许多自身抗体属于 IgG，参与自身免疫性疾病的病理损伤过程。同时，

IgG 与 II 、 III 型超敏反应相关。

二、IgM

血清中 IgM 是五聚体，为五类 Ig 中分子质量最大者，又称为巨球蛋白。其主要由脾脏和淋巴结产生，主要分布于血液中，占血清总 Ig 的 5% ～ 10%，具有较强的抗全身感染的作用。由于 IgM 有 10 个抗原结合位置，对大多数具有重复表位的细菌等病原体具有较强的结合作用，故属高效能抗微生物抗体，具有强大的激活补体经典途径的作用，其杀菌、溶菌、溶血、促吞噬及凝集作用比 IgG 高 500 ～ 1000 倍。IgM 可中和毒素和病毒，人体缺乏 IgM 可能发生致死性败血症。IgM 是初次体液免疫应答早期阶段产生的主要 Ig，在感染早期即产生，所以检测 IgM 水平可用于传染病早期诊断。IgM 也是在个体发育中最早出现的抗体，胚胎晚期即已合成，且不能通过胎盘，所以新生儿脐带血中若出现针对某种病原微生物的 IgM，表示胚胎期有相应病原微生物的感染。IgM 参与 II 、 III 型超敏反应。巨球蛋白血症、系统性红斑狼疮等患者血清中有较高浓度的 IgM。类风湿因子、冷凝集素、天然血型抗体等也为 IgM。IgM 的单体分子主要以膜蛋白的形式在 B 细胞上表达，为 B 细胞表面的 BCR。

三、IgA

1. 血清型 IgA　为单体结构，由在淋巴结活化并分化后进入骨髓的浆细胞合成，含量占血清总 Ig 的 10% 左右，半衰期为 5 ～ 6 天。其具有抗菌、抗毒素、抗病毒作用，对支原体和某些真菌可能也有作用。近年研究发现，IgA 与组织抗原具有特殊结合力，从而可消除进入循环中的此类抗原，防止其诱导炎症或自身免疫应答。

2. 分泌型 IgA （secretory IgA，sIgA）　是由呼吸道、消化道、泌尿生殖道等处黏膜固有层中浆细胞所产生，主要存在于初乳、唾液、泪液、胃肠液、支气管分泌液等外分泌液中，是由 J 链连接形成的多聚体，但绝大部分为二聚体。其通过黏膜或浆膜上皮细胞向外分泌时，与上皮细胞所产生的分泌片连接成完整的 sIgA，释放到分泌液中。sIgA 能阻抑黏附、中和毒素和病毒、介导 ADCC 作用等，是机体黏膜防御感染的重要因素。sIgA 水平较低的幼儿易患呼吸道或消化道感染，老年性支气管炎也可能与呼吸道 sIgA 合成功能降低有关。产妇初乳中 sIgA 含量很高，新生儿可通过母乳喂养获得母体 sIgA，形成自然被动免疫。此外，sIgA 可封闭由食物摄入或空气吸入的某些抗原物质，使其游离于分泌物，易于被排出；或将其限制于黏膜表面，不致进入机体，从而避免超敏反应的发生。

四、IgD

IgD 主要由扁桃体、脾脏等处的浆细胞产生，人血清中 IgD 含量很低，不到血清总 Ig 的 1%，半期很短，仅 2.8 天。血清 IgD 目前功能尚不清楚。但已知膜 IgD 为 B 细胞表面的 BCR，是 B 细胞发育分化成熟的重要标志。骨髓中 B 细胞分化过程中，表面先出现 mIgM，为尚未成熟的细胞，从骨髓中出来后迁移到外周免疫器官并进一步分化，同时出现膜 IgD，即为成熟 B 细胞。因此，成熟 B 细胞表面同时表达 mIgM 与 mIgD。

五、IgE

IgE 主要由鼻咽部、扁桃体、支气管、胃肠等处黏膜固有层的浆细胞产生，血清中含量极低，仅占血清总 Ig 的 0.002%，但在过敏患者中 IgE 的水平可以升高数倍。IgE 在个体发育中合成较晚。IgE 具有很强的亲细胞性，其 C_H2 和 C_H3 可与肥大细胞、嗜碱粒细胞表面高亲和力的 FcεR I 结合，在一定条件下促使细胞脱颗粒释放生物活性介质，引起 I 型超敏反应（详见第 15 章）。此外，IgE 与机体抗寄生虫免疫有关。

人各类 Ig 的主要理化性质和生物学功能见表 1-4-1。

表 1-4-1　人各类免疫球蛋白的主要理化性质和生物学功能

性质	IgM	IgD	IgG	IgA	IgE
重链	μ	δ	γ	α	ε
分子质量（kDa）	970	184	150	160	188
亚类数	无	无	4	2	无
其他成分	J链	无	无	J链，SP	无
主要存在形式	五聚体	单体	单体	单体/二聚体	单体
开始合成时间	胚胎后期	任何时间	出生后3个月	出生后4~6个月	较晚
血清含量（mg/ml）	0.7~1.7	0.03	9.5~12.5	1.5~2.6	0.000 3
血清中半衰期（天）	5	3	23	6	2.5
抗原结合价	10	2	2	2，4	2
通过胎盘	−	−	+	−	−
免疫调理	+	−	+	+	+
结合嗜碱粒细胞	−	−	−	−	+
结合肥大细胞	−	−	−	−	+
结合SPA	−	−	+	−	−
介导ADCC	−	−	+	−	−
经典途径激活补体	+	−	+	−	−
旁路途径激活补体	−	−	+	+	+
免疫作用	初次应答反应 早期防御	B细胞成熟标志	再次应答 抗感染	黏膜免疫	I型超敏反应 抗寄生虫感染

第五节　抗体的人工制备

　　抗体在疾病诊断和免疫防治中发挥重要作用，人工制备抗体是大量获得抗体的重要途径。目前，人工制备的抗体有三大类，即多克隆抗体（polyclonal antibody）、单克隆抗体（monoclonal antibody，mAb）和基因工程抗体（genetic engineering antibody）。

一、多克隆抗体

　　在含多种抗原表位的抗原物质刺激下，体内多个B细胞克隆被激活并产生针对各种不同抗原表位的抗体，这种抗体混合物即为多克隆抗体。早年人工制备抗体的方法主要是以抗原免疫动物，从其血清中获得特异性抗体。由于天然抗原常含多种不同抗原表位，故其血清是含多种相应抗体混合物的多克隆抗体。

　　多克隆抗体多用于感染性疾病的预防、治疗及临床诊断，主要来源于动物免疫血清、恢复期患者血清或免疫接种人群。将这种含有多克隆抗体的抗血清给予其他个体，受者会产生短期的免疫力，这种方式称为被动免疫（passive immunization），在临床上可以快速中和患者体内的毒素，如破伤风毒素、白喉毒素、蛇毒等，发挥急救作用。多克隆抗体的特点是来源广泛、制备容易。缺点是特异性不高、易发生交叉反应，也不易大量制备，从而在应用上受到一定限制。

二、单克隆抗体

　　由单一B细胞克隆产生的、识别相应同一抗原表位的同源抗体，称为单克隆抗体。机体的一个B细胞克隆仅分泌一种抗体，多克隆抗体实际上是针对某一抗原的不同抗原表位产生的抗体混合物。如果能将这些分泌抗体的B细胞各个分开，就可以得到只分泌某一抗体的细胞，从而制备出抗原表位高度特异性的抗体。1975年，Kohler和Milstein建立了体外细胞融合技术，获得免疫小鼠脾细胞与恶性浆细胞瘤细胞融合的杂交瘤细胞，从而可以规模化制备高特异性、均质性的单克隆抗体。两人由此获得诺贝尔生理学或医学奖。

单克隆抗体技术的基本原理：将经抗原免疫后小鼠的脾细胞（含能分泌特异性抗体的 B 细胞，寿命短）与骨髓瘤细胞（不能产生抗体，但可无限增殖）在聚乙二醇（PEG）作用下进行细胞融合，由此形成的杂交细胞称为杂交瘤（hybridoma）。该杂交瘤细胞既有骨髓瘤细胞大量扩增和永生的特性，又具有 B 细胞合成和分泌特异性抗体的能力。每个杂交瘤细胞由一个 B 细胞与骨髓瘤细胞融合而成，而每个 B 细胞仅识别一种抗原表位，故经筛选和克隆化的每一杂交瘤细胞仅能合成及分泌一种同源抗体，这种由单一抗原表位特异性 B 细胞融合、筛选和克隆化获得的单克隆杂交瘤细胞所产生的同源抗体即为单克隆抗体。

单克隆抗体的特点是纯度高、特异性强、效价高、少或无交叉反应、可大量生产，已广泛应用于生物医学各领域。例如，用于检测各种抗原，包括肿瘤抗原、细胞表面抗原及受体、激素、神经递质及细胞因子等活性物质；mAb 与放射性物质、抗癌药物或毒素偶联，用于肿瘤患者的肿瘤体内定位诊断和免疫导向治疗；应用抗 T 细胞的 mAb 可防治器官移植排斥反应等。其缺点在于目前用于临床的均为鼠源性 mAb，可引起超敏反应。

三、基因工程抗体

尽管单克隆抗体和多克隆抗体已被广泛应用，但由于动物源性的抗体对人而言为异种蛋白，在人体中直接应用会产生超敏反应。为解决这一问题，催生了自 20 世纪 80 年代开始的利用分子生物学技术的基因工程抗体。基因工程抗体是应用 DNA 重组和蛋白质工程技术，在基因水平上对 Ig 分子进行切割、拼接或修饰，重新组装而成的新型抗体。基因工程抗体既保留了单克隆抗体均一性及特异性高的优点，又赋予其一些新功能或减少不良反应，在临床已用于治疗肿瘤、病毒性疾病、自身免疫病和某些神经系统疾病等。

迄今已成功构建的基因工程抗体有人鼠嵌合抗体、改型抗体、双特异性抗体、Fv 抗体、单链抗体、小分子抗体、噬菌体抗体和胞内抗体等。例如，将在人体内容易引起免疫应答的鼠源性单克隆抗体进行改造，减少其异种蛋白的成分，降低其免疫原性。一种比较简单的方法即为制备人鼠嵌合抗体（chimeric Ab），即将鼠源性抗体的 V 区与人抗体的 C 区融合而成的抗体，此类抗体保留了鼠源性抗体的特异性和亲和力，显著减少了其对人体的免疫原性，并可对抗体进行不同亚类的转换，从而产生特异性相同，但可介导不同效应的抗体分子。

改型抗体（reshaping Ab）也称为人源化抗体（humanized Ab），是将鼠源性抗体 CDR 植入人源抗体的 V 区，取代人源抗体的 CDR 而重构的抗体，此类抗体分子中异源性蛋白质的含量较低，免疫原性比嵌合抗体显著减弱。

小分子抗体（minimolecule Ab）是由 Fab 或 Fv（由 V_H 和 V_L 组成）或单一肽链构成的抗体，其大小仅为 IgG 分子的 1/12 ~ 1/3，免疫原性低，穿透能力强。

噬菌体抗体（phage antibody）是将克隆的人 Ab 的 V 区基因与一种丝状噬菌体 DNA 上的特定基因连接，转染细菌后，在其膜表面表达的 Fab 段（或单链抗体）噬菌体外壳蛋白（基因Ⅲ或Ⅷ产物）融合物，具有抗体活性。

胞内抗体（intrabody）是应用基因工程技术获得的仅在细胞内表达并仅作用于胞内靶分子的抗体或其片段。

（李曼君）

第5章 补体系统

补体（complement，C）是存在于人和脊椎动物血清、组织液的一组经活化后具有酶活性的蛋白质。19世纪末，在研究免疫溶菌和免疫溶血反应中，认为补体是辅助特异性抗体溶菌作用的补充物质，故而得名。后发现它是由30余种可溶性蛋白和膜结合蛋白组成的、具有精密调控机制的蛋白反应系统，被称为补体系统。

正常情况下，补体成分是以无活性的蛋白酶前体形式存在的。在某些激活物（如抗原抗体复合物、某些微生物成分及其他外源性和内源性物质）的参与下，补体蛋白依次被激活，其活化过程表现为一系列丝氨酸蛋白酶的级联酶解反应。补体活化产物广泛参与机体抗微生物防御反应和免疫调节，也可介导免疫病理反应，与多种疾病的发生和发展密切相关，是体内具有重要生物学作用的效应系统。

第一节 概　　述

一、补体系统的组成和命名

1. 补体系统的组成　补体系统由30余种成分组成，按其生物学功能可以分为三类。

（1）补体固有成分：是存在于血浆和体液中、参与补体激活（活化）级联反应的基本成分，包括经典激活途径的C1（C1q、C1r、C1s）、C4和C2，凝集素激活途径的甘露聚糖结合凝集素（MBL）、纤维胶原素（FCN）和某些MBL相关的丝氨酸蛋白酶，旁路激活途径的B因子和D因子，以及上述三条途径的共同组分C3，共同末端通路的C5、C6、C7、C8和C9。

（2）补体调节蛋白：包括可溶性调节蛋白，如C1抑制物、I因子、C4结合蛋白（C4bp）、H因子、S蛋白、Sp40/40等；膜结合的调节蛋白，如膜辅助因子蛋白、促衰变因子、膜反应溶解抑制因子等，主要通过调节补体激活途径中的关键酶而调控补体的活化强度和范围。

（3）补体受体（CR）：是存在于不同细胞膜表面，介导补体活性片段或调节蛋白生物学效应的受体分子，包括CR1 ~ CR5、C3aR、C5aR、C4aR及HR（H因子受体）等。

2. 补体系统的命名　参与补体经典激活途径的固有成分，按其被发现的先后分别命名为C1（q、r、s）、C2 ~ C9；参与补体旁路途径起始的成分以因子（英文大写字母）表示，如D因子、P因子、B因子；补体调节蛋白多按其功能命名，如C1抑制物、促衰变因子、C4结合蛋白等；补体活化后的裂解片段，以本成分的符号后附加小写英文字母，如C3a、C3b等，一般以a和b分别表示小片段和大片段（C2例外），同时有的b片段（如C3b）还可进一步裂解（如C3c、C3d）；具有酶活性的成分或复合物，可在其符号上划一横线表示，如$\overline{C4b2a}$；灭活的补体片段，在其符号前加英文字母i表示，如iC3b。

二、补体的生物合成

人类胚胎发育早期即可合成补体，出生后3 ~ 6个月达到成人水平。成人血清补体蛋白总量占血清总蛋白的5% ~ 6%。补体蛋白可由体内多种组织细胞合成，出生后肝细胞和巨噬细胞是产生补体的主要细胞，约90%的血浆补体成分由肝脏合成。在感染、组织损伤急性期及炎症状态下，局部和血清补体水平升高，其机制可能为急性期促炎性细胞因子（如TNF-α、IL-1、IL-6等）促进肝细胞及局部浸润的单核吞噬细胞等补体基因的转录与表达。

三、补体的理化性质

补体成分均为球蛋白，大多为β球蛋白，少数为α球蛋白或γ球蛋白。补体某些成分性质极不稳定，对热敏感，56℃ 30 分钟即可灭活，室温下也易失去活性，用于检测或研究的补体标本应保存在 –20℃ 以下。此外，紫外线照射、机械振荡或某些添加剂均可破坏补体。

第二节 补体系统的激活途径

生理情况下，血清中补体成分大多是以无活性的酶前体形式存在。只有在某些活化物的参与下或在特定的固相表面，补体各成分才依次被激活。被激活的前一组分，具备了裂解下一组分的活性，由此形成了一系列放大的级联反应，最终发挥溶细胞效应。在补体活化过程中同时可产生多种水解片段，它们共同参与了机体的炎症反应与免疫调节等。

补体的激活主要有三条途径，即经典途径、旁路途径和凝集素途径。在进化和发挥抗感染作用的过程中，最先出现或发挥作用的依次是旁路激活途径、凝集素激活途径，最后出现的是依赖抗体的经典激活途径。三条途径前期启动机制各异，但具有共同的末端通路（terminal pathway）。

一、经典途径

补体活化的经典途径（classical pathway）主要是指由 C1q 与激活物（抗原抗体复合物）结合后，顺序活化 C1r、C1s、C4、C2、C3，形成 C3 转化酶（$\overline{C4b2a}$）与 C5 转化酶（$\overline{C4b2a3b}$），从而启动补体活化的级联酶促反应过程。因该途径的激活有赖于特异性抗体的形成，故主要在感染的中晚期或抵抗病原体再次入侵时发挥作用。

1. 激活物与激活条件　免疫复合物（immune complex，IC）是经典途径的主要激活物。C1 与 IC 中抗体分子的 Fc 段结合是经典途径的始动环节，每一个 C1q 分子必须同时与免疫复合物中两个以上 Ig 分子的 Fc 段（如 IgM 的 C_H3 区或 IgG1、IgG2、IgG3 的 C_H2 区）结合后才能活化。IgM 分子为五聚体，含 5 个 Fc 段，故单个 IgM 分子即可激活 C1q；而 IgG 是单体，与抗原结合后需要相邻两个或两个以上 IgG 分子与 C1q 分子桥联，才能活化 C1q。此外，如肝素、多核苷酸等多聚分子，脂质体，C 反应蛋白等也可激活经典途径，其意义尚不清楚。

2. 激活过程　参与经典激活途径的固有成分包括 C1（C1q、C1r、C1s）、C2、C3、C4、C5 ~ C9，整个激活过程可分为识别阶段、活化阶段和膜攻击阶段。

（1）识别阶段：抗原和抗体结合后，抗体发生构象改变，其 Fc 段的补体结合部位暴露，C1q 与之结合并被激活，即为补体激活的识别阶段。C1q 为六聚体，其每一亚单位的头部是 C1q 与 Ig 结合的部位，C1r 和 C1s 与 C1q 相连。当两个以上的 C1q 头部被 IC 中 IgM 或 IgG Fc 段的补体结合点结合后，C1q 的分子构象即发生改变，导致 C1r 裂解而活化，后者可进而激活 C1s，活化的 C1s 具有丝氨酸蛋白酶活性（图 1-5-1）。

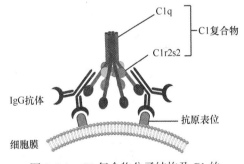

图 1-5-1　C1 复合物分子结构及 C1 的识别示意图

（2）活化阶段：活化的 C1s 依次酶解 C4、C2，形成具有酶活性的 C3 转化酶 $\overline{C4b2a}$，后者进一步酶解 C3 并形成 C5 转化酶 $\overline{C4b2a3b}$，即为经典途径的活化阶段。

在 Mg^{2+} 存在的情况下，$\overline{C1s}$ 将 C4 裂解为两个片段，小片段 C4a 释放入液相，大片段的 C4b（仅 5% 左右）可与胞膜或 IC 结合，未结合的 C4b 在液相中很快被灭活。C2 为丝氨酸蛋白酶原，血浆浓度很低，为补体活化级联酶促反应的限速成分。C2 与固相的 C4b 有较高的亲和力，C2 与 C4b 形成 Mg^{2+} 依赖性复合物，继而被 $\overline{C1}$ 裂解，所产生的小片段 C2b 被释放入液相，而大片段 C2a 可与 C4b 形成稳定的 $\overline{C4b2a}$ 复合物，此即经典途径 C3 转化酶。

C3 是血浆中含量最高的补体成分，为三条补体激活途径的共同组分。C3 的裂解是补体活化级联反应中的枢纽性步骤。$\overline{C4b2a}$ 中的 C4b 可与 C3 结合，其中具有丝氨酸蛋白酶活性的 C2a 可水解 C3 形成 C3a 和 C3b，前者释放入液相，10% 左右的 C3b 分子可与细胞表面的 $\overline{C4b2a}$ 结合，形成

C4b2a3b 复合物，即经典途径的 C5 转化酶，继而进入补体激活的膜攻击阶段。

（3）膜攻击阶段：为膜攻击复合体（membrane attack complex，MAC）形成，引起细胞溶解的阶段。C5 与 C5 转化酶中的 C3b 结合，继而被裂解成 C5a 和 C5b。裂解产物 C5a 释放入液相，是重要的炎症介质；C5b 仍结合在细胞表面，并可依次与 C6、C7 结合，形成 C5b67 复合物，插入胞膜脂质双层中。结合在膜上的 C5b67 可与 C8 结合形成 C5b678，后者继而与 12～15 个 C9 分子（poly-C9）结合，并形成 C5b6789n，即 MAC。插入膜上的 MAC 可通过破坏局部磷脂双层而形成"渗漏斑"或形成穿膜的亲水性孔道。可溶性小分子物质、离子可自由透过胞膜，从胞内释出，而蛋白质类大分子滞留在细胞内，大量水分子内流致使细胞渗透压改变，导致细胞肿胀破裂。此外，末端补体成分插入胞膜，可使致死量钙离子被动地向胞内弥散，亦导致靶细胞死亡。经典激活途径的全过程见图 1-5-2。

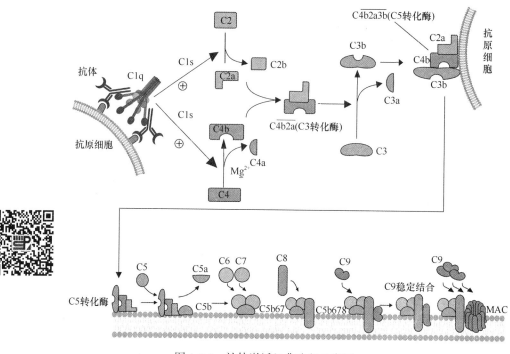

图 1-5-2　补体激活经典途径示意图

二、旁路途径

补体激活的旁路途径（alternative pathway）是指不经 C1、C4、C2，在 B 因子、D 因子、P 因子等参与下，直接由微生物或其他激活物提供接触表面，从 C3 开始激活，形成 C3 与 C5 转化酶，激活补体级联酶促反应的活化途径。本激活方式不依赖于特异性抗体的形成，故在感染早期为机体提供了有效的防御机制，也是补体主要的效应放大机制。

1. 激活物　主要是可为补体激活提供接触表面或保护性环境的成分，如某些细菌、内毒素、酵母多糖、葡聚糖、凝集的 IgG4 和 IgA 等。

2. 激活过程　C3 是启动旁路途径并参与后续级联反应的关键分子。正常情况下，体内可缓慢而持久地自发产生低水平的 C3b。绝大多数 C3b 在液相中很快失活，少数 C3b 可与邻近颗粒表面形成共价键。若沉积在自身细胞表面，C3b 可被 I 因子、H 因子、MCP 等调节蛋白迅速灭活，并终止级联反应。反之，若与缺乏调节蛋白的微生物表面结合，则 C3b 可以 Mg²⁺ 依赖性方式与 B 因子结合。血清中 D 因子继而将结合状态的 B 因子裂解成 Ba 和 Bb。Ba 释放入液相，Bb 仍附着于 C3b，形成 C3bBb 复合物，即旁路途径 C3 转化酶。若 C3bBb 与血清中备解素（P 因子）结合形成 C3bBbP，可进一步增强其稳定性。其中的 Bb 片段具有丝氨酸蛋白酶活性，催化产生更多的

C3b 分子，部分新生的 C3b 可再次激活旁路途径，形成更多的 C3 转化酶，从而构成了旁路途径的反馈性放大机制。部分新生的 C3b 沉积在颗粒表面并与$\overline{C3bBb}$结合，进而形成$\overline{C3bBb3b}$（或称为$\overline{C3bnBb}$），即旁路途径 C5 转化酶，后者裂解 C5，引起与经典途径相同的膜攻击效应（图 1-5-3）。

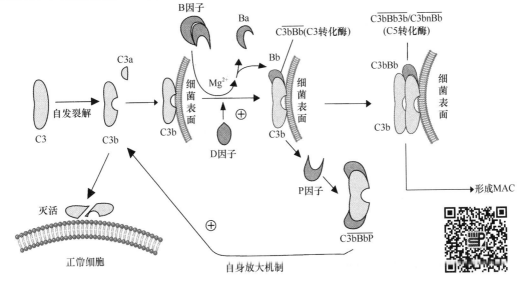

图 1-5-3　补体激活旁路途径示意图

三、凝集素途径

凝集素途径（lectin pathway）是指血浆中的甘露聚糖结合凝集素（mannose-binding lectin，MBL）及纤维胶原素（ficolin，FCN）直接识别多种病原微生物表面的甘露糖、岩藻糖等，继而使 MBL 相关的丝氨酸蛋白酶（MBL-associated serine protease，MASP）活化，从而激活补体级联酶促反应。

表面表达特殊糖结构（以甘露糖、甘露糖胺、岩藻糖等为末端糖基，脊椎动物中罕见）的病原体，如细菌、真菌、寄生虫和某些病毒为凝集素途径的激活物。血浆中的 MBL（属急性期蛋白）和 FCN 与 C1q 结构类似，MBL 和 FCN 可与病原体表面的特殊糖基结合，并发生构象改变，使 MASP-1 和 MASP-2 被激活。活化的 MASP-2 以类似于$\overline{C1s}$的方式水解 C4 和 C2，形成 C3 转化酶$\overline{C4b2a}$，后续补体级联酶促反应与经典途径基本相同。MASP-1 可直接裂解 C3，参与形成旁路途径的 C3 转化酶$\overline{C3bBb}$，加强旁路途径的正反馈环路。但 MASP-1 的作用比 MASP-2 弱得多。凝集素激活途径对补体激活的经典途径及旁路途径均具有交叉促进效应。

补体三条激活途径及其特征比较见图 1-5-4 和表 1-5-1。

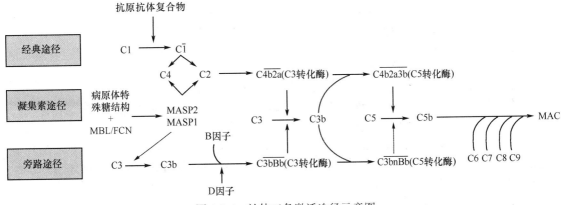

图 1-5-4　补体三条激活途径示意图

表 1-5-1 补体三条激活途径的特征比较

	经典途径	旁路途径	凝集素途径
主要激活物	抗原抗体复合物	某些细菌内毒素、真菌等	病原体表面特殊糖结构
起始成分	C1q	C3	MBL/FCN
参与补体成分	C1 ~ C9	C3，C5 ~ C9，B，D，P	MBL/FCN，MASP，C2 ~ C9
C3 转化酶	C4b2a	C3bBb	C4b2a，C3bBb
C5 转化酶	C4b2a3b	C3bnBb	C4b2a3b，C3bnBb
作用	适应性体液免疫的效应机制	固有免疫的效应机制	固有免疫的效应机制
意义	感染后期或再次感染有抗体时发挥重要作用	感染早期或初次感染中发挥重要作用	感染早期或初次感染中发挥重要作用

第三节　补体激活的调节因素

机体对补体系统活化存在着精密的调控机制，严格控制补体激活的强度和持续时间，使其既能有效杀灭病原体，又能防止补体过度激活造成的消耗和自身损伤。

（一）补体固有成分的自身调节

补体固有成分在激活过程中产生的具有酶活性的片段极不稳定，成为级联酶促反应的重要自限性因素。例如，C3 转化酶、C5 转化酶若不与下游底物相结合，即发生衰变；只有与固相结合的 C4b、C3b 及 C5b 才能触发经典途径，而旁路途径 C3 转化酶则仅在特定的细胞或颗粒表面才具有稳定性，故人体血液循环中一般不会发生过强的自发性补体激活效应。

（二）补体调节蛋白的作用

体内存在多种补体调节蛋白，包括体液中的可溶性调节蛋白和细胞膜表面的膜结合调节蛋白。补体调节蛋白通过调控补体激活途径的关键环节（如 C3 转化酶、MAC 形成）而调控补体的活化。

1. 可溶性调节蛋白

（1）C1 抑制物（C1-inhibitor，C1-INH）：C1-INH 与 C1 复合物结合，可防止 C1 自发性的活化；当 C1-INH 与活化的 C1r 及 C1s 牢固结合，则可抑制 C1r/C1s 的酶活性或使 C1s 灭活。此外，C1-INH 还可通过抑制 MASP 的活性，参与凝集素途径的调节。

（2）C4 结合蛋白（C4 binding protein，C4bp）：C4bp 与 C2a 竞争结合 C4b，抑制 C3 转化酶 C4b2a 的组装，并可加速其分解。C4bp 还能促进 I 因子对 C4b 的蛋白水解作用。

（3）I 因子：具有丝氨酸蛋白酶活性，可将 C4b 降解为 C4c 和 C4d，而使其灭活；且在 H 因子、CR1 等的辅助下可将 C3b 裂解为无活性的 iC3b。

（4）H 因子：可竞争性抑制 B 因子或 Bb 与 C3b 的结合，抑制旁路途径 C3 转化酶 C3bBb 的组装。

（5）P 因子：对旁路激活途径具有正调节作用。它与 C3bBb 结合后发生构象改变，能使 C3bBb 的半衰期延长 10 倍，加强 C3 转化酶裂解 C3 的效应。

2. 膜结合调节蛋白

（1）补体受体 1（CR1）：CR1 与 C2a 竞争结合 C4b，抑制 C3 转化酶 C4b2a 的组装，并可加速其分解；亦能促进 I 因子对 C4b 的蛋白水解作用。

（2）促衰变因子（decay accelerating factor，DAF）：即 CD55，可竞争性抑制 B 因子与 C3b 结合，阻止旁路途径 C3 转化酶的形成；同时，也可竞争性抑制 C2a 与 C4b 结合，阻止经典途径和凝集素途径 C3 转化酶的形成。

（3）膜辅助因子蛋白（membrane cofactor protein，MCP）：可与结合于细胞表面的 C3b/C4b 结合，协

助 I 因子将 C3b/C4b 降解，抑制后续补体成分的活化。

（4）C8 结合蛋白（C8 binding protein，C8bp）和 CD59：C8bp 可干扰 C9 与 C8 结合；CD59 又称为膜反应性溶解抑制物（membrane inhibitor of reactive lysis，MIRL），可阻碍 C7、C8 与 C5b6 结合，从而抑制 MAC 形成。

靶细胞与补体来源于同一种属时，补体溶细胞效应受到抑制，称为补体调节的同源限制（homologous restriction）。以上膜结合调节分子的效应均有严格的种属限制，广泛分布于机体多种组织细胞，是保护正常细胞免受自身补体所介导溶细胞反应的重要因子，称为同源限制因子（homologous restriction factor，HRF）。

第四节　补体的生物学作用及临床意义

补体具有多种生物学作用，不仅参与固有免疫，也参与适应性免疫；既参与机体的保护性免疫，也可能导致免疫病理损伤。

一、补体的生物学功能

1. 溶细胞、溶菌及抗病毒作用　亦称为细胞毒作用。补体激活后形成的 MAC，插入靶细胞膜磷脂双层，使细胞膜表面形成许多穿膜的亲水性通道，最终导致靶细胞溶解，发挥补体依赖的细胞毒作用（complement dependent cytotoxicity，CDC），包括溶解细胞、细菌（主要是革兰阴性菌）、有包膜的病毒等。此种效应是机体抗微生物感染和溶细胞的免疫病理损伤的重要机制。

2. 调理作用　C3b、C4b、iC3b 和 C3b 裂解片段（C3d，C3dg）与细菌或其他颗粒结合，再通过与吞噬细胞表面相应的补体受体（CR1 和 CR3）结合，可促进吞噬细胞的吞噬作用，此为补体的调理作用，是补体抗细菌、抗真菌感染的最主要机制之一。

3. 引起炎症反应

（1）趋化作用（chemotaxis）：C3a、C5a 可吸引吞噬细胞向炎症部位移行、聚集，从而增强局部炎症反应，此即趋化作用。此外，趋化作用也加速了摄取了抗原的抗原提呈细胞向淋巴结的迁移，促进适应性免疫的发生。

（2）过敏毒素样作用：C3a、C5a 可激活肥大细胞、嗜碱粒细胞脱颗粒，释放组胺等血管活性介质，引起毛细血管扩张、血管通透性增加，促进吞噬细胞等进入"肇事"局部组织，介导局部炎症反应。因高浓度时可诱导类似过敏性休克的反应，故被称为过敏毒素（anaphylatoxins）。

C3a、C5a 的其他效应机制还包括：引起器官平滑肌收缩；诱导血管内皮细胞表达黏附分子；C5a 还能增强吞噬细胞与血管内皮细胞的黏附，促进它们向异物存在部位移动，增强其吞噬能力以及促进吞噬细胞表达 CR1 和 CR3，加速对病原体的消灭。

4. 清除免疫复合物　补体与 IgFc 段结合，一方面可改变 Ig 的空间构象，抑制其结合新的抗原表位，继而抑制新的 IC 形成；另一方面，补体可借此插入免疫复合物的网络结构，在空间上干扰 Fc 段之间的相互作用，从而溶解已沉积的 IC。

另外，循环的可溶性 IC 活化补体后，产生的 C3b 一端结合于复合物中抗体分子上，另一端通过与表达 CR1 和 CR3 的红细胞、血小板结合，经血液循环被带至肝脏、脾脏内，被吞噬细胞吞噬清除，此为免疫黏附（immune adherent）（图 1-5-5）。因表达 CR1 的红细胞数量众多，故红细胞为清除循环 IC 的主要参与者。

二、补体的生物学意义

1. 连接固有免疫与适应性免疫　病原体侵入机体后，首先依赖固有免疫机制发挥抗感染效应，补体系统通过 MBL 途径或旁路途径识别病原体表面的成分而触发级联反应，产生的产物通过细胞毒作用、调理作用、炎症介质作用发挥抗感染能力；在抗体产生之后，补体系统经过经典途径活化，配合抗体发挥有效的抗感染机制。补体不仅参与固有免疫，也参与适应性免疫应答的各个环节，

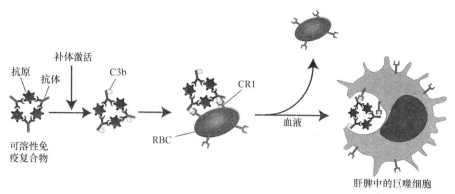

图 1-5-5　免疫黏附作用示意图

包括抗原提呈、免疫细胞的活化增殖及免疫效应的发挥等，所以补体是连接固有免疫和适应性免疫的桥梁。例如，经典途径将非特异的补体与特异的适应性免疫效应有机结合，成为体液免疫应答的重要效应机制。

2. 免疫自稳与免疫记忆　多种补体成分可识别和结合凋亡细胞，并通过与吞噬细胞表面相应受体的相互作用而清除这些细胞，从而发挥免疫自稳作用。滤泡树突状细胞表面 CR1 和 CR2 可将 IC 固定于生发中心，从而诱生和维持记忆性 B 细胞。

3. 与其他酶系统相互作用　补体与体内其他蛋白酶系统相互联系。例如，补体系统与凝血系统、纤溶系统、激肽系统的活化均有赖于多种成分级联的蛋白酶裂解作用，且均借助丝氨酸蛋白酶结构域发挥作用。上述四种系统的活化成分间存在交叉效应，如 C1-INH 不仅调节 C1 的酶活性，也可抑制激肽释放酶、血浆纤溶酶、凝血因子 XI 和凝血因子 XII。

三、补体系统异常与疾病

补体系统的异常包括先天性缺陷、补体含量的增高和降低等，补体系统任一成分的异常均可能导致相应疾病的发生。

1. 补体成分先天性缺陷　几乎所有补体系统的成分，包括补体固有成分、调节蛋白、补体受体都可能发生遗传缺陷。补体某些成分的缺陷，使补体不能激活，导致患者对病原体易感；或免疫复合物清除障碍，可诱发自身免疫病。补体调节蛋白发生缺陷，可使补体活化异常，导致相关疾病。例如，C1-INH 缺乏导致遗传性血管神经性水肿，HRF 缺陷者发生阵发性夜间血红蛋白尿（详见第 17 章）。

2. 补体含量改变　人体补体含量基本稳定，但在多种急性感染引起的炎症及恶性肿瘤等疾病中，患者的 C4、C3 和 C9 水平常升高，比正常人高 2 ~ 3 倍。甲状腺炎、急性风湿热、心肌梗死等疾病亦可使补体总量升高。补体的活化增多，可增强炎症反应，恰当地调节、控制补体含量或活性是临床防治这些疾病的重要措施之一。

补体含量的下降既可由发生重型肝炎或肝硬化等疾病引起合成不足所致；也可因重症感染或发生 II 型、III 型超敏反应，补体过度消耗而导致。补体含量的下降，可能导致反复发作、难以控制的感染。

近年的研究表明，血浆中存在可溶性 CR1（sCR1），且血清 sCR1 水平的升高与机体某些重要脏器损害（如晚期肾衰竭、肝硬化等）的程度呈正相关，故血清 sCR1 水平的检测对了解某些疾病的病情和判断疗效有一定意义。

3. 补体相关疾病的防治　对于遗传性补体缺陷可采用抗感染、纠正补体缺陷等措施；对于补体异常活化，近年来逐渐采用如 C1-INH、CR1 调控补体激活，用抗 C5a 抗体等抑制补体活化或相应补体片段的活性，用 C5aR 拮抗剂阻断相应受体活化等措施防治补体异常活化诱发的疾病。

（刘永琦）

第6章 细胞因子

细胞因子（cytokines，CK）是由免疫原、丝裂原或其他因子刺激多种机体细胞（免疫细胞、非免疫细胞）合成、分泌的具有生物学活性的小分子蛋白质。细胞因子为生物信息分子，具有非特异调节免疫应答和介导炎症反应、刺激造血、参与组织修复等多种功能，与人体多种生理和病理过程的发生和发展有关。因此，细胞因子在抗肿瘤、抗感染、抗排异反应、自身免疫病治疗以及恢复造血功能等方面具有良好的应用前景，是当今免疫学研究最为活跃的领域之一。

第一节 概 述

1. **细胞因子的分类和命名** 目前，已发现200余种人类细胞因子，随着生物技术的飞速发展，新的细胞因子不断被发现，许多重组细胞因子也相继问世。

根据结构和功能，细胞因子可分为白细胞介素、干扰素、肿瘤坏死因子超家族、集落刺激因子、生长因子和趋化性细胞因子等多种类型（见附录1）。

（1）白细胞介素（interleukin，IL）：简称白介素，最初是指来源于白细胞，并主要在白细胞间发挥作用的细胞因子。现已证实白介素也可由其他细胞产生，并可作用于其他细胞。目前已发现的白细胞介素有30余种（IL-1 ~ IL-38）。其生物学功能包括：促进免疫细胞生长、分化与增殖；调节免疫应答类型和强度；调控造血；诱导急性期反应，促进炎症反应等。

（2）干扰素（interferon，IFN）：因具有干扰病毒复制的作用而得名，是最早发现的细胞因子。根据来源和理化性质的不同，干扰素可分为Ⅰ型和Ⅱ型。Ⅰ型干扰素包括IFN-α、IFN-β、IFN-ε、IFN-ω和IFN-κ等；Ⅱ型干扰素即IFN-γ。其中，IFN-α、IFN-β、IFN-γ已被成功应用于临床某些疾病的治疗，有关这三种干扰素的产生细胞和功能见表1-6-1。干扰素主要具有抗病毒、抗肿瘤、免疫调节等生物学活性（表1-6-1）。

表1-6-1 干扰素的类型及其主要功能

名称	类型	主要产生细胞	主要功能
IFN-α	Ⅰ型干扰素	浆细胞样树突状细胞（pDC），单核/巨噬细胞，淋巴细胞	抗病毒，抗肿瘤，免疫调节，促进MHC分子表达
IFN-β	Ⅰ型干扰素	成纤维细胞	抗病毒，抗肿瘤，抗细胞增殖，免疫调节，促进MHC分子的表达
IFN-γ	Ⅱ型干扰素	活化T细胞，NK细胞	激活巨噬细胞，促进MHC分子表达和抗原提呈，诱导Th1细胞分化，抑制Th2细胞分化

（3）肿瘤坏死因子（tumor necrosis factor，TNF）超家族：因最初发现TNF能引起肿瘤的出血坏死而得名，其家族包括TNF-α、TNF-β、CD40L、CD95L（FasL）等30多个成员。其中，TNF-α主要由单核/巨噬细胞产生，激活的T细胞、NK细胞、肥大细胞、血管内皮细胞和星形胶质细胞等也可分泌。TNF-β又称为淋巴毒素（lymphtoxin，LT），主要由抗原激活的T细胞、NK细胞等产生。TNF具有极为广泛的生物学活性，可活化巨噬细胞、粒细胞、CTL，参与免疫应答，抗肿瘤，诱导炎症急性期反应，参与内毒素性休克，引起恶病质等。

（4）集落刺激因子（colony stimulating factor，CSF）：是一组能够刺激多能造血干细胞及不同发育分化阶段的造血干细胞进行增殖分化，并在半固体培养基中形成相应细胞集落的细胞因子。包括巨噬细胞CSF（macrophage-CSF，M-CSF）、粒细胞CSF（granulocyte-CSF，G-CSF）、粒细胞-巨噬细胞CSF（GM-CSF）及干细胞因子（stem cell factor，SCF）、红细胞生成素（erythropoietin，

EPO）、血小板生成素（thrombopoietin，TPO）等。另外，IL-3 因可刺激多谱系细胞集落形成，被称为多能集落刺激因子（multi-CSF）。

（5）生长因子（growth factor，GF）：是具有刺激不同类型细胞生长和分化作用的细胞因子，包括转化生长因子 -β（transforming growth factor，TGF-β）、神经生长因子（nerve growth factor，NGF）、表皮生长因子（epithelial growth factor，EGF）、成纤维细胞生长因子（fibroblast growth factor，FGF）、血小板源生长因子（platelet-derived growth factor，PDGF）、血管内皮细胞生长因子（vascular endothelial cell growth factor，VEGF）等。其中 TGF-β 具有很强的免疫抑制作用，可抑制多种免疫细胞（如造血干细胞、淋巴细胞、单核 / 巨噬细胞等）的增殖与功能。某些肿瘤细胞可分泌 TGF-β，可能是肿瘤免疫逃逸的机制之一。

（6）趋化性细胞因子（chemokine）：是一类对不同靶细胞具有趋化效应的细胞因子家族，已发现 60 余个成员。根据其分子氨基端半胱氨酸（以 C 代表）的数目及其排列方式，可分为 C-X-C/α、C-C/β、C/γ 和 C-X3-C 四个亚家族（X 代表半胱氨酸以外的其他氨基酸）。

趋化性细胞因子主要由白细胞及造血微环境中的基质细胞分泌，对多种细胞具有趋化和激活作用。如 IL-8（CXCL8）属 C-X-C/α 亚家族，对中性粒细胞具有趋化和激活作用；单核细胞趋化蛋白 -1（monocyte chemoattractant protein-1，MCP-1，CCL2）和 T 细胞激活上调性表达分泌因子（reduced upon activation normal T expression and secretion，RANTES，CCL5）为 C-C/β 亚家族代表，主要对单核 / 巨噬细胞具有趋化和激活作用；淋巴细胞趋化蛋白（lymphotactin，XCL1）是 C/γ 亚家族代表，对淋巴细胞具有趋化效应。

2. 细胞因子受体（cytokine receptor，CKR） 细胞因子需与靶细胞表面的相应受体结合才能发挥生物学功能。即细胞因子受体的细胞分布和表达影响着细胞因子的生物学效应。

细胞因子受体分子由胞膜外区、跨膜区和胞内区三部分构成。胞膜外区是识别结合细胞因子的部位，胞内区启动受体激活后的信号转导。

细胞因子受体根据其胞膜外区结构和信号转导途径分为以下家族：

（1）Ⅰ型 CKR 家族：该家族胞外区有 4 个保守半胱氨酸及色氨酸 - 丝氨酸 - 任一氨基酸 - 色氨酸 - 丝氨酸结构域（WSXWS）。包括 IL-2R、IL-3R、IL-5R、IL-7R、IL-8R、IL-9R、IL-12R、EPOR、G-CSFR、GM-CSFR 等。

（2）Ⅱ型 CKR 家族：该家族胞外区有 4 个保守半胱氨酸，但无 WSXWS。主要为各型干扰素受体和 IL-10R 等。

（3）Ⅲ型 CKR 家族（TNF 受体超家族）：这类受体有若干个由 40 个氨基酸组成的富含半胱氨酸的结构域。主要包括 TNF 受体、神经生长因子受体等。

（4）Ⅳ型 CKR 家族（免疫球蛋白超家族）：其胞外区有 1 个或多个 Ig 样结构域，包括 IL-1R、IL-6R、M-CSFR、SCFR 等。

（5）趋化因子受体：为 G 蛋白偶联受体，含 7 个疏水性跨膜 α 螺旋结构，如 IL-8R 等。

细胞因子受体主要表达于细胞膜表面，在某些情况下（如受强免疫原等刺激），部分细胞因子受体可从膜表面脱落，游离于血液或组织液，即为可溶性细胞因子受体。它们仍可与相应细胞因子特异结合，与膜受体竞争，从而负向调节相应细胞因子的生物学作用。它们在体液中的水平多与某些疾病的发生、发展密切相关。

第二节　细胞因子的共同特性

绝大多数细胞因子是低分子质量（8 ~ 30kDa）的蛋白或糖蛋白，以单体形式存在，少数细胞因子如 IL-5 以二聚体形式存在，TNF 呈三聚体。它们多数是以可溶性蛋白形式分布于体液和组织间质中，通过结合细胞表面高亲和力受体发挥生物学效应。

从生物学效应看，各类细胞因子功能各异，但其作用存在许多共同特征。

1. 以自分泌、旁分泌或内分泌的形式发挥作用 通常把作用于产生细胞本身的效应方式称为自分泌效应；作用于产生细胞旁邻细胞者称旁分泌效应。多数细胞因子可以自分泌、旁分泌形式在局部发挥作用，少数细胞因子在高浓度时也通过血液循环作用于远处细胞，称为内分泌效应（图 1-6-1）。细胞因子是免疫细胞间或免疫细胞与其他细胞间相互作用的主要信息分子。

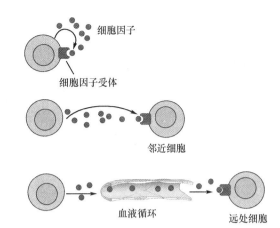

图 1-6-1　细胞因子的作用方式

2. 分泌的自限性和效应的短暂性　活化细胞分泌细胞因子是短暂的自限过程，当细胞接收信号后，启动基因转录，合成并迅速分泌相应细胞因子；信号停止，合成即终止。同时细胞因子的半衰期又很短，故其效应是短暂性的。

3. 作用的高效性和多效性　细胞因子与膜受体有极高亲和力，极微量（pmol/L）细胞因子即可发挥很强的生物学效应，此为高效性。多效性是指一种细胞因子可作用于多种细胞（因为一种细胞因子受体广泛地分布在多种细胞表面），引起多种生物学效应，如 IFN-γ 可使有核细胞 MHC Ⅰ 类分子表达增多，活化巨噬细胞，抑制 Th2 细胞。

4. 作用的复杂性

（1）重叠性：即不同细胞因子可能对同一种细胞产生相同或相似的生物学效应。如 IL-4、IL-5 和 IL-6 等都可促进 B 细胞分化。

（2）双向性：同一细胞因子，在不同微环境中或作用于不同靶细胞时，可能显示出完全相反的生物学效应。如 TGF-β 促进成纤维细胞增殖，但抑制多种免疫细胞的增殖。

（3）拮抗性和协同性：拮抗性表现为一种细胞因子可抑制其他细胞因子的功能，如 IL-4 抑制 IFN-γ 诱导 Th 细胞向 Th1 细胞分化。协同性则表现为一种细胞因子可增强另一细胞因子的功能，如 IL-3 可协同多种集落刺激因子刺激造血干细胞分化成熟。

（4）网络性：一种细胞因子不是单一地发挥作用，而是与其他细胞因子互相联系而发挥综合作用，众多细胞因子在体内相互促进或相互制约，形成十分复杂的细胞因子调节网络。细胞因子还可与激素、神经肽、神经递质共同组成复杂的细胞间信号分子系统，形成神经 - 内分泌 - 免疫网络，参与机体各系统间的调控。

细胞因子的表达及其效应的发挥受到多因素调节。细胞因子与靶细胞表面受体结合，通过激活胞内信号途径介导多种生物学效应。机体通过严密的机制调控细胞因子信号转导的强度和持续时间，以避免对机体造成损伤。如细胞因子信号通路的激活可诱导细胞因子信号转导抑制因子（suppressor of cytokine signaling, SOCS）表达，后者可负向调节细胞因子信号转导，形成负反馈调节环。另外，体内存在可溶性 CK 受体，其与相应 CK 结合阻止后者与靶细胞膜上相应受体的特异性结合，从而对相应 CK 的生物学作用呈现负向调节；在正常人体内存在着一些天然 CK 受体拮抗物，如 IL-1Ra（IL-1 受体拮抗剂），可与 IL-1R 结合，不传导信号，但可阻止 IL-1 与 IL-1R 结合，发挥负调节效应（图 1-6-2）。

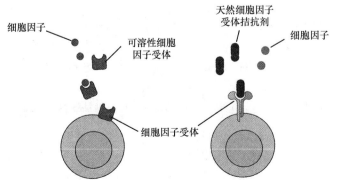

图 1-6-2　细胞因子生物学作用的抑制性调节

第三节　细胞因子的生物学作用与临床意义

（一）细胞因子的生物学作用

1.**刺激造血、促进免疫细胞分化发育**　多种细胞因子（如 IL-3、GM-CSF、M-CSF、S-CSF、EPO 等）参与构成中枢免疫器官局部微环境,调控多能造血干细胞分化为不同谱系的成熟血细胞（包括免疫细胞）,影响淋巴细胞的分化、发育（图 1-6-3）。

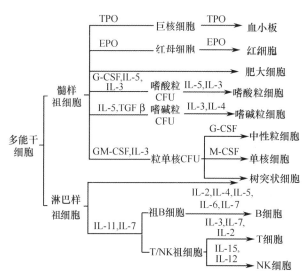

图 1-6-3　细胞因子在造血干细胞分化过程中的作用

CFU（colony forming unit）,克隆形成单位

2.**介导固有免疫和炎症反应**　细胞因子在机体抗感染的固有免疫机制中发挥重要作用。如细菌感染时,感染部位的巨噬细胞活化,释放的 IL-1、TNF-α、IL-6、IL-8 等可进一步激活血管内皮细胞,增加血管通透性,趋化中性粒细胞、单核细胞、淋巴细胞等进入感染部位,增强机体的吞噬杀菌等防卫功能。病毒感染可刺激机体细胞产生 IFN-α、IFN-β,作用于病毒感染细胞,使其产生抗病毒蛋白而抑制病毒的增殖。IFN 还可刺激病毒感染细胞表达 MHC Ⅰ类分子,提高其抗原提呈作用,有利于杀伤性 T 淋巴细胞的识别并对其杀伤。

IL-1、IL-6、IFN-γ、TNF-α 和趋化因子家族（如 IL-8）等,是炎症反应的关键因子。因它们能激活巨噬细胞,诱导血管内皮细胞表达黏附分子以及激活炎性细胞游走和增强其功能,故又称为促炎性细胞因子（pro-inflammatory cytokine）。不同的细胞因子可介导不同的炎症效应,如趋化性细胞因子可促进炎症细胞激活并向炎症灶集聚；IL-1、IL-6、TNF 等可促进肝脏产生如 MBL 等急性期蛋白（acute phage protein）；IL-1、IL-6、TNF 还是内源性致热原,可作用于体温调节中枢,引起发热。适当的促炎症反应有利于增强机体抵御致病微生物的侵袭。但在细菌感染数小时后,如果细菌内毒素刺激巨噬细胞产生过量的 IL-1 和 TNF-α 则可能导致内毒素性休克。

3.**参与和调节适应性免疫应答**　细胞因子是免疫细胞间的信号分子,不同种类细胞因子在免疫应答的不同阶段分别发挥促进或抑制作用。如 IFN 可诱导 APC 表达 MHC 分子,从而促进抗原提呈作用,而 IL-10 可抑制抗原提呈。IL-2、IL-12、IFN-γ 可促进 CD4$^+$Th 细胞向 Th1 分化,增强细胞免疫应答；IL-4、IL-5、IL-6 能促进 CD4$^+$Th 细胞向 Th2 分化,从而促使 B 细胞增殖、抗体产生,介导体液免疫应答；TGF-β 表现为抑制作用,对细胞免疫、体液免疫均有负调控效应。

4.**其他作用**　多种细胞因子在组织损伤的修复中担负重要作用。如 VEGF 可促进血管和淋巴管的生成,TGF-β 刺激成纤维细胞和成骨细胞增殖,EGF 促进上皮细胞、成纤维细胞和内皮细胞的增殖,均有利于皮肤溃疡和创伤的愈合。此外,细胞因子还可作用于神经 - 内分泌系统,传递相关信息,调节神经 - 内分泌系统的功能。如 IL-1、IL-6、TNF-α 可通过下丘脑 - 垂体 - 肾上腺轴刺激皮质激素合成。

（二）细胞因子与临床

1.**细胞因子与疾病的发生**　细胞因子参与许多疾病尤其是免疫相关疾病的发生发展。如 IL-4 可诱导 IgE 的产生,IFN-γ 则可抑制 IL-4 对 IgE 的诱生作用。IL-4 分泌过度和（或）IFN-γ 产生不足可能是诱导 I 型超敏反应的重要因素。TNF、IL-1、IL-6、IFN-γ 等均参与某些自身免疫病的发病过程。细胞因子风暴通常由微生物感染引起，细胞因子在短期内大量分泌，可造成全身炎症反应综合征，严重时可导致多器官功能衰竭甚至死亡。

2. 细胞因子与疾病的治疗　细胞因子及其相关制剂作为新型免疫治疗剂已有多种获准临床应用，举例如下。①感染性疾病：IFN 已被用于病毒性感染如乙型肝炎、丙型肝炎、尖锐湿疣等的治疗。②肿瘤：细胞因子诱导的杀伤细胞（CIK）为目前临床过继细胞免疫治疗的主要方法。在体外诱导过程中，IL-2、IFN-γ 等细胞因子对 CIK 的分化起决定作用。③血细胞减少症：用 GM-CSF 和 G-CSF 治疗白细胞减少症；EPO 治疗红细胞减少症。④自身免疫性疾病：TNF-α 单克隆抗体、IL-1Ra 用于治疗类风湿关节炎。

细胞因子在疾病的防治方面虽已取得了一定成果，但仍存在诸多问题，如细胞因子半衰期短，全身给药难以达到局部有效浓度；其生物学活性具有非特异性、广泛性，并存在网络性效应，可能诱发多种不良反应。因此，急需研制有效、安全的新型细胞因子治疗药物。

（伍志伟）

第7章 白细胞分化抗原与黏附分子

免疫应答过程有赖于免疫系统中细胞间的相互作用，免疫细胞之间相互识别及传递信息的物质基础是细胞膜分子。细胞膜分子又称为细胞表面标记，包括细胞表面多种抗原、受体及其他分子。白细胞分化抗原及黏附分子是两类重要的细胞膜分子。

第一节 白细胞分化抗原

白细胞分化抗原（leukocyte differentiation antigen，LDA）是指不同谱系（lineage）白细胞在分化成熟的不同阶段及活化过程中，出现或消失的细胞表面标记分子。LDA 除表达在白细胞表面之外，还表达在红细胞系、巨核细胞/血小板谱系及非造血细胞（如血管内皮细胞、成纤维细胞、上皮细胞等）表面。LDA 大都是跨膜的蛋白或糖蛋白，含胞膜外区、跨膜区和胞质区。

1982 年起，人们应用以单克隆抗体鉴定为主的方法，将来自不同实验室的单克隆抗体所识别的同一白细胞分化抗原归为一个分化群（cluster of differentiation，CD）。人类 CD 的序号已从 CD1 命名至 CD363，它们广泛参与细胞的分化、发育、成熟、迁移和激活。同时，白细胞分化抗原的改变还与某些疾病的发生、发展有关。本章仅简单介绍与免疫细胞识别、活化及效应有关的 CD 分子，详见相关章节。

一、T 细胞表面与其识别和活化有关的主要 CD 分子

T 细胞对抗原的识别和活化依赖于 T 细胞与 APC、T 细胞与靶细胞间的相互作用和信号转导，T 细胞表面 CD 分子是 T 细胞与其他细胞间作用及进行信号转导的分子基础（表 1-7-1）。

表 1-7-1　T 细胞表面与其识别和活化有关的主要 CD 分子

CD 分子	功能
CD2	即 LFA-2，与 LFA-3（CD58）结合，参与 T 细胞黏附与活化
CD3	与 TCR 形成 TCR-CD3 复合物，转导 TCR 识别抗原产生的活化信号
CD4	MHC Ⅱ类限制性 T 细胞 TCR 识别抗原的共受体，与 MHC Ⅱ类分子结合，介导黏附和辅助 TCR 识别抗原的信号传导，为 HIV 受体
CD8	MHC Ⅰ类限制性 T 细胞 TCR 识别抗原的共受体，与 MHC Ⅰ类分子结合，介导黏附和辅助 TCR 识别抗原的信号传导
CD28	与 CD80 和 CD86 结合，提供 T 细胞活化的协同刺激信号
CD45	酪氨酸磷酸酶（PTP），调节信号转导，在 TCR 介导的细胞活化中有重要作用
CD58	即 LFA-3，与 CD2（LFA-2）结合，参与 T 细胞黏附与活化
CD152	即 CTLA-4，与 CD80 和 CD86 结合，抑制活化 T 细胞扩增，对 T 细胞应答起负调节作用

注：LFA-2，淋巴细胞相关功能抗原 2（lymphocyte function associated antigen 2）；LFA-3，淋巴细胞相关功能抗原 3（lymphocyte function associated antigen 3）；CTLA-4，细胞毒性 T 细胞抗原 4（cytotoxic T lymphocyte antigen 4）

二、B 细胞表面与其识别和活化有关的主要 CD 分子

B 细胞的活化依赖于抗原、B 细胞及 T 细胞间的相互作用和信号转导，B 细胞表面 CD 分子是其识别抗原、转导信号及与 T 细胞相互作用的分子基础（表 1-7-2）。

三、参与免疫效应的主要 CD 分子

此类 CD 分子包括凋亡相关分子、免疫球蛋白 Fc 受体、补体受体、细胞因子受体等参与免疫

效应的分子。本章主要介绍前两类（表 1-7-3）。

表 1-7-2 B 细胞表面与其识别和活化有关的主要 CD 分子

CD 分子	功能
CD79a/ CD79b	又称为 Igα/ Igβ，与 BCR 结合形成 BCR 复合物，转导 BCR 识别抗原产生的活化信号
CD19/CD21/CD81	形成复合物，为 B 细胞活化的共受体，CD21 识别抗原上的 C3d，使 BCR 与共受体靠近，CD19 传递活化信号；CD21 为 EB 病毒受体，CD81 为 HCV 受体
CD20	Ca^{2+} 通道，调节 B 细胞活化和增殖
CD22	与 CD45RO（CD45 的一种变构体）、CD75 结合，介导 B-B、T-B 细胞相互作用，调节 B 细胞活化
CD40	与活化的 $CD4^+T$ 细胞的 CD154（CD40L）结合，介导 T-B 细胞相互作用，提供 B 细胞活化的协同刺激信号
CD45	PTP，调节信号转导，在 BCR 介导的细胞活化中有重要作用

表 1-7-3 参与免疫效应的主要 CD 分子

CD 分子	功能
构成 IgFc 受体的 CD 分子	
CD64（FcγR Ⅰ）	高亲和力 IgG-FcR，主要表达于单核/巨噬细胞及 DC，可介导 ADCC，促进吞噬细胞吞噬及释放促炎性细胞因子（IL-1、IL-6、TNF-α 等）
CD32（FcγR Ⅱ）	低亲和力 IgG-FcR，主要表达于单核/巨噬细胞、粒细胞及 DC，促进吞噬细胞吞噬和氧化性呼吸爆发；介导母体 IgG 通过胎盘
CD16（FcγR Ⅲ）	低亲和力 IgG-FcR，主要表达于 NK 细胞、吞噬细胞，促进吞噬和介导 ADCC 作用
CD89（FcαR）	中亲和力 IgA-FcR，主要表达于外周血和黏膜组织中的吞噬细胞，促进吞噬和介导 ADCC 作用
FcεR Ⅰ	高亲和力 IgE-FcR，主要表达于肥大细胞、嗜碱粒细胞和部分嗜酸粒细胞，可介导 Ⅰ 型超敏反应
CD23（FcεR Ⅱ）	低亲和力 IgE-FcR，主要表达于 B 细胞、嗜酸粒细胞、单核/巨噬细胞，与 IgE 或 IgE-抗原复合物结合，可抑制 B 细胞合成 IgE；可溶性 CD23 与 B 细胞 CD21 结合可促进 IgE 的合成
细胞凋亡相关 CD 分子	
CD95（Fas）	又称为 APO-1，广泛表达于多种细胞，为重要的死亡受体，与配体 FasL 结合后，可启动致死性信号转导，使细胞凋亡
CD178（FasL）	Fas 配体，主要表达于活化的 T 细胞（特别是活化的 CTL）和 NK 细胞。FasL 与靶细胞表面 Fas 结合，可诱导靶细胞凋亡，在淋巴细胞分化发育、增殖、细胞毒效应、免疫调节中起重要作用；还参与移植排斥、肿瘤、自身免疫病等免疫病理过程

第二节 黏 附 分 子

黏附分子（adhesion molecules，AM）是介导细胞间或细胞与细胞外基质（extracellular matrix，ECM）间相互接触和结合的分子的统称，多以跨膜糖蛋白形式广泛分布于几乎所有的细胞表面，亦可从细胞表面脱落至体液中，成为可溶性分子。它们以受体-配体结合的形式发挥黏附作用，参与细胞的识别、信号转导及活化，细胞的增殖分化、伸展与移动等，是免疫应答、炎症反应、肿瘤转移、创伤修复以及凝血和血栓形成等生理病理过程的分子基础。

一、黏附分子的分类

黏附分子根据其结构特点可分为整合素家族、选择素家族、免疫球蛋白超家族、黏蛋白样家族、钙黏素家族。此外，有某些尚未归类的黏附分子，如 CD44、CD36 等。大部分 CD 分子也属于黏附分子。

1. **整合素家族**（integrin family） 是一组细胞表面的糖蛋白受体，其配体为细胞外基质成分，因能使细胞附着形成整体而得名。由 α、β 两条链（亚单位）经非共价键连接组成异源二聚体，目前至少发现有 14 种 α 亚单位和 8 种 β 亚单位。按 β 亚单位的不同将现有的整合素分为 8 组（β1 ～ β8），每组中 β 亚单位相同，而 α 亚单位不同。

整合素家族成员分布广泛，一种整合素可分布于多种细胞，同一种细胞可表达多种整合素。整合素家族可通过介导细胞与 ECM 的相互黏附，参与细胞活化、增殖、分化、吞噬与炎症形成等多种功能（表 1-7-4）。

表 1-7-4　整合素家族 β1、β2、β3 组成员举例

分组	名称	α/β 亚单位	分布	配体	功能
VLA 组（β1 组）	VLA-4	α4/β1 CD49d/CD29	L, Thy, Mo, Eos	FN, VCAM-1, MadCAM-1	参与免疫细胞黏附，为 T 细胞活化提供协同刺激信号
白细胞黏附受体组（β2 组）	LFA-1	αL/β2 CD11a/CD18	L, My	ICAM-1, ICAM-2, ICAM-3	参与淋巴细胞再循环和炎症，为 T 细胞活化提供协同刺激信号
	Mac-1/CR3	αM/β2 CD11b/CD18	NK, My	iC3b, Fg, ICAM-1	参与免疫细胞黏附、炎症和调理吞噬
血小板糖蛋白组（β3 组）	gpⅡbⅢa	αⅡbβ3 CD41/CD61	Pt, En, Meg	Fg, FN, vWF, TSP	参与血小板活化和凝集

注：En，内皮细胞；Eos，嗜酸粒细胞；Fg，血纤维蛋白原；FN，纤连蛋白；ICAM，细胞间黏附分子；L，淋巴细胞；MadCAM-1，黏附地址素细胞黏附分子 -1；Meg，巨核细胞；Mo，单核细胞；My，髓样细胞；NK，自然杀伤细胞；Pt，血小板；Thy，胸腺细胞；TSP，血小板反应蛋白；VCAM-1，血管细胞黏附分子 -1；VLA，迟现的抗原；vWF，冯·维勒布兰德因子。

2. 选择素家族（selectin family）　均为单链分子，包括白细胞选择素（L- 选择素 /CD62L）、血小板选择素（P- 选择素 /CD62P）和内皮细胞选择素（E- 选择素 /CD62E）。选择素配体均为寡糖基团，主要是唾液酸化的路易斯寡糖（CD15s）或类似结构分子，主要表达于白细胞、血小板、血管内皮细胞和某些肿瘤细胞表面。选择素家族能使淋巴细胞和其他白细胞与血管内皮细胞发生黏附，影响白细胞的定居、迁移和分布及炎症的发生（表 1-7-5）。

表 1-7-5　选择素家族成员的分布、配体和功能

选择素	分布	配体	功能
L- selectin（CD62L）	PMN、单核细胞、淋巴细胞	CD15s（sLe^x）、MadCAM-1、CD34、GlyCAM-1、PSGL-1	白细胞与内皮细胞的黏附，参与炎症发生、淋巴细胞归巢
P- selectin（CD62P）	血小板、巨核细胞、活化内皮细胞	CD15s（sLe^x）、CD15、PSGL-1	白细胞与血小板和内皮细胞的黏附
E- selectin（CD62E）	活化内皮细胞	CD15s（sLe^x）、PSGL-1、CLA、ESL-1	白细胞与内皮细胞的黏附，向炎症部位游走，肿瘤细胞迁移

注：CLA，皮肤淋巴细胞相关抗原；ESL-1，选择素配体 -1；PMN，多形核中性粒细胞；PSGL-1，选择素糖蛋白配体 -1；sLe^x，唾液酸化的路易斯寡糖；GlyCAM-1，糖酰化依赖的细胞黏附分子 -1；MadCAM-1，黏附地址素细胞黏附分子 -1。

3. 免疫球蛋白超家族（immunoglobulin superfamily，IgSF）　是具有类似于 Ig V 区或 C 区折叠结构、其氨基酸组成也与 Ig 有一定同源性的黏附分子。IgSF 种类多，分布广泛，功能多样，其配体主要是细胞表面的各种黏附分子，主要介导 T 细胞 -B 细胞、T 细胞 -APC/ 靶细胞间的相互识别与作用。免疫球蛋白超家族成员主要有抗原特异性受体（TCR 和 BCR）、MHC Ⅰ 类分子、MHC Ⅱ 类分子、LFA-2（CD2）、LFA-3（CD58）、CD4、CD8、CD28、B7-1（CD80）、B7-2（CD86）、CD152（CTLA-4）、细胞间黏附分子 1 ～ 3（ICAM-1 ～ ICAM-3）、血管细胞黏附分子 1（VCAM-1）、黏膜地址素细胞黏附分子 -1（MadCAM-1）、血小板内皮细胞黏附分子 1（PECAM-1，CD31）、神经细胞黏附分子（NCAM，CD56）、免疫球蛋白超家族 NK 细胞受体（IgSF-NKR）等。

详见本书相关章节。

4. **黏蛋白样家族（mucin-like family）**　为一组富含丝氨酸和苏氨酸的糖蛋白，包括 CD34、糖酰化依赖的细胞黏附分子 -1（GlyCAM-1）和选择素糖蛋白配体 -1（PSGL-1）三个成员，它们的膜外区均可为选择素提供唾液酸化的糖基配位，可与选择素结合。

CD34 主要分布于造血干细胞和某些淋巴结的内皮细胞表面，为 L 选择素的配体，参与调控早期造血和介导淋巴细胞归巢；GlyCAM-1 表达于某些淋巴结的内皮细胞表面，亦为 L 选择素的配体；PSGL-1 主要分布于中性粒细胞（PMN）表面，是 E 和 P 选择素的配体，介导 PMN 向炎症部位迁移。

5. **钙黏素家族（cadherin family）**　又称为钙黏蛋白家族，是一类钙离子依赖的黏附分子。多数钙黏素膜外区结构相似，主要介导相同分子的相互黏附，即同型黏附作用。目前已发现 20 多个成员，在体内有各自独特的分布，可随细胞生长、发育状态不同而改变。其中，上皮、神经、胚胎相关钙黏素（依次称为 E-cadherin、N-cadherin、P-cadherin）与免疫学关系密切，在调节胚胎形态发育、实体组织形成与维持中具有重要作用。另外，肿瘤细胞的钙黏素表达的改变与肿瘤细胞浸润和转移有关。

6. **未分类黏附分子**　皮肤淋巴细胞相关抗原（CLA）、外周淋巴结地址素（PNAd）、CD44 等为尚未归类的黏附分子，参与炎症反应及介导淋巴细胞归巢。其中，CD44 分布广泛，其配体为透明质酸、FN、胶原蛋白等，除有上述作用外，还参与肿瘤浸润与转移。

二、黏附分子的生物学作用

黏附分子参与机体多种重要的生理功能和病理过程，以下仅举例简要加以介绍。

1. **参与免疫细胞的发育和分化**　T 细胞在胸腺的发育成熟需依赖与胸腺基质细胞的相互作用，其过程涉及多种黏附分子。例如，T 细胞表面 CD4、CD8 分别与胸腺基质细胞表面 MHC Ⅱ类、MHC Ⅰ类分子间的相互作用对 T 细胞的发育成熟起到了重要作用。

2. **参与免疫应答和免疫调节**　T 细胞、B 细胞在接受抗原刺激时，还有赖于部分黏附分子作为辅助受体为其提供辅助活化信号才能被活化。如通过配体 - 受体的结合（CD4/MHC Ⅱ类分子、CD8/MHC Ⅰ类分子、CD28/CD80 或 CD86、LFA-1/ICAM-1 等）为 T 细胞活化提供共刺激信号，促进 T 细胞活化。而活化的 T 细胞又可利用 CD40/CD40L、LFA-1/ICAM-1 等黏附分子与 B 细胞紧密结合，向 B 细胞提供活化信号。

3. **参与淋巴细胞归巢**　淋巴细胞归巢（lymphocyte homing）是淋巴细胞的定向游动，包括淋巴干细胞向中枢淋巴器官的归巢、成熟淋巴细胞向外周淋巴器官的归巢，以及淋巴细胞向炎症部位的迁移等。其分子基础是淋巴细胞表面的淋巴细胞归巢受体（lymphocyte homing receptor，LHR）与血管内皮细胞上相应地址素（addressin）黏附分子的相互作用，从而介导淋巴细胞黏附并穿越淋巴结高内皮小静脉（HEV）管壁回归至淋巴结，继而又经淋巴管、胸导管入血，进行淋巴细胞再循环。它在维持淋巴微环境、记忆淋巴细胞群分布及靶向定位等方面起重要作用，确保免疫监视功能的发挥。LHR 有 LFA-1、L- 选择素、CD44 等，地址素有外周淋巴细胞地址素（PNAd）、黏膜地址素黏附分子 -1（MadCAM-1）、ICAM-1、ICAM-2 等。

4. **参与炎症反应**　白细胞通过黏附分子与血管内皮细胞黏附，继而穿越血管内皮细胞向血管外渗出，是炎症过程的关键环节之一。以中性粒细胞（PMN）为例，在炎症发生初期，微生物激活的巨噬细胞分泌 TNF、IL-1 等细胞因子，激活血管内皮细胞表达选择素，PMN 表面的唾液酸化的路易斯寡糖与血管内皮细胞表面 E 选择素相互作用，介导了 PMN 沿血管壁的滚动和最初的结合；继而，在趋化因子（如 C5a、IL-8）作用下，中性粒细胞表面 LFA-1 和 Mac-1 等整合素分子表达上调且亲和力增强，与内皮细胞上由促炎因子诱导表达的 ICAM-1 结合，促进了中性粒细胞与内皮细胞紧密黏附，使之穿出内皮细胞而迁移到炎症部位（图 1-7-1）。

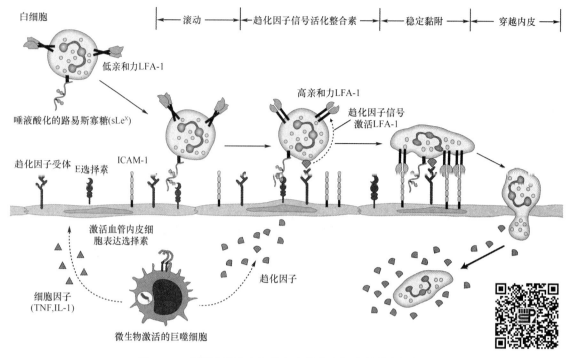

图 1-7-1　黏附分子在白细胞与血管内皮细胞黏附中的作用

第三节　白细胞分化抗原和黏附分子与临床

　　CD 分子和黏附分子及其单克隆抗体已广泛应用于临床医学，如阐明疾病的发病机制、辅助疾病的诊断及预防和治疗某些疾病。此处仅举例简介。

一、白细胞分化抗原和黏附分子及其单克隆抗体与临床

　　人类 CD4 分子是 HIV 的主要受体，其胞膜外区第一个结构域是 HIV 外壳蛋白 gp120 识别的部位。HIV 感染 $CD4^+$ 细胞后，选择性地使 $CD4^+$ 细胞数量锐减和功能降低，临床上表现为获得性免疫缺陷综合征（acquired immunodeficiency syndrome，AIDS）。此外，整合素 LFA-1 也参与了 AIDS 的免疫损伤过程。LFA-1 可促进 HIV 对 $CD4^+$ 细胞感染和细胞融合，有助于病毒在细胞间的传播。

　　检测 HIV 感染者外周血 $CD4^+/CD8^+$ T 细胞比值和 $CD4^+$ T 细胞绝对数，对于辅助诊断和判断病情有重要作用。正常人 $CD4^+/CD8^+$ T 细胞比值为 1.7 ~ 2.0，HIV 感染后 $CD4^+/CD8^+$ T 细胞比值迅速降低甚至倒置。若 $CD4^+$ T 细胞数目降至 200 个 /μl 以下，则为疾病恶化的先兆，感染者免疫功能缺陷，进入 AIDS 阶段。

　　CD18（β2 整合素）基因缺陷导致 LFA-1（CD11a/CD18）、Mac-1（CD11b/CD18）等整合素分子功能不全，白细胞不能黏附和穿过血管内皮细胞，引起严重免疫缺陷病，称为白细胞黏附缺陷症，表现为反复发生难以治愈的感染。

　　CD 单克隆抗体为白血病、淋巴瘤的免疫学分型提供了精确的手段，用单克隆抗体免疫荧光染色和流式细胞术分析可进行常规免疫学分型。

　　抗 CD3、CD25 及抗 ICAM-1 等单克隆抗体作为免疫抑制剂，在临床上防治移植排斥反应和多种自身免疫病已取得明显疗效。

二、可溶性黏附分子与临床

黏附分子也可以可溶性形式存在于血清、脑脊液、肺泡灌洗液、尿及腹水等体液中，称为可溶性黏附分子（soluble adhesion molecule，sAM）。sAM 来源于脱落的细胞膜表面黏附分子或由于某些黏附分子的 mRNA 存在着不同的剪切形式，有的 mRNA 翻译产物可直接进入体液。sAM 可反映局部黏附分子的表达及代谢状况。在某些疾病状态下，血清或局部组织中 sAM 的水平升高，可作为疾病监测和预后的指标。如在败血症患者和 HIV 感染者血清中，sL-selectin 水平比正常人高 2 ～ 3 倍；感染、肿瘤、糖尿病等多种患者血清 sE-selectin 水平升高，尤其是脓毒败血症患者最为突出，可达正常人的 2 ～ 3 倍，并与疾病严重程度和预后相关；类风湿关节炎患者关节滑膜液中多种 sAM 升高。

（贾　翎）

第8章 主要组织相容性复合体及其编码分子

组织相容性抗原（histocompatibility antigen）又称为移植抗原（transplantation antigen），是指在器官或组织移植后能引起排斥反应的抗原。组织相容性抗原是一个复杂的抗原系统，目前已发现20余种，其中能引起迅速而强烈排斥反应的组织相容性抗原称为主要组织相容性抗原，诱导缓慢而较弱排斥反应的组织相容性抗原称为次要组织相容性抗原。

编码主要组织相容性抗原的基因群称为主要组织相容性复合体（major histocompatibility complex，MHC），它位于哺乳动物的某一染色体上，由一组紧密连锁的基因群组成。现已证实，MHC的生物学意义远远超出移植排斥反应的范畴，其编码的分子具有提呈抗原、制约免疫细胞间的相互作用、参与免疫应答和免疫调节等重要功能。MHC还与某些疾病的发生、发展密切相关，在医学研究领域和医疗实践中具有重要意义。

各种哺乳动物均有MHC，其组成、结构、分布和功能相似，但名称不同。大多数动物的MHC以白细胞抗原（leukocyte antigen，LA）命名，分别称为HLA（人）、RhLA（恒河猴）、ChLA（黑猩猩）、DLA（狗）、GPLA（豚鼠）、RLA（家兔）等，而小鼠MHC称H-2。HLA指人类白细胞抗原（human leukocyte antigen），系基因产物。为避免混淆，现在一般将人类的MHC称为HLA基因或HLA复合体，其编码的产物称为HLA分子或HLA抗原。

第一节 MHC 的基因组成

MHC由众多基因组成，不同动物MHC的组成和定位也有所不同。对人类MHC的认识主要来自于对小鼠H-2复合体的研究。本章仅介绍人类HLA复合体的基因组成。

人类的HLA复合体位于第6号染色体短臂一个窄小的区域内（6p21.31），全长约为3600kb，共有200多个基因座位。根据其在染色体上的分布及其所编码HLA分子的功能特点，可将HLA基因分为Ⅰ类基因、Ⅱ类基因和Ⅲ类基因，其中Ⅰ类基因和Ⅱ类基因均有经典的HLA基因（图1-8-1）。所谓经典的HLA基因是指其编码的产物直接参与抗原提呈，并决定个体组织相容性的基因。

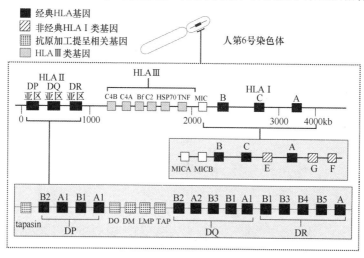

图 1-8-1　人类 HLA 复合体结构示意图

1. HLA Ⅰ 类基因　位于远离着丝点的一端，由数十个基因座位组成。其中，经典的HLA Ⅰ类基因包括A、B、C三个座位，编码HLA Ⅰ类分子的重链（α链）。非经典的HLA Ⅰ类基因含有 E、F、G 等座位,其编码产物与免疫调控相关。MHC Ⅰ类链相关基因(MHC class Ⅰ chain related,MIC)编码的 MIC-A 分子和 MIC-B 分子是 NK 细胞和 CTL 细胞上激活性受体 NKG2D 的配基,参与细胞毒作用。

2. HLA Ⅱ类基因　位于靠近着丝点一侧,经典的 HLA Ⅱ类基因包括 DP、DQ 和 DR 三个亚区,每个亚区又包含两个或两个以上的功能性基因座位和一些假基因,功能性基因座位 A、B 分别编码 HLA Ⅱ类分子的 α 链和 β 链,形成双肽链分子。

除经典 HLA Ⅱ类基因外,HLA Ⅱ类基因区还有抗原加工提呈相关基因。包括:① HLA-DM 基因(DMA 和 DMB 基因座),其编码产物 HLA-DM 分子参与 APC 对外源性抗原的加工提呈;② HLA-DO 基因(DOA 和 DOB 基因座),其编码的 HLA-DO 分子参与对 HLA-DM 功能的负向调节;③ β 型蛋白酶体亚单位(proteasome subunit,beta type,PSMB)基因,旧称低分子质量多肽(low molecular weight polypeptide,LMP)基因,包括 PSMB9 和 PSMB8(旧称 LMP7 和 LMP2),其编码产物为蛋白酶体成分,参与内源性抗原的酶解;④ 抗原加工相关转运体(transporter associated with antigen processing,TAP)基因,编码的 TAP 分子参与内源性抗原肽由胞质溶胶向内质网腔转运;⑤ TAP 相关蛋白(TAP-associated protein)又称为 tapasin 基因,编码的分子参与 HLA Ⅰ类分子在内质网腔的装配,进行内源性抗原的加工和提呈。

3. HLA Ⅲ类基因　位于 HLA Ⅰ类和 Ⅱ类基因之间,含有很多基因座位,其编码产物的功能尚不完全清楚,但大多数与固有免疫和炎症有关。其包括编码补体(如 C4、C2 和 B 因子)、肿瘤坏死因子(TNF)、热休克蛋白 70(heat shock protein 70,HSP70)的基因等。近期还发现另一些炎症相关基因,如转录调节(I-κB)基因 / 转录因子基因家族等。

此外,在 HLA 复合体中,还有一些与免疫无关的基因,如位于 HLA Ⅰ类基因区的 HLA-H 基因(与铁代谢有关)等。

第二节　MHC 分子的结构、分布与功能

本节将以 HLA 分子为例,介绍经典 MHC Ⅰ类和 Ⅱ类分子的结构、分布与功能。

一、HLA 分子的结构与分布

1. HLA Ⅰ类分子的结构　HLA Ⅰ类分子为糖蛋白,由 α 和 β 两条多肽链以非共价键连接而成。α 链又称为重链(45kDa),由 HLA Ⅰ类基因编码,其胞外部分有 α1、α2 和 α3 三个结构域;β 链又称为轻链(12kDa)或 β2 微球蛋白(β2m),由第 15 号染色体相应基因编码。

Ⅰ类分子分为四个区:① 肽结合区,由 α1 和 α2 结构域构成长约 2.5nm、宽 1.0nm、深 1.1nm 的抗原结合槽,其凹槽纵向的两端封闭,能与加工处理后的、由 8 ~ 12 个氨基酸残基组成的抗原肽结合。该区氨基酸的组成和排列顺序变化较大,决定 Ⅰ类分子的多态性及其与抗原肽结合的选择性和亲和力。② 免疫球蛋白样区,由 α3 结构域和 β2m 构成,其氨基酸组成保守。在抗原提呈过程中,α3 结构域是与 T 细胞表达的 CD8 分子相互识别和结合的部位。β2m 虽不直接参与 Ⅰ类分子的抗原提呈,但有助于 Ⅰ类分子的结构稳定及在细胞膜上的表达。③ 跨膜区,该区由 α 链的约 25 个氨基酸组成,以螺旋状穿过胞膜,并将 Ⅰ类分子锚定在胞膜上。④ 胞质区,由 α 链羧基末端约 30 个氨基酸组成,位于胞质中,可能参与胞外向胞内信号的转导。

X 线晶体衍射技术证明,抗原结合槽由 α1、α2 结构域共同构成,每个结构域各含四条 β 折叠和一条 α 螺旋,八条 β 折叠构成抗原结合槽的底面,两条 α 螺旋组成其两个侧壁(图 1-8-2)。

2. HLA Ⅱ类分子的结构　HLA Ⅱ类分子也为糖蛋白,是由 α 链和 β 链以非共价键连接组成的异源二聚体。两条多肽链的分子质量分别为 35kDa 和 28kDa,均由 HLA Ⅱ类基因编码;两者的基本结构相似,均具多态性,胞外部分各有 2 个结构域(α1、α2 和 β1、β2)。

HLA Ⅱ类分子也可分为四个区:① 肽结合区,由 α1 和 β1 构成,是与抗原肽结合的部位,该区决定 HLA Ⅱ类分子的多态性。② 免疫球蛋白样区,由 α2 和 β2 组成,在抗原提呈过程中,

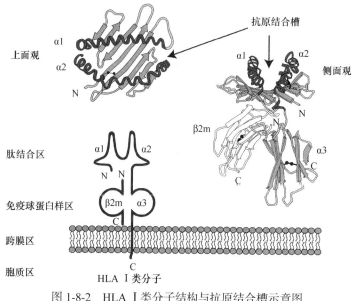

β2 是 T 细胞 CD4 分子识别结合的部位。③跨膜区，两条肽链各有 25 个氨基酸残基穿过细胞膜脂质双层，借此将 HLA Ⅱ类分子锚定在细胞膜上。④胞质区，两条肽链羧基端各有 10 ～ 15 个氨基酸残基位于胞质中，可能参与跨膜信号传递。

X 射线晶体衍射技术证明，α1 和 β1 区各自盘绕成 2 个 α 螺旋和 8 条平行 β 片层的一半。由于它的末端是开放的，故可容纳较长的多肽（为 12 ～ 20 个氨基酸）。该沟槽与多肽结合的特点基本与 Ⅰ 类分子相似，但被结合的多肽一般来自外源性抗原经加工处理降解后的产物（图 1-8-3）。

图 1-8-2 HLA Ⅰ类分子结构与抗原结合槽示意图

3. HLA 分子的分布 HLA Ⅰ类分子分布于几乎所有有核细胞及血小板的表面（包括网织红细胞）。不同细胞表面表达的数量不同，淋巴细胞表面最多，其次为肝、肾及心脏的细胞，肌肉和神经组织细胞表达较少，成熟红细胞和滋养层细胞表面一般不表达。

HLA Ⅱ类分子的分布范围较小，主要表达于 B 细胞、巨噬细胞、树突状细胞等 APC 以及胸腺上皮细胞、血管内皮细胞、活化的 T 细胞等细胞的表面。

此外，血清、尿液、乳汁、唾液、精液等体液中也有可溶性的 HLA Ⅰ类和 HLA Ⅱ类分子存在。

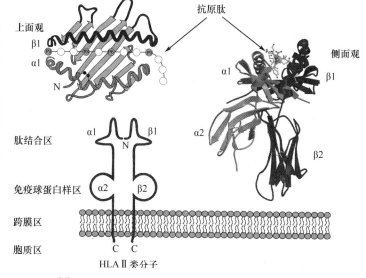

图 1-8-3 HLA Ⅱ类分子结构与抗原结合槽示意图

二、MHC 分子的功能

MHC 分子是参与免疫应答和免疫调控的重要分子，具有多种重要功能。

1. 参与抗原的加工处理并提呈抗原 MHC 分子最主要的生物学功能是参与抗原的加工处理并提呈抗原，从而激活 T 细胞启动适应性免疫应答。内源性抗原和外源性抗原在 APC 内被加工成抗原肽后，分别与 MHC Ⅰ类分子和 MHC Ⅱ类分子的抗原结合槽结合，形成抗原肽 -MHC 分子复合物（pMHC），进而转运至 APC 表面，分别被提呈给 CD8[+]T 细胞和 CD4[+]T 细胞的 TCR 识别。

抗原结合槽与抗原肽的结合虽有一定选择性，但并不像抗原和抗体结合那样高度特异，只要抗原肽上有 2 ～ 3 个关键的氨基酸（抗原肽锚定残基）能与槽内特定的部位结合，抗原肽即可结合到抗原结合槽上，对抗原肽上其他序列氨基酸的要求并不严格，所以每种 MHC 分子能结合并提呈多种抗原肽（图 1-8-4）。

2. 参与免疫应答的遗传控制 不同个体对某种抗原能否产生免疫应答及应答的强弱受 MHC

基因调控。一般认为受遗传控制的免疫应答基因（immune response gene，Ir）位于经典 MHC Ⅱ类基因区。有证据显示，某些Ⅰ类基因也参与免疫应答的遗传控制。其机制可能是：MHC 呈现高度多态性，群体中不同个体携带的 MHC 型别不同，其所编码的 MHC 分子上抗原结合槽的结构、与抗原肽的亲和力也有差别。若 MHC 分子的抗原结合槽能与某种抗原肽结合，则机体可对该抗原发生免疫应答，反之则不发生免疫应答；若抗原结合槽与抗原肽的亲和力强，介导的免疫应答也强，否则介导的免疫应答也弱。

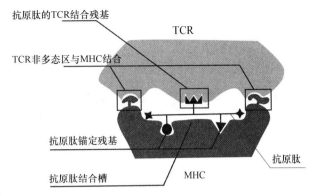

图 1-8-4　MHC 分子提呈抗原肽被 TCR 识别

　　3. 制约免疫细胞间相互作用　在免疫应答过程中，T 细胞与 APC 之间、B 细胞与 Th 细胞之间以及 CTL 细胞与靶细胞之间的相互作用，都具有 MHC 限制性。CD8⁺T 细胞和 CD4⁺T 细胞的 TCR 除识别抗原肽外，同时还需分别识别与抗原肽结合的 MHC Ⅰ类分子和 MHC Ⅱ类分子，即 CD8⁺T 细胞与靶细胞的相互作用受 MHC Ⅰ类分子限制，而 CD4⁺T 细胞与 APC 的相互作用受 MHC Ⅱ类分子限制。

　　4. 参与免疫细胞的分化发育　T 细胞在胸腺发育的过程中，通过其 TCR 与胸腺基质细胞（如胸腺上皮细胞、树突状细胞）表面的 MHC Ⅰ类或 MHC Ⅱ类分子及自身抗原肽相互作用，历经阳性选择和阴性选择，才能发育为成熟 T 细胞并建立自身免疫耐受（详见第 10 章）。

　　5. 参与调控自然杀伤细胞　MHC Ⅰ类分子可与 NK 细胞表面所表达的杀伤细胞抑制受体（killer inhibitory receptor，KIR）结合，启动杀伤抑制信号，从而使 NK 细胞不杀伤自身正常组织细胞（均表达 MHC Ⅰ类分子）。由于病毒感染细胞、肿瘤细胞或移植物细胞表面 MHC Ⅰ类分子表达减少、缺失或结构改变，KIR 的识别受阻，导致 NK 细胞的杀伤活性不被抑制，从而发生对靶细胞的杀伤效应或移植排斥反应。

　　6. 参与免疫调节　MHC 分子是提呈抗原、制约免疫细胞间相互作用、参与免疫应答的关键分子，其表达水平的高低也直接影响免疫应答的强弱。因此，通过调控 MHC 分子的表达，可有效发挥免疫调节作用。

第三节　MHC 的遗传特征

一、高度多态性

　　1. MHC 多态性的基本概念　位于一对同源染色体上对应位置的一对基因称为等位基因（allele）。对一个个体来说，染色体上的任一基因座位只能有两个等位基因，分别来自父母双方的同源染色体。MHC 的多态性是对群体而言，指染色体上的同一基因座位有两个以上的等位基因，可编码两种以上的产物。MHC 复合体具有极为复杂的多态性。

　　MHC 的多基因性和多态性是从不同角度对 MHC 的多样性进行描述：多基因性指在同一个体中，其 MHC 复合体上的基因座位在数量和结构上的多样性；而多态性是指在一群体中，MHC 复合体上各基因座位的等位基因及其产物在数量上的多样性。

　　2. MHC 多态性形成的机制　至今尚未完全清楚。一般认为，是生物体在长期进化的过程中，通过 MHC 复合体的基因突变、基因重组和基因转换等机制，导致其基因结构发生变异，再通过自然选择在群体中积累而成。多态性现象的表现是由于 MHC 复合体的多数基因座位存在复等位基因（multiple alleles）及等位基因为共显性（codominance）表达所致。

　　（1）复等位基因众多：在群体中，位于同一基因座位的不同基因系列称为复等位基因。表现

MHC 多态性的主要原因是 MHC 复合体的多数基因座位存在为数众多的复等位基因。例如，截至 2016 年 4 月的统计，整个 HLA 复合体中已发现的复等位基因的总数为 14 473 个，其中 HLA-B 座位数量最多，为 4242 个（表 1-8-1）。

表 1-8-1　经典 HLA Ⅰ类和Ⅱ类基因的等位基因数

基因类别	Ⅰ类基因			Ⅱ类基因					
	A	B	C	DRA	DRB	DQA1	DQB1	DPA1	DPB1
等位基因数 *	3399	4242	2950	7	2018	69	911	43	644

* 截至 2016 年 4 月的统计数据（http://www.ebi.ac.uk/imgt/hla）

对 HLA 复合体的基因座位和同一座位不同等位基因的命名原则是，星号（*）前表示基因座位，星号后表示等位基因；再根据等位基因的结构，将其分为若干主型。例如，HLA-A*0103 代表 HLA Ⅰ类基因 A 座位第 1 主型的第 3 号等位基因。

（2）等位基因共显性表达：共显性是指一对等位基因同为显性，均能编码表达出相应的产物。在 HLA 复合体中，每一对等位基因均为共显性。例如，在杂合状态下，一个个体的细胞表面最多可表达 6 种不同的 HLA Ⅰ类分子。等位基因的共显性表达大大增加了人群中 HLA 表型的多样性。

3. MHC 多态性的生物学意义

（1）导致不同个体免疫应答能力的差别：由于不同 MHC 等位基因编码产物的分子结构不同，提呈抗原肽的能力也不一样，所以个体的遗传背景决定其对特定抗原是否发生应答以及应答能力的强弱。

（2）赋予种群适应环境变化的潜在能力：MHC 的多态性使种群具有极大的基因储备，造就了对病原体等抗原具有不同应答能力的个体。这一现象的群体效应，可以使种群应对各种病原体的侵袭和适应环境条件的变化。

（3）使 MHC 成为个体的一种遗传标志：由于 MHC 具有极为复杂的多态性，在无血缘关系的个体之间 MHC 型别完全相同的可能性极小，且每个个体的 MHC 等位基因型别一般终身不变，故可把其作为个体的一种终身遗传标志。

此外，由于 MHC 及其编码分子具有高度多态性，不同个体的 MHC 基因型和表型不同，因此在器官移植过程中，给选择合适的器官供者带来极大的困难。

二、单元型遗传

连锁在一条染色体上的 MHC，其若干基因座位的基因组合称为单元型（haplotype）。组成两个同源单元型的全部等位基因构成 MHC 的基因型（genotype），由其基因编码产生的抗原特异性型别称为表型（phenotype）。据粗略估算，人群中单元型的数目超过 5×10^8，而由两个单元型所编码的表型更为复杂。一条染色体上 MHC 各座位之间的距离很近，在遗传过程中一般不发生同源染色体的交换。在亲代的遗传信息传给子代时，把单元型作为一个基本单位传给下一代。在子女的 HLA 基因型中，两个单元型分别来自父母，所以亲代与子代之间有一个单元型是相同的。在同胞之间，两个单元型完全相同或完全不同的概率均为 25%，一个单元型相同的概率为 50%（图 1-8-5）。单元型遗传的规律已应用于从家庭内寻找器官移植的供者以及亲子关系的鉴定。

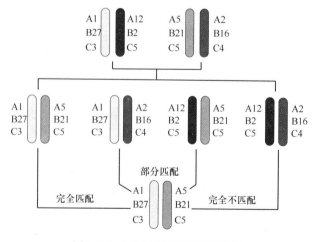

图 1-8-5　HLA 单元型遗传示意图

三、连锁不平衡

两个或两个以上基因座位的等位基因同时出现在一条染色体上的概率高于或低于随机出现频率的现象称为连锁不平衡（linkage disequilibrium）。例如，HLA-A1 和 HLA-B8 在北欧白人中出现的频率分别为 0.17 和 0.11，若随机组合，这两个等位基因同时出现在一条染色体上，其单元型 A1-B8 的预期频率应为两者频率的乘积，即 0.17×0.11=0.019。然而实际两者同时出现的频率是 0.088，为理论值的 4.63 倍，即 HLA-A1 和 HLA-B8 并非随机组合分布，此即连锁不平衡。这表明，MHC 各等位基因并非完全随机地组成单元型。在 HLA 复合体中，已发现有 50 余对等位基因表现为连锁不平衡。

由于存在连锁不平衡，某些单元型在群体中出现的频率较高，可显示人种和地域的特点。例如，在中国汉族人中，具有特征性的 HLA 单元型主要是 A2-B46-Cw3-DR9-DQ9-Dw23 和 A33-B17-Cw2-DR3-DQ2-Dw3；汉族群体中常见的 A30-B13-DRB1*07 单元型频率呈北高南低分布，而 A2-B46-DRB1*09 单元型频率则呈北低南高分布。

第四节 HLA 与临床医学的关系

1. **HLA 与移植排斥反应** 器官移植是近代医学上重要的治疗手段之一，但其最大的障碍是 HLA 抗原诱发的移植排斥反应。器官移植术后，是否发生排斥反应主要取决于供者和受者之间 HLA 型别匹配的程度。找到合适供者的概率由高到低的人群是：同卵双胞胎 > 同胞兄弟姐妹 > 有血缘关系的亲属 > 无血缘关系者。

为了降低移植物的免疫原性，器官移植前要做好 HLA 配型，尽可能选择与受者 HLA 型别匹配程度高的供者（详见第 18 章）。由于 HLA 的高度多态性，故除同胞兄弟姐妹外，HLA Ⅰ 类和 Ⅱ 类基因型与表型完全相符的供受者极为少见。目前，主要从家庭成员中和无血缘关系骨髓库中选择符合 HLA 配型要求的供者。

2. **HLA 与疾病的关联** HLA 是与某些疾病有明确关联的遗传因素。携带特定 HLA 基因的个体易患某种疾病则称为阳性关联；而携带特定 HLA 基因的个体若对某种疾病有较强的抵抗力则称为阴性关联。关联的程度常用相对危险性（relative risk，RR）来表示，其计算公式为

$$RR = \frac{HLA\text{-}X\ \text{阳性患者人数}/HLA\text{-}X\ \text{阴性患者人数}}{HLA\text{-}X\ \text{阳性对照人数}/HLA\text{-}X\ \text{阴性对照人数}}$$

RR=1 时，表示两者无关联；若 RR>1 时，说明此病与某种 HLA 抗原呈正关联，RR 值越大，表示携带此抗原者患该病的危险性越大；若 RR<1 时，表示携带某种 HLA 抗原者对该病有抵抗性，在某种程度上不易患该种疾病。

至今已发现 60 余种疾病与 HLA 相关联，其中大部分为自身免疫病。例如，约 90% 的强直性脊柱炎患者携带 HLA-B27，而正常人群携带者仅有 9% 左右；RR 值为 87.4，说明 HLA-B27 与强直性脊柱炎呈强关联，即携带 HLA-B27 的人易患强直性脊柱炎。

HLA 与疾病关联的机制尚不完全清楚，推测可能与某些 HLA 分子可提呈致病性抗原肽，进而诱发自身免疫反应有关。常见的与 HLA 关联的疾病及其相关程度见表 1-8-2。

3. **HLA 表达异常与某些疾病发生的关系**

（1）HLA Ⅰ 类分子表达异常与恶性肿瘤的发生、发展：在正常情况下，几乎所有的有核细胞表面均表达 HLA Ⅰ 类分子。但人们在研究中发现，小鼠及许多人类肿瘤细胞表面的 MHC Ⅰ 类分子表达缺失或密度降低，以致不能有效地激活特异性 CD8⁺ 细胞毒性 T 细胞，从而导致肿瘤的免疫逃逸。

（2）HLA Ⅱ 类分子表达异常与自身免疫病的发病：除免疫细胞外，正常组织、器官的细胞表面一般不表达 HLA Ⅱ 类分子。但由于感染等因素的影响，使其表面异常表达 HLA Ⅱ 类分子，从而把自身抗原提呈给自身反应性 T 细胞并使之活化，可诱发自身免疫应答而导致自身免疫病。

表 1-8-2　HLA 抗原频率与某些疾病的相关性

疾病	HLA 型别	HLA 抗原频率（%）		相对危险性（RR）
		患者	对照	
特发性血色素沉着病	A3	76	28.2	8.2
强直性脊柱炎	B27	90	9.4	87.4
急性前葡萄膜炎	B27	52	9.4	10.4
亚急性甲状腺炎	B35	70	14.6	13.7
疱疹性皮炎	DR3	85	26.3	15.4
乳糜泻	DR3	79	26.3	10.8
特发性阿迪森病	DR3	69	26.3	6.8
胰岛素依赖型糖尿病	DR3	56	28.2	3.3
	DR4	75	32.2	6.4
重症肌无力	DR3	50	28.2	2.5
	B8	47	24.6	2.7
系统性红斑狼疮	DR3	70	28.2	5.8
天疱疮	DR4	87	3.2	14.4
类风湿关节炎	DR4	50	19.4	4.2
桥本甲状腺炎	DR5	19	6.9	3.2
多发性硬化症	DR2	59	25.8	4.1
恶性贫血	DR5	25	5.8	5.4

4. HLA 与输血反应　多次接受输血的患者体内可产生抗 HLA 抗原的抗体，进而导致非溶血性输血反应，临床主要表现为发热、白细胞和血小板计数降低等。因此，对多次接受输血的患者，还应注意尽量选择 HLA 相符的供血者。

5. HLA 与法医学　由于 HLA 具有极为复杂的多基因性和多态性，故在无血缘关系的个体之间，其 HLA 基因型完全相同的人几乎没有；且 HLA 以单元型的方式遗传，其型别终身不变，因而在法医学上，常检测 HLA 的基因型和（或）表型进行个体识别和亲子鉴定。

（韩晓伟）

第9章 固有免疫细胞

固有免疫细胞是执行固有免疫的主要成分。其包括吞噬细胞、NK 细胞、肥大细胞、树突状细胞、固有样淋巴细胞等。自病原体或异物进入机体数小时至数天内，部分固有免疫细胞即识别病原体相关分子模式及损伤相关分子模式，迅速活化，分泌促炎性细胞因子及抗病毒蛋白质，杀死微生物及感染细胞，阻断感染。有些固有免疫细胞可启动适应性免疫应答，并参与适应性免疫应答效应。

第一节 吞噬细胞

吞噬细胞包括中性粒细胞和单核/巨噬细胞。吞噬细胞在固有免疫中的作用如下：迁移到感染位点，识别病原体并活化，吞噬、杀灭病原体。此外，吞噬细胞通过与其他细胞直接接触及分泌细胞因子而调节免疫反应。吞噬细胞效应是机体固有免疫的重要组成部分，在部分适应性免疫中也发挥效应作用。

一、单核/巨噬细胞

单核/巨噬细胞包括血液中的单核细胞（monocyte，Mon）和组织器官中的巨噬细胞（macrophage，Mφ）。

1. **来源和分布** 外周血中的 Mon 来源于骨髓的造血干细胞，在某些细胞因子作用下，经单核母细胞、前单核细胞分化成 Mon 进入血液。Mon 在血液中停留 8 小时左右，然后穿过血管内皮，到达各组织器官，继续发育为 Mφ，如肝脏中的库普弗细胞、肺泡和肺脏间质中的尘细胞、骨中的破骨细胞、神经组织中的小胶质细胞以及淋巴结、脾脏等组织器官中的 Mφ 等。Mφ 的寿命可达数月以上。

2. **主要生物学特征** Mon 是血液白细胞中体积最大的细胞，Mφ 体积是 Mon 的数倍，胞质中含有大量溶酶体及其他各种细胞器，具有更强的功能。不同组织器官中巨噬细胞形态不尽相同，但其主要生物学特征及功能相似。此外，它们均有较强的黏附于玻璃或塑料表面的特性，可借此进行分离和纯化。

（1）表面标志：单核/巨噬细胞可表达 Fc 受体（如 FcγR）、细胞因子受体（如 IL-1R、TNF-αR、M-CSFR、IFNα/βR）、模式识别受体（pattern recognition receptor，PRR，如甘露糖受体、清道夫受体、Toll 样受体）以及 MHC 分子（Ⅰ类和Ⅱ类）、黏附分子（如 LFA-3、ICAM-1）、共刺激分子（如 B7、CD40）、补体受体（如 CR1、CR3、CR4）等，在机体的免疫应答、免疫防御、炎症反应、组织修复等过程中发挥重要作用。

（2）产生多种酶和生物活性物质：活化的单核/巨噬细胞可产生髓过氧化物酶、蛋白水解酶、溶菌酶等多种酶类；可分泌近百种生物活性物质，其中包括细胞因子、活性氧（reactive oxygen species，ROS）、NO、补体成分和凝血因子等。

3. **主要生物学功能**

（1）吞噬消化功能：Mφ 有很强的吞噬和杀伤功能，可吞噬和消化各类病原微生物、大颗粒抗原以及机体衰老死亡的细胞，是机体固有免疫防御及维持自身稳定的重要细胞（详见第11章）。

（2）介导炎症反应：Mφ 在趋化因子等的作用下可向炎症部位移行，参与炎症反应，是炎症灶中浸润的重要细胞类型；另外，Mφ 分泌的各种酶和炎症介质也可增强局部炎症反应。

（3）抗原提呈功能：Mφ 通过吞噬、胞饮（pinocytosis）和受体介导的胞吞作用（receptor-mediated endocytosis）摄取抗原，进行加工处理，并形成抗原肽-MHC 复合物，提呈给 T 效应细胞，参与适应性免疫应答。

（4）免疫调节功能：Mφ 能合成、分泌多种生物活性介质，发挥免疫调节作用。例如，分泌多种具有免疫增强作用的细胞因子（如 IL-1、IL-12、IFN-γ 和 TNF-α 等），发挥正调节作用；过度活化的 Mφ 可分泌抑制性因子（如 PGE、TGF-β 等），发挥负调节作用。

（5）杀伤肿瘤细胞：Mφ 分泌的 TNF-α、蛋白水解酶等可直接杀伤或抑制肿瘤细胞生长；也可通过提呈肿瘤抗原，由活化 T 细胞产生 TNF-β、IFN-γ、穿孔素协同杀伤肿瘤细胞。另外，抗肿瘤抗体也可与 Mφ 表面的 FcR 结合，通过 ADCC 效应发挥抗肿瘤作用。

根据 Mφ 的功能不同，现将其分为 M1 型和 M2 型，两者分泌不同的细胞因子，具有不同的生物学功能。M1 型 Mφ 以吞噬杀伤病原体、促炎症反应及抗肿瘤等作用为主；M2 型 Mφ 则以参与组织修复和重建、抑制炎症反应及促肿瘤等效应为主。

二、中性粒细胞

中性粒细胞也被称为多形核白细胞（polymorphonuclear leukocyte，PMN），来源于骨髓，与单核吞噬细胞属于同一谱系。G-CSF 促进中性粒细胞的分化成熟。中性粒细胞是血液中数量最多的白细胞，占外周血中白细胞总数的 50% ~ 70%。成人每天产生超过 1×10^{11} 个的中性粒细胞，中性粒细胞在外周循环中停留约 6 小时。微生物入侵后的数小时之内，中性粒细胞迁移至感染位点。如果在此期间中性粒细胞未被募集至感染位点，即发生凋亡，并被肝脏和脾脏中的巨噬细胞吞噬。进入组织后的中性粒细胞，其生物学作用可持续数小时，然后死亡。

中性粒细胞胞质中有大量中性颗粒，含溶菌酶、胶原酶及弹性蛋白酶等多种酶类；还有嗜苯胺蓝颗粒，含有过氧化物酶及多种酸性水解酶等其他杀菌物质，如防御素和抗菌肽等。中性粒细胞的杀菌能力强于单核 / 巨噬细胞。

中性粒细胞通过趋化、吞噬、杀伤等一系列过程发挥抗菌和炎症作用。中性粒细胞表面表达 IgG Fc 受体和补体受体，可通过抗体和补体发挥吞噬和杀伤作用。中性粒细胞还能形成中性粒细胞胞外陷阱（neutrophil extracellular trap，NET）抑制病原体感染。NET 由 DNA 网状结构和镶嵌其中的颗粒蛋白组成，网状结构形成的物理屏障和支架可限制病原的活动范围，增强抗微生物蛋白的协同作用。NET 可捕获并杀灭多种微生物，包括细菌、真菌、病毒和寄生虫。NET 也被形象地称为中性粒细胞诱捕网。

第二节 抗原提呈细胞

抗原提呈细胞（antigen presenting cell，APC）是指能捕获抗原，将抗原信息提呈给淋巴细胞，刺激淋巴细胞增殖和分化的一类细胞。根据 APC 表达的分子及功能的不同可分为专职 APC 和非专职 APC 两类。前者包括固有免疫的树突状细胞和单核 / 巨噬细胞以及适应性免疫的 B 细胞，它们组成性表达 MHC Ⅱ类分子和 T 细胞活化必需的共刺激分子；后者包括血管内皮细胞、成纤维细胞、上皮细胞等，它们在正常情况下不表达但在某些因素作用下可表达 MHC Ⅱ类分子并有抗原提呈功能。另外，表达 MHC Ⅰ类分子并能提呈内源性抗原的细胞，属于广义的 APC 范围。

一般认为 APC 是给 T 淋巴细胞提呈抗原的细胞。例如，树突状细胞（DC）向初始 T 细胞提呈抗原，巨噬细胞和 B 细胞则向效应 T 细胞或记忆 T 细胞提呈抗原。此外，滤泡树突状细胞（FDC）则在体液免疫的特定阶段向 B 细胞提呈抗原。专职 APC 是联系固有免疫与适应性免疫的枢纽，因此也可以认为他们是适应性免疫系统的成分。

一、树突状细胞

树突状细胞（dendritic cell，DC）是目前已知功能最强的 APC。因成熟 DC 具有许多树枝状的细长突起而得名。DC 最突出的特点是能激活初始 T 细胞，而其他专职 APC 仅能激活效应 T 细胞或记忆 T 细胞，故 DC 是机体适应性免疫应答的启动者。

1.树突状细胞的来源、分化和发育　DC 来源于骨髓，分为两个不同谱系，其中由髓样干细胞分化而来的称为髓样 DC（myeloid DC，MDC），由淋巴样干细胞分化而来的称为淋巴样 DC（lymphoid DC，LDC）。

2. 树突状细胞的分类和分布　树突状细胞包括占大多数的常规树突状细胞（conventional dendritic cell，cDC）和少数浆细胞样树突状细胞（plasmacytoid dendritic cell，pDC）。cDC 吞噬抗原后将其加工处理并提呈给 T 淋巴细胞，启动适应性免疫应答，是固有免疫和适应性免疫之间的桥梁。pDC 是最重要的产生 I 型干扰素的细胞，在固有免疫阶段的抗病毒效应中发挥重要作用。

根据 DC 的表面标志不同可分为表型未成熟 DC 和表型成熟 DC。

（1）表型未成熟 DC：体内绝大多数 DC 均处于表型未成熟状态，主要分布于表皮和胃肠道上皮，即朗格汉斯细胞（Langerhans cell，LC）。主要特征是：①高表达与吞噬有关的受体（如 Fc 受体、补体受体、甘露糖受体等），具有很强的吞噬、加工处理抗原的能力；②低表达共刺激分子和黏附分子，如 CD54、CD80 和 CD40 等，提呈抗原的能力弱；③ MHC Ⅱ 分子密度较低，半衰期较短。

（2）表型成熟 DC：表型未成熟 DC 摄取抗原后，向淋巴结迁移，在此过程中逐渐转变为表型成熟 DC，如分布于淋巴组织胸腺依赖区的并指状 DC（interdigiting DC，IDC）。其主要特征是：①低表达吞噬相关的受体，摄取、加工处理抗原的能力显著降低；②高表达与活化 T 细胞相关的共刺激分子及黏附分子，如 CD54、CD80 和 CD40 等；③ MHC Ⅱ 分子密度显著升高，约为表型未成熟 DC 的 7 倍且半衰期显著延长。表型成熟 DC 具有很强的提呈抗原和激活初始 T 细胞的能力。

3. 树突状细胞的主要生物学功能

（1）提呈抗原并激活初始 T 细胞：DC 通过胞饮、吞噬及受体介导的内吞等方式摄取并加工处理抗原，最终形成抗原肽 -MHC 分子复合物（pMHC）提呈给相应的 T 细胞，提供 T 细胞活化的第一信号；DC 识别病原体相关分子模式后通过 TLR 等模式识别受体向胞内转导信号，诱导 DC 表达多种共刺激分子和细胞因子，提供 T 细胞活化的第二信号。在双信号作用下，初始 T 细胞被激活（详见第 12 章）。

（2）参与免疫调节：DC 可分泌多种细胞因子，参与调节免疫细胞的分化发育、活化、迁移及效应。根据所识别的微生物的特征不同，DC 还可确定初始 T 细胞的分化方向，如 Th1、Th2、Th17 等，进而影响免疫应答的效应和结局。

（3）参与 T 细胞在胸腺内的分化发育（详见第 10 章）。

（4）诱导免疫耐受：胸腺髓质中的 DC 参与 T 细胞的阴性选择，排除自身反应性克隆，发挥中枢免疫耐受作用。表型未成熟 DC 可不断摄取自身抗原，诱导相应 T 细胞产生外周免疫耐受。

二、巨噬细胞和 B 细胞

Mφ 和 B 细胞主要为效应 T 细胞或记忆 T 细胞提呈抗原。在感染位点，Mφ 提呈抗原给 Th 细胞，Th 活化并分泌激活 Mφ 的细胞因子，激活的 Mφ 杀灭胞内寄生病原体。B 细胞的抗原提呈发生在外周免疫器官或组织的 T 细胞区，B 细胞通过其膜表面的 BCR 摄取蛋白抗原，经加工后向 Th 细胞提呈，其目的是获得 Th 细胞对 B 细胞活化、增殖、分化的辅助作用（详见第 12 章）。

三、滤泡树突状细胞

滤泡树突状细胞（follicular dendritic cell，FDC）位于淋巴结、脾脏和黏膜淋巴组织中淋巴滤泡的生发中心。FDC 具有较长的胞质突起，表达大量的补体受体和 Fc 受体。虽然 FDC 被命名为滤泡树突状细胞，但与 DC 功能完全不同。FDC 也并非从骨髓起源，也没有类似 DC 的加工处理抗原并向 T 细胞提呈的功能。FDC 的作用在于收集结合了抗体或补体片段的抗原分子，并将这些抗原展示在细胞表面，供 B 细胞识别。这一作用的生物学意义在于选择能产生高亲和力抗体的 B 淋巴细胞（详见第 12 章）。

第三节　NK 细 胞

　　自然杀伤细胞（NK 细胞）是一群缺乏抗原受体的淋巴细胞，因其不需要克隆增殖和分化即可发挥细胞毒作用而得名。NK 细胞占血液和脾脏中单个核细胞的 5%～15%，其他淋巴器官中则少见，但在肝脏及妊娠子宫中含量较高。NK 细胞来源于骨髓淋巴样干细胞，体积较大，胞质中含有颗粒，故又被称为大颗粒淋巴细胞。目前，主要通过细胞表面标志 CD16$^+$CD56$^+$ CD3$^-$ 作为鉴定 NK 细胞的依据。

　　1. NK 细胞的识别和活化机制　与吞噬细胞不同，NK 细胞几乎不表达模式识别受体，不能通过识别模式分子确定靶细胞。NK 细胞通常通过识别正常情况下细胞表面自身分子的变化或异常状态下表达的某些分子来判断对方是否为杀伤对象。参与识别这些分子的 NK 细胞受体很多，能激活 NK 细胞的称为活化性受体，抑制 NK 细胞活化的称为抑制性受体。大部分活化性受体胞质区有免疫受体酪氨酸活化基序（immune receptor tyrosine based activation motifs，ITAM），参与信号转导并促进 NK 细胞的杀伤和分泌细胞因子作用。抑制性受体的胞质区均有免疫受体酪氨酸抑制基序（immune receptor tyrosine based inhibition motifs，ITIM），当与配基结合后，其 ITIM 的酪氨酸磷酸化，导致磷酸酶募集和活化，磷酸酶将 NK 细胞活化性受体信号途径产生的信号蛋白或脂类去磷酸化，结果活化信号被封闭。因此，NK 细胞是否活化，取决于活化信号和抑制信号之间的整合效应（图 1-9-1）。

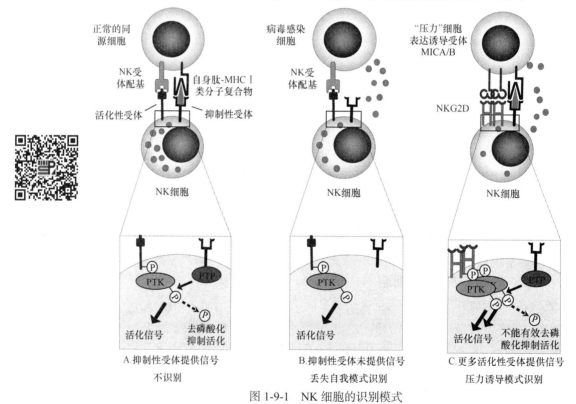

图 1-9-1　NK 细胞的识别模式

　　（1）识别自身分子改变：NK 细胞的活化性受体可识别正常细胞的表面分子，也可识别异常细胞的表面分子，两者均能为 NK 细胞提供活化信号。NK 细胞的抑制性受体则只识别所有细胞（除成熟红细胞外）均表达的 MHC Ⅰ类分子（包括经典的和非经典的），同时为 NK 细胞提供抑制信号，这是 NK 细胞对正常组织细胞耐受的重要保障。如果 MHC Ⅰ类分子减少或异常，则导致抑制信号不足，NK 细胞活化。如某些病毒感染细胞和肿瘤细胞 MHC Ⅰ类分子缺失或表达下调，即成为 NK 细胞的杀伤对象。这一识别模式被称为"丢失自我"（missing self）模式。

　　（2）识别自身细胞表达的异常分子：NK 细胞也能直接识别细胞在应激状态下所表达的分子。这些分子的受体都是活化性受体，其中最重要的是 NKG2D。人类 NKG2D 的配基是 MHC Ⅰ类链相关基因的产物，如 MIC-A 和 MIC-B。此类分子由受到"压力"的细胞表达，如被胞内病原体感染的细胞和发生恶性转化的早期肿瘤细胞。这一识别模式被称为"压力诱导"模式。NKG2D 与配体结合，此时 NK 细胞的活化信号远大于抑制信号，从而诱导 NK 细胞活化。NK 细胞表面除了具有识别自身异常分子的活化性受体外，也表达可识别某些病原体分子的活化性受体，如某些称之为天然细胞毒受体（natural cytotoxicity receptor，NCR）的活化性受体可识别病毒感染细胞表面的病毒血凝素。在适应性免疫阶段，NK 细胞还可通过 CD16 （FcγR Ⅲ a）识别和杀伤被抗体 IgG 结合的靶细胞，发挥 ADCC 作用。

2. NK 细胞的生物学作用

（1）抗感染和抗肿瘤作用：NK 细胞通过杀伤被病毒或胞内菌感染的细胞，清除病原体的储备库及功能异常的细胞，其效应远早于特异性的 CTL。NK 细胞可杀伤肿瘤细胞，尤其是血源性肿瘤细胞。其细胞毒机制为释放胞内颗粒（穿孔素和颗粒酶），穿孔素作用到靶细胞有利于其他颗粒进入，颗粒酶进入靶细胞内诱导靶细胞凋亡。此外，还可通过 Fas/FasL 途径和 TNF-α/TNF 受体途径诱导靶细胞的凋亡。

（2）免疫调节作用：活化的 NK 细胞分泌大量的细胞因子对免疫应答发挥调节作用。NK 细胞分泌的 IFN-γ 是机体在适应性免疫产生之前用于控制感染的关键性细胞因子，可激活 Mφ、促进 CD4⁺T 细胞分化为 Th1。NK 细胞分泌 IFN-γ、TNF-α 促进 DC 成熟。感染早期由 DC 和 Mφ 产生的 IL-12 也可与 Mφ 产生的 IL-18 协同刺激 NK 细胞分泌 IFN-γ。

第四节　固有样淋巴细胞

大部分 T 淋巴细胞和 B 淋巴细胞的抗原受体（TCR、BCR）经过基因重排，具有高度的多样性，但体内还存在一类淋巴细胞，其 TCR 或 BCR 虽也经历基因重排，但多样性有限。这群细胞主要分布于某些特殊组织部位，对抗原的应答无需经历克隆扩增，因而在功能上更接近固有免疫细胞，故被称为固有样淋巴细胞（innate like lymphocyte，ILL）。

固有样淋巴细胞中属于 T 细胞亚群的有自然杀伤 T 细胞（natural killer T cell，NKT）、γδT 细胞和具有 αβTCR 的上皮内淋巴细胞，属于 B 细胞亚群的有 B-1 细胞和边缘区 B 细胞（marginal zone B cell）。本章仅介绍其中三种。

1. NKT 细胞　同时表达 NK 细胞标志（小鼠 NK1.1 和人 CD56）和 T 细胞标志（TCR-CD3），主要分布于骨髓、肝脏和胸腺等。其生物学作用尚未完全阐明。NKT 细胞主要识别由 CD1 分子提呈的脂类抗原，其识别作用不受 MHC 限制；激活后分泌大量 IL-4、IFN-γ 等细胞因子，参与免疫调节；可能具有非特异性的杀伤效应。NKT 细胞参与抗感染和抗肿瘤效应，也参与某些免疫相关的病理过程。

2. γδT 细胞　多为 CD4⁻CD8⁻ 双阴性细胞，少数为 CD8⁺ 细胞，极少数为 CD4⁺ 细胞。γδT 细胞主要分布于皮肤、肠道、呼吸道及泌尿生殖道的黏膜和皮下组织，在末梢血中仅占成熟 T 细胞的 2% ～ 7%。γδT 细胞可直接识别未经 APC 加工提呈的多肽抗原及 CD1 提呈的脂类抗原，主要发挥非特异性杀伤功能。γδT 细胞可杀伤某些被病毒和胞内菌感染的细胞及某些肿瘤细胞。活化的 γδT 细胞可释放细胞因子 IL-2、IL-4、IL-5、IL-6、GM-GSF、TNF-α 及 IFN-γ 等，发挥免疫效应。

3. B1 细胞　是一类 B 细胞亚群，在个体发育过程中出现较早，由胚胎期或出生后早期的前体细胞分化而来。B1 细胞在人和小鼠仅占 B 细胞总数的 5% ～ 10%，主要分布于胸腔、腹腔和肠壁固有层中。B1 细胞主要识别属于 TI-2 抗原的多糖类物质，一般不发生体细胞突变，无抗体类别转换，主要产生 IgM 类的低亲和力抗体，不产生免疫记忆。B1 细胞参与对多种细菌的抗感染免疫。

近年又发现或定义了一类细胞，称之为固有淋巴样细胞（innate lymphoid cell，ILC）。根据细胞的表型特征、功能差异可以将 ILC 分为三组。第一组的典型代表是 NK 细胞；第二组是淋巴样组织诱导细胞（lymphoid tissue inducer cells，LTi）；第三组包括自然辅助细胞（natural helper cells）、nuocytes 和固有 2 型辅助细胞（innate type 2 helper cells，Ih2 cells）。

第五节　肥大细胞、嗜酸粒细胞、嗜碱粒细胞

在固有和适应性免疫反应中，肥大细胞、嗜碱粒细胞和嗜酸粒细胞均有重要的效应。这三种细胞均有胞质颗粒，颗粒中含有多种炎症因子和抗菌物质。它们均参与抗寄生虫免疫防御并与超敏反应性疾病有关。

1. 肥大细胞（mast cell）　来源于骨髓干细胞，在其祖细胞时期便迁移至外周组织中，并就地发育成熟，主要分布于皮肤和黏膜上皮的血管周围，循环中几乎没有成熟的肥大细胞。肥大细胞胞质富含嗜碱性颗粒，内含细胞因子、组胺及其他生物介质；其表面表达 IgE Fc 段受体、补体受体及某些微生物产物的受体等，通过这些受体与相应配体的结合，可诱导肥大细胞活化，释放胞质颗粒内容物，诱导血管改变，促进急性炎症反应。肥大细胞参与机体对蠕虫的防御及Ⅰ型超敏反应。

2. 嗜碱粒细胞（basophil）　来源于骨髓中的前体细胞，并在骨髓内发育成熟。成熟的嗜碱粒细胞位于血液，占血液中白细胞的比例少于 1%。发生炎症时，受趋化因子诱导被募集至炎症组织。嗜碱粒细胞的结构和功能与肥大细胞相似，但由于其在组织中的数量极少，故在宿主防御和超敏反应中的重要性仍不明确。

3. 嗜酸粒细胞（eosinophil）　来源于骨髓，存在于血液和外周组织中，在组织中的含量是外周血的 100 倍左右，主要分布于呼吸道、胃肠道及泌尿生殖道黏膜层。嗜酸粒细胞胞质中有大量嗜酸性颗粒，其中富含多种酶类，如过氧化物酶、酸性磷酸酶、组胺酶、碱性蛋白等。这些酶对寄生虫细胞有破坏作用，对宿主自身细胞也有损伤作用。嗜酸粒细胞主要参与抗寄生虫免疫反应，并参与Ⅰ型超敏反应的调节。

（王旭丹）

第 10 章　T 淋巴细胞和 B 淋巴细胞

淋巴细胞（lymphocyte）是构成免疫系统的主要细胞，健康成人体内约有 10^{12} 个淋巴细胞。按表型与功能可分为不同的群体，包括 T 淋巴细胞、B 淋巴细胞和 NK 细胞等，它们还可进一步分为若干亚群。T、B 淋巴细胞是主要的两大淋巴细胞群体，均具有特异性的抗原受体，接受抗原刺激后发生活化、克隆扩增和分化，并产生效应，介导适应性免疫应答。

第一节　T 淋巴细胞

T 淋巴细胞即胸腺依赖性淋巴细胞（thymus-dependent lymphocyte），简称 T 细胞。骨髓中的淋巴样前体细胞进入胸腺中发育、分化，成熟后离开胸腺经血液定居于外周免疫器官，并循血液→组织→淋巴途径进行淋巴细胞再循环，这有利于淋巴细胞广泛接触进入体内的抗原，以发挥免疫作用。T 细胞在外周血液中占淋巴细胞总数的 70% ～ 80%，在胸导管中达 90% 以上，淋巴结和脾脏中也大量存在。T 细胞介导细胞免疫应答，并在 B 细胞针对 TD-Ag 的体液免疫应答中发挥重要的辅助作用。

一、T 细胞的分化发育

T 细胞由源于骨髓多能造血干细胞的淋巴样干细胞经胸腺发育分化而来。在胸腺中发育分化的 T 细胞统称为胸腺细胞（thymocyte），在胸腺基质细胞及其表达的黏附分子和分泌的细胞因子及胸腺激素构成的胸腺微环境内，胸腺细胞经历复杂的选择过程，逐渐分化成熟，建立起能特异性识别各种抗原的 T 细胞库。成熟 T 细胞的特性为：①表达功能性 TCR，能特异性识别抗原；②具有识别抗原的 MHC 限制性；③对自身抗原具有耐受性。

1. T 细胞受体的发育　早期胸腺细胞位于胸腺皮质，因不表达 CD4 和 CD8 分子，故称为双阴性细胞（double negative cell，DN）。此时 T 细胞不表达 TCR，不能识别抗原。随着 DN 细胞向深皮质区迁移，TCR 进行发育和成熟。在此过程中，发生一系列基因的有序表达和关闭。以 αβT 细胞（TCR 由 α 链和 β 链组成）为例。DN 细胞在 RAG（recombination activation gene）的作用下发生 TCRβ 基因重排，同时通过等位基因排斥作用抑制 TCRβ 另一等位基因的重排。TCRβ 链与 TCR 的 α 链前体 pre-Tα 组成 pre-TCR，后者激活 CD4 和 CD8 基因，DN 细胞分化为同时表达 CD4 分子和 CD8 分子的双阳性细胞（double positive cell，DP）并快速增殖。DP 停止增殖后，TCRα 基因开始重排，其表达的 TCRα 链取代 pre-Tα，形成功能性 TCR。TCR 基因重排使 TCR 具有高度多样性，等位基因排斥使每个 T 细胞克隆仅表达一种特异性 TCR。

2. T 细胞发育的阳性选择　DP 细胞继而经历阳性选择（positive selection）过程。若 T 细胞 TCRαβ 能与胸腺基质细胞表面 MHC Ⅱ类或 MHC Ⅰ类分子以适当的亲和力结合，T 细胞克隆即被选择，分别继续分化为 CD4⁺ 或 CD8⁺ 单阳性细胞（single positive cell，SP）。不能结合或以高亲和力结合 MHC Ⅰ类或 MHC Ⅱ类分子的 T 细胞则发生细胞凋亡（apoptosis）而被克隆清除。

经过阳性选择的 CD4⁺CD8⁻T 细胞和 CD4⁻CD8⁺ T 细胞分别获得 MHC Ⅱ类和 MHC Ⅰ类分子限制性的识别能力。

3. T 细胞发育的阴性选择　在经历阳性选择后的 SP 细胞中，既包括识别非己抗原的特异性克隆，也包括针对自身抗原的自身反应性克隆，此时 T 细胞需经历阴性选择（negative selection）过程。离开深皮质区的 SP 细胞若能识别胸腺皮质与髓质交界处的树突状细胞（DC）和巨噬细胞（Mφ）表面的自身肽 -MHC Ⅰ类或自身肽 -MHC Ⅱ类分子复合物，即发生凋亡（apoptosis）而致克隆清除。不能识别该复合物的 T 细胞则能继续发育。由此，T 细胞通过阴性选择而获得对自身抗原的耐受性。

只有经历阳性选择和阴性选择后的 T 细胞,才能分化为成熟的、具有 MHC 限制性、仅识别异物抗原的 CD4$^+$CD8$^-$ 或 CD4$^-$CD8$^+$ 单阳性细胞,即具有免疫功能的成熟 T 细胞,进而离开胸腺迁移到外周血液,并进入外周免疫器官(图 1-10-1)。

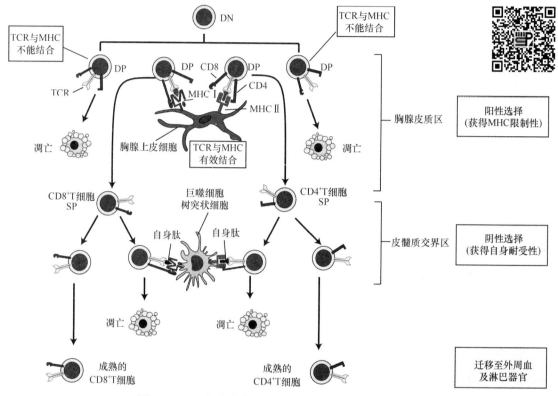

图 1-10-1 T 细胞在胸腺中发育的阳性选择和阴性选择

二、T 细胞表面分子及其作用

T 细胞表面分子不仅是鉴别和分离 T 细胞的重要依据,也是与其他免疫细胞相互作用、接受信号刺激并产生应答的物质基础。

1. TCR-CD3 复合物 T 细胞受体(T cell receptor,TCR)和 CD3 均为成熟 T 细胞的特征性表面标志。TCR 是 T 细胞特异性识别和结合抗原的受体,是由 α 和 β 链或 γ 和 δ 链组成的异二聚体。

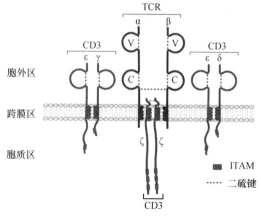

图 1-10-2 CD3 分子结构及 TCR-CD3 复合物

TCRαβ 膜外部分折叠成膜远端的可变区(V 区)和膜近端的恒定区(C 区),与免疫球蛋白的 Fab 结构相似。两条链的可变区分别由基因重排后所编码,形成特异性各不相同的 TCR 分子,由此决定 TCR 的多样性(群体数目高达 10^{15}~10^{18})和 T 细胞识别抗原的特异性,可对环境中千变万化的抗原产生特异性免疫应答。TCRγδ 的多样性有限。

多数 T 细胞的 TCR 为 TCRαβ,其与 CD3 分子以非共价键结合为 TCR-CD3 复合物(图 1-10-2)。CD3 分子是由 γ、δ、ε、ζ、η 五种肽链组成的六聚体,均为跨膜蛋白,多以 γε、δε、η η(ζ ζ)形式存在。在 CD3 胞质区含 ITAM,TCR 识别并结合由 MHC 分子提呈的抗原肽，导致 ITAM 所含酪氨酸磷酸化，活化相关激酶，将抗原识别信号传入胞内。另外，CD3 还可稳定 TCR 的表达和结构。

2. TCR 识别抗原的共受体　CD4 为单链分子，胞外区有 4 个 Ig 样结构域；CD8 为 α 和 β 链构成的异二聚体，胞外区各含一个 Ig 样结构域。T 细胞的 CD4 和 CD8 分别可与 APC 表达的 MHC Ⅱ类分子和 MHC Ⅰ类分子的非多态区结合，稳定 TCR- 抗原肽 -MHC 分子结构，并参与 T 细胞活化信号转导。因此，CD4 和 CD8 也被称为 T 细胞活化的辅助受体或共受体（co-receptor）。CD4 也是人类免疫缺陷病毒（HIV）gp120 的受体。

3. 共刺激分子　T 细胞活化需要双信号，第一信号由 TCR-CD3 识别抗原肽 -MHC 产生，第二信号由 T 细胞和 APC 上多种黏附分子的相互作用产生。第二信号又称为共刺激信号，参与的分子称为共刺激分子。T 细胞最重要的共刺激分子为 CD28，此外参与提供共刺激信号的还有 CD2、ICOS（可诱导共刺激分子，inducible costimulatory molecule）、LFA1（淋巴细胞相关功能抗原 1，lymphocyte function associated antigen 1）等。CD28 为同源二聚体，胞外区各含一个 Ig 样结构域，胞质区有 ITAM 基序。CD28 的配体是 APC 表面的 B7 家族，包括 CD80（B7-1）、CD86（B7-2）。CD28 与 APC 表面 B7 结合后，产生共刺激信号，促进 T 细胞的增殖、分化及 IL-2 合成。如缺乏共刺激信号，T 细胞则进入无能（anergy）状态。目前已知的共刺激分子还有 4-1BB、OX40 等。

活化的 CD4⁺T 细胞可表达 CD40L（CD154），与 B 细胞相应受体 CD40 结合，为 B 细胞活化提供共刺激信号，促进 B 细胞分化、增殖及抗体的类别转换。

4. 共抑制分子　T 细胞表面与相应配体结合产生抑制信号，对 T 细胞活化发挥负调节作用的分子，称为共抑制分子或抑制性受体。CD152 又称为 CTLA4（细胞毒性 T 淋巴细胞相关抗原 4，cytotoxic T lymphocyte antigen 4），主要表达于活化 T 细胞，其配体与 CD28 相同，也是 APC 上 B7 分子（CD80/86），且亲和力显著高于 CD28，可与 CD28 竞争性结合 B7。CTLA-4 的胞质区有 ITIM 基序，与 B7 结合后产生抑制信号，防止 T 细胞过度活化，对 T 细胞的活化发挥负调节作用。此外，参与提供共抑制信号的还有 PD1（细胞程序性死亡因子 1，programmed death-1）、BTLA（B 和 T 细胞弱化因子，B and T lymphocyte attenuator）等。

5. 其他分子

（1）细胞因子受体（cytokine receptor，CKR）：多种细胞因子通过与 T 细胞表面相应受体（IL-1R、IL-2R、IL-4R、IL-6R 及 IL-7R 等）结合而参与调节 T 细胞活化、增殖和分化。静止和活化的 T 细胞其表面 CKR 的种类、密度及亲和力差别很大。例如，静止 T 细胞仅表达低亲和力的 IL-2R，而活化 T 细胞可表达高亲和力 IL-2R，因此激活的 T 细胞能接受较低水平 IL-2 的刺激而增殖。

（2）丝裂原受体：丝裂原（mitogen）可使静止状态的 T 细胞活化、增殖，转化为淋巴母细胞。植物血凝素（phytohemagglutinin，PHA）和刀豆蛋白 A（concanavalin A，Con A）为最常用的 T 细胞丝裂原。应用 PHA 等作为刺激剂，通过淋巴细胞增殖试验可以判定机体 T 细胞的免疫功能状态。

（3）其他：T 细胞表达 MHC Ⅰ类分子，激活后的 T 细胞还可表达 MHC Ⅱ类分子。T 细胞表面还有绵羊红细胞受体（CD2）、抗体受体（FcR）、补体受体（CR1）等。

三、T 细胞亚群及其功能

T 细胞是高度异质性的细胞群体，根据其表面标志及功能特点，可分为不同亚群。

（一）αβT 细胞和 γδT 细胞

根据 TCR 双肽链的构成不同，可分为 αβT 细胞和 γδT 细胞。αβT 细胞多为 CD4⁺ 或 CD8⁺ 单阳性细胞，占外周血成熟 T 细胞的 90% ~ 95%，是体内参与适应性免疫应答的主要 T 细胞类型。γδT 细胞归为固有免疫细胞（详见第 9 章）。

（二）CD4⁺T 细胞和 CD8⁺T 细胞

人成熟 T 细胞按 CD 分子的表型不同可分为 CD2⁺CD3⁺CD4⁺CD8⁻T 细胞和 CD2⁺CD3⁺CD4⁻CD8⁺T 细胞，简称为 CD4⁺T 细胞和 CD8⁺T 细胞。CD4⁺T 细胞在功能上具有异质性，主要亚群是辅助性 T 细胞（Th），识别 APC 提呈的抗原肽 -MHC Ⅱ类分子复合物，活化后分化为不同的 Th 亚群。具有负调节作用的 Treg 细胞也为 CD4⁺T 细胞。CD8⁺T 细胞识别 APC 提呈的抗原肽 -MHC Ⅰ类分子复合物，分化为细胞毒性 T 细胞（CTL 或 Tc），具有特异性细胞毒作用。

（三）辅助性 T 细胞（Th）、细胞毒性 T 细胞（CTL）和调节性 T 细胞（Treg）

根据 T 细胞的功能特点，分为 Th、CTL、Treg 等。

1. 辅助性 T 细胞（helper t lymphocyte，Th）　具有辅助 CTL 细胞、B 细胞活化，促进巨噬细胞功能等作用。受抗原性质、微环境细胞因子及 APC 的调控，Th 细胞可分化为 Th1、Th2、Th17、Tfh、Th9、Th22 等不同亚群，分泌不同的细胞因子，发挥不同的免疫效应。

（1）Th1 细胞：主要分泌 IFN-γ、IL-2、TNF 等 Th1 型细胞因子，参与细胞免疫，介导与Ⅲ型和Ⅳ型超敏反应及炎症有关的应答。Th1 细胞在抗胞内病原体感染中发挥重要作用。Th1 细胞持续性强应答，可能与器官特异性自身免疫病、接触性皮炎、某些慢性炎症性疾病、急性同种异体移植排斥反应等的发生有关。

（2）Th2 细胞：主要分泌 IL-4、IL-5、IL-6 和 IL-10 等 Th2 型细胞因子，可增强体液性免疫应答，刺激 B 细胞增殖并产生抗体。在蠕虫感染和针对环境变应原的应答中，主要是 Th2 细胞参与。过度的 Th2 细胞应答可能在过敏性疾病中起重要作用。

局部微环境中的细胞因子是调控 Th 细胞分化方向的关键因素。例如，IFN-γ 和 IL-12 促进 Th 细胞分化为 Th1 细胞，Th1 分泌的 IFN-γ 抑制 Th2 细胞增殖；IL-4 诱导 Th 细胞分化为 Th2 细胞，Th2 细胞分泌的 IL-4 和 IL-10 可抑制 Th1 细胞的分化和功能，从而间接促进 Th2 细胞分化。

（3）Th17 细胞：主要分泌 IL-17、IL-21、IL-22 等细胞因子，可刺激多种细胞产生促炎性细胞因子，募集中性粒细胞形成炎症反应，是最早参与抗感染应答的效应细胞之一，在抗胞外菌和真菌感染中起重要作用。

（4）滤泡辅助性 T 细胞（follicular helper T cell，Tfh）：定位于淋巴滤泡，可分泌具有 Th1/Th2/Th17 特征的细胞因子，如 IL-4、IFN-γ、IL-21 等。目前认为，Tfh 细胞是辅助 B 细胞产生抗体的重要 T 细胞亚群。

2. 细胞毒性 T 细胞（cytotoxic T lymphocyte，CTL 或 cytotoxic T cell，Tc）　大多为 CD8⁺T 细胞，是细胞免疫应答的主要效应细胞，可特异性杀伤靶细胞，在肿瘤免疫、抗病毒感染、同种异体移植排斥反应中发挥重要作用（详见第 12 章）。体内还存在 CD4⁺CTL 细胞，主要对免疫应答进行负调节。

3. 调节性 T 细胞（regulatory T cell，Treg）　通常所称的 Treg 的表型特征为 CD4⁺CD25⁺Foxp3⁺。其在胸腺形成的称为天然调节性 T 细胞（nTreg），在外周由抗原诱导产生的称为诱导型调节性 T 细胞（iTreg）。Treg 通过细胞直接接触或分泌具有免疫抑制作用的细胞因子（如 TGF-β、IL-10）对多种免疫细胞发挥免疫抑制效应。此外，也存在一群 CD8⁺Treg，对自身反应性 CD4⁺T 细胞具有抑制活性。

（四）初始 T 细胞、效应 T 细胞和记忆 T 细胞

1. 初始 T 细胞（naive T cell）　指从未接受过抗原刺激的成熟 T 细胞，高表达 CD62L 和 CD45RA，受抗原刺激后，活化、增殖并分化为效应 T 细胞。

2. 效应 T 细胞（effector T cell）　指具有免疫效应功能的 T 细胞，高表达 IL-2 受体及 CD45RO。在外周免疫器官产生后，向炎症组织迁移。包括 Th1、Th2、Th17、Tfh、CTL、Treg 等。

3. 记忆 T 细胞（memory T cell，Tm）　指可维持机体免疫记忆的 T 细胞。在免疫应答后期，

部分活化的 T 细胞分化为 Tm，其寿命可达数年甚至几十年。Tm 可自发增殖，使其数量维持在一定水平。当 Tm 接受相同抗原刺激后可迅速活化，并分化为效应 T 细胞和新生记忆性 T 细胞。

第二节　B 淋巴细胞

B 淋巴细胞来源于骨髓，在哺乳动物的骨髓（禽类在腔上囊）中分化成熟，因而称为骨髓依赖性淋巴细胞（bone marrow-dependent lymphocyte）或囊依赖性淋巴细胞（bursa-dependent lymphocyte），简称 B 细胞。B 细胞在脾脏和淋巴结中大量存在，在外周血中占淋巴细胞总数的 10% ~ 15%。B 细胞是体内产生抗体的细胞，主要执行体液免疫，也是专职抗原提呈细胞之一。

一、B 细胞的分化发育

B 细胞来源于骨髓淋巴样前体细胞。早期 B 细胞的增殖分化与骨髓造血微环境密切相关，骨髓基质中的细胞因子和黏附分子是 B 细胞发育的必要条件。B 细胞发育分为两个阶段。第一阶段发生于骨髓，主要围绕功能性 BCR 表达和自身耐受形成进行，经历 Ig 基因重排，前 B 细胞胞质内首先出现 μ 链，随后产生轻链，装配成 IgM，插入细胞膜表面形成 SmIgM（BCR），发育为不成熟 B 细胞。不成熟 B 细胞若能以其 BCR（mIgM）与骨髓中出现的自身抗原发生结合，则通过受体编辑而改变 BCR 使之成为非自身反应性 B 细胞而发育成熟，如受体编辑失败则发生细胞凋亡或失能，其生物学意义类似于 T 细胞成熟过程中的阴性选择，清除自身反应性 B 细胞克隆。不与自身抗原结合的 B 细胞克隆则进一步表达 SmIgD，分化为成熟 B 细胞（未接触抗原前称为初始 B 细胞）。此过程不需抗原刺激，被称为 B 细胞分化的非抗原依赖期。在第二阶段，成熟 B 细胞离开骨髓进入外周免疫器官，受抗原刺激后活化增殖并形成生发中心，在生发中心经历 Ig 可变区体细胞高频突变、亲和力成熟、类别转换等复杂事件，最终分化为浆细胞，产生特异性抗体，少数 B 细胞分化为记忆性 B 细胞，此阶段称为 B 细胞分化的抗原依赖期（详见第 12 章）（图 1-10-3）。

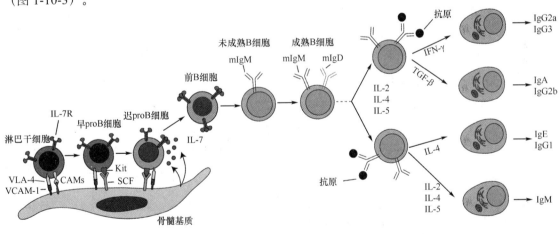

图 1-10-3　B 淋巴细胞分化和成熟的两个阶段示意图

二、B 细胞的表面分子及其功能

1. BCR-Igα/Igβ 复合物　B 细胞受体（B cell receptor, BCR）又称为表面膜免疫球蛋白（surface membrane immunoglobulin, SmIg），是 B 细胞识别和结合抗原的结构。其化学本质是免疫球蛋白（Ig），其羧基端位于 B 细胞膜胞质侧，Fab 段向外暴露以结合抗原，可直接识别抗原分子的天然构象。BCR 的群体种类高达 $1 \times 10^9 \sim 1 \times 10^{12}$，形成 BCR 的高度多样性，赋予机体识别各种抗原的巨大潜能。

Igα（CD79a）和 Igβ（CD79b）以二聚体形式存在于成熟的 B 细胞表面，其胞质段含 ITAM 基序。2 个 Igα、Igβ 异二聚体与 mIg 相连，形成 BCR-Igα/Igβ 复合物。BCR 特异性识别抗原分子中的 B 细胞表位，Igα/Igβ 将 BCR 的抗原特异性识别信号转导至胞内。BCR-Igα/Igβ 复合物的功能类似于 T 细胞的 TCR-CD3 复合物。

2. B 细胞活化的共受体　　B 细胞表面的 CD19、CD21 和 CD81 以非共价键结合，形成 CD19/CD21/CD81 复合物，辅助 B 细胞的活化，是 B 细胞活化的共受体。CD21 是补体受体 2（CR2）通过结合 BCR 所识别的抗原上包被的补体成分，介导 CD19 与 BCR 交联。CD19 是一种跨膜蛋白，其胞质区可辅助传导 BCR 的抗原识别信号。

3. 共刺激分子　　CD40 是 B 细胞表面最重要的共刺激分子，其与活化 T 细胞表面 CD40L 结合，为 B 细胞活化提供共刺激信号，也是生发中心形成的必要条件。

CD80/CD86 表达在活化 B 细胞表面，是重要的共刺激分子。CD80/CD86 与 CD28 结合，促进 T 细胞激活；若与 CTLA-4 结合，则抑制 T 细胞活化。

4. 抑制性受体　　FcγR Ⅱ B 表达于多数 B 细胞表面，胞质段有 ITIM 基序，其与 BCR 所结合的抗原抗体复合物中的抗体 IgG Fc 段结合，使 FcγR Ⅱ B 与 BCR 发生交联，从而抑制 B 细胞的分化与抗体生成。此外，CD22 也是 B 细胞的抑制性受体。

5. 其他分子

（1）细胞因子受体：B 细胞表面表达 IL-1R、IL-2R、IL-4R、IL-5R、IL-6R、IL-7R 及 IFN-γR 等多种细胞因子受体，通过与细胞因子结合而参与或调节 B 细胞活化、增殖和分化。

（2）补体受体（CR）：多数 B 细胞表面表达 CR1（CD35）和 CR2（CD21）。CR1 也称为 C3b 受体，主要见于成熟 B 细胞，在 B 细胞活化后表达升高，CR1 与相应配体结合可促进 B 细胞活化。CR2 即 CD21，为某些 C3 裂解片段（如 C3b、C3dg、C3d）的受体，也是 EB 病毒受体。

（3）丝裂原受体：美洲商陆（PWM）对 T 细胞和 B 细胞均有致有丝分裂作用，脂多糖（LPS）是常用的小鼠 B 细胞丝裂原，金黄色葡萄球菌 A 蛋白（SPA）可刺激人 B 细胞分裂增殖。

（4）MHC 分子：B 细胞可表达 MHC Ⅰ类分子和 MHC Ⅱ类分子，MHC Ⅱ类分子可与 Th 细胞表面 CD4 结合，增强 B 细胞与 Th 细胞间的黏附作用，参与抗原提呈和淋巴细胞激活。

三、B 细胞亚群及功能

根据是否表达 CD5 分子，可将人 B 细胞分为 B1（CD5$^+$）细胞和 B2（CD5$^-$）细胞两个亚群。B1 细胞归属固有免疫细胞（详见第 9 章），B2 细胞即通常所称的 B 细胞，由骨髓中多能造血干细胞分化而来，是介导体液免疫应答的主要细胞。在 Th 细胞辅助下，B2 细胞才能被完全激活并介导对 TD-Ag 的免疫应答，产生特异性抗体。B2 细胞介导的免疫应答特点是：可发生体细胞突变，有免疫球蛋白类别的转换，产生高亲和力抗体，可产生免疫记忆细胞。B2 细胞作为一类专职性 APC 可借其表面的 BCR 结合可溶性抗原，有效地提呈可溶性抗原。此外，活化的 B 细胞可产生多种细胞因子，参与免疫调节、炎症反应等过程。

对 B 细胞功能亚群的认识相对滞后，近年的重要发现是，体内存在调节性 B 细胞，主要通过分泌 IL-10 发挥免疫负调节作用，亦将其称为 B10 细胞。

（陶方方）

第三篇 免疫应答

第 11 章 固有免疫应答

固有免疫应答是机体最早启动的抗微生物的反应，是抗病原体感染的第一道防线。固有免疫也能识别并清除受损和死亡的宿主细胞及启动组织修复。固有免疫还能启动后续的适应性免疫，影响其反应类型并参与其效应。

第一节 固有免疫系统的构成

机体多种成分参与了固有免疫应答。第一，皮肤黏膜屏障阻挡了微生物的入侵；第二，当微生物突破了皮肤黏膜屏障后，固有免疫分子即刻发挥识别及清除作用；第三，固有免疫细胞通过受体识别微生物后活化，并产生清除病原体的效应。

1. **组织屏障** 体内与外界环境之间的交界面是皮肤及胃肠道、呼吸道和泌尿生殖道黏膜，这层交界面构成了机体内环境的组织屏障，是机体抗感染的第一道防线。皮肤黏膜通过以下几种方式发挥作用：①物理屏障：皮肤黏膜细胞间的紧密连接阻止了微生物从细胞间进入体内，皮肤表面不断脱落的角质细胞可以去除皮肤表面的微生物并阻止其进入真皮层。黏膜上皮中的杯状细胞分泌的黏液增加了微生物入侵的难度并利于微生物的排出。肠蠕动、呼吸道上皮细胞纤毛的定向摆动以及尿液的冲洗等生理功能，均有利于排出病原体。②化学屏障：皮肤和黏膜的附属器可分泌多种抑菌和杀菌物质。例如，汗腺分泌的乳酸，皮脂腺分泌的不饱和脂肪酸以及胃液中的胃酸，呼吸道、消化道和泌尿生殖道分泌液中的溶菌酶、抗菌肽等。③微生物屏障：皮肤和黏膜表面定植的 500 种以上的共生微生物可抑制病原微生物定居和侵袭。此外，某些共生微生物可分泌抑制其他微生物生长的化学物质，如过氧化氢、细菌素等。

除了隔离内外环境的皮肤黏膜屏障外，体内一些重要器官和组织也有屏障结构，如血脑屏障和胎盘屏障等。血脑屏障由软脑膜、脉络膜的毛细血管壁及包绕在壁外由星形胶质细胞形成的胶质膜构成，可阻止血液中的病原微生物及其他大分子物质进入脑组织。婴幼儿血脑屏障发育不完善，故易发生颅内感染。胎盘屏障由母体子宫内膜的基蜕膜和胎儿的绒毛膜滋养层细胞构成，可阻止母体内的病原微生物进入胎儿体内。妊娠早期（3～4 个月内）胎盘屏障发育不完善，母体感染的风疹病毒、巨细胞病毒等可通过胎盘进入胎儿体内，引起流产、死胎或胎儿畸形等。

2. **固有免疫分子** 病原体或异物进入机体数小时之内，机体体液中预存的以及即刻生成的效应分子即发挥清除作用，也称之为体液因子。参与固有免疫的体液因子有补体、防御素、溶菌酶、急性期蛋白等，其中最为重要的是补体系统（详见第 5 章）。

防御素（defensins）为小分子阳离子多肽，由黏膜上皮细胞和某些含颗粒的细胞如中性粒细胞、NK 细胞及 CTL 分泌，对细菌、真菌和有包膜病毒有防御作用。人类防御素有 α、β 两个家族。小肠潘氏细胞是 α 防御素的主要产生细胞。细胞因子或微生物代谢产物能增强某些防御素的分泌。防御素的作用机制包括：①直接杀伤作用：能与病原体上带负电荷成分（如 G^+ 菌的磷壁酸、G^- 菌的脂多糖及病毒包膜脂质等）结合，使其膜通透性升高而破裂，导致病原体死亡；②诱导炎症反应：可促进 IL-8、IL-6、IFN-γ、白三烯 B4（leukotriene B4，LTB4）和 IL-10 产生，发挥趋化作用和致炎作用。

溶菌酶（lysozyme）为不耐热碱性蛋白，主要来源于吞噬细胞，广泛存在于体液、外分泌液和吞噬细胞的溶酶体中,可溶解 G⁺ 菌细胞壁的主要成分肽聚糖,使细菌溶解死亡。

急性期蛋白(acute phase protein,APP)是由巨噬细胞分泌的细胞因子诱导肝细胞产生的一组血清蛋白。其包括甘露聚糖结合凝集素(MBL)、C 反应蛋白(C reactive protein,CRP)、纤维蛋白原等。MBL 和 CRP 均可结合病原体并活化补体。

此外,还有多种细胞因子参与固有免疫。

3. 固有免疫细胞　自病原体或异物进入机体数小时至数天内,多种固有免疫细胞(详见第 9 章)识别病原体,活化并产生清除病原体的效应。固有免疫细胞一般处于活化或近活化状态,一旦识别病原体,不需经过克隆增殖和分化过程,即可迅速产生效应。

第二节　固有免疫的识别机制

1. 固有免疫识别的物质　固有免疫识别的分子结构是微生物特有的(哺乳动物不具有)、结构保守且是微生物生存必要的分子结构,这种结构被称为病原体相关分子模式(pathogen associated molecular pattern,PAMP)。不同的病原体表达不同的 PAMP。常见的 PAMP 包括:微生物特有的核酸(如病毒的 dsRNA),细菌的非甲基化 CpG DNA 序列,以 N- 甲酰甲硫氨酸开头的细菌蛋白质,细菌合成而哺乳动物没有的脂类和糖类如 LPS、磷壁酸、富含甘露糖的寡糖等。PAMP 是固有免疫区分“自己”和“非己”的重要结构标志。

固有免疫也可识别损伤或死亡的自身细胞释放的内源性物质,这些物质被称为损伤相关分子模式(damage associated molecular pattern,DAMP)。因微生物感染而受损的细胞可产生 DAMP,无菌性损伤也能产生 DAMP,如化学毒素、烧伤、创伤、供血减少等。主要的 DAMP 包括高迁移率组蛋白 B1(high mobility group box 1 protein B1,HMGB1)、热休克蛋白(heat shock protein,HSP)、尿酸结晶、ATP 等。

2. 固有免疫的识别受体　识别 PAMP/DAMP 的受体被称为模式识别受体(pattern recognition receptor,PRR)。固有免疫的模式识别受体由胚系基因编码,其识别受体较适应性免疫抗原受体少得多。据估计,固有免疫系统仅可识别 10^3 种分子模式;而适应性免疫抗原受体的基因由多基因片段的重组产生,至少可识别 10^7 种抗原。因此,固有免疫一般仅能区分微生物的类别或区分受损和健康的细胞,但不能区分微生物的种类或细胞的类型。固有免疫系统不与正常的、健康的自身细胞或组织反应。

固有免疫细胞(主要是中性粒细胞、单核 / 巨噬细胞和未成熟 DC)表达数量众多且不同类别的 PRR,表明其在固有免疫中具有重要作用。大多数 PRR 和细胞内信号系统相关联,通过胞内信号激活多种细胞反应。

PRR 包括细胞相关型 PRR 和分泌型 PRR。细胞相关型 PRR 可表达于细胞膜、内体或溶酶体表面,如某些 TLR;也可存在于细胞质中,如 NLR 和 RLR(图 1-11-1)。分泌型 PRR 则存在于体液及外分泌液中,如补体蛋白、C 反应蛋白、MBL、胶原凝集素等。

(1)Toll 样受体(Toll like receptor,TLR):是进化上保守的 PRR,主要表达于吞噬细胞和上皮细胞等细胞膜上,识别广泛的微生物结构。人类已发

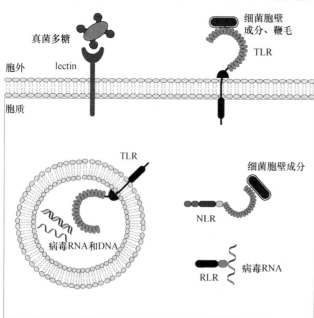

图 1-11-1　固有免疫的细胞相关型识别受体

现 11 种 TLR（TLR1 ~ TLR11）。不同的 TLR 位于细胞不同部位。TLR1、TLR2、TLR4、TLR5 和 TLR6 表达于细胞膜上，识别胞外环境中的 PAMP，如 TLR1/TLR2 和 TLR2/TLR6 识别革兰阳性菌的磷壁酸，TLR4 识别革兰阴性菌的脂多糖（LPS），TLR5 识别细菌鞭毛。TLR3、TLR7、TLR8 和 TLR9 表达于细胞的内体或溶酶体膜上，可探测内膜系统中的核酸，如 TLR3 识别病毒 dsRNA，TLR7 和 TLR8 识别病毒 ssRNA，TLR9 识别非甲基化的 CpG 序列。TLR 也能识别由损伤细胞产生的内源性分子，如细胞死亡或损伤过程中可将 HSP（监视各种细胞压力）和 HMGB1（参与转录和 DNA 修复）释放到胞外，被巨噬细胞和树突状细胞的 TLR2 和 TLR4 识别。

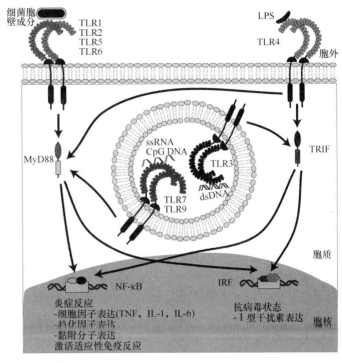

图 1-11-2　TLR 的信号反应

　　识别 PAMP 和 DAMP 后，TLR 活化几种信号途径并产生多种转录因子。一组转录因子是 NF-κB 和 AP-1，两者促进细胞因子（如 TNF、IL-1 等）、趋化因子（如 CCL2、CXCL8 等）和黏附分子（如 E- 选择素）的表达，介导炎症效应；另一组转录因子是干扰素调节因子 3（interferon regulatory factor 3，IRF3）和干扰素调节因子 7（interferon regulatory factor 7，IRF7），两者促进 I 型 IFN（IFN-α 和 IFN-β）的产生，介导抗病毒反应（图 1-11-2）。

　　（2）NOD 样受体（nucleotide oligomerization domain like receptor，NLR）：作为胞质内受体，主要用于探测细胞质中感染或细胞损伤的信号，如胞壁酰二肽、LPS、细菌与病毒的 RNA、内源性的结晶体、ATP、胞内 K^+ 离子浓度降低等。目前已发现的 NLR 有 20 余种。重要的有 NOD1、NOD2、NLRP 亚家族等。NOD1 和 NOD2 主要识别胞质相关分子模式后，激活 NF-κB，促进炎症基因的表达。NLRP 亚家族对胞质内模式分子反应形成的信号复合物，称为炎性体（inflammasome），炎性体激活 caspase-1，进而使 IL-1 和 IL-18 成熟，引起炎症反应。目前研究较多的是 NLRP3 炎性体。

　　（3）RIG 样受体（retinoic acid inducible gene I like receptor，RLR）：可识别来自病毒的双链 RNA 和单链 RNA。RLR 结合病毒 RNA 后启动信号转导，激活转录因子 IRF3 和 IRF7，诱导 I 型 IFN 产生。RLR 信号也能激活 NF-κB。

　　（4）细胞质 DNA 感受器（cytosolic DNA sensor，CDS）：可探测细胞质中各种胞内感染病原体所释放的 DNA，并激活相关信号途径，诱导 I 型干扰素产生，启动自吞噬途径，最终清除胞内病原体。

　　（5）糖类受体：可识别微生物表面糖类，促进细胞吞噬微生物并刺激后续的适应性免疫应答。这些受体属于 C 型凝集素受体（C type lectin receptor，CTLR）家族。一般而言，这些细胞表面的凝集素只识别微生物而非哺乳动物表面的糖类，如甘露糖受体、Dectin。甘露糖受体参与对微生物的吞噬。Dectin 是 DC 的受体，可识别真菌表面的糖类。Dectin 诱导 DC 产生多种细胞因子、增强炎症并促进 T 细胞分化为 Th17。

　　（6）清道夫受体（scavenger receptor）：是吞噬细胞表面的一组异质性蛋白，可能识别乙酰化的低密度脂蛋白、脂多糖、磷壁酸及磷脂酰丝氨酸（凋亡细胞重要的表面标志）。某些清道夫受体介导对微生物的吞噬。

TLR、NLR、RIG 及 CDS 是信号转导型受体，与 PAMP 或 DAMP 结合后，通过启动特定的信号转导通路，诱导不同的基因表达，活化细胞并产生一系列免疫效应分子；糖类受体和清道夫受体则是吞噬型受体，识别 PAMP 或 DAMP，介导对微生物的吞噬作用。

第三节　固有免疫细胞的效应

吞噬细胞识别 PAMP 和 DAMP 后，启动细胞内信号途径，激活转录因子，继而释放大量细胞因子，其固有免疫效应主要表现为炎症和抗病毒反应，DC 则还有抗原提呈效应。NK 细胞和固有样淋巴细胞通过各自识别模式活化，其效应主要表现为细胞毒作用、释放细胞因子及产生天然抗体。

1. 炎症反应　固有免疫系统处理感染和组织损伤的最主要的方式是急性炎症反应。炎症的基本作用是：①传输效应细胞和分子进入感染部位；②激活局部凝血反应以阻止病原体通过血液扩散；③促进损伤的组织修复。以下主要介绍固有免疫效应细胞和分子在炎症反应中发挥的作用。

（1）释放炎症性细胞因子：在固有免疫的早期，组织中的巨噬细胞、肥大细胞及未成熟 DC 通过其 PRR 识别 PAMP 和 DAMP 后，通过胞内信号转导激活转录因子 NF-κB、AP-1 或形成炎性体，导致大量炎性细胞因子的产生。最主要的炎性细胞因子是 TNF、IL-1 和 IL-6。它们通过以下机制介导炎症反应：①加快局部血流，增加血管通透性，促进白细胞、血浆蛋白（含补体、抗体）及体液渗出；②促进血管内皮细胞表达促凝血蛋白，形成局部小血管凝血，阻止病原体扩散；③诱导肝脏合成多种急性期蛋白，如 MBL、CRP，激活补体；④作用于下丘脑体温调节中枢，升高体温，抑制病原体繁殖；⑤诱导 DC 向淋巴结迁移，促进抗原提呈并启动适应性免疫应答。

（2）募集吞噬细胞：血液中的中性粒细胞、单核细胞等被募集至感染或组织损伤部位是炎症反应的重要特征。感染或损伤部位产生的细胞因子，是募集吞噬细胞的主要分子。其作用为：① TNF 和 IL-1 诱导炎症部位的毛细血管内皮细胞表达黏附分子 E-选择素并增加 ICAM-1 和 VCAM-1 的表达；②趋化因子 CXCL8（IL-8）和 CCL2（MCP-1）可分别增加中性粒细胞和单核细胞上整合素黏附分子与其配基 ICAM-1 和 VCAM-1 的亲和力；③趋化因子可指导白细胞沿其浓度梯度迁移并聚集到感染或损伤部位；④ TNF、IL-1 和 IL-6 与 CSF 协同作用刺激骨髓中白细胞的产生。在上述细胞因子的作用下，血液中的白细胞与血管内皮细胞黏附并穿越血管内皮向血管外移行，聚集到炎症部位。中性粒细胞是首先到达炎症部位的效应细胞。

（3）吞噬细胞的吞噬和杀伤作用：被募集到感染部位的中性粒细胞、单核/巨噬细胞及 DC 等通过表面受体（主要是 C 型凝集素和清道夫受体）识别并结合微生物。被结合到吞噬细胞受体上的微生物随即被内化形成吞噬体，吞噬体和溶酶体融合后形成吞噬溶酶体，微生物被杀死，同时产生的肽段被提呈给 T 淋巴细胞启动适应性免疫应答。其他信号型受体通过识别 PAMP 传递信号增强吞噬细胞杀菌作用。覆盖了抗体、补体片段的微生物也可通过相应的调理素受体被吞噬细胞吞噬。

吞噬溶酶体中主要有三种杀菌机制。

1）活性氧（reactive oxygen species，ROS）：活性氧是具有很强杀菌能力的氧化物，由 NADPH 氧化酶（吞噬细胞氧化酶）利用氧分子产生。静息状态的中性粒细胞颗粒中及巨噬细胞溶酶体中的 NADPH 氧化酶因未完成组装而无活性。当存在 IFN-γ 和 TLR 的信号时，NADPH 氧化酶组装后活化，可在短时间消耗大量的氧分子，在吞噬溶酶体腔内产生超氧阴离子（O_2^-）。这一过程被称为呼吸爆发。超氧阴离子经超氧化物歧化酶转化为 H_2O_2，再进一步反应生成大量具有强烈杀菌作用的物质，如·OH、OCl^-、OBr^- 等。

2）NO：活化巨噬细胞也可通过 iNOS 酶产生活性氮，主要是 NO。在吞噬溶酶体内，NO 与过氧化氢或超氧化物一起产生高反应性的过氧化亚硝酸盐自由基杀死微生物（图 1-11-3）。

3）蛋白水解酶：活化的中性粒细胞和巨噬细胞在其吞噬溶酶体中也可产生数种蛋白水解酶破

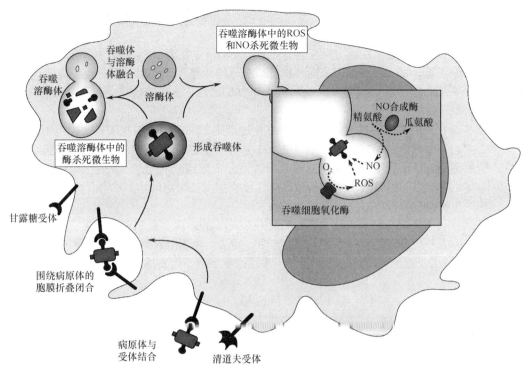

图 1-11-3　吞噬细胞杀菌机制

坏微生物。如弹性蛋白酶是具有广谱杀菌作用的丝氨酸蛋白酶。另一个重要酶是组织蛋白酶 G。

当巨噬细胞和中性粒细胞高度活化时，产生的溶酶体酶、ROS 和 NO 如果进入胞外环境，可导致正常组织的损伤。

2. 抗病毒反应　固有免疫在抗病毒感染中的主要作用是诱导 Ⅰ 型 IFN 的表达。Ⅰ 型 IFN 是一组介导早期固有免疫抗病毒反应的细胞因子，主要包括 IFN-α 和 IFN-β。几乎所有的细胞都可产生 Ⅰ 型 IFN，但 pDC 更擅长产生 Ⅰ 型 IFN，其产量约为其他细胞的 1000 倍以上。病毒核酸与细胞内病毒感受器（某些 TLR 和 RLR）结合，激活 IRF3 和 IRF7，进而产生 Ⅰ 型 IFN。

Ⅰ 型 IFN 的抗病毒作用机制：①由病毒感染细胞分泌的 Ⅰ 型 IFN 通过与邻近未感染细胞表面 Ⅰ 型 IFN 受体结合，启动胞内信号途径，使细胞进入抗病毒状态，遏制病毒在细胞内的复制。例如，Ⅰ 型 IFN 激活丝氨酸 / 苏氨酸蛋白激酶（PKR），可封闭病毒转录和翻译，激活 2′, 5′- 寡腺苷酸合成酶促进病毒 RNA 的降解。②促进病毒感染细胞 MHC Ⅰ 类分子表达，从而增加其被 CTL 识别和攻击的概率。③促进 NK 细胞和 CTL 的细胞毒作用，杀伤病毒感染细胞。

3. NK 细胞及固有样淋巴细胞的效应

（1）细胞毒作用：NK 细胞、γδT 细胞及 NKT 细胞均可通过细胞毒作用破坏病原体感染的细胞及肿瘤细胞，甚至对病原体本身也具有细胞毒作用。

（2）分泌细胞因子：NK 细胞、γδT 细胞及 NKT 细胞活化后可分泌多种细胞因子参与固有免疫反应。NK 细胞活化后分泌大量的 IFN-γ 可激活巨噬细胞并促进 T 细胞分化。NKT 细胞受到抗原刺激后能迅速产生 IL-4、IL-10 和 IFN-γ，辅助边缘区 B 细胞产生抗脂类抗体。γδT 细胞可分泌 IL-2、IL-3、IL-4、INF-γ、GM-CSF 和 TNF 参与免疫调节。

（3）天然抗体（natural antibody）：是 B1 细胞在没有明显抗原暴露的情况下产生的具有有限多样性的抗体。天然抗体大部分是 IgM，识别病原体、"压力"细胞及濒死细胞表面的糖类或脂类。例如，病原体细胞膜及凋亡细胞表面暴露的磷脂基团（如溶血磷脂酰胆碱和磷酸胆碱）可被天然抗体识别，因而有利于清除病原体和凋亡细胞。健康的宿主细胞则不会暴露这些磷脂基团。抗 ABO 血型抗体也是一类天然抗体，它们的存在导致了输血反应及超急性排斥反应。

第四节 固有免疫应答与适应性免疫应答的关系

1. 启动适应性免疫应答 在固有免疫应答阶段，APC（主要为 DC）摄取并加工处理抗原，将抗原肽 -MHC 分子复合物表达于细胞表面，将抗原提呈给 T 细胞；同时，固有免疫应答诱导 APC 表面共刺激分子（如 B7 等）表达上调，为特异性 T 细胞的活化提供双信号，从而启动适应性免疫应答。

2. 影响适应性免疫应答的类型和强度 固有免疫细胞分泌不同的细胞因子，决定不同的免疫应答类型。例如，胞内菌感染时，APC 分泌 IL-12 诱导 T 细胞分化为 Th1，发生以细胞免疫为主的反应；蠕虫感染时，活化的肥大细胞释放 IL-4，促进 T 细胞分化为 Th2，发生以体液免疫为主的反应。固有免疫产生的细胞因子也可刺激适应性免疫中淋巴细胞的增殖和分化，如 IL-6 促进活化的 B 细胞产生抗体。

3. 参与适应性免疫应答的效应 大多适应性免疫应答的效应细胞和分子并无直接杀伤病原体的作用，需依赖固有免疫细胞和分子协同发挥作用。例如，抗体需通过调理作用和激活补体才能有效清除病原体；Th1 细胞需通过分泌细胞因子激活巨噬细胞才能发挥其效应。

（王旭丹）

第12章　适应性免疫应答

　　适应性免疫应答是指 T 细胞和 B 细胞识别抗原后活化、增殖、分化为效应细胞，并产生免疫效应的全过程。固有免疫应答是机体最早启动的抗感染防御机制，但某些病原体能突破这一早期防御，在体内持续增殖。机体的淋巴细胞在体细胞阶段通过多基因片段重组和突变形成了高度多样性的抗原受体（TCR、BCR），利用这些受体可感知几乎无限的抗原结构，从而建立适应性免疫应答（adaptive immune response）。适应性免疫应答具有抗原特异性和免疫记忆性，能够有针对性地对病原体发挥强有力的免疫效应，并建立对再次感染的免疫力。

　　适应性免疫应答的启动者是抗原，其本质是机体识别"自己"与"非己"，排除"非己"抗原，维持机体内环境稳定的保护性反应。但在某些情况下，免疫应答的结果可表现为功能障碍和组织损伤甚至引起疾病，如超敏反应性疾病、自身免疫病等。

　　适应性免疫应答可分为 T 细胞介导的细胞免疫（cellular immunity）和 B 细胞介导的体液免疫（humoral immunity）。外周免疫器官和组织（淋巴结、脾脏、黏膜相关淋巴组织等）是适应性免疫应答发生的主要场所，免疫细胞（主要是 APC 和 T、B 细胞）在此发生复杂的相互作用并彼此协作进行免疫应答。整个过程可分为三个阶段，即抗原识别阶段、活化增殖和分化阶段及效应阶段。抗原被清除后，活化增殖的淋巴细胞发生凋亡，免疫系统恢复稳态，同时形成抗原特异性记忆细胞（图 1-12-1）。

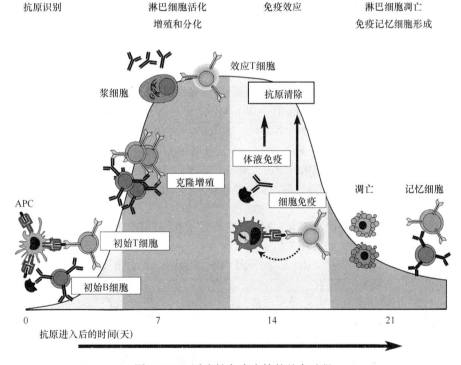

图 1-12-1　适应性免疫应答的基本过程

第一节　T 细胞介导的细胞免疫

　　发育成熟的初始 T 细胞从胸腺进入血液循环，到达外周免疫器官和组织，并在血液和淋巴组织间进行再循环，以便随时识别特异性抗原。T 细胞识别抗原后，增殖分化为效应 T 细胞，由效应 T 细胞发挥免疫效应,故称为细胞免疫。抗胞内寄生病原体感染和抗肿瘤主要依靠细胞免疫。

一、抗原的加工提呈与识别

T 细胞通过 TCR 识别抗原,但 TCR 不能直接与抗原分子结合,只能识别由 APC 加工处理后形成的抗原肽 -MHC 分子复合物(p-MHC)。

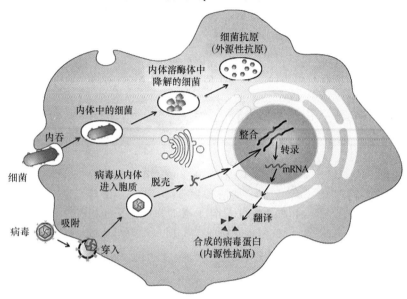

图 1-12-2 内源性抗原和外源性抗原的形成示意图

(一)抗原的加工处理与提呈

根据 APC 处理和提呈的抗原来源不同,可将抗原分为两类:一类为外源性抗原(exogenous antigen),指通过吞噬或吞饮等方式被 APC 从细胞外摄入的抗原,如胞外寄生菌、细胞等;另一类为内源性抗原(endogenous antigen),指在 APC 及宿主细胞内产生的抗原,如病毒蛋白、肿瘤抗原等(图 1-12-2)。这两类抗原的加工提呈途径不同:外源性抗原一般经 MHC Ⅱ类分子途径提呈,内源性抗原一般经 MHC Ⅰ类分子途径提呈。

1. MHC Ⅱ类分子提呈途径 外源性抗原进入机体后,经淋巴液引流至淋巴结或经血液转运入脾脏等外周免疫器官,被 APC 摄取;也可在感染部位被 APC 摄取,并带往局部淋巴结。抗原在 APC 的溶酶体中被加工处理成小分子多肽,以 p-MHC Ⅱ类分子复合物的形式提呈给 CD4⁺T 细胞识别,此途径也称为溶酶体途径(图 1-12-3)。

(1)抗原的加工和处理:APC 通过吞噬、吞饮及受体介导的内吞等方式摄取外源性抗原。抗原在胞质中被胞膜包裹,内化形成内体(endosome)。内体从胞膜下逐渐向胞质深部移动,最终与溶酶体融合成吞噬溶酶体。在吞噬溶酶体的酸性环境中,抗原被蛋白酶降解成含 13 ~ 18 个氨基酸的抗原肽。

(2)MHC Ⅱ类分子的合成与组装:MHC Ⅱ类分子在内质网中合成,由 α 链和 β 链折叠成二聚体,与内质网膜上一种称为 Ia 相关恒定链(Ia associated invariant chain,Ii)的辅助分子结合形成(αβIi)₃九聚体。Ii 可促进 MHC Ⅱ类分子形成,并阻止 MHC Ⅱ类分子与内源性多肽结合,促进 MHC Ⅱ类分子在细胞内转运。

(3)p-MHC Ⅱ类分子复合物的形成和提呈:(αβIi)₃九聚体被高尔基体转运至内体,其中的 Ii 链被逐级降解,但 MHC Ⅱ类分子的肽结合槽中仍保留一小段 Ii 链的残基,称为Ⅱ类相关恒定链短肽(class Ⅱ associated invariant chain peptide,CLIP)。随后,在 HLA-DM 分子的协助下,CLIP 与 MHC 分子解离,暴露出 MHC Ⅱ类分子抗原结合槽,吞噬溶酶体内的抗原肽与 MHC Ⅱ类分子结合形成复合物,向细胞表面移行,最后通过胞吐作用表达于 APC 表面,供 CD4⁺T 细胞识别。

2. MHC Ⅰ类分子提呈途径 内源性抗原在胞质中经加工处理后,以 p-MHC Ⅰ类分子复合物的形式提呈给 CD8⁺T 细胞识别,此途径也称为胞质溶胶途径(图 1-12-4)。

(1)抗原的加工处理与转运:内源性抗原经泛素化后,在胞质中被蛋白酶体中的蛋白酶降解成含 5 ~ 15 个氨基酸的肽段,此类肽段更易与 MHC Ⅰ类分子结合。降解的肽段经抗原加工相关转运体(transporter associated with antigen processing,TAP)转运至内质网腔。

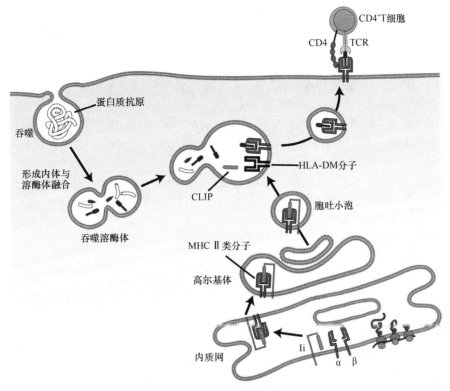

图 1-12-3 MHC Ⅱ类分子提呈途径

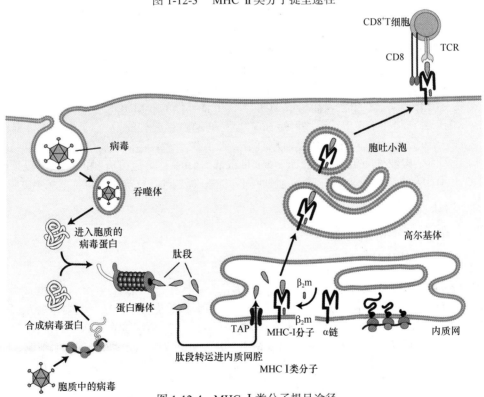

图 1-12-4 MHC Ⅰ类分子提呈途径

（2）MHC Ⅰ类分子的合成与组装：在内质网新合成的 MHC Ⅰ类分子 α 链进行部分折叠，继而与新合成的 β2 微球蛋白组装成完整的 MHC Ⅰ类分子。

（3）p-MHC Ⅰ类分子复合物的形成和提呈：被 TAP 转运至内质网的抗原肽与 MHC Ⅰ类分子的抗原结合槽结合，组成 p-MHC Ⅰ类分子复合物，由高尔基体转运至细胞膜表面，供 CD8⁺T 细胞识别。

3. 交叉提呈途径　在某些情况下，APC 摄入的外源性抗原可通过 MHC Ⅰ类分子途径提呈给 CD8⁺ T 细胞，内源性抗原也可通过 MHC Ⅱ类分子途径提呈给 CD4⁺T 细胞，这种提呈方式称为交叉提呈。交叉提呈在初始 CD8⁺ T 细胞活化及免疫耐受等过程中具有重要意义。例如，病毒感染的细胞被 DC 摄入，病毒抗原以 MHC Ⅰ类分子途径被提呈给 CD8⁺ T 细胞（交叉提呈），同时病毒抗原以 MHC Ⅱ类分子途径被提呈给 CD4⁺ Th 细胞（非交叉提呈），由此，CD8⁺ T 细胞在 CD4⁺ Th 细胞辅助下活化。

4. 脂类抗原的 CD1 分子提呈途径　CD1 为 MHC Ⅰ类样分子，主要提呈糖脂或脂质抗原。例如，脂质抗原（如分枝杆菌的细胞壁成分）与 CD1 分子结合后循内体途径表达于 APC 表面，被提呈给 CD1 限制性 T 细胞（如 γδT 细胞、NKT 细胞等）。CD1 无 MHC 分子样的多态性，主要参与固有免疫应答。

（二）T 细胞识别抗原

T 细胞的 TCR 识别 APC 提呈的抗原肽时，必须同时识别与抗原肽结合形成复合物的 MHC Ⅰ / Ⅱ 分子，此即 T 细胞的双识别，此特性被称为 MHC 限制性（MHC restriction）。

1. T 细胞与 APC 非特异性可逆结合　进入外周淋巴器官 T 细胞区的初始 T 细胞与集中在此处的 DC 接触时，T 细胞表面黏附分子（LFA-1、CD2 等）首先与 DC 表面相应配体（ICAM-1、LFA-3 等）发生可逆性的结合，这种结合有利于 TCR 筛选能特异性结合的 p-MHC 复合物。

2. T 细胞与 APC 特异性稳定结合　TCR 能与 p-MHC 发生特异性结合的 T 细胞被截留，不再进入循环，但此时 TCR 与 p-MHC 分子复合物之间的亲和力较低。T 细胞表面 CD4 或 CD8 分子作为 TCR 识别抗原的共受体（co-receptor）分别与 MHC Ⅱ /MHC Ⅰ类分子的非多态区结合，增强了 TCR 与 p-MHC 分子复合物间的亲和力，提高 T 细胞识别抗原的敏感性约 100 倍。TCR 的抗原识别信号由 CD3 分子向胞内转导，此时 T 细胞表面的 LFA-1 变构为高亲和力构型，使其与 ICAM-1 等配基的亲和力大大增强，进一步增强了 T 细胞与 APC 之间的结合。

3. 免疫突触的形成　T 细胞表面多组 TCR 结合了特异性的 p-MHC 复合物后，原本分散的多组 TCR-p-MHC 分子移动并集中，最终稳定在 T 细胞和 APC 接触处的中央。与此同时，APC 和 T 细胞表达的一系列黏附分子对相互结合，并向中心部位移动，最终形成一圈包围 TCR-p-MHC 的环状结构，这种结构被称为免疫突触（immunological synapse）。免疫突触的形成不仅增强 TCR 与 p-MHC 分子相互作用的亲和力、延长接触时间、促进 T 细胞信号转导，同时也将免疫突触中心与外环境隔离开（图 1-12-5）。

二、T 细胞活化、增殖和分化

（一）T 细胞的活化

初始 T 细胞活化需要双信号。第一活化信号为抗原识别信号，第二活化信号为共刺激信号。只有 DC 才能活化初始 T 细胞。效应 T 细胞和记忆 T 细胞的活化对第二信号的要求较低，甚至没有第二信号也可被活化。它们可被包括 DC 在内的所有专职 APC 及广义的 APC 活化。

1. CD4⁺T 细胞的活化　APC 将其表面 p-MHC Ⅱ类分子复合物提呈给 CD4⁺T 细胞，TCR 与 p-MHC Ⅱ类分子复合物特异性结合使 TCR 交联，该抗原识别信号经 CD3 转导入胞内，即 CD4⁺T 细胞活化的第一信号。同时，共受体分子 CD4 结合 MHC Ⅱ类分子增强了第一信号的转导。

CD4⁺T 细胞活化的第二信号（共刺激信号）由 APC 和 T 细胞表面黏附分子提供。T 细胞表面的 CD28 与 APC 表达的 B7-1（CD80）/B7-2（CD86）是最重要的一对共刺激分子（co-stimulatory molecule）。CD28 与 B7 结合发出的第二信号转导入胞内，可明显增强 T 细胞 IL-2 基因转录和稳定

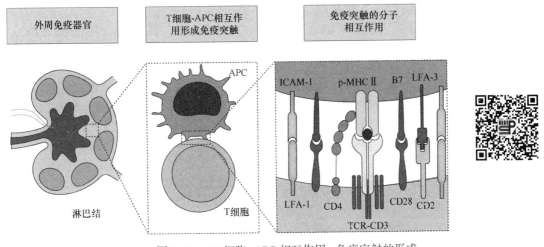

图 1-12-5 T 细胞 -APC 相互作用 - 免疫突触的形成

IL-2 mRNA，促进 IL-2 合成。共刺激信号对 T 细胞活化至关重要。T 细胞识别抗原后，如果没有共刺激分子提供第二信号，则呈无能状态（anergy）或者凋亡，不能进入增殖、分化阶段（图 1-12-6）。

T 细胞活化后可表达一种与 CD28 高度同源的 CTLA-4 分子。CTLA-4 也可与 B7-1 或 B7-2 结合，而且与 B7 的亲和力比 CD28 高约 20 倍。由于 CTLA-4 与 B7 结合后产生抑制 T 细胞活化的信号，从而限制了特异性 T 细胞的应答强度，避免克隆过度增殖（详见第 14 章）。活化的 T 细胞还表达 PD-1，与相应配体 PD-L1 或 PD-L2 结合，可抑制 T 细胞活化增殖。PD-1 和 PD-L1 的单克隆抗体已应用于肿瘤的免疫治疗（详见第 19 章）。

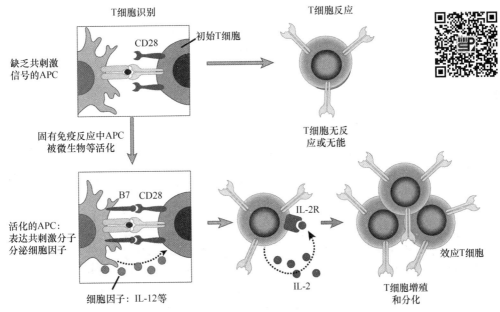

图 1-12-6 T 细胞活化的双信号

2. CD8⁺T 细胞的活化　CD8⁺T 细胞的活化同样也需要双信号。CD8⁺T 细胞识别的抗原主要来自病毒感染细胞、肿瘤细胞等，这些细胞因缺乏第二信号不能活化初始 CD8⁺T 细胞。初始 CD8⁺T 细胞的活化必须依赖 DC。来自病毒或肿瘤细胞的抗原经过 DC 加工处理，通过胞质溶胶途径形成 p-MHC Ⅰ类分子复合物，表达于 DC 膜上。初始 CD8⁺T 细胞的 TCR 与 p-MHC Ⅰ类分子复合物特异性结合，则获得活化的第一信号。

由于效应 CD8⁺T 细胞具有极大的破坏性，因此初始 CD8⁺T 细胞活化需要比初始 CD4⁺T 细胞更强的共刺激信号。初始 CD8$^+$T 细胞活化有两种方式：① Th 细胞非依赖性（直接活化），成熟 DC 能高表达共刺激分子，可直接为 CD8$^+$T 细胞提供共刺激信号。例如，某些病毒感染 DC，使其活化而表达高水平的共刺激分子，能直接诱导 CD8$^+$T 细胞产生 IL-2，并通过自分泌作用促进 CD8$^+$T 细胞增殖和分化。② Th 细胞依赖性（间接活化），如果 DC 不能提供足够强烈的共刺激信号时，CD8$^+$T 细胞的活化必须得到 CD4$^+$ 效应 T 细胞的辅助。过程如下：DC 捕获病毒感染细胞等靶细胞，经溶酶体提呈途径及交叉提呈途径将抗原进行加工处理，其表面表达 p-MHC Ⅰ类和 p-MHC Ⅱ类分子复合物，分别被相应的初始 CD8$^+$T 细胞和效应 CD4$^+$T 细胞识别。DC 表达的 B7 分子刺激效应 CD4$^+$T 细胞活化，分泌 IL-2 和表达 CD40L。效应 CD4$^+$T 细胞产生的 IL-2 可作为生长因子直接促进 CD8$^+$T 细胞活化；CD40L 与 DC 表面 CD40 结合，转导信号促进 DC 表达大量的 B7 等共刺激分子，进而为初始 CD8$^+$T 细胞提供足够的共刺激信号（图 1-12-7）。

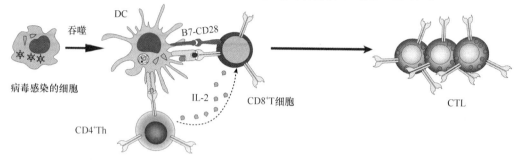

CD4$^+$Th 细胞分泌细胞因子直接刺激 CD8$^+$T 细胞活化、增殖和分化

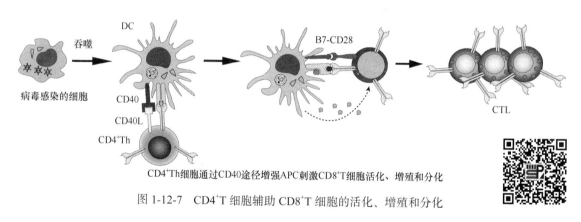

CD4$^+$Th 细胞通过 CD40 途径增强 APC 刺激 CD8$^+$T 细胞活化、增殖和分化

图 1-12-7　CD4$^+$T 细胞辅助 CD8$^+$T 细胞的活化、增殖和分化

　　正常情况下，机体组织细胞及静止的 APC 不表达或低表达共刺激分子，故当自身反应性 T 细胞识别这些细胞表面的自身抗原肽时，因缺乏共刺激信号而不能活化，处于无能状态甚至发生凋亡，以维持自身免疫耐受，避免引起免疫病理损伤。在病原体感染时，APC 通过其模式识别受体识别病原体的 PAMP，从而被激活并高表达共刺激分子，激活病原体抗原特异性的 T 细胞。因此，固有免疫应答能使适应性免疫应答在正确的时间与部位启动。但机体因感染或炎症诱导自身组织细胞表达共刺激分子或刺激 APC 的活化，则有可能导致自身反应性 T 细胞活化，出现自身免疫反应。

（二）T 细胞的增殖和分化

　　T 细胞从 APC 获得的双信号通过胞内的多种信号转导，最终诱导抗原特异性 T 淋巴细胞的克隆增殖与分化。

　　1. T 细胞的增殖　通常体内识别某一特异性抗原的初始 T 细胞数量甚少，只占 T 细胞总数的 $1/10^6 \sim 1/10^5$。活化信号转导至 T 细胞内后，激活相关基因，使 T 细胞表达多种细胞因子及其受体，通过自分泌和旁分泌作用，推动 T 细胞进入有丝分裂周期。在数天之内 CD8$^+$T 细胞克隆扩增到 T 细胞总数的 1/10 ～ 1/3，CD4$^+$T 细胞克隆扩增到 T 细胞总数的 1/10^3 ～ 1/10^2，使特异性 T 细胞克隆达到免疫应答所需的数量。

T 细胞增殖过程有多种细胞因子参与，其中最重要的是 IL-2。激活的 T 细胞可表达大量高亲和力 IL-2R 并分泌 IL-2，IL-2 与 T 细胞表面 IL-2R 结合，活化的 T 细胞即迅速增殖。

2. T 细胞的分化　T 细胞迅速增殖 4 ～ 5 天后，分化为功能各异、高表达各种效应分子、分泌不同细胞因子的效应 T 细胞亚群。部分活化的 T 细胞可分化为记忆性 T 细胞，在再次免疫应答中发挥作用。

（1）CD4$^+$T 细胞的分化：CD4$^+$T 细胞分化的效应细胞主要在辅助其他免疫细胞应答中起作用，故被称为辅助性 T 细胞（T helper，Th）。CD4$^+$T 细胞的分化途径依赖于它与 APC 及其他免疫细胞相互作用时所接收的信号。若存在微生物感染，尤其是胞内菌感染时，APC 分泌的 IL-12 和 NK 细胞分泌的 IFN-γ 通过激活转录因子 T-bet 诱导 T 细胞分化为 Th1；若存在蠕虫感染或变应原时，活化的肥大细胞、嗜碱粒细胞释放的 IL-4 通过诱导转录因子 GATA-3 促进 T 细胞分化为 Th2；若存在胞外菌或真菌感染时，炎症反应产生 IL-6、IL-1 以及未知来源的 TGF-β 通过诱导转录因子 RORγt 促进 T 细胞分化为 Th17。此外，一些 CD4$^+$T 细胞分化为具有下调免疫反应作用的诱导型调节性 T 细胞（induced regulatory T cell，iTreg）（图 1-12-8）。

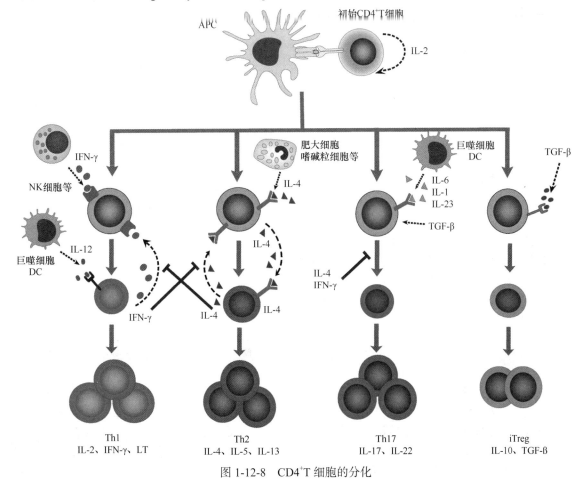

图 1-12-8　CD4$^+$T 细胞的分化

（2）CD8$^+$CTL 的分化：初始 CD8$^+$T 细胞只分化为细胞毒性 T 淋巴细胞（CTL）。CTL 遇到带有相应抗原的靶细胞时，发挥特异性杀伤靶细胞的效应。

（3）形成记忆 T 细胞：在 T 细胞分化过程中，部分 T 细胞分化为记忆 T 细胞。记忆 T 细胞处于静息状态，遇到再次进入体内的抗原则产生快速和增强的免疫应答。记忆细胞具有抗凋亡和自我更新能力，可长期维持记忆细胞库。根据归巢特点和功能不同，CD4$^+$和CD8$^+$记忆T细胞均可分为中央记忆T细胞（central memory T cell）和效应记忆T细胞（effector memory T cell）两类。中央记忆T细胞主要归巢到淋巴结，遇到抗原后发挥效应的能力有限，但能快速增殖产生更多的效应细胞；效应记忆T细胞主要归巢到外周（尤其在黏膜），遇到抗原后快速产生效应，但增殖不明显。因此，完全清除抗原更需要中央记忆T细胞增殖后产生的效应细胞。记忆T细胞是预防接种及机体抵抗病原微生物再感染的细胞学基础。

随着免疫反应的进行，抗原逐渐得到清除，此时大量活化的T细胞需要通过适时的凋亡来控制免疫应答强度。此负向免疫调节作用主要依赖于激活的T细胞所高表达的Fas配体（Fas ligand，FasL），FasL与自身及邻近T细胞上表达的死亡受体Fas结合，从而启动caspase级联反应而导致这些细胞凋亡，称为活化诱导的细胞死亡（activation induced cell death，AICD）。此外，机体还通过多种机制调控免疫应答的强度（详见第14章）。

三、T细胞应答的效应

在外周淋巴组织产生的效应CD4$^+$Th细胞和CD8$^+$CTL细胞进入血液循环。感染部位的血管内皮细胞被固有免疫应答产生的细胞因子激活而高表达黏附分子，效应T细胞在此处与内皮细胞黏附，穿越血管内皮进入感染组织发挥效应。

（一）Th细胞介导的免疫效应

Th细胞通过分泌的细胞因子和表达的膜分子激活其他免疫细胞以发挥免疫效应。

1.Th1的免疫效应　Th1最重要的免疫效应是激活巨噬细胞。此外，还具有辅助CD8$^+$T细胞、NK细胞及B细胞的作用。

（1）激活巨噬细胞：寄生在吞噬细胞吞噬体内的病原体可逃避抗体和CTL的攻击，Th1细胞可激活巨噬细胞并诱导炎症反应以清除胞内寄生病原体。Th1细胞进入感染部位，与巨噬细胞所提呈的抗原特异性结合，主要以两种方式诱导巨噬细胞活化：一是释放细胞因子IFN-γ等，激活巨噬细胞；二是通过细胞表面表达CD40L与巨噬细胞表面CD40结合，最终诱导巨噬细胞活化。活化巨噬细胞的吞噬和杀菌能力均大为增强，从而杀伤胞内寄生的病原体。

此外，Th1细胞分泌的细胞因子还可募集巨噬细胞，增强感染局部杀伤病原体的效应。例如，Th1细胞分泌的IL-3和GM-CSF可促进骨髓造血干细胞分化为单核细胞；TNF-α/β可使血管内皮细胞高表达黏附分子，有助于单核细胞和淋巴细胞黏附于血管内皮，并在CCL2等趋化因子作用下穿越血管壁，趋化至感染灶，吞噬消灭病原体。活化巨噬细胞分泌的TNF、IL-1、IL-6和趋化因子等炎性细胞因子可募集白细胞，加强炎症反应。

某些胞内菌感染巨噬细胞后，可抑制巨噬细胞活化，使细菌得以在胞内繁殖。活化的Th1细胞可通过其表达的FasL，诱导表达Fas分子的巨噬细胞凋亡，死亡巨噬细胞释放出来的胞内菌则可由新募集来的白细胞吞噬清除（图1-12-9）。

（2）促进抗体的类别转换：Th1产生的IFN-γ还能作用于B细胞，促进某些IgG亚类的类别转换，如IgG2a或IgG2c；但抑制IL-4依赖的类别转换，如IgE。形成的IgG亚类通过调理作用进一步促进巨噬细胞对病原体的吞噬。

（3）辅助其他免疫细胞：Th1细胞产生IL-2等细胞因子，可促进Th1、CTL等增殖，从而放大免疫效应。Th1细胞通过分泌IFN-γ及表达CD40L，可增强APC表达MHC、B7等分子，促进抗原提呈。Th1细胞分泌的细胞因子还具有活化NK细胞、中性粒细胞，辅助B细胞等作用。

2.Th2的免疫效应　Th2在机体防御中的作用主要为抗寄生虫感染，尤其是蠕虫感染。此外，Th2还在B细胞活化和Ig类别转换中发挥调节作用，并参与I型超敏反应（详见第15章）。

因蠕虫体积大，不能被吞噬细胞吞噬，故需特殊的清除机制。Th2分泌的IL-4和IL-13能刺

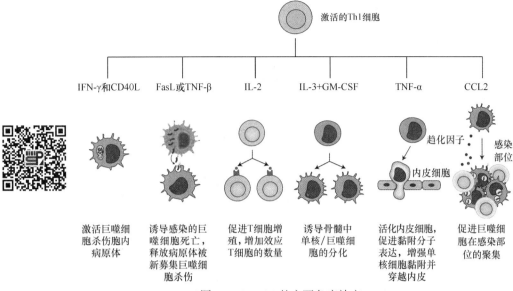

IFN-γ和CD40L	FasL或TNF-β	IL-2	IL-3+GM-CSF	TNF-α	CCL2
激活巨噬细胞杀伤胞内病原体	诱导感染的巨噬细胞死亡，释放病原体被新募集巨噬细胞杀伤	促进T细胞增殖，增加效应T细胞的数量	诱导骨髓中单核/巨噬细胞的分化	活化内皮细胞，促进黏附分子表达，增强单核细胞黏附并穿越内皮	促进巨噬细胞在感染部位的聚集

图 1-12-9　Th1 的主要免疫效应

激 B 细胞产生 IgE，IgE Fab 段与蠕虫抗原结合，其 Fc 段与嗜酸粒细胞（EOS）表面 FcεR 结合发挥调理作用。在 Th2 分泌的 IL-5 的激活下，EOS 释放多种毒性蛋白杀伤蠕虫。结合了蠕虫的 IgE 也可与肥大细胞表面高亲和力的 FcεR 结合，使肥大细胞活化，诱导局部炎症反应，有助于抗蠕虫感染。Th2 产生的细胞因子还与慢性寄生虫感染和过敏性疾病的组织修复、纤维化相关。

3. Th17 的免疫效应　Th17 的主要效应为诱导中性粒细胞炎症，以清除胞外细菌和真菌。

Th17 可分泌多种细胞因子，其中最重要的为 IL-17（IL-17A）、IL-22 和 IL-21。IL-17 刺激产生趋化因子和其他细胞因子（如 TNF），募集中性粒细胞；通过刺激 G-CSF 产生及其受体的表达促进中性粒细胞的产生。IL-22 可促进上皮细胞分泌抗菌肽杀伤微生物并促进损伤的上皮修复，因而增强了上皮的屏障功能。Th17 对早期感染中由固有免疫系统产生的炎症反应具有放大作用。此外，Th17 也出现在许多炎症性疾病的病理过程中，如银屑病、炎症性肠病、类风湿关节炎和多发性硬化症等。

（二）CTL 介导的免疫效应

CTL 大多数是 CD8$^+$T 细胞。CTL 对靶细胞的杀伤作用具有 MHC Ⅰ类分子限制性，即只杀伤表达特异性 p-MHC Ⅰ类分子复合物的靶细胞。CTL 细胞杀死靶细胞的过程如下。

1. 效 - 靶细胞结合　CTL 在趋化因子作用下到达抗原所在的部位。CTL 表达的黏附分子（如 LFA-1、CD2 等）以低亲和力结合靶细胞表达的相应配体（ICAM、LFA-3 等），随之 CTL 表面的 TCR 特异性扫描靶细胞表面的 p-MHC Ⅰ类分子复合物。一旦发生特异性结合，CTL 与靶细胞之间黏附分子对的结合亲和力即由低变高，效 - 靶细胞紧密接触。之后 TCR 及黏附分子对向效 - 靶细胞接触部位聚集，形成免疫突触。CTL 内细胞骨架系统（如肌动蛋白、微管）及胞质颗粒均朝向与靶细胞结合部位重新排列，使 CTL 的胞质颗粒内容物只向免疫突触中释放，以保证 CTL 只杀伤靶细胞而不损伤邻近的正常细胞。此时，效应 CTL 执行杀伤功能可不依赖共刺激信号。

2. 攻击靶细胞　CTL 细胞毒途径主要有以下几种：

（1）穿孔素 / 颗粒酶途径：效应 CTL 识别抗原并与之特异性结合后，释放胞质颗粒。

穿孔素（perforin）是储存于胞质颗粒中的细胞毒素，结构与 C9 相近，其生物学效应类似于补体激活所形成的膜攻击复合体。单体形式的穿孔素分泌于胞外，可插入靶细胞膜中，在钙离子存在的条件下在靶细胞膜上聚合，形成圆柱形的穿膜孔道，水与 Na$^+$ 经孔道迅速进入靶细胞内，导致靶细胞在数分钟内裂解死亡。随后效 - 靶细胞间黏附分子亲和力降低，两者随即分离。

颗粒酶（granzyme）是 CTL 胞质颗粒中另一类重要的细胞毒素，属丝氨酸蛋白酶。颗粒酶随

CTL 脱颗粒而出胞，经穿孔素在靶细胞膜上形成的孔道进入靶细胞，通过激活凋亡相关的酶系统诱导靶细胞凋亡。

（2）Fas/FasL 途径：CTL 活化后高表达 FasL，FasL 和靶细胞表面的 Fas 分子结合，转导一系列死亡信号，引起 caspase 级联反应，导致靶细胞凋亡。

（3）TNF 途径：效应 CTL 还分泌 TNF-α、TNF-β，可与靶细胞表面 TNFR 结合，介导靶细胞凋亡或直接杀死靶细胞。

CTL 效应机制的意义：靶细胞凋亡过程中激活内源性DNA内切酶，在裂解靶细胞 DNA 的同时也可降解靶细胞内复制的病原体 DNA，从而阻止细胞死亡所释放的病原体再度感染邻近的正常细胞。而且在清除靶细胞时，因凋亡细胞无细胞内容物（如溶酶体酶等）外漏，可保护正常细胞免遭损伤。效应 CTL 杀死靶细胞后即与其分离，并再次识别结合表达相同抗原的靶细胞，通过上述机制将其杀伤。一个 CTL 可循环往复，连续、高效地杀伤靶细胞而自身不受损伤（图 1-12-10）。

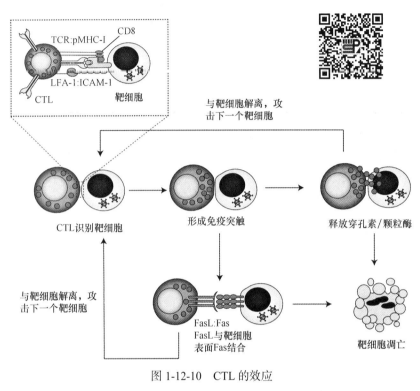

图 1-12-10　CTL 的效应

（三）细胞免疫应答的生物学意义

1. 抗感染　细胞免疫应答是清除胞内寄生病原体的主要防御机制，如抗病毒和胞内菌的感染；同时，也促进抗胞外菌、真菌和寄生虫的感染。

2. 抗肿瘤　T 细胞介导的细胞免疫在抗肿瘤免疫中发挥重要作用，可通过 CTL 的特异性细胞毒作用、细胞因子直接杀伤瘤细胞、活化巨噬细胞和 NK 细胞等发挥杀瘤效应。

3. 免疫损伤作用　Ⅳ型超敏反应、移植排斥反应、某些（器官特异性）自身免疫病等的发生、发展均主要由细胞免疫应答介导。

第二节　B 细胞介导的体液免疫

B 细胞既可识别 TD 抗原，也可识别 TI 抗原。针对 TD 抗原的应答属于适应性免疫，而针对 TI 抗原应答则因其有限多样性而更接近固有免疫。

循环中的初始 B 细胞不断经过各个外周淋巴器官和组织（淋巴结、脾脏、黏膜相关淋巴组织等）寻找可结合抗原。初始 B 细胞进入滤泡后会滞留数天，若遇到相应抗原并发生特异性结合，则启动 B 细胞的活化和增殖分化，最终产生浆细胞和记忆 B 细胞；如无可结合抗原，则再次进入循环。浆细胞能分泌特异性抗体，产生免疫效应。由于抗体主要存在于体液中，故将此类应答称为体液免疫应答。

一、B 细胞对 TD 抗原的应答

B 细胞对胸腺依赖性抗原（TD 抗原）的应答需要 T 细胞的辅助，介导此类应答的 B 细胞是 B2 亚群。

（一）B 细胞识别抗原并加工处理抗原

抗原可直接进入淋巴滤泡，也可经其他细胞捕获后进入淋巴滤泡，在此被初始 B 细胞的 BCR 识别。与 TCR 不同，BCR 能直接识别位于天然抗原表面的抗原表位（多为构象表位，也可为线性表位），而无需 APC 加工和提呈，亦无需 MHC 分子参与，即无 MHC 限制性。

B 细胞以 BCR 特异性结合抗原可向 B 细胞内转导抗原刺激信号；同时，通过内化作用将抗原摄入胞内，降解为肽段，形成抗原肽 -MHC Ⅱ 类分子复合物，供抗原特异性 Th 细胞识别，启动免疫应答。B 细胞对 TD 抗原的应答需要抗原特异性 T 细胞辅助，尽管 B 细胞以 BCR 识别的表位与它提呈的供 Th 细胞识别的表位不同，但两者来自同一抗原分子。只有特异性识别同一抗原分子上不同表位的 B 细胞与 Th 细胞之间才能发生相互作用。

（二）B 细胞的活化、增殖和分化

1. B 细胞的活化　B 细胞活化同样需要双信号。

（1）特异性抗原识别信号：BCR 识别并结合特异性抗原表位，发出抗原识别信号，即 B 细胞活化的第一信号，并由 Igα/Igβ 将信号传入 B 细胞内。

BCR 识别抗原 B 细胞表位的同时，B 细胞表面的复合分子 CD21/CD19/CD81 也参与了对抗原的结合，故 CD21/CD19/CD81 被称为 BCR 共受体复合物。对表面覆盖有补体片段的天然抗原而言，共受体复合物中的 CD21（CR2）可与补体片段（如 C3d，C3dg）结合，这一识别信号与 BCR 信号联合后，可使 B 细胞对抗原刺激的敏感性增强 1000 ~ 10 000 倍。CD21 与补体的结合引起了 BCR 与共受体复合物交联，使 CD19 胞内段相连的酪氨酸激酶和 Igα/Igβ 相关的酪氨酸激酶发生磷酸化，通过一系列级联反应，促进相关基因表达，有利于 B 细胞的激活。此外，某些微生物的 PAMP 通过结合 B 细胞的 TLR，增强 B 细胞活化。例如，TLR5 结合鞭毛，TLR7 结合 ssRNA 等均能促进 B 细胞活化（图 1-12-11）。

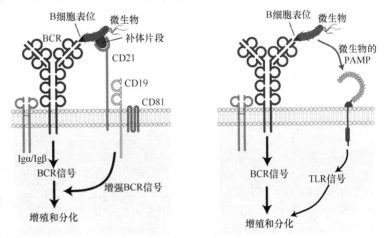

图 1-12-11　B 细胞活化的特异性抗原识别信号

（2）共刺激信号：B 细胞激活所必需的共刺激信号是由 B 细胞与 Th 细胞之间多对黏附分子结合产生，以 Th 细胞表面 CD40L 与 B 细胞表面 CD40 的结合最为重要。

初始 T 细胞在再循环中不断进入 T 细胞区，其中能够特异性识别 DC 提呈的抗原肽 -MHC Ⅱ 类分子复合物的初始 T 细胞即与之结合并被激活，增殖和分化为效应 Th 细胞。效应 Th 细胞在滤泡中 DC 等细胞释放的趋化因子作用下，向淋巴滤泡迁移。与此同时，滤泡中结合了抗原的初始 B 细胞，因获得 BCR 信号而离开滤泡，向 T 细胞区迁移。迁移的同时初始 B 细胞将结合的抗原内化，经加工处理抗原，形成 p-MHC Ⅱ 类分子复合物表达在细胞表面。效应 Th 细胞和 B 细胞在 T 细胞区与滤泡的边缘相遇。如果此 Th 细胞的 TCR 能识别 B 细胞表面的 p-MHC Ⅱ 类分子复合物，则发生两者的特异性结合，继而 Th 细胞表面高表达 CD40L，并分泌多种细胞因子。Th 细胞的 CD40L 与 B 细胞表面的 CD40 结合，为 B 细胞进一步活化提供最强的共刺激信号。在此信号作用下，B

细胞活化，进入增殖周期（图 1-12-12）。

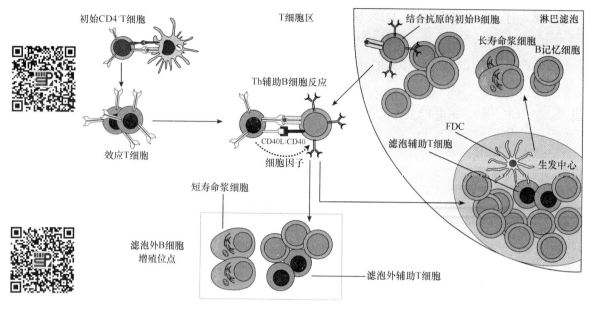

图 1-12-12　B 细胞对 TD 抗原应答的基本过程

（3）细胞因子：除上述双信号外，还必须有细胞因子参与，B 细胞才能进一步活化、增殖和分化。例如，IL-4 可促进 B 细胞活化，IL-2、IL-4 和 IL-5 可促进 B 细胞增殖，IL-4、IL-5、IL-6 等可促进 B 细胞分化为浆细胞。效应 Th 与 B 细胞间形成免疫突触，Th 细胞分泌的细胞因子被局限在形成突触的狭小范围内，直接作用于 B 细胞。

2. B 细胞的增殖和分化　B 细胞在获得足够的 CD40 信号及 Th 细胞提供的细胞因子信号后，进入增殖周期并分化为相应的效应细胞。活化 B 细胞在以下两个部位、循不同途径进行增殖和分化，并有不同的转归。

（1）在滤泡外的增殖和分化：部分活化 B 细胞集中在滤泡外的特定区域，如淋巴结的髓质区，形成 B 细胞滤泡外增殖位点，每个位点产生 100～200 个浆细胞并分泌抗体。这些浆细胞是短寿命的，可经历低水平的类别转换和体细胞突变，主要分泌 IgM 类抗体，在适应性免疫应答早期发挥短时的免疫效应。

（2）在生发中心的分化成熟：在滤泡边缘的 T-B 细胞相互作用的过程中，部分 Th 细胞在 B 细胞的协同刺激因子的作用下分化为滤泡辅助 T 细胞（T follicular helper cell，Tfh），并与部分活化的 B 细胞一起迁移进滤泡，形成生发中心。活化的 B 细胞在生发中心经历克隆增殖、体细胞高频突变（somatic hypermutation）与 Ig 亲和力成熟（affinity maturation）、Ig 类别转换等过程，最终分化为分泌各类高亲和力抗体的浆细胞及长寿命的记忆 B 细胞（图 1-12-13）。

1）形成生发中心：每个充分发育的生发中心最初来源于 1 个或几个抗原特异性 B 细胞克隆。生发中心的组织学结构由内向外分为暗区（dark zone）、明区（light zone）和冠状区（mantle zone）。暗区为快速增殖且排列紧密的 B 细胞（即生发中心母细胞），其 6～12 小时分裂 1 次。明区为经过快速增殖后增殖较慢的 B 细胞（即生发中心细胞），其中细胞排列疏松且分布有大量滤泡树突状细胞（FDC）和 Tfh。生发中心的形成及后续反应依赖 Tfh 和 FDC。冠状区为被推至边缘的初始 B 细胞。

2）体细胞高频突变和 Ig 亲和力成熟：体细胞高频突变是指在生发中心暗区内增殖中的 B 细胞 Ig V 区基因发生高频率的点突变。Ig 重链和轻链 V 区基因的体细胞突变率是其他体细胞的 10^3～10^4 倍，每次分裂约 50% B 细胞的抗原受体发生突变，由此形成极其多样性的 B 细胞克隆。V 区基因发生突变依赖 Tfh 提供的 CD40L 信号。体细胞高频突变是 Ig 亲和力成熟的基础。

经历体细胞高频突变的 B 细胞要免于凋亡，必须要接受两类信号刺激，即抗原刺激信号和共刺激信号。

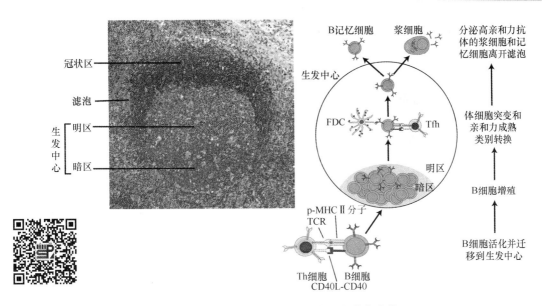

图 1-12-13　B 细胞在生发中心的分化成熟

生发中心的 FDC 表面富含 Fc 受体和补体受体，可将抗原或滤泡外早期抗原抗体反应中形成的免疫复合物长期滞留于表面，向 B 细胞提供抗原信号。由于体细胞高频突变使子代 B 细胞对抗原的亲和力出现差异，其中 BCR 与抗原低亲和力结合者，由于缺乏有效的抗原刺激信号，均发生凋亡而被清除。随着免疫应答的进行，抗原浓度下降，只有极少数 B 细胞能与抗原高亲和力结合，同时 B 细胞也能提呈抗原给 Tfh 细胞，促使 Tfh 为 B 细胞提供共刺激信号。由此，具有高亲和力 BCR 的 B 细胞被选择出来，进入下一轮增殖和突变。经历如此反复选择，最终存活的是表达高亲和力 BCR 的抗原特异性 B 细胞。

3）抗体类别转换（class switching）：又称为同种型转换，指抗体 V 区不变（即结合抗原的特异性相同），但其重链类别（C 区）发生转变，从而导致 Ig 类型的改变。通过类别转换可由最初的 IgM 得到具有相同抗原特异性的 IgG、IgA 和 IgE。类别转换依赖 CD40 信号和细胞因子信号。生发中心的 Tfh 表达 CD40L，为 B 细胞提供 CD40 信号；Tfh 也分泌 IL-21、IL-4 和少量 IFN-γ，促进 Ig 类别转换。IL-4 诱导抗体向 IgE 和 IgG1 转换，IFN-γ 诱导 IgG2a 和 IgG3 的产生。针对不同病原体的免疫反应能通过类别转换得到最有利于该病原体清除的抗体类型。例如，IgM 对富含荚膜多糖的细菌感染即为有效抗体，较少发生类别转换；针对大多数病毒或细菌感染，则向 IgG 转换；蠕虫感染，则向 IgE 转换；黏膜的抗体反应则倾向于转换为 IgA。

4）生发中心中成熟 B 细胞的转归：在生发中心经历上述过程存活下来的 B 细胞分化为浆细胞或记忆 B 细胞，离开生发中心。浆细胞迁移至骨髓，其寿命较长，但停止分化，可高效率、长时间、持续性分泌高亲和力抗体。记忆 B 细胞（memory B cell）离开生发中心后多数进入淋巴细胞再循环，介导再次体液免疫应答。记忆 B 细胞寿命长，可在体内较长时间存在，当其再次遇到同一抗原时，可迅速活化、增殖、分化，产生大量高亲和力特异性抗体。

（三）B 细胞应答的效应

抗体是体液免疫应答的效应分子。抗体分子识别结合抗原后，通过中和作用、调理作用、激活补体、ADCC 作用等，并在其他免疫细胞或免疫分子的协同下清除抗原（详见第 4 章）。此外，抗体也参与多种免疫病理过程的发生，如Ⅰ型、Ⅱ型、Ⅲ型超敏反应，某些自身免疫病、移植排斥反应，以及作为封闭因子阻碍 CTL 杀伤肿瘤细胞，促进肿瘤生长等。

二、B 细胞对 TI 抗原的应答

TI 抗原（如细菌多糖、LPS 和多聚鞭毛蛋白等）能直接激活初始 B1 细胞并产生抗体。根据

TI 抗原结构和激活 B 细胞方式的不同，可将其分为 TI-1 和 TI-2 两种抗原。

1. **B 细胞对 TI-1 抗原的应答**　TI-1 抗原结构中含有 B 细胞丝裂原，主要是细菌胞壁成分如 LPS。高剂量 TI-1 抗原是 B 细胞的多克隆激活剂，其表位与 B 细胞表面的抗原受体结合，其丝裂原结构（M）与 B 细胞表面的丝裂原受体（M 受体）结合，通过丝裂原的作用，非特异性地激活多克隆 B 细胞，从而产生非特异性的低亲和力 IgM 类抗体。但是，低剂量 TI-1 抗原只能激活表达特异性 BCR 的 B 细胞。这是因为，当其浓度为多克隆激活剂量的 $10^{-5} \sim 10^{-3}$ 时，只有特异性 B 细胞的 BCR 才能竞争性结合到低浓度 TI-1 而被激活，产生特异性的低亲和力 IgM 类抗体。

2. **B 细胞对 TI-2 抗原的应答**　TI-2 抗原的结构特点是其表位重复显现并呈线性排列，如细菌荚膜多糖、多聚鞭毛蛋白。此类抗原与 BCR 亲和力强，在体内不易降解，可持久存在，使特异性 B 细胞的 BCR 广泛交联而引起 B 细胞活化，产生特异性抗体（图 1-12-14）。

3. **B 细胞对 TI 抗原应答的意义**　TI 抗原主要激活 $CD5^+$ B1 细胞。B 细胞对 TI 抗原的应答不需 Th 细胞辅助。由于无特异性 T 细胞辅助，故不能诱导抗体类别转换、亲和力成熟及记忆 B 细胞形成，所产生的抗体主要为低亲和力 IgM，不能引起再次应答。因为不需要 Th 参与，所以 B 细胞对 TI 抗原的应答发生迅速，使机体在感染初期、Th 效应细胞出现之前就能产生特异性抗体，发挥抗感染作用。

某些胞外菌的荚膜多糖使细菌能够抵抗吞噬细胞的吞噬，不仅逃避了吞噬细胞的吞噬清除，也不利于抗原加工处理，从而阻断了 T 细胞应答。而 B1 细胞针对此类 TI-2 抗原所产生的抗体，可发挥调理作用，促进吞噬细胞对细菌的吞噬消化，从而有利于将抗原提呈给特异性 T 细胞，促进细胞免疫应答的发生。

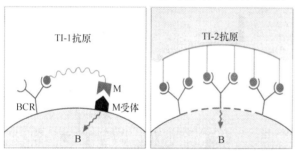

图 1-12-14　B 细胞对 TI 抗原的识别

第三节　适应性免疫应答的一般规律

在适应性免疫应答中，当抗原首次进入机体，初始 T、B 淋巴细胞活化至最终产生免疫效应称为初次应答（primary response）；初次应答中所形成的记忆淋巴细胞再次接触相同抗原，经历活化、增殖分化的过程，并产生较初次应答更为迅速、高效和持久的应答反应，称为再次应答（secondary response）或回忆应答（anamnestic response）。

用某种抗原免疫动物，一定时间后再次以相同抗原免疫动物，检测体内特异性抗体出现的时间、种类和含量的变化，可观察到 B 淋巴细胞初次应答和再次应答的不同，这种不同即抗体产生的一般规律（表 1-12-1，图 1-12-15）。

表 1-12-1　初次应答和再次应答抗体产生特性的比较

特性	初次应答	再次应答
抗原提呈	树突状细胞	记忆 B 细胞
所需抗原量	高	低
抗体产生的潜伏期	长	短
高峰浓度	低	高
维持时间	短	长
Ig 类别	主要为 IgM	IgG、IgE、IgA
亲和力	低	高
特异性	低	高

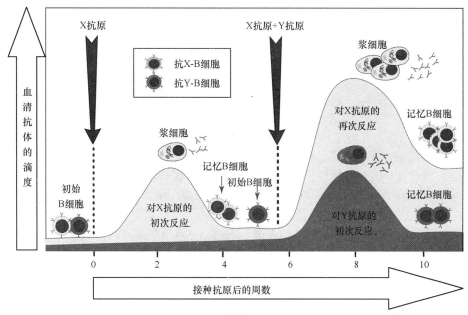

图 1-12-15　抗体产生的一般规律

T 细胞介导的细胞免疫应答具有类似的应答规律。初次应答和再次应答特点比较如下：

初次应答：①识别该抗原的淋巴细胞为初始 T、B 淋巴细胞；②细胞活化的阈值较高，对双信号的要求较为严格，只有 DC 才能活化初始 T 细胞；③细胞活化、增殖、分化的时间较长；④产生的效应 T 细胞及抗体的效应水平较低，特异性较低，维持的时间较短。

再次应答：①识别抗原的细胞为记忆 T、B 淋巴细胞或效应 T、B 细胞；②细胞活化的阈值较低，对协同刺激信号的要求并不严格，除 DC 外的其他抗原提呈细胞也能活化记忆和效应 T 细胞等；③记忆和效应细胞活化、增殖、分化迅速；④产生的效应 T 细胞及抗体的效应水平较高，特异性高，维持的时间较长。

上述免疫应答规律在医学实践中得到广泛应用。例如，制订最佳免疫方案，指导预防接种；检测特异性 IgM 类抗体可作为传染病早期诊断的指标；利用疾病早期及晚期血清中抗体类别及含量的变化，进行血清学试验诊断传染病等。在制备细菌多糖疫苗时，将其与蛋白质偶联，以激活 Th 细胞并引起抗体亲和力成熟和记忆细胞产生，可增强疫苗效果。

（王旭丹）

第13章 免疫耐受

机体免疫系统最基本的功能是识别异物并产生免疫应答，包括固有免疫和适应性免疫。前述的适应性免疫应答是对抗原的特异性免疫排斥，排除"非己"抗原，维持机体的自身稳定（homeostasis）。然而，在特定条件下，机体免疫系统接触某种抗原（如自身抗原）刺激后，表现为特异性免疫低应答或无应答，称为免疫耐受（immunological tolerance）。免疫耐受属于特异性免疫应答，同样具有抗原特异性、记忆性、诱导性和非遗传性等特点。诱导免疫耐受的抗原统称为耐受原（tolerogen）。同一抗原在不同情况下，既可以是耐受原，也可以是免疫原。

第一节 诱导免疫耐受的条件

免疫耐受的形成需要一定的条件，是机体免疫系统和耐受原相互作用的结果。因此，免疫耐受的产生取决于机体与抗原两方面因素。其机制尚未完全阐明。

一、机体因素

1. 免疫系统发育的程度　一般情况下，在免疫系统发育不成熟时（胚胎期或某些动物新生期）接受抗原刺激易形成免疫耐受，而在免疫系统成熟时则易诱导免疫应答。1945 年，Owen 观察到遗传背景不同的异卵双生小牛，由于胎盘血管相互融合，血液自由交流。出生后两头小牛体内同时存在着两种不同血型抗原的红细胞，构成红细胞嵌合体，且彼此皮肤移植也不排斥，但不能接受无关小牛的皮肤移植。这种现象表明，动物在胚胎期接触同种异体抗原可诱导免疫耐受。Medawar 等将 CBA（H-2^K）系小鼠的骨髓输给新生期 A 系小鼠，在 A 系小鼠 8 周龄时，移植 CBA 系小鼠的皮肤，移植的皮肤能长期存活而不被排斥。提示在机体的免疫系统尚未成熟的早期阶段接受抗原刺激可诱导免疫耐受。

2. 机体免疫功能状况　机体免疫功能被抑制时，接受抗原刺激容易诱导免疫耐受。动物研究发现，移植同种异体组织器官的同时或预先注射免疫抑制剂（如环磷酰胺等），即使移植后不再应用免疫抑制剂，移植物的存活期也显著延长，表明建立了一定程度的免疫耐受。

3. 动物种属与品系的遗传差异　不同种属动物对抗原刺激所产生的免疫应答存在着一定差异。例如，鼠类动物（如仓鼠、大鼠、小鼠等）在新生期接受抗原刺激，可以诱导免疫耐受，但有蹄类动物（如牛、马等）在新生期则很难诱导免疫耐受。同种动物不同个体间也存在着差异，不同品系实验动物对抗原免疫耐受的诱导与维持，存在着显著差异。例如，好发自身免疫病的（NZB×NZW）F1 小鼠较难诱导耐受，即使产生免疫耐受，耐受的维持时间也较短。

二、抗原因素

1. 抗原的性质　抗原的性质不同，刺激机体免疫应答的反应类型也不相同。一般而言，小分子、可溶性、非聚合单体物质以及与机体遗传背景接近的抗原，易诱导免疫耐受。例如，多聚鞭毛素（分子质量 10^4kDa）、单体鞭毛素（分子质量 40kDa）及由单体鞭毛素提取的成分 A（分子质量 18kDa）的耐受原性依次递增，而免疫原性依次递减。

2. 抗原的表位和抗原的变异　抗原分子中抗原表位的数量和结构影响免疫耐受的诱导和维持。例如，鸡卵溶菌酶（hen egg lysosome，HEL）N 端氨基酸构成的表位能诱导 Treg 细胞活化，C 端氨基酸构成的表位则诱导 Th 细胞活化。用天然 HEL 免疫 H-2^b 小鼠可活化 Treg 细胞，但抑制 Th 细胞，导致免疫耐受。如果去除 HEL N 端的 3 个氨基酸（即活化 Treg 细胞的表位），即可活化 Th 细胞，产生免疫应答。

3. 抗原剂量　抗原的剂量过高或过低均易诱导免疫耐受。1964 年，Mitchison 发现不同剂量的牛血清白蛋白（BSA）免疫小鼠，低剂量（10^{-8}mol/L）和高剂量（10^{-5}mol/L）均不诱导抗体产生，而可诱导免疫耐受；只有中剂量（10^{-7}mol/L）才能诱导高水平抗体产生。这种抗原剂量太低及太高引起的免疫耐受分别称为高带耐受（high-zone tolerance）和低带耐受（low-zone tolerance）。

4. 抗原进入途径　一般而言，经静脉注入抗原易诱导免疫耐受，腹腔次之，皮下和肌肉最难。但不同部位静脉注射引起的后果也不尽相同，如人丙种球蛋白（HGG）经颈静脉注入引起免疫应答，而经肠系膜静脉注入则引起免疫耐受。

经黏膜表面给予抗原（如口服抗原）可刺激产生 sIgA，引起局部黏膜免疫，但易诱导全身免疫耐受，这种现象称为"耐受分离"（split tolerance）。例如，小鼠实验性自身免疫性脑脊髓炎（experimental autoimmune encephalitis，EAE）模型是由 Th1 细胞和 CTL 细胞介导的对自身碱性髓鞘蛋白（myelin basic protein，MBP）的细胞免疫应答，致使靶细胞损伤；而口服 MBP 则能缓解 EAE。表明在某些情况下，口服抗原可以逆转免疫应答的类型，诱导免疫耐受。

第二节　免疫耐受产生的机制

免疫耐受的产生机制复杂，根据免疫耐受产生的部位不同，可分为中枢耐受（central tolerance）和外周耐受（peripheral tolerance）。中枢耐受是指胚胎期及出生后未成熟 T、B 细胞在中枢免疫器官（骨髓和胸腺）内发育的过程中，遭遇自身抗原刺激后所引起的免疫耐受。外周耐受是指外周 T、B 细胞遭遇抗原刺激后，由于克隆失活或功能被抑制而形成的免疫耐受。两者发生的诱因及形成机制有所不同。

一、中枢耐受机制

在中枢免疫器官中未成熟的 T 细胞或 B 细胞，接受自身抗原刺激，引发细胞程序性死亡，导致克隆清除（clonal deletion）。以 T 细胞自身耐受为例，T 细胞在胸腺中经历阴性选择，TCR 与胸腺基质细胞表达的自身抗原肽 -MHC 分子结合，引发细胞程序性死亡，导致针对自身抗原的 T 细胞克隆清除（详见第 10 章）。同理，若外来抗原通过某种机制进入中枢免疫器官，刺激未成熟的 T、B 细胞时，也可诱导类似的细胞克隆清除。如果胸腺及骨髓微环境细胞功能缺陷，阴性选择功能障碍，针对自身抗原的 T、B 细胞克隆则可进入外周，增加自身免疫病发生的风险。此外，也有研究发现中枢耐受也存在克隆无能现象，这可能与胸腺中存在 nTreg 细胞有关。

二、外周耐受机制

由于 T、B 细胞在胸腺和骨髓微环境遭遇的是机体组织细胞普遍存在的自身抗原，而针对某些组织特异性抗原的自身反应性 T、B 细胞未能在中枢免疫器官被清除。这些细胞进入外周免疫器官和组织后，主要通过以下机制诱导免疫耐受。

1. 克隆无能或清除　T 细胞活化需要双信号刺激，若缺乏共刺激信号则不能活化而成为无能细胞，产生免疫耐受。某些自身反应性 T 细胞进入外周后，所针对的自身抗原表达于不携带 MHC Ⅱ类分子的细胞表面，不能形成 T 细胞可识别的抗原肽 -MHC 分子复合物，则 T 细胞不被激活而呈现无能状态。某些自身抗原虽然形成抗原肽 -MHC 分子复合物，但这些组织细胞低表达或不表达协同刺激分子，也不能激活自身反应性 T 细胞，使 T 细胞呈无能状态，部分无能细胞易发生凋亡，引起外周克隆清除。

2. 调节性 T 细胞（Treg）的作用　自身抗原特异性 Treg 细胞可来自胸腺，也可在外周识别自身抗原后诱导产生。Treg 通过产生抑制性细胞因子 TGF-β、IL-10 等，抑制自身反应性 T 细胞的功能。用天然 HEL 免疫 H-2^b 小鼠活化 Treg 细胞，抑制 Th 细胞，可导致免疫耐受。表明机体在某些特殊情况下，接受抗原刺激后优先活化 Treg 细胞可诱导免疫耐受。

3. 调节性 DC 的作用　调节性 DC 是一群可以抑制免疫反应、诱导并维持免疫耐受的细胞，可以与 Treg 细胞相互作用，协同调控体内免疫应答的强度、范围和持续时间。体外研究证实，未成熟 DC 具有较强的抗原摄取能力，激活 Th 细胞的能力很弱，用单核细胞衍生的不成熟 DC 反复刺激初始 CD4[+] T 细胞，可以诱导产生分泌 IL-10 的 Treg 细胞，参与静息状态的免疫耐受。

4. 信号转导障碍　细胞分化发育受到严格的细胞信号转导调控，若信号转导障碍将导致细胞分化发育的停滞或异常。外周 T、B 细胞活化后，可表达多种抑制性受体，这些受体是免疫应答的共抑制分子，如 CTLA-4、PD-1、4-1BB 和 CD22 等。这些共抑制分子与相应配体结合后，可产生抑制性信号，控制免疫应答的发生强度或诱导 T、B 细胞无能而发生免疫耐受。T 细胞还可通过 Fas/FasL 介导的活化诱导的细胞死亡（AICD）产生免疫耐受（详见第 14 章）。

第三节　诱导和打破免疫耐受的临床意义及方法

免疫系统对"自己"和"非己"的有效识别是其发挥正常功能的核心，建立对"自己"的免疫耐受和对"非己"的免疫应答对维持机体免疫稳定和正常生理功能至关重要。免疫耐受与临床疾病的发生、发展及转归密切相关，诱导或打破免疫耐受，对移植排斥反应、超敏反应性疾病、自身免疫病、肿瘤和感染性疾病的防治具有重要的临床意义。

一、诱导免疫耐受的临床意义和方法

1. 防止移植排斥反应　依据经静脉大剂量给予抗原可以诱导免疫耐受的原理，在组织器官移植前，给受者大剂量静脉输注供者血液或可溶性 HLA 分子，诱导对移植物的免疫耐受，使移植的组织器官长期存活而不被排斥。还可以给受者胸腺内注射供者的有核细胞或可溶性 HLA 分子，并同时大剂量静脉输注供者有核细胞或可溶性 HLA 分子和免疫抑制剂，在诱导中枢免疫耐受的同时，也抑制了外周 Th 细胞活化，导致外周克隆无能和克隆清除，延长移植物在受体内的存活时间。

2. 防治超敏反应　对某些已知变应原的 I 型超敏反应患者，可通过小剂量、长间隔、反复多次皮下注射相应变应原的方法进行脱敏治疗。有研究表明，通过婴幼儿期逐步接触少量变应原食物，易建立免疫耐受，预防超敏反应性疾病的发生。

3. 防治自身免疫病　通过阻断 T、B 细胞活化的第二信号、拮抗性抗原肽诱导、口服自身抗原等方法，可重建自身免疫耐受。经口服抗原诱导全身免疫耐受，为临床治疗或控制自身免疫性疾病提供了新思路。

二、打破免疫耐受的临床意义和方法

1. 治疗肿瘤　肿瘤患者普遍存在着对自身肿瘤细胞免疫反应低下或缺如（即免疫耐受）的情况。如果打破这种耐受，就可激活自身抗瘤免疫。近年来，受到广泛关注的肿瘤免疫生物疗法，就是分离患者肿瘤组织抗原和外周血淋巴细胞（如树突状细胞），在体外将淋巴细胞用肿瘤抗原刺激成熟，然后将肿瘤组织抗原致敏的成熟淋巴细胞回输至肿瘤患者体内，激活肿瘤患者的抗肿瘤免疫效应，辅助肿瘤治疗，这有望成为继手术治疗、化学治疗、放射治疗、靶向治疗后肿瘤治疗领域的一场革新。

2. 防治感染性疾病　病原的慢性持续性感染是严重的公共卫生问题，机体缺少有效的免疫应答（免疫耐受）是导致病原持续感染的重要原因。因此，打破机体对该病原的免疫耐受，通过免疫应答清除持续感染的病原，对治疗慢性感染具有重要作用。例如，对 HBV 的免疫耐受是 HBV 表面抗原携带状态的重要原因之一，因此在设计和制备疫苗时，人工修饰 HBV 表面抗原中发挥载体作用的表位，保留天然 HBV 表面抗原中诱导中和抗体产生的表位，则有可能打破 HBV 表面抗原携带者对 HBV 的免疫耐受。

目前，打破或建立免疫耐受大多仍处于临床前实验阶段，直接进入临床研究及治疗的依然很少。因此，免疫耐受的产生及调节机制仍需进一步深入研究。

（张军峰）

第14章 免疫调节

免疫调节（immune regulation）是指在免疫应答过程中，免疫细胞和免疫分子之间，以及免疫系统与其他系统之间相互作用，从而使免疫应答维持在适度水平，以保证机体免疫功能稳定的生理过程。免疫调节包括正调节和负调节两个方面，其中负调节机制发挥主导作用。免疫调节功能异常，将会导致机体发生自身免疫病、肿瘤、超敏反应或严重感染等病理反应。

第一节　抗原、抗体和补体的免疫调节作用

一、抗原对免疫应答的调节

抗原的性质、剂量及进入机体的途径直接影响免疫应答反应的类型、强度和维持时间。免疫应答的强度和维持时间取决于抗原的持续存在，免疫应答随着抗原在体内分解、中和、清除而逐渐减弱并消失。

可溶性和单体抗原较易诱导免疫耐受，颗粒性和多聚体抗原则易激发免疫应答；过高或过低剂量抗原刺激，易诱导免疫耐受，而中剂量的抗原刺激，则易诱发免疫应答；经口服、静脉给入抗原易形成免疫耐受，而经皮下则易产生免疫应答。

多种抗原物质先后或同时刺激机体会发生抗原竞争。在一定时间内先进入机体的抗原抑制后进入抗原诱导的免疫应答；免疫原性较强的抗原表位抑制免疫原性较弱的抗原表位诱导的应答。

二、抗体和抗原抗体复合物对免疫应答的调节

通过注入免疫血清，人为地提高动物体内某一特异性抗体的数量，则该动物产生同一特异性抗体的能力迅速下降，表明抗体本身对特异性免疫应答具有负反馈调节功能。此负反馈调节，是因为抗体量的增加，加速了抗原的清除，从而降低了抗原浓度；同时，抗原抗体复合物通过抗原表位和抗体 Fc 段分别与 B 细胞的 BCR 和 FcγR Ⅱ -B 结合，使细胞表面的相应受体发生交联，引发抑制性信号，阻止 B 细胞的进一步活化和分化（图 1-14-1）。

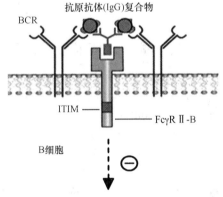

图 1-14-1　抗原抗体（IgG）复合物对 B 细胞抑制作用示意图

三、补体对 B 细胞激活的调节

补体成分通过与细胞表面的补体受体结合而调节免疫应答。滤泡树突状细胞（FDC）表面大量表达 C3b 受体（CR1），Ag-Ab-C3b 复合分子通过 C3b 结合于 FDC 表面，起着持续活化 B 细胞的作用。另外，B 细胞表面的 CD21（CR2）分子与补体激活过程中产生的 C3d、C3dg 结合，通过 CD19 分子活化胞内的蛋白酪氨酸激酶，促使 B 细胞激活。这种方式可明显降低 B 细胞激活的阈值（详见第 12 章）。

第二节　免疫细胞的免疫调节作用

一、免疫细胞直接参与的免疫调节作用

1.抗原提呈细胞的免疫调节作用　　不同的 APC 亚群以及处于不同成熟阶段的 APC 所表达的

特征性免疫分子或分泌的不同细胞因子决定了机体发生免疫应答的类型。一般地说，成熟的 APC 主要激发免疫应答，而不成熟的 APC 主要诱导免疫耐受。

2. Treg 细胞的免疫调节作用　Treg 细胞是一类具有负调节作用的 T 细胞，包括自然调节 T 细胞和诱导性调节 T 细胞。Treg 细胞活化后，通过释放 TGF-β 和 IL-10 等抑制性细胞因子，抑制 T 细胞活化或者使活化的 Th 细胞转为静止状态，从而抑制免疫应答的强度。

3. T 细胞亚群间的相互调节作用　免疫应答过程中，免疫细胞间可通过分泌细胞因子而相互刺激、彼此约束，从而对免疫应答进行调节。无感染时，Treg 细胞分泌的 TGF-β 抑制初始 T 细胞活化，Th1、Th2 和 Th17 均不能分化；Th1 分泌的 IFN-γ 可抑制 Th2 的分化，Th2 分泌的 IL-4 可抑制 Th1 的分化；Th1 分泌的 IFN-γ 和 Th2 分泌的 IL-4 均抑制 Th17 的分化。Th1/Th2 平衡、Th17/Treg 平衡是维持机体自身稳定的重要机制，其平衡失调与多种疾病的发生发展有关（图 1-14-2）。

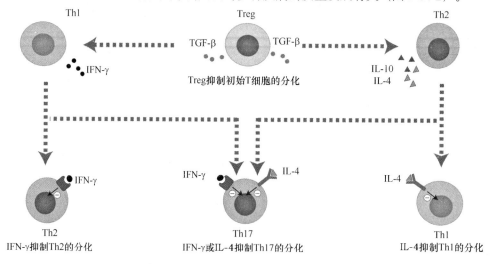

图 1-14-2　T 细胞亚群间的相互调节作用

二、免疫细胞表面受体的反馈调节

免疫细胞表面存在着多种功能性受体，包括激活性受体和抑制性受体，对免疫应答起调节作用。

1. 激活性受体　受体分子的胞内段带有免疫受体酪氨酸活化基序（immune receptor tyrosine-based activation motif, ITAM）。其基本结构为 YxxL/Ix（6-8）YxxL/I，其中 Y 为酪氨酸，L/I 为亮氨酸 / 异亮氨酸，x 代表任意氨基酸。ITAM 中的酪氨酸被磷酸化后，通过招募和活化蛋白酪氨酸激酶（PTK），启动激活信号，激活免疫细胞。

2. 抑制性受体　受体分子的胞内段带有免疫受体酪氨酸抑制基序（immune receptor tyrosine-based inhibitory motif, ITIM）。其结构为 V/L/IxYxxL。其中，V/L/I 为缬氨酸 / 亮氨酸 / 异亮氨酸。ITIM 中的酪氨酸发生磷酸化后，通过招募和活化蛋白酪氨酸磷酸酶（PTP），抑制由 PTK 引起的激活信号，发挥负调节作用，抑制免疫细胞活化。

T 细胞、B 细胞、NK 细胞和肥大细胞皆同时表达功能相反的激活性受体和抑制性受体（表 1-14-1）。不同配体分别与激活性受体或抑制性受体结合，对免疫细胞起着正、负调节作用。以 T 细胞的激活性受体 CD28 和抑制性受体 CTLA-4 为例，两者的胞内段分别有 ITAM 和 ITIM。CD28 与 CTLA-4 高度同源，配体均为 B7 分子。CD28 与 B7 结合提供 T 细胞活化的第二信号，CTLA-4 与 B7 结合启动抑制信号。T 细胞活化后表达 CTLA-4，约经 24 小时 CTLA-4 基本取代 CD28 与 B7 结合，使 T 细胞活化受阻，对 T 细胞产生负反馈调节作用（图 1-14-3）。重要的是，受到抑制的是已激活的 T 细胞，从而下调已出现的、高强度的特异性免疫应答。对无关 T 细胞不产生抑制作用。

表 1-14-1　免疫细胞表面的激活性受体和抑制性受体

免疫细胞种类	激活性受体	抑制性受体
T 细胞	TCR-CD3、CD28、4-1BB	CTLA-4、PD1
B 细胞	BCR-Igα/ Igβ	FcγR Ⅱ-B、CD22
NK 细胞	KIR2DS/DAP-12、CD94/NKG2C/DAP-12*	KIR2DL、KIR3DL、CD94/NKG2A
肥大细胞	FcεR Ⅰ	FcεR Ⅱ-B

*DAP-12 为连接分子，与 KIR2DS、CD94/NKG2C 偶联后构成激活性受体

三、免疫细胞的自身调节

Fas/FasL 介导的免疫细胞凋亡在免疫调节中起重要作用。在抗原反复刺激下活化的 T 细胞高表达 FasL 和 Fas，活化 T 细胞通过表面 FasL 或脱落的 FasL 与自身表面 Fas 分子结合，导致自身细胞凋亡；活化 T 细胞还可通过表面 FasL 与相邻的活化 T 细胞表面 Fas 结合，诱导后者凋亡；活化 T 细胞也可通过表面 FasL 与活化 B 细胞表面 Fas 结合，诱导 B 细胞凋亡。诱导凋亡的效应细胞和靶细胞均为活化的抗原特异性淋巴细胞，故称为活化诱导的细胞死亡（activation-induced cell death，AICD）。通过 AICD，被抗原活化并发生克隆扩

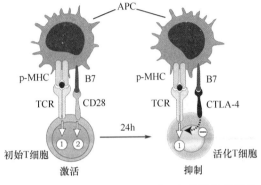

图 1-14-3　CD28 和 CTLA-4 对 T 细胞活化的调节

增的 T、B 细胞发生凋亡，适时终止免疫应答，使免疫系统恢复稳态。AICD 也是维持自身免疫耐受的重要机制之一（图 1-14-4）。*Fas/FasL* 基因突变，可引起自身免疫性淋巴细胞增生综合征。

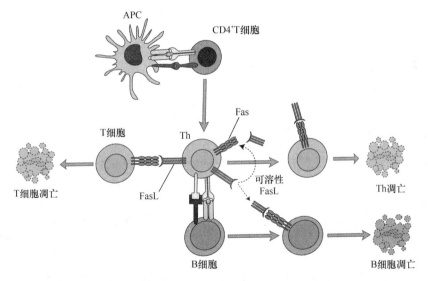

图 1-14-4　Fas 与 FasL 诱导活化的 T、B 细胞凋亡

第三节　独特型网络调节

1972 年，Jerne 根据现代免疫学对抗体分子独特型的认识，提出了免疫网络学说。在此基础上 Richter（1975 年）又进一步提出了独特型-抗独特型网络学说。其主要观点是：在抗原刺激发生之前，机体处于一种相对的免疫稳定状态，当抗原进入机体后打破了这种平衡，导致了特异性抗体（即

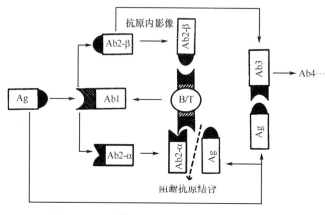

图 1-14-5　独特型 - 抗独特型网络调节示意图

图 1-14-5 中的 Ab1）的产生，当达到一定量时将引起针对 Ab1 分子独特型（即 Ig 可变区）的免疫应答，产生抗独特型抗体 Ab2。抗独特型抗体分为两种，分别为针对 V 区支架部位的 α型抗体（Ab2α）和针对 V 区抗原结合部位的 β 型抗体（Ab2β）。Ab2β 与抗原表位结构相似，并能与抗原竞争性地和 Ab1 结合，因而 β 型抗独特型抗体被称为抗原的内影像（internal image）。抗独特型抗体作为一种负反馈因素，对特异性抗体的分泌起抑制作用。然后，大量抗体 Ab2 的产生又可诱发出抗抗体（Ab3）。同样，T、B 细胞表面的 TCR/BCR 分子亦可被另一组相应的 T、B 细胞表面的 TCR/BCR 分子所识别，它们彼此之间存在着相互调节作用。这样，在体内就形成了淋巴细胞和抗体分子所组成的独特型网络结构，独特型网络在免疫应答的调节中起着重要作用。制备某种自身抗体骨架区的 α 型抗体（Ab2α）用于临床相关自身免疫病的治疗，有可能获得较好疗效。

第四节　基因水平的免疫调节

一、TCR/BCR 多样性与免疫调节

T、B 细胞的抗原识别受体 TCR/BCR 均由肽链组成，其结构均包括恒定区（C 区）和可变区（V 区）两部分。V 区实际上是由少数胚系基因片段，在 T、B 细胞发生过程中通过重排、拼接而成，从而形成了针对巨大数量抗原的特异性的 TCR/BCR。然而，对于不同种属、不同个体来说，这种重排和拼接不可能完全一致，可能存在着缺乏针对某一抗原表位的 TCR/BCR。这就是所谓的免疫识别盲区，即对某一抗原表位的天然免疫无反应性。

不同个体可能存在着不同的免疫识别盲区。因此，亲缘关系越远的男女通婚，就越有可能减少或避免其后代对抗原的免疫识别盲区，从而提高免疫应答能力，提高健康水平。

二、MHC 多态性与免疫调节

MHC 是参与抗原提呈的关键分子，其与被 APC 处理的抗原肽结合为复合物，将此复合物提呈给 T 细胞诱导免疫应答。由于 MHC 具有高度多态性，不同个体的细胞所表达的 MHC 分子不同，因而对不同抗原的提呈能力不同。若个体所拥有的 MHC 分子可与某一抗原肽结合，则机体可对该抗原发生免疫应答，反之则不能产生应答；若 MHC 分子与抗原肽高亲和力结合，则介导高强度免疫应答，反之则介导低强度应答。因此，MHC 多态性在群体水平可实现对免疫应答的基因调控。

第五节　神经 - 内分泌 - 免疫网络的调节

机体是一个有机的整体，免疫系统行使功能时，必然受到其他系统的影响和调节，其中影响最大的是神经系统和内分泌系统。几乎所有的免疫细胞上都存在着神经递质和内分泌激素受体。因此，可以说神经递质、内分泌激素与各种免疫细胞及免疫分子之间构成了调节性网络（图 1-14-6）。

一、神经内分泌系统对免疫系统的调节

免疫细胞可表达多种神经递质受体和激素受体，神经内分泌系统产生的神经递质和激素，能

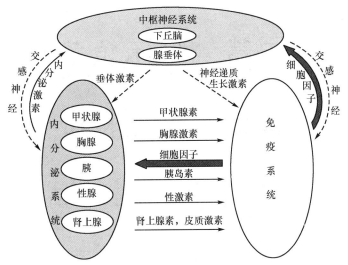

图 1-14-6 神经 - 内分泌 - 免疫网络调节示意图

作用于免疫细胞，对免疫系统发挥正、负调节作用。例如，儿茶酚胺、皮质类固醇和雄激素等抑制免疫反应；而雌激素、生长激素、甲状腺素、胰岛素等可增强免疫应答。

二、免疫系统对神经内分泌系统的调节

神经内分泌系统组织细胞可表达不同的细胞因子受体，免疫细胞分泌的细胞因子可作用于相应细胞，调节神经内分泌系统的功能。例如，IFN-α/β 促进肾上腺类固醇生成，IL-1 促进垂体 ACTH 和内啡肽释放等。

此外，免疫细胞也可分泌激素、神经肽，而神经、内分泌细胞也可分泌细胞因子。

三个系统协调形成神经 - 内分泌 - 免疫网络，进行整体调节。例如，IL-1、IL-6 和 TNF-α 可通过下丘脑 - 垂体 - 肾上腺轴，刺激皮质激素的合成，后者可下调 Th1 和巨噬细胞活性，使相应细胞因子的分泌减少，降低了对皮质激素合成的刺激，从而解除了皮质激素对免疫细胞的抑制。之后细胞因子含量又会增加，再次促进皮质激素的合成。如此循环，构成调节网络。

（孔庆利）

第四篇 临床免疫学

第15章 超敏反应

超敏反应（hypersensitivity）又称为变态反应（allergic reaction），是指机体受到某些抗原的持续刺激或再次接触相同抗原时，发生的一种以生理功能紊乱和（或）组织细胞损伤为主的病理性免疫应答。根据发生机制及临床特点，Gell 和 Coombs 将超敏反应分为四型：Ⅰ型（速发型）、Ⅱ型（细胞毒型）、Ⅲ型（免疫复合物型）、Ⅳ型（迟发型）。

第一节 Ⅰ型超敏反应

Ⅰ型超敏反应（type Ⅰ hypersensitivity）又称为过敏反应（anaphylaxis），主要由 Th2 细胞活化和针对环境中抗原的 IgE 抗体介导，肥大细胞和嗜碱粒细胞是关键的效应细胞，其释放的生物活性介质是引起各种临床表现的重要分子基础。其特点是：①发作快，消退亦快，故又称为速发型超敏反应；②常引起机体生理功能紊乱，无严重的组织细胞损伤；③有明显的个体差异和遗传倾向，患者对某些抗原易产生 IgE 抗体，称其为特应性个体或过敏性体质。

一、发生机制

Ⅰ型超敏反应的发生过程可分为致敏阶段和发敏阶段（图 1-15-1、图 1-15-2）。

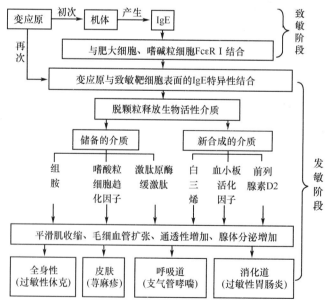

图 1-15-1　Ⅰ型超敏反应发生过程示意图

（一）致敏阶段

某些抗原能激活 Th2 细胞并诱导 B 细胞产生 IgE 抗体，IgE 立即与肥大细胞和嗜碱粒细胞表面的 IgE Fc 受体（FcεR Ⅰ）结合，此时机体处于致敏状态。

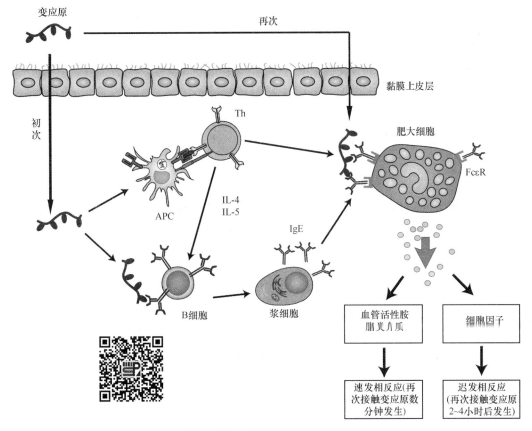

图 1-15-2 Ⅰ型超敏反应发生过程示意图

1. 变应原　引起Ⅰ型超敏反应的抗原称为变应原（allergen），主要有以下几类：①吸入性变应原，如植物花粉、真菌孢子和菌丝、螨类及其排泄物、动物皮毛等；②食入性变应原，如牛奶、鸡蛋、海产品、坚果及食品中某些添加剂等；③药物，如青霉素、磺胺等，可在体内与某些蛋白质结合而成为完全抗原。空气中的污染物，如 NO、SO 等能作为佐剂促进过敏反应的发生。

2. IgE 抗体的产生　多数个体接触变应原后不发生免疫应答，或通过产生 IgM、IgG 或 IgA 类抗体将抗原清除。当变应原进入过敏体质机体，可诱导 B 细胞产生 IgE 类抗体。IgE 主要由呼吸道及消化道等处黏膜固有层淋巴组织中的浆细胞合成，这些部位是变应原易于侵入引发超敏反应的部位。正常人血清中 IgE 水平极低，而过敏症患者血清 IgE 可高于正常人 1000 ～ 10 000 倍。

IgE 的产生受遗传因素、细胞因子等调控。Th2 型细胞因子 IL-4 和 IL-13 可促进 IgE 类抗体的转换和合成；Th1 型细胞因子 IFN-γ 能拮抗 IL-4 诱导 IgE 合成的作用，调节这两类细胞因子对防治过敏反应均有应用前景。

3. IgE 与效应细胞表面 FcεRⅠ结合　IgE 以高亲和力结合肥大细胞或嗜碱粒细胞表面 IgE Fc 受体（FcεRⅠ），使机体处于致敏状态。表面结合 IgE 的肥大细胞或嗜碱粒细胞称为致敏靶细胞，IgE 在细胞表面停留数月或数年后逐渐消失，过敏性也随之消退，致敏状态消失。

（二）发敏阶段

致敏机体再次接触相同变应原即发生超敏反应，此为发敏阶段。

1. 变应原与肥大细胞、嗜碱粒细胞表面 IgE 结合　肥大细胞主要分布于黏膜下层和皮下结缔组织，嗜碱粒细胞存在于血液中。处于致敏状态的机体再次接触相同变应原时，变应原与结合在肥大细胞或嗜碱粒细胞表面的两个以上 IgE 分子交叉结合，导致 FcεRⅠ构型改变而聚集，发生桥联反应，从而启动激活信号。

2. 致敏肥大细胞或嗜碱粒细胞活化和脱颗粒（degranulation）　肥大细胞和嗜碱粒细胞胞质中均含大量嗜碱性颗粒。发生交联的 FcεR I 通过其胞内段的 ITAM 基序传递胞内信号，诱导靶细胞脱颗粒，合成及释放生物活性介质（图 1-15-3）。抗 IgE 或 FcεR 的抗体也可刺激肥大细胞脱颗粒。机体还可通过 IgE/FcεR 非依赖机制，促使肥大细胞或嗜碱粒细胞脱颗粒并释放生物活性介质，引起类过敏样反应。例如，某些中药注射剂引起的过敏反应即属此类。

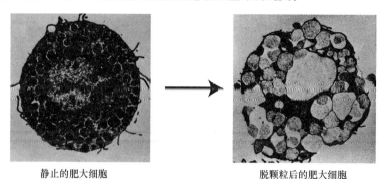

静止的肥大细胞　　　　　　　　　　　脱颗粒后的肥大细胞

图 1-15-3　肥大细胞活化脱颗粒

嗜酸粒细胞也是参与 I 型超敏反应发生的重要效应细胞。一方面，嗜酸粒细胞可在肥大细胞释放的细胞因子作用下被募集至炎症局部，诱导性表达 FcεR I，也可被 IgE 诱导脱颗粒，释放与肥大细胞和嗜碱粒细胞类似的生物活性介质；另一方面，嗜酸粒细胞能吞噬肥大细胞释放的颗粒，并能释放组胺酶、芳香硫酸酯酶等，灭活组胺、白三烯等生物活性介质，发挥负反馈调节作用。

3. 释放生物活性介质产生生物学效应　肥大细胞和嗜碱粒细胞活化后释放的生物活性介质有两类，即预先存在于颗粒内的介质和新合成的介质。这些介质的主要生物学活性为：①使毛细血管扩张并增加其通透性；②刺激平滑肌收缩；③促进黏膜腺体分泌；④趋化炎症细胞和促进局部炎症反应。

（1）预存于颗粒内的介质

1）组胺（histamine）：与组胺受体结合后，使毛细血管扩张、通透性增加，平滑肌收缩，黏膜腺体分泌增多。其作用短暂，很快被血浆中或嗜酸粒细胞释放的组胺酶灭活。

2）激肽原酶（kininogenase）：可将血浆中激肽原转变成激肽类物质，其中缓激肽能引起平滑肌（尤其是支气管平滑肌）缓慢收缩、血管强烈扩张和局部毛细血管通透性增加，并趋化嗜酸粒细胞和中性粒细胞。

3）嗜酸粒细胞趋化因子（eosinophil chemotactic factor，ECF）：为低分子质量多肽，能趋化嗜酸粒细胞。

（2）新合成的介质：主要是细胞膜磷脂代谢产物。

1）前列腺素 D_2（prostaglandin D_2，PGD_2）：主要作用是刺激支气管平滑肌收缩，使血管扩张、通透性增加。

2）白三烯（leukotriene，LT）：主要有 LTC4、LTD4 和 LTE4 三种。LT 引起支气管平滑肌收缩的作用比组胺强 100～1000 倍，且效应持续时间长，是引起支气管持续痉挛的主要介质。LT 还能促进腺体分泌，使毛细血管扩张和通透性增加。

3）血小板活化因子（platelet activating factor，PAF）：可凝集和活化血小板，使之释放活性胺类（如组胺和 5- 羟色胺），增强和扩大 I 型超敏反应。PAF 还可活化炎性白细胞，在迟发相反应中起重要作用。

4）细胞因子：主要有 IL-4、IL-5、IL-6 及 IL-13 等，可分别促进 Th2 细胞应答和 B 细胞发生 IgE 类型转换，进一步诱导淋巴细胞、单核吞噬细胞及粒细胞释放多种细胞因子和其他炎症介质。

生物活性物质作用于效应组织和器官，引起局部或全身的过敏反应。

根据效应发生的时相和持续时间的长短，可分为速发相和迟发相。速发相发生在机体再次接触相同抗原后数秒至数十分钟内，主要由组胺等引起，以血管扩张和通透性增加、平滑肌收缩、腺体分泌增加为特点。一般在数小时后可消退，但严重时发生过敏性休克则可致死。迟发相又称为迟发相反应（late phase reaction），在抗原再次刺激后 2～4 小时发生，持续 1～2 天或更长，主要由新合成的细胞因子引起。其特点是局部出现以嗜酸粒细胞为主的炎性细胞浸润，同时还有中性粒细胞、嗜碱粒细胞和淋巴细胞等。活化的此类细胞释放多种生物活性物质和酶，导致炎症反应和组织损伤。因此，又称为 I 型超敏反应性炎症（allergic inflammation，AI）。

I 型超敏反应的发生与遗传因素密切相关，已发现多个与过敏发病相关的候选易感基因。近年来，环境因素与过敏性疾病发生的关系受到高度关注，并提出了"卫生假说"。该学说认为，卫生条件的改善和医疗措施的应用使人们暴露于各种病原体的机会减少，造成免疫系统功能失调，如 Th1/Th2 失衡、Treg 细胞分化不足等，导致易发生过敏性疾病。

二、临床常见疾病

1. 过敏性休克　多于再次注射药物或抗毒素血清后数秒至数分钟之内发生，可导致死亡。

（1）药物过敏性休克：以青霉素引发最为常见，此外头孢菌素、链霉素、普鲁卡因等也可引起。药物半抗原进入体内与蛋白质结合为完全抗原，诱导机体产生 IgE 而致敏，再次应用相同药物即可发生过敏性休克。青霉素为半抗原，无免疫原性，但其降解产物（青霉噻唑醛酸、青霉烯酸等）可与体内蛋白质结合成为完全抗原；青霉素制剂中的大分子杂质也可能成为变应原，导致过敏性休克的发生。

（2）血清过敏性休克：临床上在用破伤风抗毒素和白喉抗毒素等动物免疫血清进行治疗或紧急预防时，部分患者可能出现过敏性休克。近年来，由于纯化免疫血清的应用，血清过敏性休克的发生已大为减少。

2. 呼吸道过敏反应　支气管哮喘和过敏性鼻炎最常见。支气管哮喘多为吸入或食入变应原后发生的支气管平滑肌痉挛、黏液分泌增多、气道变应性炎症。支气管哮喘的急性发作属速发相反应，发作快，消退也快；而迟发相反应发生慢，持续时间长，出现典型的以嗜酸粒细胞和中性粒细胞浸润为主的气道炎症。炎症细胞释放细胞因子及其他炎症介质，损伤呼吸道黏膜上皮，导致气道高反应性，加重临床症状。临床有 30% 的哮喘由非变应原因素诱发，如寒冷、运动等，其机制可能是通过其他途径（如神经递质等）激活肥大细胞脱颗粒。

3. 胃肠道过敏反应　少数人可由食入性变应原诱发胃肠道过敏症，出现恶心、呕吐、腹痛和腹泻等症状。由于胃肠道 sIgA 减少、局部黏膜防御功能下降及肠道蛋白水解酶缺乏，食入的异种蛋白不能完全被分解而通过损伤的黏膜进入机体引起致敏，发生胃肠道局部过敏反应。

4. 皮肤过敏反应　可由药物性、食入性或吸入性变应原诱发，也可由某些肠道寄生虫感染或冷热刺激引起。主要有急性荨麻疹、湿疹和血管性水肿。慢性荨麻疹可能由抗 IgE 或 FcεR 的自身抗体刺激肥大细胞脱颗粒而导致发病。

三、防治原则

I 型超敏反应的防治原则主要从变应原和发病机制两方面着手。

1. 寻找变应原并避免再接触　通过询问过敏史或借助皮肤试验检出变应原，也可用放射变应原吸附实验（RAST）检测患者血清中特异性 IgE 以检出变应原。对变应原应避免再接触，对某些必须使用者可行脱敏疗法。

2. 切断或干扰中间环节，终止发病或减轻过敏症状

（1）特异性脱敏疗法

1）异种免疫血清脱敏疗法：对皮试阳性又需注射免疫血清者，可采用小剂量、短间隔（20～30 分钟）多次注射的方法。其原理可能是：少量变应原仅引起少量致敏靶细胞释放微量生物活性介质，不足以引起明显临床症状；短时间内多次注射使致敏靶细胞分批脱敏，从而消除机体致敏状态，再注射大量免疫血清时则不发生过敏反应。此种脱敏是暂时的，经一定时间后，机体又重新致敏。

2）特异性变应原脱敏疗法：对某些已查明但难以避免接触的变应原，可应用低剂量、长间隔、多次皮下注射的方法进行脱敏。其原理可能是诱生 IgG 类循环抗体，降低 IgE 抗体水平；IgG 抗体与致敏靶细胞上 IgE 竞争性结合变应原，作为封闭性抗体阻断变应原与 IgE 结合。

（2）药物防治

1）抑制活性介质合成与释放：如阿司匹林、色甘酸钠、酮替芬、肾上腺素、儿茶酚胺等。

2）拮抗活性介质作用：氯苯那敏、苯海拉明、西替利嗪、曲吡那敏、氯雷他定、赛庚啶等可拮抗组胺的作用；孟鲁司特可拮抗白三烯的作用；阿司匹林可拮抗缓激肽的作用。

3）改善效应器官反应性：肾上腺素可解除支气管痉挛，还可使外周毛细血管收缩，升高血压，因此在抢救过敏性休克时具有重要作用。葡萄糖酸钙、氯化钙、维生素 C 等可解痉，并降低毛细血管通透性，减轻皮肤黏膜的炎症反应。

4）免疫生物疗法：人们试图通过调控 IgE 的产生治疗 I 型超敏反应性疾病，在动物实验和初步临床研究已取得效果。例如，将起佐剂作用的 IL-12 等分子与变应原共同使用，使 Th2 型免疫应答向 Th1 型转换，下调 IgE 的产生；针对 IgE 分子上与 FcεR 结合部位的单抗，与循环中 IgE 结合，阻止其与肥大细胞、嗜碱粒细胞结合；重组可溶性 IL-4 受体（sIL-4R）与 IL-4 结合，阻断其生物学效应，减少 IgE 产生。

第二节 II 型超敏反应

II 型超敏反应（type II hypersensitivity）又称为细胞溶解型超敏反应或细胞毒型超敏反应，特点是抗体（IgG 或 IgM）直接与靶细胞表面抗原结合，在补体、吞噬细胞和 NK 细胞参与下，导致靶细胞溶解。

一、发生机制

1.抗原诱导机体产生特异性抗体　引起 II 型超敏反应的抗原主要有以下几类：

（1）同种异型抗原：正常存在于细胞表面的同种异型抗原，如 ABO 血型抗原、Rh 抗原和 HLA 抗原。

（2）某些共同抗原：某些外来抗原与自身成分间存在共同抗原，如 A 族链球菌的某些组分与人心肌、心瓣膜、肾小球基膜间存在共同抗原。

（3）自身抗原：自身组织受外伤、感染、药物等影响可发生抗原性质改变，或使某些隐蔽的自身抗原进入血流，成为自身抗原（详见第 16 章）。

（4）外来抗原或半抗原：此类抗原进入机体后，可非特异性黏附或结合于细胞表面，诱导针对该抗原的免疫应答。

以上抗原诱导机体发生适应性免疫应答，主要产生 IgG 类和 IgM 类抗体。

2.抗体介导靶细胞破坏的机制

（1）激活补体溶解细胞：抗体与细胞表面抗原结合，激活补体经典途径而溶解细胞。

（2）促进吞噬细胞吞噬：抗体和补体裂解片段 C3b 通过与吞噬细胞表面相应的 FcR 或补体受体结合而介导调理吞噬作用，促进吞噬细胞吞噬、杀伤靶细胞。

（3）ADCC 作用：IgG 与靶细胞表面抗原结合，其 Fc 段与 NK 细胞和吞噬细胞表面 FcγR 结合，从而介导 ADCC 作用，杀伤靶细胞（详见第 4 章、第 12 章）。

以上效应导致靶细胞大量溶解、死亡，并出现相应的病变；但某些抗细胞表面受体的自身抗体与相应受体结合并不引起靶细胞破坏，而表现为刺激或阻断作用，导致靶细胞功能紊乱（图 1-15-4）。

二、临床常见疾病

1.输血反应　ABO 血型不符的输血，可导致红细胞大量破坏，此为溶血性输血反应。反复输

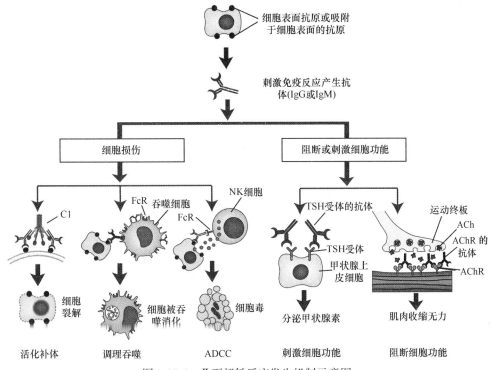

图 1-15-4　Ⅱ型超敏反应发生机制示意图

入含异型 HLA 和血浆蛋白抗原的血液，可在受者体内诱生抗白细胞、血小板和血浆蛋白的抗体，通过与相应血液成分结合而导致非溶血性输血反应。

2. 新生儿溶血症

（1）母胎 Rh 血型不符：多发生于妊娠妇女为 Rh⁻ 血型、胎儿为 Rh⁺ 血型者。母亲初次妊娠时因流产、胎盘出血或分娩时胎盘剥离，胎儿少量 Rh⁺ 红细胞可进入母体，刺激母体产生抗 Rh 的 IgG 类抗体。再次妊娠胎儿仍为 Rh⁺ 时，母体抗 Rh 抗体通过胎盘进入胎儿体内，并与 Rh⁺ 红细胞结合，激活补体及相关细胞，导致胎儿红细胞破坏，引起流产、死胎或新生儿溶血症。在产妇分娩后 72 小时内注射抗 Rh 抗体，可阻断 Rh⁺ 红细胞对母体的致敏，从而预防再次妊娠时发生新生儿溶血症。

（2）母胎 ABO 血型不符：多发生于母亲为 O 型、胎儿为 A 型、B 型或 AB 型。此型新生儿溶血症较常见，但症状较轻，其原因为：母亲天然血型抗体属 IgM 类，不能通过胎盘；进入母体的少量胎儿红细胞虽能诱生 IgG 类抗体，此类抗体可通过胎盘进入胎儿血流，但 ABO 血型抗原也可表达于其他组织细胞和血清中，因抗体与红细胞外的血型抗原结合而减少了对胎儿红细胞的影响。

3. 免疫性血细胞减少症

（1）药物过敏性血细胞减少症：药物半抗原与血细胞膜结合成为完全抗原，刺激机体产生针对药物的特异性抗体。此种抗体与结合于血细胞表面的药物（如青霉素、磺胺、奎宁等）结合，通过激活补体、调理吞噬及促进 ADCC 作用，导致血细胞溶解，发生溶血性贫血、粒细胞减少症及血小板减少性紫癜等。

（2）自身免疫性溶血性贫血：甲基多巴、吲哚美辛等药物或病毒等感染可造成红细胞膜成分改变，成为自身抗原，通过诱生自身抗体而引起红细胞溶解。

4. 抗基膜型肾小球肾炎和风湿性心肌炎　某些型别的 A 群链球菌与人类肾小球基膜或心肌细胞有共同抗原，链球菌感染后诱生的抗体可与肾小球基膜或心肌细胞发生交叉反应，导致抗基膜型肾小球肾炎（占肾小球肾炎的 15% 左右）或风湿性心肌炎。

5. 肺 - 肾综合征　又称为 Goodpasture 综合征，其可能的机制是：病毒感染或吸入某些有机溶剂造成肺组织损伤，导致肺组织免疫原性的改变，由此诱生的自身抗体与肺泡壁基膜发生反应，并与肾小球基膜发生交叉反应，引起以肺出血和严重肾小球肾炎为特征的疾病。

6. 受体抗体类疾病

（1）甲状腺功能亢进（又称为 Graves 病）：属刺激型超敏反应。患者体内的抗促甲状腺激素（TSH）受体的 IgG 类自身抗体与甲状腺细胞的 TSH 受体高亲和力结合，使甲状腺细胞产生大量甲状腺素，故称为长效甲状腺刺激素（long-acting thyroid stimulator，LATS），导致甲状腺功能亢进。

（2）重症肌无力：患者体内产生抗乙酰胆碱受体的自身抗体，该抗体结合乙酰胆碱受体后，使乙酰胆碱受体数量减少、功能降低，以致肌肉收缩无力（详见第 16 章）。

第三节　Ⅲ型超敏反应

Ⅲ型超敏反应（type Ⅲ hypersensitivity）又称为免疫复合物型超敏反应或血管炎型超敏反应，是由中等分子可溶性免疫复合物（immune complex，IC）沉积于局部或全身血管基膜后，通过激活补体，并在血小板、嗜碱粒细胞和中性粒细胞参与作用下，引起炎性病理改变。

一、发生机制

1. 免疫复合物的形成　内源性抗原（包括变性 DNA、核抗原、肿瘤抗原等）和外源性抗原（包括病原微生物抗原、异种血清以及药物半抗原与组织蛋白质结合形成的完全抗原等）诱导机体产生 IgG、IgM 或 IgA 类抗体，两者结合形成 IC。

2. 免疫复合物沉积的条件

（1）免疫复合物分子的大小：抗原与抗体比例不同，所形成 IC 的大小亦不同。大分子 IC，易被吞噬细胞吞噬清除；小分子 IC，可通过肾小球滤出；中分子可溶性 IC 既不易被吞噬细胞吞噬，又不能通过肾小球排出，可随血液循环播散，并沉积在不同组织部位。

（2）组织学结构与血流动力学因素：IC 易沉积在细胞因子和血管活性介质等引起毛细血管通透性增加的部位，或血管内皮细胞表达特定受体（C3bR 或 FcR）的部位。此外，血流缓慢的血管分叉处、血流量大而易产生涡流的部位、血流静水压力较高的部位等，也易发生沉积。

3. 免疫复合物引起炎症损伤的机制（图 1-15-5、图 1-15-6）　IC 沉积或镶嵌于血管基膜是造成血管基膜炎症和组织损伤的始动因素。

（1）激活补体：沉积的 IC 可通过经典途径激活补体，产生过敏毒素和趋化因子等，使趋化至局部的肥大细胞、嗜碱粒细胞释放活性介质，共同导致局部血管扩张和通透性增加，引起白细胞渗出和局部水肿。

（2）白细胞浸润和集聚：中性粒细胞趋化至 IC 沉积的局部，在吞噬 IC 时释放活性氧化物和各种溶酶体酶，损伤邻近组织。单核吞噬细胞浸润主要参与 IC 引起的慢性组织损伤。

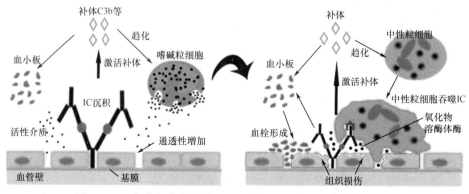

图 1-15-5　免疫复合物导致组织损伤的机制示意图

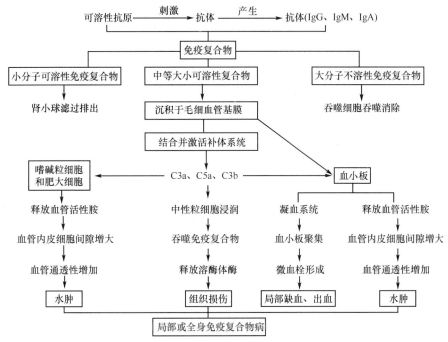

图 1-15-6 Ⅲ型超敏反应的发生机制示意图

（3）活化血小板：免疫复合物和 C3b 可使血小板活化释放血管活性胺类物质，导致血管扩张、通透性增加，加剧局部渗出和水肿；并激活凝血系统，形成微血栓，引起局部缺血、出血和组织坏死。

二、临床常见疾病

1. 局部免疫复合物病

（1）Arthus 反应：给家兔皮下多次注射马血清，局部出现剧烈炎症反应。其机制是多次注射异种蛋白刺激机体产生大量抗体，局部注射的抗原与相应抗体结合形成 IC，沉积在局部血管基膜，导致病理损伤。

（2）人类局部 ICD：胰岛素依赖型糖尿病患者反复注射胰岛素后，体内可产生相应的抗胰岛素抗体，抗体与胰岛素结合为 IC，可在注射局部出现类似 Arthus 反应的变化。长期大量吸入的植物性或动物性蛋白质及真菌孢子，与其诱导机体产生的抗体结合为 IC 并沉积于肺泡壁，可引起变态反应性肺泡炎或间质性肺泡炎（农民肺），也属此类反应。

2. 全身免疫复合物病

（1）血清病（serum sickness）：初次注射大剂量抗毒素（马血清）7～14 天后，可发生血清病。这是由于患者产生的抗抗毒素抗体与体内尚存的抗毒素结合，形成中等分子 IC，随血流运行至全身多处沉积，引起发热、皮疹、淋巴结肿大、关节肿痛等临床症状。此外，大剂量使用青霉素、磺胺药等也可出现血清病样反应。

（2）急性免疫复合物型肾小球肾炎：常发生于 A 群链球菌感染 2～3 周后，由抗链球菌抗体与链球菌可溶性抗原结合形成循环 IC，沉积在肾小球基膜所致。此型肾小球肾炎约占急性肾小球肾炎的 80%，也可由多种其他微生物感染、某些药物、异种血清或自身抗原等引起。

（3）类风湿关节炎（rheumatoid arthritis，RA）：可能由于病毒或支原体等的持续感染，机体产生变性 IgG 类抗体，作为自身抗原刺激产生抗变性 IgG 的 IgM 类抗体，即类风湿因子（rheumatoid factor，RF）。RF 与变性 IgG 结合成 IC，沉积在关节滑膜，引起炎症损害。

（4）系统性红斑狼疮（systemic lupus erythematosus，SLE）：患者体内出现多种自身抗体，如抗核抗体（乃抗各种核酸和核蛋白抗体的总称）。自身抗体与自身成分结合成 IC，沉积在全身多处血管基膜，导致组织损伤，表现为全身多器官病变。

（5）过敏性休克：大量 IC 出现在血流中，激活补体，可产生大量过敏毒素而发生过敏性休克，如用大量青霉素治疗某些感染性疾病时，由于大量病原体破坏释放大量抗原形成大量 IC 而发生。

第四节　Ⅳ型超敏反应

Ⅳ型超敏反应（type Ⅳ hypersensitivity）又称为迟发型超敏反应（delayed type hypersensitivity，DTH），是由致敏 CD4$^+$Th1 和 CD8$^+$CTL 细胞介导的，表现为以单个核细胞（单核 / 巨噬细胞、淋巴细胞）浸润和细胞变性、坏死为特征的超敏反应性炎症。该反应发生迟缓，一般在接触抗原 18 ~ 24 小时后出现，48 ~ 72 小时达高峰。Ⅳ型超敏反应属于细胞免疫应答。

一、发生机制

1. 抗原致敏 T 细胞　引起Ⅳ型超敏反应的抗原主要包括病毒、胞内寄生菌（如结核分枝杆菌、麻风杆菌）、寄生虫、真菌、细胞抗原（如肿瘤细胞、移植细胞）等。抗原刺激后，T 细胞活化、增殖，并分化为效应 Th1 及 CTL 细胞（致敏淋巴细胞），机体形成致敏状态（图 1-15-7）。

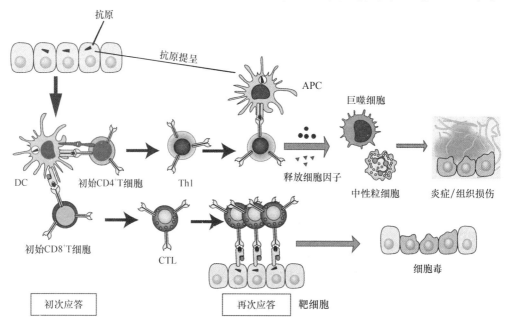

图 1-15-7　Ⅳ型超敏反应发生机制示意图

2. 致敏 T 细胞介导 DTH　CD4$^+$Th1 和 CD8$^+$CTL 两个 T 细胞亚群，通过识别 APC 或靶细胞表面抗原肽 -MHC Ⅱ类或抗原肽 -MHC Ⅰ类分子复合物而被活化，并发生反应。

（1）Th1 细胞介导的炎症损伤：效应 Th1 细胞受相同抗原再次刺激后，可大量释放 IFN-γ、TNF-β、IL-2、IL-3、GM-CSF、趋化因子等。这些细胞因子可直接发挥致炎作用，也可使单核 / 巨噬细胞和淋巴细胞在局部聚集并被激活，进一步分泌炎症介质，产生以单个核细胞浸润为主的炎症反应，并造成组织损伤（详见第 12 章）。

（2）CTL 介导的细胞毒作用：效应 CTL 细胞识别并结合靶细胞表面相应抗原而被激活，通过释放穿孔素和颗粒酶等，引起靶细胞溶解或凋亡；并通过 Fas/ FasL 途径，使靶细胞凋亡（详见第 12 章）。

若抗原持续存在，可致单核 / 巨噬细胞呈慢性活化状态，局部组织出现纤维化和肉芽肿。

二、临床常见疾病

1. **传染性超敏反应** 机体对胞内感染的病原体（如胞内寄生菌、病毒、某些寄生虫和真菌等）主要产生细胞免疫应答，但在清除病原体或阻止病原体扩散的同时，可因产生 DTH 而致组织炎症损伤，因此称为传染性超敏反应。例如，肺结核患者对结核分枝杆菌产生 DTH 可出现肺空洞、干酪样坏死等。同时，借助结核菌素试验可以判定机体是否对结核分枝杆菌具有细胞免疫力。该试验是将结核菌素（OT 或 PPD）注入受试者皮内，若为阳性反应，表明该个体对结核分枝杆菌具有细胞免疫力，也表明该个体曾感染过结核分枝杆菌或接种过卡介苗。

2. **接触性皮炎** 油漆、染料、化妆品、农药、药物或某些化学物质等小分子半抗原，与皮肤角蛋白、胶原蛋白或细胞结合成为完全抗原，皮肤 DC 摄取抗原，迁移至局部淋巴结提呈抗原给 T 细胞，刺激致敏淋巴细胞产生；当机体再次接触此类物质，即诱发 DTH，出现皮肤损伤。严重时，可发生剥脱性皮炎。

3. **DTH 参与的其他疾病** DTH 在同种移植排斥反应、自身免疫性脑脊髓炎、甲状腺炎、多发性硬化症等疾病的发生、发展中也起重要作用。

临床上的超敏反应性疾病并非仅由单一机制所致，常表现为以某一型损伤机制为主的混合型，如肾小球肾炎的发生与Ⅱ型、Ⅲ型、Ⅳ型超敏反应均相关。同一抗原在不同条件下也可引起不同类型的超敏反应，如青霉素可诱发Ⅰ型超敏反应，出现过敏性休克；还可诱发Ⅱ型、Ⅲ型、Ⅳ型超敏反应而分别引起血细胞减少症、休克、接触性皮炎。四种类型超敏反应的特点比较见表 1-15-1。

表 1-15-1 四种类型超敏反应特点的比较

类型	参与反应的主要成分	发生机制	疾病举例
Ⅰ型 （速发型）	IgE(少数为 IgG4) 肥大细胞 嗜碱粒细胞 嗜酸粒细胞	变应原与肥大细胞、嗜碱粒细胞表面 IgE 结合，使细胞释放活性介质，引起过敏反应	青霉素过敏性休克、支气管哮喘、食物过敏症、荨麻疹等
Ⅱ型 （细胞毒型）	IgG、IgM 补体 吞噬细胞 NK 细胞	抗体与靶细胞表面抗原结合，在补体、吞噬细胞和 NK 细胞参与下破坏靶细胞	免疫性血细胞减少症、新生儿溶血症、输血反应及 Graves 病等
Ⅲ型 （免疫复合物型）	IgG、IgM、IgA 补体 中性粒细胞 肥大细胞	中等大小的 IC 沉积于血管基膜，激活补体，吸引中性粒细胞、诱导嗜碱粒细胞脱颗粒、活化血小板等，引起炎症	免疫复合物型肾小球肾炎、血清病、类风湿关节炎、系统性红斑狼疮等
Ⅳ型 （迟发型）	致敏 Th1 细胞 致敏 CTL 细胞 单核 / 巨噬细胞	致敏 Th1、CTL 细胞再次与抗原相遇，产生多种细胞因子或直接杀伤靶细胞，引起以单个核细胞浸润为主的炎症反应	接触性皮炎、传染性超敏反应、移植排斥反应等

（郝　钰）

第16章 自身免疫和自身免疫病

第一节 概　述

一、自身免疫与自身免疫病

1. 自身免疫　正常情况下，机体将自身组织成分识别为"自己"，一般不对其产生免疫应答，或仅产生微弱的免疫应答，此为自身耐受（self tolerance）。某些情况下，自身耐受遭到破坏，机体免疫系统对自身成分发生免疫应答，产生自身抗体（autoantibody）或自身反应性T淋巴细胞（autoreactive T lymphocyte），称为自身免疫（autoimmunity）。目前认为自身免疫属于正常生理现象，健康个体体内存在一定量的自身抗体和自身反应性T细胞，它们在清除微量自身抗原（如衰老蜕变的自身成分）、维持免疫系统自稳状态中发挥作用。大多数自身抗体的效价较低，不足以造成自身组织的损伤，故又称为"生理性自身抗体"。

2. 自身免疫病　当自身耐受机制遭破坏，自身免疫应答过强或时间过长，以致破坏自身正常组织结构并引起相应临床症状时，才导致自身免疫病（autoimmune disease，AID）。

所有AID患者体内均存在针对自身抗原的自身抗体和（或）自身反应性T、B细胞。某些自身抗体（如抗血小板、甲状腺球蛋白、乙酰胆碱受体和肾上腺皮质细胞的抗体等）可直接导致疾病发生；另一些自身抗体（如抗DNA、核蛋白的抗体等）则通过形成免疫复合物而导致组织损伤。

二、自身免疫病的分类

（1）根据自身免疫应答所针对的靶抗原分为器官特异性（organ specific）自身免疫病和非器官特异性（non-organ specific）自身免疫病（表1-16-1）。前者靶抗原定位于特定的组织器官或

表 1-16-1　自身免疫病及其相应的自身抗原

自身免疫病	病变组织器官或细胞	已知的自身抗原
器官特异性自身免疫病		
慢性甲状腺炎	甲状腺	甲状腺球蛋白、甲状腺过氧化酶
弥漫性甲状腺肿（Graves 病）	甲状腺	甲状腺细胞表面 TSH 受体
原发性肾上腺皮质功能减退症（Addison 病）	肾上腺	肾上腺皮质细胞、ACTH 受体
自身免疫性胃炎（autoimmune gastritis）	胃	胃壁细胞腺苷酸环化酶、内因子
青少年型胰岛素依赖性糖尿病	胰岛	胰岛 B 细胞，谷氨酸脱羧酶（GAD）、酪氨酸磷酸酶（IA）
多发性硬化症	脑、脊髓	髓鞘碱性蛋白（MBP）
重症肌无力	肌肉	乙酰胆碱受体
自身免疫性溶血性贫血	红细胞	红细胞膜表面分子
特发性血小板减少性紫癜	血小板	血小板膜蛋白
非器官特异性自身免疫病		
类风湿关节炎	关节、肺、心脏等	IgG，中间丝相关蛋白，纤维蛋白
多发性肌炎（polymyositis）	骨骼肌	肌肉抗原，氨酰 tRNA
系统性红斑狼疮	皮肤、关节、肾、肺、心、脑等	核抗原（DNA、组蛋白、核糖核蛋白等）、细胞质成分（线粒体、微粒体）

细胞类型，病变常局限于特定器官，如胰岛素依赖型糖尿病（insulin dependent diabetes mellitus，IDDM）、多发性硬化症（multiple sclerosis，MS）和慢性甲状腺炎等；后者的靶抗原为多种器官或组织所共有，多为细胞核成分或线粒体等，病变可发生于多种器官及结缔组织，故又称为结缔组织病或胶原病，如系统性红斑狼疮（SLE）、类风湿关节炎（RA）及各种类型的血管炎等。但上述分类并不适用于所有自身免疫病，有的属于中间型（如原发性胆汁性肝硬化）。

（2）根据自身免疫病发病原因分为原发性自身免疫病（可为器官特异性、非器官特异性和中间型）和继发性自身免疫病（多为器官特异性，如外伤后交感性眼炎）。

（3）根据病程长短分为急性自身免疫病（如特发性血小板减少性紫癜、自身免疫性溶血性贫血）和慢性自身免疫病（如 SLE、RA），多数自身免疫病为慢性。

三、自身免疫病的主要特征

目前已明确的 AID 达 80 余种，常见为甲状腺疾病（包括甲状腺炎和 Graves 病）、类风湿关节炎、系统性红斑狼疮、多发性硬化症、胰岛素依赖型糖尿病等。上述疾病占 AID 发病率的 94% 以上，其共同特点如下：①多数自身免疫病的病因不清，患者以女性多见，发病率随年龄增长而升高，有遗传倾向。②患者体内可检出高效价自身抗体和（或）自身反应性 T 细胞，应用患者血清或淋巴细胞可使疾病被动转移。尽管患者体内存在高水平自身抗体，但对外源性抗原的免疫应答降低。③疾病常有重叠性，患者可出现多种自身免疫病的特征。④病情转归与自身免疫应答的强度密切相关。⑤除某些病因明确的继发性自身免疫病可随原发疾病治愈而消退外，多数病因不明的自身免疫病常呈反复发作和慢性迁延趋势。

第二节　自身免疫病的发病机制

在自身耐受机制正常的情况下，机体免疫系统对自身组织成分保持无应答或低应答状态。自身耐受的产生和维持有赖于中枢和外周耐受机制的共同作用（详见第 13 章），其异常和破坏是 AID 发生的根本原因。导致自身耐受破坏的因素多种多样，相互影响，相互制约，在不同的自身免疫病中，致病因素不尽相同，其作用机制尚未完全阐明。

一、自身免疫病发生的相关因素

（一）遗传因素与 AID

个体遗传背景从两方面影响机体对 AID 的易感性：①机体对特定（自身）抗原能否产生免疫应答及应答的强度受遗传控制，尤以 MHC 的作用最为重要；此外，自身反应特异性 TCR 和 BCR 的表达也与遗传背景有关。②多种免疫分子参与免疫应答、免疫耐受、免疫细胞凋亡或炎症反应，若编码这些分子的基因发生异常，可影响自身耐受的维持，表现为对 AID 易感。例如，*Fas/FasL* 基因缺陷的患者，其 AICD（活化诱导的细胞死亡）机制出现障碍，使自身反应性淋巴细胞的凋亡受阻，易发生自身免疫性淋巴细胞增殖综合征、SLE 等多种 AID；补体 C1、C4 或 C2 基因突变可导致免疫复合物清除障碍，易患 SLE 等疾病。

在诸多遗传因素中，人们对 HLA 与 AID 的关联进行了最深入的研究。现已发现，特定 HLA 基因型阳性个体患某些自身免疫病的危险性大于该基因型阴性的个体。此现象的机制可能是：不同型别 HLA 等位基因所编码的产物（HLA 分子），其抗原结合槽与特定抗原肽结合的能力（或亲和力）存在差异，某些型别的 HLA 分子更适合提呈特定的自身抗原肽，故易患相应自身免疫病。大样本群体调查提供了较可信的证据，如携带 HLA-DR3 者易患重症肌无力、SLE、胰岛素依赖型糖尿病（IDDM）和 Graves 病；携带 HLA-DR4 者易患类风湿关节炎、IDDM 和寻常性天疱疮；携带 HLA-B27 者易患强直性脊柱炎和急性前葡萄膜炎。

诱发 AID 的因素十分复杂，环境因素与遗传因素在 AID 发生中均发挥重要作用，缺一不可。

例如,单卵双生子发生 AID 的一致性为 50%,提示除遗传因素外,环境因素的参与也极其重要。同时,虽然风湿热与 A 群链球菌感染有关,但对于不具备相应遗传背景的个体,链球菌感染并不导致风湿热的发生。因此,AID 是在个体遗传背景的基础上,由异常环境因素所诱发的一类疾病。

感染、创伤、药物、物理及化学物质等环境因素均与 AID 发病密切相关,它们可诱发自身抗原产生,影响自身免疫的抗原提呈、应答与调节等,由此导致 AID 的发生,并决定其类型。

(二)自身抗原产生与 AID

1. 隐蔽抗原释放 在手术、外伤或感染等情况下,体内某些位于特定解剖位置而与免疫系统隔绝的隐蔽抗原(sequestered antigen)成分释放入血流或淋巴液,与免疫系统接触。由于这些抗原在胚胎期未曾与免疫系统接触,其高亲和力的自身反应性淋巴细胞克隆依然存在,并具有免疫活性,从而引发针对隐蔽抗原的自身免疫应答,导致 AID 的发生。例如,眼外伤导致眼球晶状体蛋白(隐蔽抗原)释放,刺激机体产生相应的自身抗体或激活特异性淋巴细胞,抗体或淋巴细胞与健侧眼发生反应,从而导致健侧眼发生交感性眼炎。

2. 自身抗原性质改变 生物(细菌、病毒、寄生虫)、物理(光、热、辐射)、化学(化合物、化学药物)等因素均可改变自身抗原性质,刺激机体产生免疫应答,引起 AID。例如,自身变性 IgG 与相应自身抗体(RF)结合形成的免疫复合物可引起类风湿关节炎等疾病。此外,多种药物与血细胞或其他组织细胞结合后,也能通过改变细胞的免疫原性引起 AID。

3. 分子模拟(molecular mimicry) 许多病原体具有与宿主正常细胞或细胞外基质相似的抗原表位,宿主针对病原体产生的免疫应答产物能与被模拟的宿主自身成分发生交叉反应,引发炎症和组织破坏,导致 AID 的发生。例如,多种微生物的热休克蛋白(HSP)与人 HSP 及多种组织有共同抗原,可因交叉反应而引发人肾小球肾炎、慢性活动性肝炎、类风湿关节炎、系统性红斑狼疮等。针对外来抗原(尤其是病原体)的抗体与自身抗原发生的交叉反应是诱发自身免疫异常的重要因素。

4. 表位扩展(epitope spreading) 正常情况下,自身抗原的隐蔽表位并不暴露或水平极低,故相应的 T 细胞克隆可能逃逸胸腺的阴性选择,出现在外周成熟 T 细胞库中。在 AID 发生过程中,APC 摄取组织损伤的碎片,并可能将自身抗原的隐蔽表位提呈给机体自身反应性淋巴细胞克隆,此现象称为"表位扩展"。随着疾病的发展,免疫系统不断扩大所识别的自身抗原表位的范围,使更多的自身抗原遭受免疫攻击,导致疾病迁延不愈,并不断加重。表位扩展与系统性红斑狼疮、类风湿关节炎、多发性硬化症和胰岛素依赖型糖尿病的发病相关。

(三)免疫功能异常与 AID

1. 自身反应性淋巴细胞产生和活化

(1)自身反应性淋巴细胞逃避"克隆丢失":自身反应性 T 细胞(或 B 细胞)在胸腺(或骨髓)内分化成熟过程中,通过识别基质细胞所提呈的自身抗原肽 -MHC 分子而发生凋亡,此即阴性选择所致的"克隆丢失"。由于胸腺(或骨髓)功能障碍或微环境发生改变,某些自身反应性淋巴细胞可能逃避阴性选择,免于被"排除",该克隆进入外周可针对相应自身抗原产生应答,引起 AID。

(2)淋巴细胞突变:理化、生物或某些原发因素导致淋巴细胞发生突变,使其抗原识别能力异常,可对自身抗原产生免疫应答。

(3)多克隆 T 细胞、B 细胞活化:许多病原体组分属多克隆激活剂或超抗原,可激活大量淋巴细胞克隆,其中针对自身物质的淋巴细胞产生自身抗体或自身反应性 T 细胞。例如,脂多糖(LPS)可非特异性活化大量 B 细胞,其中有自身反应性 B 细胞,产生自身抗体;EB 病毒也可活化多克隆 B 细胞,除产生特异性抗病毒抗体外,还可产生抗平滑肌、核蛋白、淋巴细胞和红细胞等的自身抗体;某些超抗原可激活大量 T 细胞,其中包括自身反应性 T 细胞。

(4)T 细胞旁路活化:在免疫耐受的诱导中,T 细胞和 B 细胞具有不同特点,通常 T 细胞比

B 细胞更易产生耐受。现已发现，机体对某些自身 TD 抗原的耐受主要是由于 Th 细胞耐受所致，此时 B 细胞仍保持对该自身抗原 B 细胞表位的应答能力。

某些微生物抗原具有与特定自身抗原相似或相同的 B 细胞表位，但具有不同的 T 细胞表位，这些微生物感染机体后，可激活针对微生物抗原 T 细胞表位的特异性 Th 细胞，从而绕过原已耐受的 Th 细胞，使由于缺乏 Th 细胞辅助信号而处于失活状态的自身抗原特异性 B 细胞克隆激活，产生自身免疫应答。此途径称为 T 细胞旁路（T cell bypass）活化。

2. 免疫分子表达异常

（1）MHC Ⅱ类分子表达异常：正常细胞（除专职抗原提呈细胞外）几乎不表达 MHC Ⅱ类分子，因而不能提呈自身抗原给自身反应性 T 细胞，这是 T 细胞对自身抗原产生外周耐受的机制之一。IFN-γ 等细胞因子可诱导组织细胞表达 MHC Ⅱ类分子，从而终止自身反应性 T 细胞的外周耐受，引发 AID。例如，胰岛素依赖性糖尿病患者的胰岛 B 细胞高表达 MHC Ⅱ类分子，而健康人的胰岛 B 细胞不表达该分子。

（2）T 细胞活化的共刺激分子表达异常：APC 表面共刺激分子表达下降或缺失，导致 T 细胞失能（anergy），是 T 细胞对自身抗原产生外周耐受的机制之一。多种病原体的组分（如 LPS、细菌 DNA 和病毒核酸等）具有免疫佐剂效应，可直接刺激固有免疫细胞产生细胞因子，使 APC 表达共刺激分子和黏附分子等，从而使自身反应性 T 细胞活化，引发 AID。

3. 免疫调节失衡

（1）Th1 细胞和 Th2 细胞功能失衡：病原体感染或组织损伤等因素所导致的炎症反应，能通过分泌的细胞因子影响 Th 细胞向 Th1 细胞或 Th2 细胞分化。Th1 细胞和 Th2 细胞功能失衡与 AID 发生相关。一般而言，Th1 细胞功能增强，多发生器官特异性 AID，而 Th2 细胞及其分泌的细胞因子可拮抗此类疾病的发生；Th2 细胞功能增强，则多发生非器官特异性 AID。但是，Th1 细胞也参与 SLE 和类风湿关节炎的发生。

（2）Th17 细胞和 Treg 细胞失衡：Th17 细胞是人体内最重要的致炎效应细胞之一，与 AID 的发生、发展密切相关。例如，在银屑病患者皮肤损伤处获得的 T 细胞显示出明显的 Th17 表型；Th17 细胞可以诱导类风湿关节炎患者的破骨细胞形成，促进软骨和骨头破坏 / 再吸收。另外，研究发现，Th17 细胞在病灶中的浸润程度与疾病严重程度呈正相关。已证实，神经脊髓型多发性硬化症患者脑脊液中 IL-17 的水平与脊髓损伤有显著关联。

CD4$^+$CD25$^+$ 调节性 T 细胞（Treg）可抑制自身免疫性疾病的发生。非肥胖型糖尿病（non-obese diabetic，NOD）小鼠自发出现 1 型糖尿病，但过继转移同品系小鼠的 Treg 细胞后则可抑制该疾病的发生；出生后 3 天的小鼠切除胸腺可引发多器官的自身免疫病，过继输入 Treg 细胞则可防止这些自身免疫病的发生。

研究证实，Treg 细胞和 Th17 细胞的动态平衡在维持机体免疫自稳的过程中发挥着重要的作用，两者失衡可导致 AID 的发生。

二、自身免疫病的组织损伤机制

AID 是由自身抗体和（或）自身反应性 T 细胞攻击破坏自身细胞和组织所致。AID 中自身组织损伤多由Ⅱ型、Ⅲ型、Ⅳ型超敏反应引起。

（一）自身抗体介导组织损伤（Ⅱ型超敏反应）

1. 抗细胞表面或细胞外基质抗原的自身抗体介导组织损伤　针对细胞表面或细胞外基质抗原的自身抗体直接与靶抗原结合，通过激活补体、趋化中性粒细胞和单核细胞、促进吞噬作用及 ADCC 作用等导致靶细胞的溶解破裂。另外，局部释放的炎症介质，引起肥大细胞活化、血小板聚集、血管平滑肌扩张和凝血途径活化等，可也导致细胞和组织损伤。例如，在自身免疫性溶血性贫血、自身免疫性血小板减少性紫癜、中性粒细胞减少症等疾病中，自身抗体与血细胞结合并激活补体系统，可直接导致细胞溶解破裂；同时，与抗体或 C3b、C4b 片段结合的细胞经过脾、肝和肺时，由 FcR 和补体受体 CR1、CR2 等介导调理作用，促进巨噬细胞吞噬和清除相应自身细胞。

2.抗细胞表面受体的自身抗体介导细胞和组织功能障碍 自身抗体与细胞表面特异性受体结合后，可通过以下机制导致该受体功能障碍。

1）模拟配体作用：自身抗体与受体结合，模拟其配体的作用，刺激靶细胞功能亢进。例如，Graves 病患者血清中存在抗促甲状腺激素受体（thyroid stimulating hormone receptor，TSHR）的自身 IgG 抗体，此 IgG 与 TSHR 结合，可模拟促甲状腺激素的作用，刺激甲状腺细胞分泌过量甲状腺激素，导致甲状腺功能亢进；某些低血糖症患者体内产生抗胰岛素受体（激活剂样）的自身抗体，此类抗体与胰岛素受体结合，可发挥类似于胰岛素样的效应，引起低血糖。

2）竞争性阻断效应：自身抗体与受体结合，可阻断天然配体与受体结合；或改变受体结构，从而抑制受体功能。例如，某些胰岛素耐叉性糖尿病患者体内产生抗胰岛素受体（拮抗剂样）的自身抗体，此类抗体可竞争性抑制胰岛素与受体结合，引发糖尿病。

3）介导受体内化与降解：自身抗体与受体结合后，介导受体内化并降解，或通过激活补体系统而引发细胞损伤。例如，重症肌无力患者体内存在抗神经肌肉接头部位乙酰胆碱受体的自身抗体，该抗体与乙酰胆碱受体结合，促进乙酰胆碱受体内化、降解，从而降低骨骼肌细胞对运动神经元所释放乙酰胆碱的反应性，出现以骨骼肌无力为特征的临床表现。

（二）自身抗原抗体复合物介导组织损伤（III型超敏反应）

可溶性自身抗原与相应抗体结合可形成循环免疫复合物，并随血流沉积于某些组织部位，造成组织损伤。SLE 是此类疾病的代表，其机制是：患者体内持续产生针对自身细胞核抗原（如核体、剪接体和胞质小核糖蛋白复合体）的自身 IgG 抗体，形成大量循环免疫复合物，沉积在肾小球、关节、皮肤及其他器官的毛细血管，进而引起肾小球肾炎、关节炎、皮肤红斑及多部位脉管炎等多器官、多系统病变，最终导致广泛而严重的小血管炎性损伤（尤其在肾、脑部）。

（三）自身反应性 T 细胞介导组织炎性损伤（IV型超敏反应）

自身反应性 T 细胞在多种 AID（尤其是器官特异性 AID）的免疫损伤中起重要作用。$CD8^+CTL$ 和 $CD4^+Th1$ 细胞均可介导自身组织细胞损伤，其机制为IV型超敏反应，主要引起单个核细胞浸润为主的炎性病变。例如，在 IDDM 中，$CD8^+T$ 细胞和 $CD4^+T$ 细胞浸润胰岛组织，CTL 特异性杀伤胰岛 B 细胞，Th1 细胞产生细胞因子引起炎症反应，并损伤胰岛细胞；在实验性自身免疫性脑脊髓炎（EAE）中，髓鞘碱性蛋白（MBP）特异性的 Th1 细胞介导中枢神经系统损害，过继转移 MBP 特异性 Th1 细胞克隆给正常动物，可成功诱发 EAE。此外，自身反应性 T 细胞在慢性淋巴细胞性甲状腺炎、恶性贫血及自身免疫性心肌炎等 AID 发病中也起重要作用。

第三节 自身免疫病的治疗原则

治疗自身免疫病的理想方法是重新恢复免疫系统对自身抗原的耐受。但迄今尚未实现这一目标。目前，临床干预措施仅限于缓解或减轻 AID 患者临床症状。近几十年来，针对免疫机制研究免疫生物治疗以调节免疫应答的不同环节，阻断疾病发展进程，取得了一些进展，但目前国际上仅有几种应用于临床，有数十种进入临床研究。

一、常规治疗

1.对症治疗

（1）抗炎疗法：用皮质激素、水杨酸制剂、前列腺素抑制剂及补体拮抗剂等抑制炎症反应，减轻 AID 症状。

（2）替代治疗：对由于自身免疫而致某些重要生物活性物质减少的 AID，可进行替代疗法。例如，对重症自身免疫性贫血患者进行输血；对甲状腺炎患者补充甲状腺素；对糖尿病患者给予胰岛素等。

（3）胸腺切除（thymectomy）和血浆置换（plasmapheresis）：重症肌无力患者通常伴有胸腺病理改变（如胸腺功能异常或胸腺瘤），部分患者经胸腺切除可改善症状。Graves 病、重症肌无力、类风湿关节炎和 SLE 等发病与自身抗体相关，可进行血浆置换，以清除血浆中自身抗体和免疫复合物，从而缓解病情。

2. *非特异性免疫抑制治疗*

（1）抑制细胞代谢：用硫唑嘌呤、环磷酰胺、甲氨蝶呤等抑制细胞代谢的药物（常与皮质激素联合应用），可抑制快速增殖的细胞，从而抑制自身反应性淋巴细胞增殖和分化。但此类药物对正常细胞也有毒性作用。

（2）免疫抑制剂：环孢素和 FK506 均可阻断 TCR 介导的信号转导，干扰 IL-2 基因转录，选择性抑制 T 细胞活化和增殖。此类药物一般用于治疗由自身反应性 T 细胞介导的 AID，如 IDDM、EAE 和银屑病等。其不良反应是导致免疫功能低下，引发感染、肿瘤等。

二、免疫生物疗法

在动物实验中，目前已尝试多种特异性免疫治疗方案，其方法与原理如下。

（一）针对自身抗原的治疗

1. *口服自身抗原诱导耐受*　口服抗原易诱导免疫耐受，可用于预防 AID 发生。目前，已获准进行临床实验研究的有：口服重组胰岛素，用于防治糖尿病；口服 II 型胶原，用于防治类风湿关节炎；口服特定自身抗原，用于治疗多发性硬化症、葡萄膜炎等。但应用此法防治人类自身免疫病尚存在诸多待解决的问题。

2. *拮抗肽阻断 TCR 与自身抗原肽的结合*　通过对自身抗原进行鉴定及序列分析，可设计出与 TCR 具有高亲和力的短肽，用于阻断 TCR 和自身抗原肽 -MHC 分子间的特异性结合。据此原理，可对某些自身免疫病进行干预。例如，根据与 MHC 分子结合的致脑炎 MBP 短肽的序列，可设计出与该 MHC 分子有高亲和力的 MBP 衍生肽，阻断 TCR 和自身 MBP 的结合，用于 EAE 实验动物可有效阻断疾病的发生。

（二）针对淋巴细胞的治疗

1. *阻断淋巴细胞活化*　抗 CD4 和抗 CD25 单克隆抗体可抑制自身反应性 T 细胞活化及其功能，用于治疗 EAE、IDDM、SLE 和 RA 等疾病。CTLA-4 Ig 是 CTLA-4 与 Ig Fc 段构成的可溶性融合蛋白，可与 B7-1、B7-2 高亲和力结合，阻止它们与 T 细胞表面 CD28 分子相互作用，从而抑制 T 细胞激活。实验研究已证明，反复注射 CTLA-4 Ig 可抑制 MBP 诱发的 EAE。此外，应用 CTLA-4 Ig 及抗 CD40L 单克隆抗体治疗多发性硬化症、银屑病、SLE 等也取得了良好疗效。

2. *清除自身反应性淋巴细胞*　使用导向技术，将各种毒素和放射性物质与自身抗原偶联，以此偶联物选择性杀灭自身反应性淋巴细胞。用抗自身反应性 T 细胞 TCR 的单抗，特异性清除相关细胞；用抗 CD20、抗 CD22 的单抗，可清除自身反应性 B 细胞。

（三）针对细胞因子的治疗

由于致炎因子在自身免疫病的免疫损伤中有重要作用，因此成为免疫生物治疗的主要靶分子。可利用致炎因子的单克隆抗体、重组细胞因子受体、重组细胞因子受体拮抗剂等阻断细胞因子的致炎作用。例如，TNF-α 单抗可抑制 TNF-α 及其表达细胞的致病作用，可用于 Crohn 病和类风湿关节炎的治疗；IL-1 受体拮抗剂（IL-1Rα）通过干扰 IL-1 与其受体的结合而阻断其生物学作用，可用于治疗类风湿关节炎。动物实验证明，应用 Th2 型细胞因子 IL-4、IL-10 或 IL-13 可抑制 EAE 发展；IFN-β 可抑制 IL-12 的作用，用于治疗多发性硬化症。

（四）其他治疗

1. 同种异体造血干细胞移植　由于自身免疫病的发生与患者免疫细胞异常有关，故应用同种异体造血干细胞移植以重建患者的免疫系统，有可能治愈某些 AID。

2. 免疫球蛋白　临床使用静脉输注免疫球蛋白（ivIg）治疗 AID（如 SLE、血小板减少性紫癜等）取得了一定的疗效，其作用机制可能是 ivIg 消除了患者体内某些能够引起 AID 的感染病原体、封闭 Ig Fc 受体等。

此外，还有抑制性 CpG 基序、T 细胞疫苗等方法尚在研究中。自身免疫病免疫生物治疗的研究显示出其具有良好的应用前景。

（江　华）

第 17 章 　免疫缺陷病

第一节 　概 　　述

免疫缺陷病（immunodeficiency disease，IDD）是免疫系统因先天发育不全或后天因素所致的免疫功能低下或缺乏，以感染为主要临床表现。一般按其发病原因可分为原发性免疫缺陷病（primary immunodeficiency disease，PIDD）和继发性免疫缺陷病（secondary immunodeficiency disease，SIDD）两大类。自 1952 年 Bruton 报道首例 IDD 患者以来，已发现数十种 IDD。

IDD 的表现形式多样，与所缺陷的成分、程度和范围有关，其主要临床特点如下：

1. 感染 　IDD 最常见的临床表现是反复感染，且病情严重，难以控制，是患者死亡的主要原因。B 细胞缺陷、吞噬细胞缺陷及补体系统缺陷导致的感染，以化脓性细菌和条件致病菌感染为主，常为多重性机会感染。T 细胞缺陷主要导致病毒、真菌等细胞内寄生性感染。T、B 细胞联合免疫缺陷则以机会感染为特点，患者不但易感各种病原体，且对体内寄生的某些无致病力或致病力弱的微生物（如大肠埃希菌、某些真菌和弓形虫等）也易感。

2. 肿瘤 　IDD（尤其 T 细胞缺陷）患者易发生肿瘤，主要为病毒所致肿瘤和淋巴系统肿瘤，其发生率比正常人高 100 ～ 300 倍。

3. 自身免疫病和超敏反应 　IDD 常伴发自身免疫病（如系统性红斑狼疮和类风湿关节炎）和超敏反应性疾病。正常人群自身免疫病的发病率仅 0.001% ～ 0.01%，而 IDD 患者却高达 14%。

IDD 的诊断除依据临床表现外，还需进行全面的免疫学检查，以确定缺陷的成分和程度。主要的免疫学指标为：各类免疫细胞的数量、比例、功能和表面标志，各种免疫细胞产物（补体、抗体、细胞因子、酶或其他分子）的含量、类型和活性，体内或体外的其他免疫功能指标等。

IDD 的治疗原则是控制感染和恢复免疫功能。除应用抗生素和抗肿瘤药物控制感染和抑制肿瘤外，可输入丙种球蛋白、新鲜血浆、血细胞等，或进行骨髓移植以重建免疫功能。近年来借助基因转移疗法治疗 IDD，已显示良好应用前景。基因治疗的原理是：将正常的外源基因转移至取自患者的淋巴细胞或脐血干细胞，再回输患者体内，使正常基因的表达产物补充缺失成分，或替代异常成分，从而恢复免疫功能。

对 IDD 进行研究具有如下意义：①确定 IDD 缺陷基因及遗传学特点，从而为临床诊断和治疗提供线索；②发现新基因及其产物，并阐明其在免疫应答中的作用；③揭示某些已知基因编码产物的新功能，从而深入阐明免疫应答的分子机制。

第二节 　原发性免疫缺陷病

PIDD 是免疫系统的遗传缺陷或先天性发育不全，常伴其他组织器官的发育异常或畸形，故又称为先天性免疫缺陷病（congenital immunodeficiency disease）。缺陷可发生于免疫系统发育成熟的各环节，多为 X 连锁隐性遗传或常染色体隐性遗传，多见于婴幼儿，严重者可危及生命。根据发生缺陷的免疫系统组分，可将 PIDD 分为 B 细胞缺陷（50%）、联合免疫缺陷（20%）、T 细胞缺陷（18%）、吞噬细胞缺陷（10%）、补体系统缺陷（2%），常见病症及特点见表 1-17-1。

一、 原发性 B 细胞缺陷病

原发性 B 细胞缺陷病乃因 B 细胞发育、分化、增殖受阻，或 B 细胞功能异常，引起抗体合成分泌缺陷，亦称原发性体液免疫缺陷病。免疫球蛋白缺陷可有 3 种形式：各类免疫球蛋白均缺陷，血清丙种球蛋白在 3000 ～ 4000mg/L 以下；选择性缺乏某类或某亚类免疫球蛋白；血清总免疫球蛋白含量正常或稍低，但特异性抗体反应低下。

1. 性联无丙种球蛋白血症（X-linked agammaglobulinemia，XLA） 又称 Bruton 病，属 X 连锁隐性遗传病，由 Bruton 于 1952 年首次报道而得名，是最常见的先天性 B 细胞缺陷病。该病的

表 1-17-1　原发性免疫缺陷病的分类及特点

病名	发病机制	免疫功能缺陷	缺陷基因位点	遗传方式
B 细胞缺陷病				
性联无丙种球蛋白血症	Btk 缺陷	无成熟 B 细胞	Xq21.3-22	XL
选择性 IgA 缺陷病	不明，可能与 MHC 关联	无 IgA 分泌		AR 或 AD
性联高 IgM 综合征	CD40L 缺陷	无同型转换	Xq26.3-27.1	XL
选择性 IgG 亚类缺陷	不明	无某种 IgG 亚类		不明
常见变异型免疫缺陷病	不明，可能与 MHC 关联	多类		AR 或 AD 或不明
T 细胞缺陷病				
DiGeorge 综合征	胸腺发育不全	无 T 细胞		不明
T 细胞信号转导缺陷	TCR 缺失	T 细胞功能障碍		不明
	CD 3ε 或 γ 链缺失			AR
	NF-AT 基因缺陷			不明
	ZAP-70 缺陷	CD8⁺T 细胞减少	2p12	AR
联合免疫缺陷病				
严重联合免疫缺陷（SCID）				
腺苷脱氨酶缺乏症	ADA 缺陷	无 T 细胞及 B 细胞	20q13-ter	AR
嘌呤核苷磷酸化酶缺乏症	PNP 缺陷	无 T 细胞及 B 细胞	14q13.1	AR
性联严重联合免疫缺陷病	IL-2 受体 γ 链缺陷	无 T 细胞	Xq13.11-13.3	XL
MHC Ⅰ类分子缺陷	TAP 基因突变	无 CD8⁺T 细胞		AR
MHC Ⅱ类分子缺陷	C Ⅱ TA 缺陷或 RFX5、	无 CD4⁺T 细胞		AR
（裸淋巴细胞综合征）	RFXAP 缺陷	MHC Ⅱ类分子表达缺陷		
Wiskott-Aldrich 综合征	WASP 基因缺陷	对多糖的抗体应答缺陷	Xp11.22-11.3	XL
共济失调毛细血管扩张综合征	同源 PI-3 激酶基因异常	T 细胞减少	11q23.1	AR
吞噬细胞缺陷病				
慢性肉芽肿病（CGD）	NADPH 氧化酶系统基因缺陷	吞噬细胞杀菌功能降低		
X 连锁隐性遗传 CGD	电子传递蛋白 gp91phox 基因缺陷		Xp21.1	XL
常染色体隐性遗传 CGD	电子传递蛋白 p22phox、衔接蛋白 p47phox、活化蛋白 p67phox 基因缺陷		16q24、7q11.23、1q25	AR
白细胞黏附缺陷病（LAD）		白细胞黏附功能降低		
LAD-1	β2 链（CD18）缺陷		21q22.3	AR
LAD-2	岩藻糖转移酶基因突变			AR
Chediak-Higashi 综合征	不明	吞噬细胞杀菌功能降低	1q42-43	AR
补体系统缺陷				
补体固有成分缺陷	各补体固有成分缺陷	免疫复合物病和反复感染		AR
阵发性夜间血红蛋白尿	DAF 和 CD59 缺陷	红细胞易被补体溶解		XL
遗传性血管神经性水肿	C1INH 缺陷	C2b 过多		AD
补体受体缺陷	CR1 缺陷	SLE		AR
	CR3、CR4 缺陷	白细胞黏附功能降低		AR

注：XL，X- 连锁；AR，常染色体隐性遗传；AD，常染色体显性遗传

发病机制是 Bruton 酪氨酸激酶（Bruton's tyrosine kinase,Btk）基因异常。

在 B 细胞分化发育过程中，Btk 启动的胞内信号转导，参与前 B 细胞发育为成熟 B 细胞的过程。Btk 基因缺陷导致前 B 细胞分化发育障碍，成熟 B 细胞数量减少或缺失。患儿一般在出生 6 ~ 8 个月时发病，临床多表现为反复持久的细菌感染，但对病毒、真菌等胞内感染仍有一定抵抗力。血清 Ig 含量明显降低，IgG<2g/L，其他 Ig 难以测出，血液循环和淋巴组织中缺少或无成熟 B 细胞，淋巴结中缺乏生发中心和浆细胞，对抗原刺激无抗体应答，但骨髓中前 B 细胞数量正常，外周血 T 细胞数量及功能亦正常。约 20% 患儿伴自身免疫病。XLA 的治疗主要是注射丙种球蛋白，合并细菌感染时加用抗生素。若不积极治疗，约半数患儿于 10 岁前死亡。

2. 选择性免疫球蛋白缺陷

（1）选择性 IgA 缺陷： 是最常见的选择性 Ig 缺陷，其确切发病机制尚不清楚。患者血清 IgA 水平异常低下（<50mg/L），分泌型 IgA 含量也很低，而 IgG 和 IgM 正常或升高。临床上约半数患者可无临床症状，极少数患者出现严重反复感染。常伴自身免疫病和超敏反应。该病目前尚无满意的治疗方法，但一般预后良好，少数患者可自行恢复合成 IgA 的能力。

（2）选择性 IgG 亚类缺陷：一般是由于 B 细胞分化为分泌 IgG 抗体的浆细胞异常所致，极少数是因 IgG 恒定区基因（Cγ）的纯合子缺失造成。患者 B 细胞不能分泌 IgG 的某种亚类，虽然血清中总 IgG 水平正常，但某一种或几种 IgG 亚类缺如，其中以 IgG3 亚类缺乏较常见。大多数患者无临床表现，少数可发生反复化脓性感染。

（3）性联高 IgM 综合征（X-linked hyperimmunoglobulin M syndrome，XL-HIM）：该病的发病机制是 T 细胞 CD40L 基因突变或缺失，使 T 细胞表达 CD40L 低下，其与 B 细胞 CD40 相互作用受阻，导致 B 细胞不能发生增殖和 Ig 类型转换，只能产生 IgM。表现为血清 IgM 升高，而 IgG、IgA、IgE 水平低下，IgD 正常或增高，B 细胞数正常。该病通常为 X 连锁隐性遗传，多见于男性，也有非 X 连锁的高 IgM 综合征。患者临床表现为反复发生化脓性感染。

（4）常见变异型免疫缺陷病（common variable immunodeficiency，CVID）：是成人最常见的产生症状的原发性体液免疫缺陷病，呈散发性或家族性发病，有家族史的患者呈常染色体显性或隐性遗传。临床表现多变，幼年和成年均可发病，多为反复发作的呼吸系统和消化系统细菌感染，部分患者常伴有慢性肉芽肿和自身免疫病。大部分 CVID 患者有 T 细胞功能缺陷，表现为 T 细胞对抗原的应答降低。

二、原发性 T 细胞缺陷病

原发性 T 细胞缺陷病亦称原发性细胞免疫缺陷病，患者细胞免疫功能低下，临床表现为对病毒、真菌、原虫和胞内寄生菌易感性增高，往往病情严重，感染不易控制，常导致死亡，肿瘤发病率也明显增高。若 T 细胞不能辅助 B 细胞发挥作用，则损害体液免疫功能，产生联合免疫缺陷，患者对各类病原体均易感。

1. DiGeorge 综合征 亦称先天性胸腺发育不全，是因为妊娠早期胚胎第Ⅲ、Ⅳ咽囊发育障碍，导致来源于第Ⅲ、Ⅳ咽囊的胸腺、甲状旁腺、主动脉弓发育异常和面部器官畸形，病因尚不明确。由于胸腺发育不全，患者 T 细胞重度减少，B 细胞和抗体水平正常或偏低，易被胞内寄生病原体感染。若不慎接种卡介苗、牛痘、麻疹等减毒活疫苗，可造成全身感染甚至死亡。对移植物无排斥反应，常伴有低钙血症。进行胚胎胸腺移植有一定疗效。

2. T 细胞信号转导缺陷 由于 T 细胞表面分子或细胞内信号转导分子缺陷，使 T 细胞识别和信号转导异常，功能障碍，患者出现细胞免疫缺陷的各种症状，严重时可发生联合免疫缺陷。例如，TCRαβ 缺陷可严重影响细胞免疫功能；CD3 分子 γ、ε、δ 链缺失可使胞内信号转导受阻，T 细胞活化异常；细胞内参与信号转导的分子如 NF-AT 基因缺陷，可到 NF-AT 结构异常，使 T 细胞激活信号转导障碍，患者表现为免疫应答能力降低，并伴 IL-2 及其他细胞因子生成减少；ZAP-70 基因发生突变，使 CD8$^+$T 细胞发育受阻。

三、联合免疫缺陷病

联合免疫缺陷病（combined immunodeficiency disease，CID）是由于 T 细胞和 B 细胞都缺陷而导致的细胞免疫和体液免疫功能联合缺陷，包括多种不同疾病，发病机制各异。该症共同临床特点为：全身淋巴组织发育不良，淋巴细胞减少，易反复发生细菌、病毒及真菌感染，且常为机会性感染；若接种某些减毒活疫苗可发生严重的全身感染而导致死亡；骨髓移植或输血有一定疗效，但可能发生移植物抗宿主反应。患者多因难以控制的感染而在 1 ～ 2 岁内死亡。

1. 重症联合免疫缺陷病　重症联合免疫缺陷病（severe combined immunodeficiency disease，SCID）包括一组临床表现和发病机制各异的疾病，一般由于 T 细胞和 B 细胞均发育缺陷所致。

（1）性联严重联合免疫缺陷病（X-linked SCID，XLSCID）：约占 SCID 的 50%，呈 X 连锁隐性遗传。该病发生机制是 IL-2 受体 γ 链（IL-2Rγ）基因发生突变，导致多种细胞因子受体表达异常，使 T 细胞和 B 细胞成熟受阻和功能障碍。患者表现为外周血 T 细胞和 NK 细胞数减少，B 细胞数量正常但功能障碍，对抗原和丝裂原刺激无增殖反应和抗体生成。

1971 年生于美国得克萨斯州的男孩 David 创造了人类 XLSCID 患者存活 12 年的记录，但他的 12 年全部都是在无菌隔离环境里度过的，后因骨髓移植失败而去世。

（2）酶缺陷引起的 SCID

1）腺苷脱氨酶缺乏症：腺苷脱氨酶（adenosine deaminase，ADA）缺陷引起的 SCID 约占 SCID 的 20%，为常染色体隐性遗传。ADA 基因突变或缺失导致 ADA 缺乏，使腺苷和脱氧腺苷分解障碍，细胞内 dATP、dAMP 等大量积聚，抑制 DNA 合成所需的核糖核苷酸还原酶，从而影响淋巴细胞 DNA 复制，尤其是未成熟淋巴细胞更易受影响，以致淋巴细胞成熟和分化被抑制。该病一般发病缓和，成熟淋巴细胞数目减少，B 细胞受损较小，有些患者 T 细胞数接近正常水平，但缺乏对抗原的应答能力。该症是基因治疗的适应证，可通过转移 ADA 基因重建 SCID 患儿免疫功能。

2）嘌呤核苷磷酸化酶缺乏症：嘌呤核苷磷酸化酶（purine necotidi phosphorylase，PNP）缺陷导致的 SCID 约占 SCID 的 4%，也是常染色体隐性遗传。PNP 基因突变或缺失引起 PNP 缺乏，使脱氧鸟苷转化为鸟嘌呤以及肌苷转化为次黄嘌呤的通路受阻，鸟苷、脱氧鸟苷和 dGTP 等积聚在细胞内，抑制 DNA 合成所需的核糖核苷酸还原酶，影响淋巴细胞的分化和成熟。dGTP 对 T 细胞的毒性作用大于 B 细胞，故细胞免疫功能受损明显。

（3）MHC Ⅰ 类分子或 MHC Ⅱ 类分子缺乏症

1）MHC Ⅰ 类分子缺乏症：是常染色体隐性遗传。由于 TAP 基因突变，内源性抗原不能经 TAP 转运至内质网中，影响 MHC Ⅰ 类分子与抗原肽结合，而未结合抗原肽的 MHC Ⅰ 类分子在细胞表面极不稳定。胸腺基质细胞表面 MHC Ⅰ 类分子密度降低，可影响胸腺 T 细胞的阳性选择，致使外周血 CD8$^+$T 细胞数量减少和功能障碍。患者表现为慢性呼吸道感染。

2）MHC Ⅱ 类分子缺乏症：亦称裸淋巴细胞综合征（bare lymphocyte syndrome，BLS），属常染色体隐性遗传。其发病机制是：Ⅱ 类反式活化子（C Ⅱ TA）等基因缺陷，导致 MHC Ⅱ 类分子表达障碍。由于胸腺基质细胞 MHC Ⅱ 类分子表达缺陷，影响 CD4$^+$T 细胞阳性选择，使外周血中成熟 CD4$^+$T 细胞数量显著减少。APC 表面 MHC Ⅱ 类分子表达缺陷，不能向 CD4$^+$T 细胞递呈抗原。患者表现为迟发型超敏反应和对 TD 抗原的抗体应答缺陷，对各类病原体易感，但 CD8$^+$T 细胞发育和 B 细胞数量正常。

2. 共济失调毛细血管扩张症（ataxia telangiectasia，AT）　为常染色体隐性遗传病，其发病可能是 DNA 修复缺陷所致。患者各类细胞对电离辐射极其敏感，淋巴细胞出现染色体断裂，TCR 基因、Ig 重链基因倒置或转位，磷脂酰肌醇 -3 激酶基因异常，可造成不同程度免疫功能缺陷。患者血清 IgA、IgG2、IgG4 等减少或缺乏，体液免疫应答能力降低，自身抗体增多；外周血 T 细胞数量和功能下降，迟发型超敏反应减弱，肿瘤发生率增高。

四、吞噬细胞缺陷病

吞噬细胞缺陷包括吞噬细胞数量减少和功能障碍。此类患者易患各种化脓菌感染，特别是机会菌感染。

1. 原发性粒细胞减少症　包括婴儿先天性粒细胞减少症、家族性重症中性粒细胞减少症和周期性粒细胞缺乏症。

2. 吞噬细胞功能障碍

（1）慢性肉芽肿病（chronic granulomatous disease，CGD）：此病的发病机制是编码还原型辅酶Ⅱ（NADPH）氧化酶系统的基因缺陷，使吞噬细胞不能产生足量的过氧化氢、超氧离子及单态氧离子，杀灭细菌的功能减弱。被吞噬的细菌能在细胞内继续存活和繁殖，并随吞噬细胞游走播散至其他组织器官；持续的慢性感染可引起吞噬细胞在局部聚集，形成肉芽肿。患者对过氧化氢酶阳性细菌易感，表现为反复发生化脓性感染，在淋巴结、脾、肺、肝、骨髓等多个器官中形成化脓性肉芽肿或伴有瘘管形成。

（2）白细胞黏附缺陷（leukocyte adhesion deficiency，LAD）：呈常染色体隐性遗传，分为LAD-1 和 LAD-2 两种类型。LAD-1 是由于 CD18 基因突变或转录缺陷，使中性粒细胞、巨噬细胞、T 细胞和 NK 细胞表面 β2 整合素家族成员表达缺陷，导致吞噬细胞趋化、黏附和吞噬作用障碍，NK 细胞、T 细胞趋化、激活和杀伤作用受损。患者出现反复细菌或真菌感染。LAD-2 的遗传缺陷为一种岩藻糖转移酶基因突变，该酶参与选择素家族的寡糖配体 Sialyl-Lewis^x（SLe^x）的生成，酶缺陷使白细胞和内皮细胞表面缺乏能与选择素家族成员结合的 SLe^x，影响白细胞与内皮细胞的黏附作用。LAD-2 临床表现与 LAD-1 相似。

五、补体系统缺陷

补体系统中的补体固有成分、补体调控蛋白及补体受体均可发生遗传缺陷。大多数补体缺陷属常染色体隐性遗传，少数为常染色体显性遗传。

1. 补体固有成分缺陷　补体的固有成分 C1q、C1r、C1s、C4、C2、C3、C5、C6、C7、C8、C9、P 因子、D 因子等均可发生遗传缺陷。经典途径的早期成分 C1、C4、C2 缺陷常引发肾小球肾炎、系统性红斑狼疮、类风湿关节炎等免疫复合物病。C3、P 因子、D 因子缺陷多致反复化脓性细菌感染。C5 ～ C9 缺陷易出现反复奈瑟菌属感染。

2. 补体调控蛋白缺陷

（1）C1INH 缺陷：可引起 C2 裂解产物 C2b 增多，使血管通透性增高，发生遗传性血管神经性水肿。此病属常染色体显性遗传，表现为反复发作的皮下组织和黏膜水肿，当发生会厌水肿时可窒息死亡。

（2）促衰变因子（DAF）和 CD59 缺陷：两者均属保护机体细胞免遭 MAC 攻击的膜结合型补体调控蛋白，且都是借助糖基化的磷脂酰肌醇（GPI）锚着于细胞膜上。当编码 N- 乙酰葡糖胺转移酶的 PIG-A 基因发生突变时，细胞不能合成 GPI，红细胞因缺乏 DAF 和 CD59 的保护作用而发生补体介导的溶血，此症称为阵发性夜间血红蛋白尿（paroxysmal nocturnal hemoglobinuria，PNH）。

3. 补体受体缺陷　红细胞或吞噬细胞表达 CR1 缺陷，其清除免疫复合物的作用减弱，可发生 SLE 等自身免疫病。

第三节　继发性免疫缺陷病

继发性免疫缺陷病是出生后由某些原因引起的免疫功能低下，比原发性免疫缺陷病多见。

1. 继发性免疫缺陷的常见原因　多种原因可以继发免疫缺陷。①感染：病毒、胞内寄生菌、寄生虫感染常损伤细胞免疫功能，长期慢性感染也使免疫功能下降；②肿瘤：由于肿瘤本身对免疫系统的损伤，以及化疗、放疗、营养不良、消耗等原因，恶性肿瘤患者多伴免疫功能缺陷；③营养不良：由于蛋白质、脂肪、糖类、维生素及微量元素等摄入不足，免疫细胞发育和成熟障碍，产生免疫分子的能力降低；④蛋白质合成不足或消耗增加：慢性肝炎、慢性肾炎、慢性胃肠道疾病、糖尿病等慢性消耗性疾病，以及大面积烧伤、严重创伤等，均可使蛋白质合成不足或消耗和丢失增加，导致不同程度的免疫功能缺陷；⑤药物：抗肿瘤化疗药、免疫抑制剂（糖皮质激素、环孢素A等）、某些抗生素均抑制免疫功能；⑥其他：电离辐射、手术和麻醉、脾切除、中毒、妊娠、衰老等均可引起免疫功能低下。

上述原因造成的继发性免疫缺陷多为暂时性，消除原因后多能恢复，少数则不易恢复，如辐射损伤免疫功能和由人类免疫缺陷病毒（human immunodeficiency virus，HIV）引起的获得性免疫缺陷综合征（AIDS）。

2. 获得性免疫缺陷综合征　AIDS是由HIV感染引起的一组临床综合征，包括细胞免疫严重缺陷、机会性感染、恶性肿瘤和神经系统病变（见中编第30章）。其主要免疫损伤机制包括：

（1）T细胞：HIV感染可引起CD4$^+$T细胞数量显著减少和功能严重障碍。其机制可能为：①病毒在被感染的CD4$^+$T细胞内大量复制，最终导致细胞死亡；②针对HIVgp120的特异性抗体和CTL攻击HIV感染的CD4$^+$T细胞，造成损伤；③感染HIV的细胞表面表达gp120分子，可与旁邻T细胞CD4分子连接，导致细胞融合形成多核巨细胞，加速细胞死亡；④gp120或gp120抗原-抗体复合物与T细胞CD4分子结合，诱导细胞凋亡；⑤HIV的长末端重复（long terminal repeat，LTR）序列的V3结合CD4$^+$T细胞内转录因子NF-κB，使其不能与相应DNA位点结合，从而抑制T细胞增殖和细胞因子分泌。

（2）B细胞：HIVgp120属超抗原，能激活多克隆B细胞（包括自身应答性B细胞），并产生多种自身抗体。由于B细胞功能紊乱和缺乏Th细胞辅助作用，患者抗体应答能力降低。

（3）抗原提呈细胞：HIV可感染单核/巨噬细胞，损伤其提呈抗原、杀菌、分泌细胞因子等功能，但不易杀死单核/巨噬细胞。而单核/巨噬细胞常常成为HIV的隐蔽所，并携带HIV播散至其他组织。HIV感染DC，使DC数量和功能下降继而导致记忆性T细胞缺乏，再次应答能力降低。淋巴结和脾脏的FDC可通过表面Fc受体或补体受体结合HIV-抗体或HIV-抗体-补体复合物，成为HIV的储藏所，通过与CD4$^+$T细胞或单核/巨噬细胞结合并传播HIV，不断感染淋巴结和脾脏内CD4$^+$T细胞或单核/巨噬细胞，致使外周免疫器官功能和结构损坏。

宿主产生TNF-α、TNF-β、IL-1、IL-3、IL-6、IFN-γ及GM-CSF等细胞因子，能促进HIV基因在细胞中表达，进一步加重上述损害作用，最终造成严重的细胞和体液免疫缺陷。

（邝枣园）

第18章 移植免疫

在临床医学中，应用正常的细胞、组织或器官（移植物，graft），置换或替代病变的或功能缺损的对应物称为移植（transplantation）。提供移植物的个体称为供者（donor），而接受移植物者称为受者（recipient）或宿主（host）。目前，细胞和器官等移植已成为最重要的医学治疗手段之一（广义的移植尚包括基因移植——基因治疗）。根据移植物的来源及其遗传背景差异，移植可分为四类：①自体移植（autograft），指移植物取自受者自身；②同种同基因移植（syngraft），指遗传基因背景完全相同的个体间的移植，如同卵孪生或近交系动物个体间的移植；③同种异基因移植（allograft），指同种属遗传基因背景不同的个体间的移植，习惯上又称为同种异体移植；④异种移植（xenograft），指不同动物种属个体间的移植。已证明同种和异种移植中常见的移植物被（受者）排斥现象是一种适应性免疫应答反应，移植物表达的抗原与受体不同是排斥反应的引发因素。自体移植和同种同基因移植因移植物的抗原与受者的相同，一般不出现排斥反应；故主要是同种异基因移植和异种移植出现移植排斥反应。前者出现的排斥反应通常称为同种异型反应（alloreaction），其有关抗原称为同种异型抗原（alloantigen）；后者则称为异种反应（xenoreaction）和异种抗原（xenoantigen）。移植免疫学研究移植中的各种免疫学现象及其发生机制，不仅对免疫学的发展有重要的理论意义，而且会极大地促进临床移植工作。

第一节 同种异型抗原的提呈与识别机制

移植排斥的核心是免疫应答。引起移植排斥反应的抗原统称为移植抗原，在同种异体移植中移植抗原是同种属不同个体间由等位基因差异而表达的多态性产物，即同种异型抗原。研究表明，T 细胞是导致同种异体移植排斥反应的关键细胞，也是主要的效应细胞，其中以 $CD4^+T$ 细胞的作用更为重要。

一、引起同种移植排斥反应的抗原

研究表明主要的一些特殊（在哺乳类已知超过 40 个）基因座位编码的同种异型抗原又称为组织相容性抗原。此外，ABO 血型抗原等亦参与。

1. 主要组织相容性抗原（major histocompatibility antigen，MHA） 是能引起强烈排斥反应的抗原。小鼠的 MHC 抗原称为 H-2 抗原，人类的 MHC 抗原则称为 HLA（详见第 8 章），它们在供者、受者间的差异是发生移植排斥反应的主要原因。

2. 次要组织相容性抗原（minor histocompatibility antigen，mHA） 是能引起较弱排斥反应的抗原。mHA 可在 MHA 完全相同的情况下导致排斥反应。最典型的 mHA 是 Y 染色体编码的 H-Y 抗原，它是仅存于雄性个体的特殊抗原肽段，可导致雌性受体排斥同系雄性供体移植物；比较重要的还有一些常染色体编码的有关抗原，如小鼠的 H-1 抗原、H-3 抗原，人类的 HA-1 抗原等。多个 mHA 的叠加作用也可导致强烈排斥反应。

3. 其他参与排斥反应的抗原 一些同种异型抗原可因受体内存在相应的抗体而导致移植排斥反应，如人类 ABO 血型抗原不仅分布在红细胞表面，也存在于血管内皮细胞，肝、肾等组织细胞表面，与受者血清中的天然血型抗体结合，激活补体，可在极短时间内导致超急性排斥反应。

二、同种异型抗原的识别机制

根据抗原提呈细胞的来源将 T 细胞识别同种异型抗原的机制分为直接识别和间接识别两种。

1. 直接识别（direct recognition） 是指受者 T 细胞识别供者 APC 表面的抗原肽 - 同种异型

MHC 分子复合物，并产生免疫应答。此种识别是同种异基因移植免疫特有的，其基础为哺乳动物个体内存在着占 T 细胞总数的 1% ~ 10% 的同种异型抗原反应 T 细胞（比针对一种其他异源性抗原的特异性 T 细胞多 1000 倍以上）。其过程为：移植物中的过客白细胞（主要是 DC 和巨噬细胞等 APC）与受者 T 细胞接触，将供者 APC 表面的外来抗原肽 - 供者 MHC 分子或供者自身肽 - 供者 MHC 分子提呈给受者的同种异型抗原反应 T 细胞，诱发移植排斥反应。直接识别所引发的排斥反应具有速度快、强度大的特点，在移植早期的急性排斥反应中起重要作用。

直接识别的机制尚不明确，可能机制是 TCR 识别 MHC- 抗原肽复合物具有简并性（degeneracy）或包容性（flexibility）的特点（除能识别构象相同的复合物之外，也可通过构型改变识别不同的 p-MHC 复合物）。TCR 识别抗原肽和 MHC 分子的复合结构（p-MHC），而不区分这种复合物的个别成分。当供者同种异型 MHC 分子提呈的抗原肽与受者自身 MHC 分子提呈的非自身肽的复合结构相似时，受者的 T 细胞即对之发生应答。换句话说，供者 APC 提呈的抗原肽 - 供者 MHC 分子复合物可模拟外来抗原肽 - 受者 MHC 分子复合物，进而被受者体内同种反应 T 细胞所识别。故将直接识别称为交叉识别或交叉反应。所涉及的同种异型抗原反应 T 细胞有初始 T 细胞，也有记忆 T 细胞。

通过直接识别而被激活的 T 细胞，易被强效免疫抑制药物如环孢素等所抑制。

2. 间接识别（indirect recognition） 是受者初始 CD4$^+$T 细胞识别自身 APC 的 MHC Ⅱ类分子提呈的同种异型抗原肽（来自移植物的 MHA、mHA 等）而引发的免疫效应。一般认为，间接识别机制在急性排斥反应中的中晚期和慢性排斥反应中起较重要作用。

直接识别和间接识别途径见图 1-18-1，两种识别途径的比较见表 1-18-1。

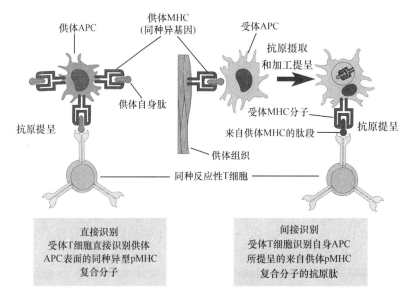

图 1-18-1 直接识别和间接识别途径示意图

表 1-18-1 受者 T 细胞识别同种异型抗原的两种途径比较

项目	直接识别	间接识别
被识别的关键分子	供者异型 MHC 分子	受者 MHC 分子提呈的供者移植抗原
抗原提呈细胞	供者 APC	受者 APC
被激活的 T 细胞	同种异型反应 T 细胞	初始 CD4$^+$T 细胞为主
反应特点	速度快、强度大	速度慢、反应较弱或未知
主要作用	急性排斥（早期）	急性排斥（中、晚期），慢性排斥
对环孢素的敏感性	敏感	相对不敏感

第二节 临床移植排斥反应的类型及损伤机制

同种异体移植排斥反应包括宿主抗移植物反应（host versus graft reaction，HVGR）和移植物抗宿主反应（graft versus host reaction，GVHR）两类，前者在实质器官移植中普遍存在，后者主要见于宿主免疫抑制情况下的骨髓移植或免疫细胞移植。

一、宿主抗移植物反应

HVGR 为受者体内的免疫效应细胞和抗体对移植物进行攻击，导致移植物被排斥。一般根据排斥反应发生的快慢、强度、发生机制及病理表现，可分为超急性排斥反应、急性排斥反应和慢性排斥反应三种类型。

1. 超急性排斥反应（hyperacute rejection） 发生于移植器官与受者的血管接通后数分钟至 24 小时内，其机制是受者体内有预存抗体，如抗供者 ABO 血型抗原、HLA 及血管内皮细胞（vascular endothelial cell，VEC）表面抗原的抗体（后两类抗原的抗体多与以前多次接触有关，如输血、多次妊娠等）。这些抗体与移植器官血管内皮细胞表面的相应抗原结合，激活补体而破坏靶细胞，补体活性片段可引起血管通透性增加和中性粒细胞浸润，大量血小板聚集及凝血系统激活等效应，导致出血、水肿和血管内血栓等，使移植器官发生不可逆性缺血、变性和坏死。超急性排斥反应可见于反复输血、多次妊娠、长期血液透析或再次移植的个体，也与供者器官灌流不畅或缺血时间过长等有关，一旦启动难以控制，临床上应避免其发生。

2. 急性排斥反应（acute rejection） 一般出现于移植后数天至 2 周，绝大多数发生于移植后 1 个月内。其机制是以细胞免疫为主，直接识别和间接识别途径激活的 $CD4^+T$ 细胞分化为 Th1，分泌细胞因子、诱导炎性细胞募集、活化等导致迟发型超敏反应是主要损伤机制；$CD8^+CTL$ 则可直接杀伤表达异型抗原的移植物细胞。随后机体产生的针对同种异型抗原的抗体，与血管内皮细胞表面的抗原结合，通过补体依赖的细胞毒作用损伤移植物血管。急性排斥反应是临床同种异体器官移植中最常见、导致移植器官功能丧失的最主要排斥反应。一般而言，急性排斥反应发生越早，其临床症状也越严重。

3. 慢性排斥反应（chronic rejection） 通常发生于移植后数月至数年，以血管内增生性损伤、纤维化，伴器官组织结构破坏、功能退行性丧失为病变特征。其发生机制是免疫因素和非免疫因素的综合作用，其中反复发作的急性排斥反应是主要原因之一。慢性排斥过程中，移植物细胞受损、慢性炎症、血管损伤与平滑肌增生、某些并发症（如高血压、高脂血症、巨细胞病毒感染等）、免疫抑制剂的毒性作用、移植器官的状态（供者与受者年龄偏差过大、缺血时间过长等）和手术过程（损伤及麻醉剂使用）等均有影响。目前，对慢性排斥反应尚无有效治疗手段，它是目前移植物长期存活的主要障碍。

二、移植物抗宿主反应

GVHR 是由移植物中的淋巴细胞识别宿主同种异型抗原而发生的一种排斥反应。由于一般移植器官中的淋巴细胞数量很少、寿命有限，可很快被宿主清除，故 GVHR 难于出现；但在受者免疫缺陷或免疫功能被抑制、移植物中含有足够数量的 T 细胞情况下，HLA 错配的移植就会发生明显的 GVHR。临床上 GVHR 主要见于骨髓、胸腺、脾脏移植，以及新生儿接受大量输血者。其机制为移植物（如供者骨髓）中的成熟 T 细胞，识别宿主的同种异型抗原（MHA 和 mHA），增殖分化为效应 T 细胞，在宿主体内移行并对其组织或器官发动免疫攻击，并导致移植失败，全身反应严重时可致受者死亡。通过免疫抑制剂环孢素等处理仅部分病例的 GVHR 可减轻。

第三节 同种异型移植排斥反应的防治原则

防止移植排斥反应是取得器官移植成功的关键，目前同种异型移植排斥反应防治的主要原则是选择适当的供者、应用免疫抑制疗法、移植后的免疫监测及诱导移植耐受等。

一、选择适当的供者

1. 适当的组织配型 现已证明供者、受者间组织相容性与器官移植成败有密切关系，故选择组织型别极其重要。

（1）血型抗原配型：供者和受者的 ABO、Rh 血型需相配或至少符合输血原则，否则将导致超急性排斥反应。

（2）HLA 配型：MHC 等位基因产物的匹配程度与移植物（尤其是肾）存活相关。不同 MHC 基因座位对排斥反应的影响有一定差异，如在人类肾移植中，供者与受者间 HLA-DR 抗原的配合对移植物存活影响最大，其次为 HLA-B 和 HLA-A。由于 HLA-DQ 和 HLA-DR 通常有很强的连锁性，如果 HLA-DR 匹配，HLA-DQ 多能匹配，其错配是影响再次移植存活期的重要因素；而 HLA-C 错配在移植排斥中的重要性不明显。

由于强效免疫抑制剂的广泛持续应用，极大地改善了移植器官的存活情况，在无法获得 HLA 完全配合的供体器官时，在 HLA-DR 匹配基础上，其他 HLA 部分匹配的器官也常采用。但在骨髓移植中，若 HLA 不相配，可致强烈的 GVHR，故应有较高的 HLA 匹配要求。

（3）次要组织相容性抗原配型：对某些器官和组织移植尤其是骨髓移植，也应适当考虑 mHA 的匹配。例如，尽可能进行同性别个体间移植，骨髓移植时还应考虑进行 mHA 分型。

（4）交叉配型：常将供者和受者的淋巴细胞互为应答细胞，进行两组单向混合淋巴细胞培养，两组中任一组反应过强，均提示供者选择不当。在骨髓移植中尤为重要。

2. 选择适当的移植部位 机体不同部位的免疫应答特性不同，有的移植甚至可不发生或仅发生轻微的排斥反应，这些现象称为免疫特赦（immunological privilege），它们通常与抗原免疫原性弱或特殊屏障有关，如免疫原性弱的角膜、软骨移植一般不产生排斥反应。免疫活性细胞无法接近或受到阻止的部位，如眼前房、脑等处移植易于成功。现已发现高表达 FasL 的组织区，可使激活的 T 细胞凋亡，与形成免疫特赦有关，如有学者将供者胰岛细胞与高表达 FasL 的睾丸支持细胞（sertoli cell）进行联合移植，可以提高移植物的存活率和降低免疫排斥反应。目前研究发现，胸腺是一个极好的免疫特赦器官，将供体细胞（如胰岛细胞）移植在胸腺中，可避免排斥，展现了良好应用前景。Starzl 认为肝脏中过客细胞中不成熟 DC 较多，易于诱导耐受，是肝移植易于成活的原因。

3. 移植时的预处理 对移植物的预处理常用措施为：实质脏器移植时，尽可能清除移植物中过客白细胞（passenger leukocyte），有助于减轻或延缓 HVGD 的发生；在同种骨髓移植中，清除骨髓移植物中的 T 细胞，有助于预防 GVHD 的发生。有时因受者存在抗 HLA 抗体或移植物与受者 ABO 血型抗原不匹配，也需对受者进行预处理（如血浆置换等），以去除或减少受者体内的预存抗体。在实验性动物骨髓移植中，为使受者完全丧失对骨髓移植物的免疫应答能力，术前常使用大剂量放射线照射或化学药物，以摧毁受者体内的造血组织。

二、免疫抑制疗法

应用免疫抑制剂是防治同种异型移植排斥反应最有效的手段，20 世纪 70 年代末，环孢素（CsA）的发现与应用，极大地促进了移植工作。应用免疫抑制剂已成为同种异体器官移植患者的常规疗法。临床上常用的免疫抑制药物有以下几类：

1. 化学类免疫抑制剂 包括糖皮质激素、硫唑嘌呤、CsA、FK506、西罗莫司等。糖皮质激素兼有抗炎和较弱的免疫抑制作用，硫唑嘌呤可阻止淋巴细胞增殖。CsA 是真菌来源的小环肽，可干扰 T 细胞活化过程中细胞因子（主要为 IL-2）基因活化途径，抑制 IL-2 及其受体的表达，阻断 IL-2 依赖性 T 细胞的生长和分化，目前 CsA 已成为抗移植排斥反应的主要药物。FK506、西罗莫司为在 CsA 之后发现的强效的免疫抑制剂，具有与 CsA 类似或互补的抑制 T 细胞功能效应，但靶点不同，毒性作用也不一样。

2. 生物制剂　目前已有不少抗 T 细胞膜抗原的抗体试用于临床，如抗淋巴细胞球蛋白，抗 CD3、CD4 和 CD8 单抗，抗高亲和力 IL-2R 单抗，抗 TCR 单抗等，主要借助补体依赖的细胞毒作用，可清除体内的对应 T 细胞，而起到抗排斥作用。一些可抑制或干扰 T 细胞功能的生物制剂也在试用，如某些细胞因子与毒素组成的融合蛋白、抗细胞因子抗体、CTLA-4 Ig 融合蛋白、人工合成的 MHC 分子关键性基序短肽、某些细胞因子或黏附分子基因的反义寡核苷酸等。

3. 中草药类免疫抑制剂　某些中草药也有明显的免疫抑制效应，已有报道雷公藤、冬虫夏草等可用于器官移植后排斥反应的治疗。

三、移植后的免疫监测

移植后的免疫监测不仅有助于对移植排斥反应进行早期诊断和鉴别诊断，而且可用以评估抗排斥治疗的效果，为合理应用免疫抑制剂和其他防治排异的措施提供依据。常用的免疫学检测指标有：①淋巴细胞亚群百分比及其功能；②免疫分子水平检测（抗体、补体、细胞因子、可溶性 HLA 等）。上述指标均非特异，判断排斥反应发生及强度的关键指标还是移植物的生理功能。

四、诱导移植耐受

由于免疫抑制药物本身的毒性，加之对慢性移植排斥反应尚无有效的控制方法等，目前移植效果有所欠缺。理论上最佳方法是诱导移植物特异性免疫耐受，这也一直是移植免疫学研究热点之一。

目前，比较有前景的诱导移植免疫耐受策略有的已显示了可减少或停用免疫抑制剂的应用价值。

1. 建立嵌合体　研究显示，在受者体内建立含供者血细胞的共存状态（嵌合体），可形成对供者移植物的耐受。20 世纪 90 年代初，Starzl 等利用 PCR 技术在停用免疫抑制剂的多例长期存活肝移植患者的多种器官内发现有供者来源的细胞（遗传物质），并在其后的研究中发现其他器官移植长期存活患者也可有同样情况。他们称此为微嵌合现象（micro-chimerism），认为在应用免疫抑制剂情况下，供者与受者的免疫细胞（干细胞）可形成共存，并诱发免疫调节机制，导致耐受。目前，公认嵌合现象（主要是大嵌合现象 macro-chimerism，供体细胞超过 1%）的出现是一种诱导耐受的重要机制，1945 年 Owen 发现的牛异卵双生个体间耐受实际可能是一种先天性嵌合现象。目前已明确在大型动物（包括非人灵长类）大嵌合现象均伴随着对移植物的耐受，展现了潜在的临床应用前景。

临床资料显示，肝脏移植、供体多器官联合移植、骨髓（干细胞）移植后器官移植、供者特异性输血（donor-specific transfusion，DST）联合实体器官移植等排斥反应较弱或可诱导耐受，其机制可能与此有关。

2. 调节性 T 细胞应用　20 世纪 90 年代中期，Sakaguchi 等明确调节性 $CD4^+CD25^+T$（Treg）细胞是自身免疫耐受的关键，可提供针对有关特异性免疫原的耐受，为免疫耐受提供了新机制。已有证据表明，Treg 细胞发育不仅在胸腺内进行，也可在外周发育，为解决移植排斥问题提供了重要途径。

目前提出的有关方案涉及体内和体外处理，如通过胸腺内注射供体细胞或异型 MHC 分子，可诱导形成有关特异性 Treg；或在体外利用供者抗原结合特殊细胞因子（如 TGF-β、IL-2 等）刺激，使受者 Treg 发生克隆活化、扩增并回输，以形成对移植器官的耐受。

3. 适应性免疫应答干预　免疫系统通过各种反馈性调节机制控制具体应答的强度和类型，在理论上或实验中可通过这些机制控制特异性排斥反应。目前，利用免疫无能或调节等机制的多种方案均在摸索。例如，利用可溶性 CTLA-4、协同刺激信号阻断剂（抗 B7 抗体、抗 CD40L 抗体等）、不成熟 DC 等诱导 T 细胞无能；应用针对同种抗原反应 T 细胞 TCR 的单克隆抗体或供者可溶性 MHC 分子，封闭或清除同种异型抗原反应 T 细胞；定向调控 Th 细胞亚群分化（阻断 Th1 细胞及其效应有利于建立移植耐受）等。

附：异种移植与组织工程

因同种器官来源的限制，异种实体器官移植和组织工程被考虑为解决有关问题的重要战略之一。

一、异种移植

异种移植除动物器官大小及功能（生理学相容性）、可能的疾病传播、伦理学等问题外，涉及的免疫学问题也很难解决。由于异种动物间遗传背景差异甚大，异种反应严重，此类移植物难以长期存活，仅有一些经处理的特殊异种皮肤、血管（瓣）等在过渡性治疗中试用，实质器官移植尚无成功报道。

异种移植物通常很快被超急性排斥反应和急性排斥反应所排斥。

1.超急性排斥反应 人体内存在针对远缘动物细胞表面分子（如猪血管内皮细胞表面的 α- 半乳糖成分）的天然抗体，这类天然抗体多为 IgM 型，与 ABO 抗原不匹配的同种异基因移植所引发的超急性排斥机制相同；补体也可能由非经典途径活化对异种移植物血管内皮攻击。目前已有了一些前瞻性防治策略：①通过亲和层析技术或应用抗 μ 链单克隆抗体清除受者的对应天然抗体；②阻断受者补体激活途径，如利用转基因猪，使其血管内皮细胞表达人补体调节蛋白（如 CD59 等）或采用其他抑制补体活性的措施；③应用纯化的 α- 乳糖酶破坏、清除异种供者细胞表面的半乳糖抗原等。

2.急性排斥反应 异种移植排斥反应的强度与同种异型排斥反应相当或更强，且不易被免疫抑制剂控制。

二、组织工程

借助组织工程培育人类器官、组织，可能是扩展人器官移植物来源的重要途径之一。目前，正在尝试通过细胞工程或组织工程手段培育出符合需要的移植物。远景策略涉及利用同种同基因干细胞诱导分化形成功能性组织、器官等，目前取得重大实质性应用的主要是经处理的细胞移植，包括自身细胞、干细胞增殖后异位移植（如利用神经干细胞治疗脊髓损伤），经基因工程改造的自体细胞回输（回体法基因治疗）或异体细胞移植等。

（李　丹）

第19章 肿瘤免疫

肿瘤免疫学（tumor immunology）是研究肿瘤的免疫原性，机体对肿瘤的免疫应答，机体的免疫功能与肿瘤发生、发展的相互关系，肿瘤的免疫学诊断和免疫学防治的科学。

第一节 肿瘤抗原

肿瘤抗原（tumor antigen）是指在肿瘤发生、发展过程中新出现或过度表达的抗原物质。肿瘤抗原的存在是机体对肿瘤产生适应性免疫应答的基础，也是开展特异性肿瘤免疫防治的关键因素。肿瘤抗原产生的分子机制主要包括：①细胞转化和癌变过程中产生了新的蛋白质分子；②基因突变或重排使正常蛋白质分子结构改变；③蛋白质的异常糖基化等原因导致异常蛋白产物的产生；④隐蔽的自身抗原暴露；⑤细胞癌变使某些基因异常、异位表达，如胚胎抗原或分化抗原的异常表达；⑥细胞膜蛋白的异常聚集。肿瘤抗原的分类简述如下。

一、根据肿瘤抗原特异性分类

1. 肿瘤特异性抗原（tumor specific antigen，TSA） 是只存在于肿瘤细胞，而不存在于正常组织细胞的抗原。

通过同系小鼠的移植排斥实验发现，化学致癌剂甲基胆蒽（methylcholanthrene，MCA）可诱发皮肤肿瘤，切除此肿瘤并移植给正常同系小鼠后可生长出肿瘤；若将此肿瘤移植回切除肿瘤后的小鼠，或植入预先用经放射线灭活的此肿瘤细胞免疫过的同系小鼠，则不发生肿瘤。结果表明，该肿瘤具有特异性抗原，可诱导机体产生免疫排斥反应（图1-19-1）。由于此类抗原是通过动物肿瘤移植排斥实验所证实，故又称其为肿瘤特异性移植抗原（tumor specific transplantation antigen，TSTA）或肿瘤排斥抗原（tumor rejection antigen，TRA）。

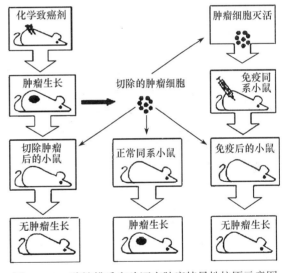

图 1-19-1 移植排斥实验证实肿瘤特异性抗原示意图

移植排斥实验敏感性低，只能检出免疫原性强的肿瘤抗原，无法发现不足以诱导排斥反应的弱免疫原性的肿瘤抗原。人们也曾用肿瘤细胞免疫后制备的抗体去分析肿瘤细胞表面的抗原分子，以期发现新的肿瘤抗原，但此途径发现的TSA很少。近年来，应用肿瘤特异性CTL克隆结合分子生物学技术，从基因水平证实了TSTA的存在。借助这一原理已发现了多种肿瘤特异性抗原，如黑色素瘤特异性抗原。

2. 肿瘤相关抗原（tumor associated antigen，TAA） 是非肿瘤细胞所特有的、正常组织或细胞也可表达的抗原，其含量在细胞癌变中明显升高。TAA仅表现为量的变化，而无严格的肿瘤特异性。例如，胚胎抗原、组织特异性肿瘤分化抗原等。TAA多为正常细胞的组分，免疫原性较弱，难以刺激机体产生有效的抗肿瘤免疫。但可用于某些肿瘤的免疫诊断，且对预后判断、复发转移和疗效的监测有一定意义。有的TAA作为免疫治疗的靶抗原以及在研制肿瘤疫苗中有重要的意义。

（1）胚胎抗原（fetal antigen）：是在胚胎发育阶段由胚胎组织产生的正常成分，在胚胎后期减少，出生后逐渐消失或仅存微量；当细胞恶性变时，又可重新合成，且含量增加，可表达在肿瘤细胞表面或分泌到血清中。例如，甲胎蛋白（alpha-fetoprotein，AFP）是一种分泌性抗原，在原发性肝细胞癌等恶性肿瘤患者血清中明显升高；癌胚抗原（carcinoembryonic antigen，CEA）可由结肠癌细胞产生，疏松地结合在细胞膜表面，容易脱落，在血清中可以查到。

现认为胚胎抗原的编码基因在出生后由于基因阻遏而表达减少，甚至消失；当细胞癌变时，基因脱阻遏，此类抗原可重新合成。

（2）组织特异性分化肿瘤相关抗原（tissue-specific differentiation TAA）：是组织细胞在分化、发育的不同阶段表达的正常分子。不同来源或处于不同分化阶段的细胞可表达不同的分化抗原。恶性肿瘤细胞通常停留在细胞发育的某个幼稚阶段，其形态和功能均类似于未分化的细胞，称为肿瘤细胞的去分化（dedifferentiation）或逆分化（retro-differentiation）。因此，肿瘤细胞可能高表达该组织自身的胚胎期分化抗原（如 T 细胞白血病细胞表达胸腺白血病抗原）或高表达其他正常组织的分化抗原（如胃癌细胞可表达 ABO 血型抗原）。其他组织特异性分化肿瘤相关抗原有黑色素瘤细胞中的 Melan-A 和酪氨酸酶（tyrosinase）抗原、前列腺癌的特异性抗原等。

（3）异常糖基化产生的肿瘤抗原：某些肿瘤细胞表达高水平或异于正常的糖蛋白或糖脂，如黏蛋白、神经节苷脂等，可作为肿瘤诊断和靶向治疗的标志。其中，CA125、CA19-9、MUC-1 已用于卵巢癌、胰腺癌、乳腺癌的诊断和治疗。

（4）突变 / 高表达的 TAA：目前，已经鉴别到很多突变基因，如最受关注的 *p53*、*ras*、*β-catenin*、*caspase 8* 等，可导致基因产物的异常表达，使细胞的生长和分化异常，向恶性化演变。例如，HER-2/neu 是持续高表达的 TAA，15% ~ 30% 的乳腺癌、宫颈癌和绝大多数的腺癌，有 HER-2/neu 过度表达。

（5）异常表达的细胞蛋白：此类抗原的产生原因并非基因突变，而是正常细胞也表达但肿瘤细胞异常高表达。例如，人正常黑色素细胞可表达抗原 MART，而人黑色素瘤细胞会高表达。这类抗原能引起机体产生免疫应答反应，可能是因为正常细胞表达此类抗原的水平极低，机体尚未形成对这类抗原的免疫耐受。通过特异性细胞毒 T 细胞（CTL）或单克隆抗体可鉴定此类抗原。

二、根据诱发肿瘤产生的机制分类

1. 化学因素或物理因素诱发的肿瘤抗原　化学致癌剂（如甲基胆蒽、氨基偶氮染料）或物理因素（如紫外线、X 线）可诱发肿瘤，并诱导新抗原产生，其机制可能是化学因素或物理因素导致基因突变。抗原特点是：特异性高；免疫原性弱；有明显的个体特异性，即用同一化学致癌剂或同一物理方法诱发的肿瘤，在不同的宿主体内，甚至在同一宿主不同部位，各具有互不相同的抗原特异性。由于抗原间很少出现交叉反应，故这类肿瘤抗原很难用于免疫学诊断和作为治疗的靶点。

2. 病毒诱发的肿瘤抗原　某些病毒与肿瘤的发生有关。例如，EB 病毒（EBV）与 B 细胞淋巴瘤和鼻咽癌的发生有关；人乳头状瘤病毒（HPV）与人宫颈癌的发生有关；乙型及丙型肝炎病毒（HBV, HCV）与原发性肝癌有关；人嗜 T 淋巴细胞病毒 1（HTLV-1）可导致成人 T 细胞白血病（ATL）的发生。病毒诱发的肿瘤抗原特点是：有较强的免疫原性和病毒特异性，即同一种病毒诱发的肿瘤，无论其组织来源或动物种系如何不同，均可表达相同的抗原。此类抗原是由病毒基因编码、但又不同于病毒本身的抗原，故又称为病毒相关的肿瘤抗原。

3. 自发性肿瘤抗原　自发性肿瘤是指一些无明确诱因的肿瘤，大多数人类肿瘤属于这一类。自发性肿瘤的发生机制不明，所表达的肿瘤抗原可以是 TAA 和（或）TSA，以 TAA 常见。

第二节　机体抗肿瘤的免疫效应机制

机体的免疫功能与肿瘤的发生发展关系密切，其机制十分复杂，包括固有免疫和适应性免疫。对于大多数免疫原性较强的肿瘤，通常以适应性免疫应答为主；对于免疫原性弱的肿瘤，固有免疫应答可能具有更重要的意义。不同组织来源和不同方式诱发产生的肿瘤细胞，其免疫原性的强弱有所不同，它们诱导机体产生抗肿瘤免疫应答的能力也有所差异。机体抗肿瘤免疫应答能力的强弱不仅取决于肿瘤细胞的免疫原性，还与宿主免疫功能和其他因素密切相关。

一、固有免疫的抗肿瘤效应

固有免疫细胞是抗肿瘤的重要效应细胞，包括巨噬细胞、NK 细胞、γδT 细胞及 NKT 细胞等。此外，中性粒细胞、嗜酸粒细胞、补体和多种细胞因子也参与抗肿瘤的固有免疫。同时，固有免疫效应分子如 IFN、TNF 等细胞因子、补体分子及多种酶类也具有非特异抑制或杀伤肿瘤细胞的作用。基于这些分子的抗肿瘤作用，目前已研制出多种抗肿瘤的药物用于临床治疗肿瘤患者，部分药物正在进行临床试验，有望在临床推广应用。

1. 巨噬细胞　在肿瘤免疫中具有双重作用。根据其活化状态不同，可表现为抑制或促进肿瘤细胞生长和播散。M1 型巨噬细胞具有抗肿瘤功能，可作为抗原提呈细胞，加工提呈肿瘤抗原，激发机体的适应性免疫应答；也可通过细胞毒作用发挥杀瘤效应。其杀瘤机制为：ADCC 作用；非特异性吞噬作用杀伤肿瘤细胞；借助其非特异性膜受体直接与肿瘤细胞结合，发挥杀瘤效应；通过 Mφ 介导的细胞毒作用（Mφ-mediated cytotoxicity，MMC）杀伤肿瘤细胞，即活化的 Mφ 可分泌蛋白水解酶、TNF、IL-1、IFN-γ 和氧自由基等细胞毒性分子，直接或间接杀伤肿瘤细胞。而 M2 型巨噬细胞可通过分泌血管内皮细胞生长因子（vascular endothelial growth factor，VEGF）、转化生长因子 β（transforming growth factor-β，TGF-β）等促进肿瘤血管生成和肿瘤生长。

2. NK 细胞　可直接杀伤肿瘤细胞，且杀伤作用无肿瘤特异性，无 MHC 限制性，是机体抗肿瘤的第一道防线。其杀瘤机制可能为：通过丢失自我识别及压力诱导模式识别肿瘤细胞，NK 细胞活化产生细胞毒作用；此外，通过 Fas/FasL 途径亦可杀伤肿瘤细胞。

3. γδT 细胞　主要分布于黏膜和皮下组织，可直接杀伤肿瘤细胞，不受 MHC 限制，作用机制类似 CTL 和 NK 细胞，还可分泌 IL-2、IL-4、IL-5、TNF 等，发挥抗肿瘤作用。

二、适应性免疫的抗肿瘤效应

适应性抗肿瘤免疫效应机制包括细胞免疫和体液免疫两方面，一般认为抗肿瘤免疫是以细胞免疫为主，体液免疫仅在某些情况下起协同作用。有些抗体具有封闭抗体效应（blocking antibody），能与肿瘤细胞表面抗原结合，阻碍效应细胞对肿瘤细胞的作用，有利于肿瘤细胞的生长。

1. 抗肿瘤的细胞免疫机制　T 细胞介导的细胞免疫应答在抗肿瘤免疫中起主要作用。肿瘤抗原致敏的 CTL 细胞能特异地杀伤带有相应抗原的肿瘤细胞，并受 MHC 限制。

（1）CD4+T 细胞：可溶性肿瘤抗原及从肿瘤细胞表面脱落的肿瘤抗原经 APC 摄取加工后，与 MHC Ⅱ类分子形成复合物并表达于 APC 表面，由 CD4+T 细胞识别，进而激活 T 细胞。该机制从以下几方面发挥抗肿瘤效应：分泌 IL-2 等多种细胞因子，激活 CTL、NK 细胞和巨噬细胞，增强其杀伤能力；使 B 细胞活化、增殖、分化，产生抗体；释放一些具有直接杀伤作用的细胞因子，如 TNF；Th1 还有直接杀伤肿瘤细胞的作用，这种作用受 MHC Ⅱ类分子限制。

（2）CD8+CTL 细胞：CTL 细胞是抗肿瘤免疫的主要效应细胞。CD8+T 细胞通过其抗原受体识别肿瘤细胞上的特异性抗原与 MHC Ⅰ类分子形成的复合物，通过 T 细胞非依赖的直接激活或 T 细胞依赖的间接激活后，增殖分化为具有高效杀伤肿瘤细胞作用的 CTL，通过穿孔素 - 颗粒酶途径或死亡受体途径特异性杀死肿瘤细胞。

2. 抗肿瘤的体液免疫机制

（1）补体依赖的细胞毒效应（CDC）：肿瘤抗原刺激机体产生的特异性抗体与肿瘤细胞表面抗原结合，通过激活补体经典途径溶解肿瘤细胞。

（2）抗体依赖的细胞介导的细胞毒作用（ADCC）：肿瘤细胞特异性抗体 IgG 通过 Fab 结合肿瘤抗原，Fc 结合 NK 细胞、巨噬细胞和中性粒细胞表面的 FcγR，启动 ADCC，杀伤肿瘤细胞。

（3）抗体和补体的免疫调理作用：抗肿瘤抗体 IgG 与吞噬细胞表面 FcγR 结合，增强吞噬细胞对肿瘤细胞的吞噬作用。此外，抗肿瘤抗体与肿瘤抗原结合能活化补体，借助所产生的 C3b 与吞噬细胞表面 CR1 结合，促进其吞噬作用。

（4）抗体的封闭作用：抗体可通过封闭肿瘤细胞表面某些受体而影响肿瘤细胞。例如，某些乳腺癌细胞高表达 HER/neu 基因产物 P185，抗 P185 的抗体与癌细胞表面 P185 结合，可抑制乳腺癌细胞增殖；转铁蛋白可促进某些肿瘤细胞生长，抗转铁蛋白及其受体的抗体可阻断转铁蛋白与瘤细胞表面转铁蛋白受体结合，抑制肿瘤细胞生长。

（5）抗体干扰黏附作用：某些抗体可阻断肿瘤细胞与血管内皮细胞（或其他细胞）表面黏附分子间的相互作用，从而阻止肿瘤细胞生长、黏附和转移。

由于肿瘤抗原的免疫原性普遍较弱，肿瘤患者体内自然产生的抗体并不是抗肿瘤免疫的重要效应物质。在某些情况下，抗体反而会干扰 CTL 对肿瘤细胞的杀伤作用，这种具有促进肿瘤生长作用的抗体称为增强抗体（enhancing antibody）（详见本章第三节）。

第三节 肿瘤的免疫逃逸机制

机体免疫系统有多种抗肿瘤免疫机制，但仍有肿瘤在机体内发生发展。肿瘤细胞如何逃避宿主的免疫监视，通过何种机制使机体不能产生有效的抗肿瘤免疫，一直是肿瘤免疫学研究的焦点。研究结果表明，其机制涉及机体免疫应答过程的各个环节。

一、肿瘤细胞逃避免疫细胞的识别

1. 肿瘤抗原的免疫原性弱及抗原调变　多数肿瘤细胞不表达肿瘤特异性抗原；少数肿瘤细胞虽有特异性抗原，但表达量较低，免疫原性非常弱，难以诱发机体产生有效的抗肿瘤免疫应答；某些肿瘤细胞能表达 TAA，属胚胎期正常成分，机体对其已形成免疫耐受。某些情况下，肿瘤抗原可发生表位减少或丢失，从而逃逸免疫系统识别和杀伤，称为"抗原调变"（antigen modulation）。

2. 肿瘤细胞表面"抗原覆盖"或"抗原封闭"　有些肿瘤细胞可高表达唾液黏蛋白物质或肿瘤激活凝聚系统（可活化凝血系统，使肿瘤细胞外形成纤维蛋白外壳），将肿瘤细胞表面抗原覆盖，干扰机体免疫细胞对肿瘤细胞的识别和杀伤，这种现象称为抗原覆盖。血清中存在封闭因子（blocking factor），可封闭肿瘤细胞表面的抗原表位或效应细胞的抗原识别受体，使肿瘤细胞逃脱免疫细胞的识别和杀伤。封闭因子可能是：①封闭抗体（blocking antibody），可与肿瘤细胞膜抗原结合并封闭之；②可溶性肿瘤抗原，可与效应细胞表面受体结合；③抗原抗体复合物，其中的抗体组分可与肿瘤抗原结合，而抗原组分可封闭淋巴细胞表面抗原识别受体。

二、肿瘤细胞阻止免疫细胞的活化及效应

1. 肿瘤抗原加工、处理和提呈障碍　某些肿瘤细胞不能将抗原肽 -MHC Ⅰ类分子复合物转运至细胞表面；某些肿瘤细胞内 LMP 和 TAP 表达低下，导致肿瘤抗原加工、处理和提呈发生障碍，使机体对其免疫应答出现障碍。

2. MHC 分子表达异常　某些肿瘤细胞表面经典的 MHC Ⅰ类分子表达减少或缺失，导致抗原提呈功能障碍，不能活化 CTL。某些肿瘤细胞可异常表达非经典 MHC Ⅰ类分子（如 HLA-G、HLA-E 等），此类分子与 NK 细胞表面抑制性受体结合，从而抑制 NK 细胞的细胞毒作用。

3. 共刺激分子表达异常　某些肿瘤表面细胞 B7、ICAM-1、LFA-3 等共刺激分子表达低下或缺乏，不能为 T 细胞活化提供共刺激信号，从而使肿瘤细胞逃避 T 细胞的免疫监视。

4. 肿瘤细胞抗凋亡　肿瘤细胞往往高表达多种癌基因产物（如 Bcl-2 等），这些分子能抵抗由活化 CTL 介导的肿瘤细胞凋亡。

三、肿瘤细胞抑制机体免疫功能

1. 肿瘤细胞诱导免疫细胞凋亡 某些肿瘤细胞可表达 FasL，而活化的肿瘤特异性 T 细胞可高表达 Fas，两者结合诱导肿瘤抗原特异性 T 细胞凋亡。有些肿瘤细胞通过表达 TNF 相关凋亡诱导配体（TRAIL），诱导被激活的 T 细胞凋亡。

2. 肿瘤细胞分泌免疫抑制性因子 肿瘤细胞可分泌多种抑制免疫功能的细胞因子，如 IL-10、TGF-β、VEGF 等。

3. 肿瘤诱导的抑制性免疫细胞 近年来逐渐认识到，肿瘤间质中的一些免疫细胞并非发挥抗肿瘤作用，而是促进了肿瘤发生、生长、侵袭和转移，这些细胞包括调节性 T 细胞、髓系来源抑制细胞、肿瘤相关巨噬细胞和调节性树突状细胞等。调节性 T 细胞（Treg）在荷瘤机体中数量增多，导致免疫应答抑制。髓系来源抑制细胞（myeloid-derived suppressor cell，MDSC）是一群异质性的免疫细胞。在荷瘤小鼠和肿瘤患者中，随着肿瘤的生长，MDSC 在肿瘤、脾脏等部位聚集，通过抑制 T 细胞的功能、诱导 Treg 产生、分泌 IL-10 等抑制性细胞因子，影响机体的抗肿瘤免疫。肿瘤相关巨噬细胞（tumor-associated macrophages，TAM）有 M1 型和 M2 型，小鼠和人类肿瘤中的 TAM 多为 M2 型，起着促进肿瘤生长、促血管形成和抑制适应性免疫应答的作用。

近年来提出的肿瘤"免疫编辑"理论进一步阐明了肿瘤发生的机制。其要点为：免疫系统在清除肿瘤细胞的同时，也对肿瘤细胞如肿瘤抗原的免疫原性等某些生物学特性进行重塑（reshape）；经历免疫编辑的肿瘤细胞，其恶性程度及对免疫攻击的抵抗能力增强，反而促进了肿瘤的生长，最终摧毁机体免疫系统，导致肿瘤细胞恶性生长并扩散。总之，肿瘤细胞在体内的发生、发展是其与免疫系统相互作用的动态过程。

第四节 肿瘤的免疫诊断

肿瘤的免疫诊断包括肿瘤标志物检测和肿瘤患者免疫功能状态评估。

1. 肿瘤标志物的检测 肿瘤标志物是指细胞癌变过程中产生的、正常细胞含量极低或缺乏且有一定特异性的物质。这类物质在一定程度上能反映肿瘤发生、发展状况，可存在于肿瘤细胞表面或血清中，如 TAA、TSA、激素、糖链抗原（carbohydrate antigen，CA）等。已用于临床的主要肿瘤标志物有：① AFP：主要出现在原发性肝癌患者血清中。畸胎瘤、肺癌、胃癌患者中亦可见。② CEA：在结直肠癌等消化道肿瘤患者血中增加，其他一些肿瘤（如乳腺癌、胰腺癌和宫颈癌）也可出现阳性，肿瘤切除后，观察 CEA 水平可用作监测该肿瘤复发的指标。③前列腺特异抗原（prostate specific antigen，PSA）：是存在于前列腺导管上皮细胞的一种糖蛋白，是前列腺组织特异性分化抗原。90% 的晚期前列腺癌症甚至无明确转移病灶的患者中血清 PSA 水平均有升高，但在良性前列腺肥大症中 PSA 也可升高，缺乏肿瘤特异性，可用作前列腺癌在诊断和治疗后监测复发的检测指标。④ CA19-9：可用于辅助诊断胰腺癌及胆管癌等。⑤ CA 125：临床用于卵巢癌的诊断和监测治疗。⑥ CA50：主要用于胃肠癌、胰腺癌的辅助诊断。检测细胞表面某些 CD 分子用于淋巴瘤和白血病的诊断和组织分型。

检测肿瘤标志物的临床意义为：早期诊断和发现肿瘤，提示肿瘤发生的部位和组织来源，判定肿瘤恶性程度，监测临床治疗效果，监测肿瘤复发等。

2. 肿瘤患者免疫功能状态评估 肿瘤患者的免疫功能状态与肿瘤的发展及预后有一定的关系。一般早期肿瘤患者免疫功能可能变化不大，肿瘤晚期或转移者多有免疫功能低下。常用的检测肿瘤患者免疫功能的指标有 T 细胞亚群及功能、巨噬细胞功能、NK 细胞功能、某些细胞因子水平（如 TNF、IL-2、IFN-γ）等。

第五节 肿瘤的免疫治疗

肿瘤的免疫治疗是指应用免疫学原理和方法，激发和增强机体抗肿瘤免疫应答，以达到控制和杀灭肿瘤细胞的目的。抗肿瘤免疫治疗主要包括主动免疫治疗、被动免疫治疗、基因治疗等。免疫疗法只能清除少量的、播散的肿瘤细胞，对于晚期的实体肿瘤疗效有限。因此，其常作为传统手术、化学药物、放射治疗的辅助疗法。

一、肿瘤的主动免疫治疗

1. 非特异性主动免疫治疗 详见第 20 章的相关内容。

2. 特异性主动免疫治疗 肿瘤特异性主动免疫治疗（specific active immunotherapy，SAIT）指应用肿瘤抗原或模拟肿瘤抗原的疫苗，激发或增强机体的抗肿瘤特异性免疫应答。

（1）细胞性疫苗

1）肿瘤细胞疫苗：包括以下几方面。①自体的肿瘤细胞，用理化或生物方法处理灭活后，使其失去致癌性，保留免疫原性；②肿瘤细胞提取物；③肿瘤细胞与树突状细胞融合后回输，肿瘤抗原可以被更有效地加工提呈；④基因修饰的肿瘤细胞，改变了肿瘤细胞的遗传背景，降低致瘤性并提高其免疫原性，如用 MHC 分子、共刺激分子、细胞因子及其受体、肿瘤抗原等分子的基因修饰的肿瘤细胞。

2）抗原提呈细胞疫苗：应用灭活的肿瘤细胞或人工合成的肿瘤特异性抗原肽激活 DC；或将肿瘤抗原肽基因转染 DC，并在 DC 表面表达；或用通用肿瘤抗原基因修饰 DC。经上述肿瘤抗原肽或基因修饰的 DC 作为疫苗，激发机体产生针对肿瘤抗原的特异性免疫应答。

（2）抗原分子疫苗：包括病毒相关的肿瘤抗原疫苗、癌基因产物疫苗、人工合成的肿瘤多肽疫苗、抗独特型抗体疫苗等。这些疫苗可模拟肿瘤抗原，诱导机体产生抗肿瘤免疫应答。

（3）基因疫苗：将携带肿瘤抗原基因（含有特定编码序列及必要表达调控元件）的表达型质粒，通过基因枪注射，使之直接在体内表达，诱导特异性的抗肿瘤免疫应答，称为基因疫苗、核酸疫苗或裸 DNA 疫苗。将表达 TAA 的质粒 DNA 直接注射到肌肉等部位，比蛋白或肽疫苗免疫效果好，且保护反应持续的时间长。其原因之一就是质粒 DNA 骨架结构中存在的某些特征性序列能起到免疫佐剂的作用，可使免疫反应强度增加。

二、肿瘤的被动免疫治疗

肿瘤的被动免疫治疗是指给机体输入免疫效应物质，发挥治疗肿瘤的作用。

1. 基于抗体的肿瘤治疗 肿瘤 TSA 或 TAA、独特型表位、某些细胞因子受体、肿瘤多药耐药分子、激素、血管生长因子及某些癌基因产物等均可作为肿瘤治疗的靶分子，针对这些靶分子制备的各种抗体可应用于肿瘤的免疫治疗。

基于抗体的治疗方案主要有：①抗肿瘤单克隆抗体直接体内应用，如 herceptin 是抗 HER-2/neu 的单克隆抗体，已被美国 FDA 批准用于转移性乳腺癌的治疗。②人源化的抗肿瘤单克隆抗体在体内应用，如 rituxin 是以 B 细胞表面 CD20 分子为靶点的人鼠嵌合抗体，对 B 细胞淋巴瘤有疗效。③抗肿瘤单克隆抗体和抗效应细胞表面分子的抗体组成双特异性抗体，可引导杀瘤效应细胞向肿瘤灶集中。④抗肿瘤单克隆抗体及基因工程抗体可与抗肿瘤药物、生物毒素、细胞因子或放射性核素结合，利用高度特异性的抗体为载体，将效应分子带到肿瘤病灶处，可特异地杀伤肿瘤细胞（参见第 20 章）。⑤针对 T 细胞共抑制分子如 CTLA-4、PD-1/PD-L1 等的单抗可促进 T 细胞持续激活并延长 T 细胞存活时间，进而提升 T 细胞对肿瘤细胞的免疫效应，如这些抗体与化学治疗联合或单药用于某些肿瘤的治疗均显示出良好的疗效，使免疫治疗在肿瘤治疗中的地位不断提升。

2. 过继免疫治疗（adoptive immunotherapy） 是将具有抗肿瘤活性的免疫细胞输注给肿瘤患者，使其在患者体内发挥抗肿瘤作用。过继免疫疗法的效应细胞包括淋巴因子激活的杀伤细胞（lymphokine-activated killer cells，LAK）、细胞因子诱导的杀伤细胞（cytokine induced killer

cells，CIK）和肿瘤浸润性淋巴细胞（tumor-infiltrating lymphocytes，TIL）等。CIK 是目前临床上应用较多的方法，其实际疗效有待进一步评价。近年来兴起的 CAR-T 疗法（chimeric antigen receptor T-cell immunotherapy，CAR-T，嵌合抗原受体 T 细胞免疫疗法）是具有极大发展前景的恶性肿瘤的治疗方式之一。

3. **细胞因子治疗**　某些细胞因子具有免疫调节作用，如 IL-2 可促进免疫细胞活化增殖，TNF 可直接杀伤肿瘤细胞，IFN-γ 可增强 NK 细胞、巨噬细胞活性等，故细胞因子治疗成为肿瘤免疫治疗的重要组成。目前采取的策略主要有：①将具有抗瘤活性的细胞因子直接注入荷瘤体内，细胞因子可在局部直接发挥作用；②细胞因子与抗肿瘤药物、生物毒素或放射性核素等效应分子偶联，通过细胞因子将效应分子引导至表达相应细胞因子受体的肿瘤细胞局部；③将细胞因子基因直接导入肿瘤细胞，使之自行分泌细胞因子，在肿瘤局部发挥作用。

4. **清除抑制性细胞**　由于肿瘤细胞可诱导产生抑制性免疫细胞，抑制宿主的抗肿瘤免疫功能，因此人们尝试通过清除抑制性免疫细胞以辅助治疗，如清除 Treg、诱导 M2 型巨噬细胞转化为 M1 型。

三、肿瘤的基因治疗

应用分子生物学技术将相关基因导入肿瘤细胞或效应细胞内，或借助外源基因及其产物的效应，以抑制肿瘤细胞生长或直接杀伤肿瘤。例如，采用反义技术和核酶技术等，抑制突变的原癌基因、过度表达的癌基因和通用肿瘤抗原基因；用野生型抑癌基因置换突变的基因；将肿瘤化疗药物前体酶的基因导入肿瘤细胞，其表达产物能在肿瘤局部将无毒性的药物前体转化为有毒性的抗肿瘤药物，从而杀伤肿瘤细胞；将化疗药耐药基因导入造血干细胞，提高造血干细胞的耐药性，避免化学治疗对造血干细胞的损伤。

四、中药及其制剂

现已发现，许多中药提取物对肿瘤有很强的抑制作用，如紫杉醇及其类似物、喜树碱及其衍生物、苦参碱、小檗碱等。此外，在肿瘤的治疗中，常配合使用中药或中药制剂以减轻不良反应，提高肿瘤患者的远期生存率。中药多糖类（如灵芝多糖、金针菇多糖、冬虫夏草多糖、枸杞多糖等）具有调节 IL-2、IL-6 活性，提高 NK 细胞和 LAK 细胞活性的作用。黄芩提取物具有抗氧化、抗肿瘤作用，常用于提高肿瘤的化疗效果。茶叶中的茶多酚和儿茶素对多种癌细胞有直接杀伤作用。

除了免疫治疗外，免疫预防也是抗击肿瘤的有效武器。已知某些感染性疾病与肿瘤的发生密切相关，因此制备相关的病原体疫苗或探索新的干预方式可降低这些肿瘤在易感人群中的发生率。目前成功应用的有人乳头瘤病毒（HPV）疫苗预防宫颈癌，乙肝疫苗有助于减少肝癌的发生等。

（曾郁敏）

第20章　免疫学在医学中的应用

随着免疫学的飞速发展，免疫学理论和技术在医学领域中的应用越来越广泛，在免疫相关疾病的诊断、预防及治疗中均发挥了重要作用。

第一节　免疫诊断

免疫诊断是指应用免疫学检测技术，通过对免疫相关物质（抗原、抗体、免疫细胞、免疫分子等）的定性及定量测定，协助诊断有关疾病的一种实验诊断方法。相对于其他类型的实验室诊断方法，免疫诊断具有特异性强、敏感性高、简便易行等特点。

一、抗原或抗体的检测

1. 抗原或抗体检测的原理　是基于抗原与相应抗体在体内外可特异性结合的特性，用已知的抗原（抗体）和待检样品混合，经过一段时间，若有免疫复合物形成，说明待检样品中有相应的抗体（抗原）存在。

2. 抗原或抗体的检测方法　根据抗原的性质、出现的结果、参与反应的成分不同，可将抗原抗体反应分为凝集反应、沉淀反应、免疫标记技术等。

（1）凝集反应：颗粒性抗原（如细菌、红细胞或吸附在反应颗粒上的可溶性抗原）与相应抗体结合后，出现肉眼可见的凝集物的现象称为凝集反应（agglutination）。凝集反应的类型主要有：

1）直接凝集反应：指颗粒性抗原与相应抗体直接反应出现的凝集现象。直接凝集反应包括玻片法和试管法。前者为定性试验，可用于 ABO 血型鉴定和细菌的诊断与分型；后者为定量检测，可用于病原微生物感染的诊断，如肥达反应用于肠热症（伤寒和副伤寒）的特异性诊断。

2）间接凝集反应：指将可溶性抗原（抗体）结合在惰性载体颗粒表面，与相应抗体（抗原）结合出现的凝集现象。其常用方法有：

A. 间接凝集反应：指由抗原（抗体）吸附颗粒与相应抗体（抗原）结合形成的凝集反应（图1-20-1）。例如，临床上用已知的人 IgG 致敏乳胶颗粒检测患者血清中的类风湿因子。

B. 间接凝集抑制反应：是将能够形成间接凝集反应的合适浓度的抗原吸附颗粒与相应抗体制成诊断试剂，在两者结合之前，加入待检的可溶性抗原，使原来可形成的凝集现象被抑制，这类反应称为间接凝集抑制反应（图1-20-2），如临床应用的妊娠免疫试验等。

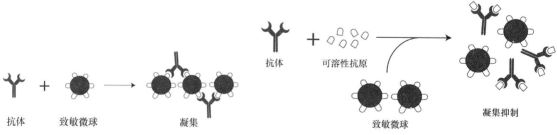

图 1-20-1　间接凝集反应示意图　　　　　　图 1-20-2　间接凝集抑制反应示意图

（2）沉淀反应：可溶性抗原与相应抗体在两者比例合适时，可结合形成较大的不溶性免疫复合物沉淀，称为沉淀反应（precipitation）。其主要方法有：

1）单向免疫扩散（single immunodiffusion）：是将一定量已知抗体混于琼脂凝胶中制成琼脂

板，等间距打孔后将抗原稀释成不同浓度依次加入各孔中。抗原在扩散过程中与凝胶中的抗体相遇，形成以抗原孔为中心的沉淀环，环的直径与抗原含量呈正相关。取已知量标准抗原制订标准曲线，待检标本的抗原含量可根据沉淀环直径大小从标准曲线中查到。本法常用于测定血清 IgG、IgM、IgA 等的含量。

2）双向免疫扩散（double immunodiffusion）：是将抗原与抗体分别加入琼脂凝胶的对应孔中，两者自由向四周扩散，在比例合适处相遇并形成肉眼可见的沉淀线。如果反应体系含两种以上的抗原抗体，则小孔间可出现两条以上的沉淀线。本法常用于抗原或抗体的定性检测、组成和两种抗原相关性分析等。

3）免疫电泳（immunoelectrophoresis）：是沉淀反应与电泳技术的结合，它既能加快沉淀反应的速度，又提高了对不同抗原成分的分辨程度。通常在电泳后，在血清蛋白琼脂电泳带的侧面槽内加入抗体，对出现的沉淀线进行种类分析。其主要应用于抗原、抗体成分的分析和异常体液蛋白的识别。

（3）免疫标记技术（immunolabeling technique）：是用荧光素、酶或放射性核素等标志物标记抗体或抗原进行的抗原抗体反应，是目前应用最广泛的免疫检测技术。此法的优点是灵敏度高、快速、可定性或定量，甚至可定位。广泛应用于各种病原微生物和免疫细胞表面分子的检测。常用的技术有：

1）免疫荧光法（immunofluorescence）：用荧光素（常用异硫氰酸荧光素或罗丹明）标记抗体，与待检标本中抗原反应，然后将标本置于荧光显微镜下观察。借助荧光素散发的荧光，可定性或定位检测标本中的抗原。常用的技术有：

A. 直接荧光法：用荧光素标记抗体，直接与标本中的抗原反应。该法的优点是特异性强，缺点是每检查一种抗原必须制备相应的荧光抗体。

B. 间接荧光法：用"一抗"与标本中的抗原结合，再用荧光素标记的"二抗"与结合在抗原上的"一抗"结合。此法的敏感性比直接法高，制备一种荧光素标记的"二抗"可用于多种抗原的检测。

2）酶免疫测定（enzyme immunoassay，EIA）：是将抗原抗体反应的特异性与酶对底物催化的高效性结合起来的一种微量分析技术，敏感度可达纳克（ng）水平。抗原抗体复合物上标记的酶可催化底物显色，其颜色的深浅与待检标本中抗原或抗体的量相关。常用的方法有：

A. 酶联免疫吸附试验（enzyme linked immunoso-rbent assay，ELISA）：是酶免疫测定技术中应用最广的技术。其基本方法是将已知抗原或抗体预先吸附在固相载体（聚苯乙烯微量板）表面，加入标本，使抗原抗体反应在固相表面进行，通过洗涤除去未结合的游离成分，利用抗原抗体复合物上标记的酶催化底物显色测定。常用的方法有间接法（测抗体）、夹心法（测抗原）、竞争法（既可测抗原，也可测抗体）等（图 1-20-3）。

ELISA 测定法程序规范，操作简便，敏感性和稳定性高，用途广泛。目前临床多用于检测多种病原体的抗原或抗体、血液及其他体液中的微量蛋白、细胞因子等。

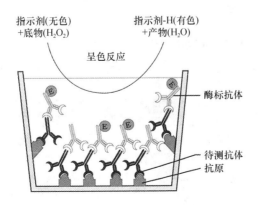

图 1-20-3　ELISA 间接法示意图

B. 生物素 - 酶标亲和素系统（biotin-avidin system-ELISA，BAS-ELISA）：是酶免疫分析法的改进，是通过生物素标记抗体连接免疫反应系统，同时借助生物素化酶或酶标亲和素引入酶与底物反应系统。其主要用于抗原、抗体、DNA 和 RNA 的测定。

C. 酶联免疫斑点法（enzyme linked immunospot，ELISPOT）：用已知细胞因子的抗体包被固相，加入待检效应细胞，温育一定时间后洗去细胞，如细胞在温育过程中有相应的细胞因子产生，加入酶标二抗及底物后则显色。该法用于效应细胞分泌的单一细胞因子的测定，可避免生物活性测定法中多种细胞因子相同生物学活性的干扰。

3）放射免疫测定法（radioimmunoassay，RIA）：用放射性核素标记抗原（或抗体）与相应抗体（或抗原）结合，通过测定抗原抗体结合物的放射活性判断结果。本方法的敏感度可达到皮克（pg）水平，用于微量物质如激素、药物及 IgE 等的测定。缺点是有放射性，需注意防护。

4）免疫组化技术（immunohistochemistry technique）：是用标志物标记抗体，与组织或细胞的抗原反应，结合形态学检查，对抗原做定性、定量、定位检测的技术。现广泛应用的有酶免疫组化（辣根过氧化物酶标记）、免疫金组化（胶体金颗粒标记）、免疫电镜（铁蛋白、胶体金、过氧化物酶标记）等。

（4）免疫印迹法（Western-blotting）：将凝胶电泳与固相免疫结合，把电泳区分的蛋白质转移至固相载体，再用酶免疫、放射免疫等技术测定。例如，检测血清 HIV 抗体。

（5）蛋白质芯片技术：又称为蛋白质微阵列（protein microarray），可实现快速、准确、高通量地检测不同蛋白质（即靶蛋白），探针具有多样性。例如，检测抗体基本原理是将各种蛋白质抗原有序地固定于介质载体上为待检芯片，用标记特定荧光物质的抗体样本与芯片作用，与芯片上蛋白质匹配的抗体将与之结合。再将未与芯片上蛋白质结合的抗体洗去，最后用荧光扫描仪或激光共聚扫描技术测定芯片上各点的荧光强度。抗体芯片是将抗体固定到芯片表面以检测相应的抗原。抗原、抗体芯片在微生物感染检测和肿瘤抗原初筛中具有广泛的应用价值。

除上述常用抗原抗体检测技术外，还有其他方法，如化学发光免疫分析法、免疫 PCR、免疫金标记技术等。

二、免疫细胞的检测

免疫细胞是机体免疫反应的直接参与成分，检测各种免疫细胞的数量和功能是判断机体免疫状态的重要手段。其主要检测方法有：

（一）免疫细胞的分离技术

免疫细胞的分离主要依据各类免疫细胞理化性质、生物学特性的差异等进行。较常用的方法有：①密度梯度离心分离法；②黏壁分离法；③磁珠分离法；④尼龙毛柱分离法；⑤流式细胞分选法；⑥ E 花环分选法；⑦淘选法等。

（二）免疫细胞功能的检测

1. 吞噬细胞功能检测　吞噬细胞功能测定主要检测其趋化功能和吞噬功能。

（1）趋化功能检测：原理是吞噬细胞具有趋化因子的受体，在趋化因子的作用下可定向运动。常用的方法有琼脂糖凝胶法和 Boyden 小室法。

（2）吞噬功能检测：吞噬细胞吞噬功能检测主要针对中性粒细胞和巨噬细胞。前者常用硝基四氮唑蓝（NBT）还原法测定，主要检测中性粒细胞的胞内杀菌能力。原理是中性粒细胞在杀菌过程中耗氧量与杀伤活性呈正相关，葡萄糖 6- 磷酸氧化所脱的氢可被 NBT 所接受，使原先呈淡黄色的 NBT 还原成点状或块状甲䐶颗粒并沉积在细胞质内。计数 NBT 阳性细胞数，可反映中性粒细胞的杀伤能力。检测巨噬细胞的吞噬功能，常选用鸡红细胞、酵母菌等作为吞噬颗粒。可将待测的巨噬细胞与鸡红细胞于体外 37℃温育一定时间，然后取细胞涂片染色，镜下观察巨噬细胞吞噬鸡红细胞的情况，并计算吞噬百分率和吞噬指数。

2.T 细胞的功能检测

（1）T 细胞增殖试验：体外培养的 T 细胞经植物血凝素（PHA）、刀豆蛋白 A（ConA）等丝裂原刺激后，可活化并增殖。主要方法有：

1）^{3}H-TdR 掺入法：在 T 细胞培养液中，加入 PHA 共同培养，终止培养前 8 ~ 15 小时，加入放射性核素氚标记的胸腺嘧啶核苷（^{3}H-TdR），由于 ^{3}H-TdR 能掺入细胞新合成的 DNA 中，所以细胞增殖水平越高，掺入的氚越多，可借此反映细胞的增殖水平。该法灵敏可靠，应用广泛，但易造成放射性污染。

2）MTT 法：MTT[3-（4，5- 二甲基 -2- 噻唑）-2，5- 二苯基溴化四唑] 是一种噻唑盐，在细胞培养终止前数小时加入 MTT，可作为细胞内线粒体琥珀酸脱氢酶的底物参与反应，形成蓝紫色的甲臜颗粒，沉积于细胞内或细胞周围，甲臜的生成量与细胞增殖水平呈正相关。在培养终止时加入盐酸异丙醇或二甲亚砜使甲臜颗粒溶解，用酶标仪测定光密度（OD）值。MTT 法敏感性虽不及 ^{3}H-TdR 掺入法，但操作简便且无放射性污染。

（2）细胞毒试验：CTL、NK 细胞对靶细胞有直接杀伤作用，可根据待检效应细胞的性质，选用相应的靶细胞（如肿瘤细胞等）测定其杀伤活性。该试验用于肿瘤免疫、移植排斥反应、病毒感染等方面的研究。主要方法有：

1）^{51}Cr 释放法：用 $Na_2^{51}CrO_4$ 标记靶细胞，若待检效应细胞能杀伤靶细胞，则 ^{51}Cr 从靶细胞内释出。以 γ 计数仪测定释出的 ^{51}Cr 放射活性，放射活性与待检效应细胞的杀伤活性呈正相关。

2）凋亡细胞检查法：靶细胞被细胞毒性细胞杀伤后，可发生细胞凋亡。凋亡后细胞的 DNA 片段被核酸水解酶切断，产生 180 ~ 200bp 及其倍数的片段，在琼脂糖电泳中呈现阶梯状 DNA 区带图谱，借此可反映细胞凋亡程度。

3）乳酸脱氢酶法：乳酸脱氢酶（LDH）在胞质内含量丰富，正常情况下不能通过细胞膜，但当细胞受损或死亡时可释放至细胞外，此时细胞培养液中的 LDH 活性与死亡细胞数成正比，用比色法与靶细胞对照孔 LDH 活性比较，可计算效应细胞对靶细胞的杀伤活性。

3.B 细胞的功能检测

（1）B 细胞增殖试验：B 细胞受 PWM（美洲商陆蛋白）等刺激后，可发生增殖反应，孵育一定时间后检测抗体形成细胞的数量。

（2）抗体形成细胞检测：溶血空斑试验是体外检测 B 细胞抗体形成功能的一种方法。其原理是用绵羊红细胞免疫家兔或小鼠，取家兔淋巴结或小鼠脾脏制成细胞悬液，与高浓度的绵羊红细胞混合后加入琼脂凝胶中，每个释放溶血性抗体的细胞可致敏其周围的绵羊红细胞，在补体的作用下，抗体形成细胞周围的绵羊红细胞会溶解，形成一个肉眼可见的空斑。空斑的数量可反映机体的体液免疫功能。

（三）细胞因子的检测

检测细胞因子有助于了解其在免疫调节中的作用或鉴定分离的淋巴细胞，监测某些疾病状态下的细胞免疫功能。其主要检测方法有：

1. 免疫学检测法　常用的有 ELISA、RIA、免疫印迹法等（见前述相关内容）。

2. 生物活性检测法　是根据细胞因子特定的生物学活性而设计的检测法。原理是各种细胞因子具有不同的活性，如 IL-2 可促进淋巴细胞增殖，TNF 可杀伤肿瘤细胞等，因此可选择其独特的生物学活性进行检测。选用细胞因子依赖的细胞株（这类细胞株只有在加入特定细胞因子后才能增殖），其增殖反应与细胞因子的量呈正相关，根据细胞株的增殖水平可确定样品中细胞因子的含量。主要包括细胞增殖法、直接杀伤法等。

3. 分子生物学检测法　利用 cDNA 探针或寡聚核苷酸探针，检测选定细胞因子的基因表达，常用的有斑点杂交、细胞或组织原位杂交、Northern blot、PCR、RT-PCR 等。例如，根据细胞因子的核苷酸序列，设计特定的细胞因子引物，利用 RT-PCR 测定待检细胞中特异的 mRNA 的表达。该法可检测多种细胞因子基因的表达。

第二节 免疫预防

根据特异性免疫原理，采用人工方法将免疫原或免疫效应物质注入机体使其获得特异性免疫力，以达到预防疾病的目的称为免疫预防（immunoprophylaxis）。免疫预防是控制和消灭传染病的重要手段。机体获得免疫保护有两条途径：第一种是自然免疫，如感染某种病原体后，机体可获得相应的特异性免疫保护；或者胎儿及新生儿经胎盘、乳汁从母体获得抗体。第二种是人工免疫（artificial immunization），是以人为方式输注抗原或免疫效应物质使机体建立免疫保护。依其输注的成分不同可分为人工主动免疫（artificial active immunization）和人工被动免疫（artificial passive immunization）。

一、人工主动免疫

人工主动免疫是指给机体接种疫苗或类毒素，使之产生特异性免疫，从而预防感染的措施。人工主动免疫的特点是：免疫力出现较慢，一般在输注抗原后 1 ～ 4 周才能产生，但免疫力维持时间较长，可达数月至数年。常用于人工主动免疫的制剂有：

（一）疫苗

1. 灭活疫苗（死疫苗）（inactivated vaccine） 是用理化方法将免疫原性强的病原体灭活制成。灭活疫苗的优点是安全、易保存；缺点是接种剂量大、需多次接种、不良反应较重，免疫维持时间较短。常用的灭活疫苗有乙脑疫苗、百日咳疫苗、狂犬病疫苗等。

2. 减毒活疫苗（live-attenuated vaccine） 是用无毒或弱毒的活病原体制成的制剂，又称为活疫苗。例如，卡 - 介二氏用牛型结核分枝杆菌在人工培养基上经 13 年 230 次传代后制成的卡介苗等。因活疫苗在体内可生长繁殖，一般只需接种一次，且免疫效果良好、维持时间长。但缺点是不安全，且不易保存。常用的活疫苗有卡介苗、脊髓灰质炎疫苗、麻疹疫苗等。

3. 亚单位疫苗（subunit vaccine） 是提取病原体有效免疫原组分制成的疫苗。例如，用乙肝病毒表面抗原制备乙肝疫苗。亚单位疫苗可减少无效组分所致的不良反应，毒性显著降低。此类疫苗的免疫原性较弱，使用时需加佐剂。

4. 合成肽疫苗（synthetic peptide vaccine） 是根据有效免疫原的氨基酸序列设计和合成的免疫原性多肽，以最小的免疫原性肽来激发有效的特异性免疫应答，如依据疟原虫子孢子表位制成的疟疾疫苗等。

5. 基因工程疫苗 是利用基因工程技术研制开发的一类新型疫苗。

（1）重组抗原疫苗（recombinant antigen vaccine）：是利用 DNA 重组技术制备的只含保护性抗原的纯化疫苗。目前，获准使用的有重组乙肝病毒表面抗原疫苗、口蹄疫疫苗和莱姆病疫苗等。

（2）重组载体疫苗（recombinant vector vaccine）：是将编码病原体有效抗原的基因插入至载体（减毒的病毒或细菌）的基因组中。接种后，疫苗株在体内增殖并表达出大量所需的抗原。目前应用最广的载体是痘苗病毒，已用于甲型肝炎、乙型肝炎、麻疹、单纯疱疹等疫苗的研制中。

（3）DNA 疫苗（DNA vaccine）：是用编码病原体有效抗原的基因与细菌质粒构建出重组体，再将其导入宿主细胞，使其表达有效蛋白抗原的疫苗。

（4）转基因植物疫苗：应用转基因技术，将编码有效抗原的基因导入可食用植物的基因组中，抗原即可在植物的可食用部分稳定地表达，通过摄食达到免疫接种的目的。例如，用番茄、马铃薯、香蕉表达乙肝病毒表面抗原已有报道。

疫苗除用于预防传染病，还可用于其他领域，如最新研制的避孕疫苗、自身免疫病及肿瘤的治疗性疫苗等。

（二）类毒素

类毒素（toxoid）是将细菌的外毒素经0.3% ～ 0.4%的甲醛处理，使其失去毒性但保留免疫原性，接种后能诱导机体产生抗毒素。常用的类毒素有破伤风类毒素、白喉类毒素等。

附：国家免疫规划

国家免疫规划是指按照国家或者省、自治区、直辖市确定的疫苗品种、免疫程序或者接种方案，在人群中有计划地进行预防接种，以预防和控制特定传染病的发生和流行。有效的疫苗接种已成功地消灭了曾经是人类头号杀手的天花；全球无脊髓灰质炎行动的最重要手段，就是强化脊髓灰质炎疫苗的免疫。我国自 1978 年起在全国范围内开始实行计划免疫，使得绝大多数疫苗针对的传染病得到了有效控制。自 2001 年开始进入免疫规划时期，一方面，不断将安全有效的疫苗纳入国家免疫规划；另一方面，扩大预防接种的受益人群。免疫规划是对计划免疫的完善与发展，有利于更好地控制疫苗可预防的传染病。2008 年起推行实施的扩大国家免疫规划已经将 14 种疫苗纳入免疫程序，可预防 15 种传染病。

我国目前执行的国家免疫规划疫苗接种程序见表 1-20-1（常规疫苗免疫程序，不包括应急接种和强化免疫）。

表 1-20-1 国家免疫规划疫苗接种程序表

疫苗	接种对象月（年）龄	接种剂次	接种途径
乙肝疫苗	0、1、6 个月龄	3	肌内注射
卡介苗	出生时	1	皮内注射
脊髓灰质炎疫苗	2、3、4 个月龄，4 周岁	4	口服
白百破疫苗	3、4、5 个月龄，18 ~ 24 个月龄	4	肌内注射
白破疫苗	6 周岁	1	肌内注射
麻风疫苗（麻疹风疹联合疫苗）	8 个月龄	1	皮下注射
麻腮风疫苗	18 ~ 24 个月龄	1	皮下注射
乙脑减毒活疫苗	8 个月龄，2 周岁	2	皮下注射
A 群流脑疫苗	6 ~ 18 个月龄	2	皮下注射
A+C 流脑疫苗	3 周岁，6 周岁	2	皮下注射
甲肝减毒活疫苗	18 个月龄	1	皮下注射
乙脑灭活疫苗	8 个月龄（2 剂次），2 周岁，6 周岁	4	皮下注射
甲肝灭活疫苗	18 个月龄，24 ~ 30 个月龄	2	肌内注射

二、人工被动免疫

人工被动免疫是给机体输注特异性抗体或细胞因子等免疫效应物质，直接发挥免疫作用，多用于治疗或紧急预防。人工被动免疫的制剂主要有：

1. 抗毒素（antitoxin） 是用细菌外毒素或类毒素免疫动物制备的免疫血清，具有中和外毒素毒性的作用。一般临床所用抗毒素为免疫马血清，该制剂对人来说是异种蛋白，可诱发 I 型超敏反应，使用前应做皮试。常用的有破伤风抗毒素及白喉抗毒素等。

2.人免疫球蛋白制剂

（1）非特异性丙种球蛋白制剂：是从大量混合血浆和胎盘血中分离制成的免疫球蛋白浓缩剂。其主要用于甲型肝炎、丙型肝炎、麻疹、脊髓灰质炎等病毒性疾病的紧急预防。

（2）特异性免疫球蛋白制剂：来源于恢复期患者，含有针对某种病原体的高效价抗体，用于特定病原体感染的预防和治疗，如抗乙型肝炎病毒免疫球蛋白。

第三节 免疫治疗

免疫治疗（immunotherapy）是指通过人工的方式使机体的免疫功能增强或抑制，以达到治疗疾病的目的。本章主要介绍常用的免疫治疗剂。

一、生物制剂

1.抗体

（1）抗毒素（antitoxic）：也可用于特异性免疫治疗，如白喉抗毒素、破伤风抗毒素。

（2）人丙种球蛋白：包括人胎盘丙种球蛋白和血浆丙种球蛋白。前者由健康产妇胎盘血液中提取（主要含 IgG），后者来自正常人血清（含 IgG 和 IgM），主要用于治疗丙种球蛋白缺乏症。

（3）抗病毒免疫血清：由病毒免疫或自然感染痊愈后产生的血清，如抗狂犬病免疫血清、抗麻疹免疫血清、抗乙型脑炎免疫血清和 SARS 患者恢复期血清等。这些血清可用于特定传染病的紧急预防和治疗。

（4）抗淋巴细胞丙种球蛋白（anti-lymphocyte-globulin，ALG）：是用人外周血淋巴细胞作为抗原，免疫动物后获得的针对人淋巴细胞表面抗原的抗体。当注入人体后，在补体的协同下，可将淋巴细胞溶解。抗淋巴细胞丙种球蛋白用于阻止移植排斥反应，可延长移植物的存活时间。此外，还可用于治疗多种自身免疫病。

（5）单克隆抗体：因单克隆抗体结构均一、特异性高、少或无交叉反应等优点，目前已获应用，且前景广阔。单克隆制剂主要有三种。

1）抗细胞表面分子的单抗：这种抗体能识别免疫细胞表达的特定表面分子，在补体的参与下使细胞溶解。例如，临床上用抗 CD3 的单克隆抗体特异性破坏 T 细胞，以抑制器官移植时的急性排斥反应。

2）抗细胞因子的单抗：如抗 TNF-α 的单抗可特异性阻断 TNF-α 与其受体的结合，用于治疗类风湿关节炎等慢性炎症性疾病。

3）抗体靶向治疗：以高度特异性的单抗作为载体，将细胞毒性物质靶向性地携带至病灶局部，特异性杀伤肿瘤细胞，也称为抗体导向治疗。目前，根据单抗所连接的细胞毒性物质不同，该疗法可分为：①放射免疫疗法（radioimmuno therapy）：指将放射性核素（^{131}I、^{125}I）等与单抗连接，被带至瘤灶处杀死肿瘤细胞。②抗体导向化学疗法（antibody-guided chemotherapy）：指用化疗药物（如甲氨蝶呤、长春新碱等）与特异性单抗交联，用于肿瘤的靶向治疗。③免疫毒素导向疗法（immunotoxin therapy）：将毒素与单抗相连，形成的偶联物称为免疫毒素。常用的毒素有两类，一类是植物毒素，如蓖麻毒素、相思子毒素、苦瓜毒素等；另一类是细菌毒素，如白喉外毒素、铜绿假单胞菌外毒素等。

2.细胞因子及细胞因子拮抗剂

（1）细胞因子：①干扰素（IFN），用于抗病毒、抗肿瘤等。②白细胞介素 2（IL-2），最早被批准用于治疗肾细胞瘤、黑色素瘤，与化疗药物合用治疗恶性肿瘤效果较好。③集落刺激因子（CSF），主要应用粒细胞 - 巨噬细胞集落刺激因子（GM-CSF）和粒细胞集落刺激因子（G-CSF）治疗化学治疗后各种粒细胞低下患者，提高机体对化疗药物的耐受剂量；在骨髓移植中可尽快恢复中性粒细胞的数量，以降低感染率。

（2）细胞因子拮抗剂：主要是通过抑制细胞因子的产生、阻断细胞因子与其受体的结合等抑制细胞因子的病理性作用，如炎症反应、自身免疫病、移植排斥等，从而产生治疗作用。例如，IL-1 受体拮抗剂对炎症、自身免疫病具有较好的疗效。

3. **免疫细胞及器官**　免疫细胞治疗是将自体或异体的造血细胞、免疫细胞或经处理的肿瘤细胞给机体输注，以激活或增强机体的免疫应答。

（1）造血干细胞移植：已经成为癌症、造血系统疾病、自身免疫病等的重要治疗手段。移植所用的干细胞来自于 HLA 型别相同的供者，可通过采集骨髓、外周血或脐血，分离出 $CD34^+$ 干 / 祖细胞。也可进行自体干细胞移植。

（2）骨髓、胸腺移植：在一些原发性免疫缺陷病患者的治疗中有重要意义。例如，在动物器官移植前，植入供体骨髓、胚胎胸腺，可预防移植物抗宿主反应，延长移植物的存活；人的自身免疫病（如 SLE）病程较长，易导致造血干细胞的缺陷及造血微环境、胸腺微环境的损害，如给患者移植以骨髓、骨（保持造血微环境）及胚胎胸腺，可部分建立正常免疫系统的网络调节功能，恢复免疫耐受，减轻或缓解自身免疫病。

（3）过继细胞免疫治疗：取自体淋巴细胞经体外激活或增殖后回输患者，直接杀伤肿瘤或激活机体抗肿瘤免疫效应的治疗方法，称为过继免疫疗法。现已用于原发性免疫缺陷病和肿瘤的治疗（详见第 19 章）。

（4）细胞疫苗：是一种新型的治疗肿瘤的方法（详见第 19 章）。

4. **免疫调节剂**

（1）转移因子（transfer factor）：是由致敏的淋巴细胞经反复冻融或超滤获得的低分子质量混合物，用于治疗一些细胞免疫功能低下疾病，如某些胞内寄生菌、病毒和真菌的感染以及系统性红斑狼疮、恶性肿瘤、免疫缺陷病等。

（2）免疫核糖核酸：是从抗原致敏的淋巴组织中提取的核糖核酸。例如，用抗原（肿瘤细胞或乙型肝炎表面抗原等）免疫动物，然后分离被免疫动物的脾脏、淋巴结中的淋巴细胞，提取其中的核糖核酸给患者注射，可使患者获得体液免疫及细胞免疫。目前试用于治疗肿瘤及慢性乙型肝炎等疾病。

（3）胸腺素：是从小牛或猪胸腺中提取的可溶性多肽混合物，可提高细胞免疫功能，常用于感染性疾病的治疗。

（4）微生物制剂：某些微生物或其成分可发挥免疫治疗作用。例如，卡介苗（BCG）和短小棒状杆菌可活化 Mφ，增强其吞噬、杀伤能力，促进 IL-1、IL-2、IFN-γ 等细胞因子的产生，提高 APC 的抗原提呈能力，促进 T 细胞的活化，在抗肿瘤中有确切疗效。CpG DNA 是细菌 DNA 片段中具有免疫激活作用的特定序列，可用于某些肿瘤的治疗。

（5）真菌代谢产物：真菌代谢产物中也能提取出免疫抑制剂，例如：①环孢素对 T 细胞，尤其是 Th 细胞有较好的选择性抑制作用，在抗移植排斥反应中取得了很好的疗效，也可用于自身免疫病的治疗。② FK-506 可选择性作用于 T 细胞，且作用比 CsA 强 10 ~ 200 倍，两者联用具有明显的协同作用。③西罗莫司（rapamycin）有选择性抑制 T 细胞的作用，用于降低移植排斥反应。

二、化学合成药物

1. **左旋咪唑（Levamisole）**　能促进 T 细胞产生 IL-2 等细胞因子、增强吞噬细胞和 NK 细胞的活性等，对免疫功能低下的机体具有较好的免疫增强作用，但对正常机体作用不明显。

2. **烷化剂**　常用的烷化剂包括氮芥、苯丁酸氮芥、环磷酰胺等。它们的作用主要是抑制 DNA 复制，导致细胞死亡。增殖的细胞对烷化剂比较敏感。T、B 细胞活化后进入增殖、分化阶段，对烷化剂的作用就较敏感，因此可起到抑制免疫应答的作用。

3. **抗代谢药**　用于免疫抑制的抗代谢药主要有嘌呤和嘧啶衍生物及叶酸拮抗剂两大类。前者如硫唑嘌呤，其机制主要是干扰 DNA 复制；后者如甲氨蝶呤主要机制是干扰蛋白质合成。硫唑嘌呤对淋巴细胞有较强的选择性抑制作用，因此多用于抑制器官移植排斥反应。

4.**激素**　糖皮质激素具有明显的抗炎和免疫抑制作用，对单核 / 巨噬细胞、中性粒细胞、T 细胞、B 细胞均有较强的抑制作用，因此在临床广泛应用于炎症及超敏反应性疾病的治疗，在器官移植中也是常用的免疫抑制剂。

三、天然产物及中药

1.**真菌多糖**　如香菇、灵芝等的多糖成分有明显的非特异免疫增强作用，可以促进淋巴细胞的增殖并产生多种细胞因子。目前，许多真菌多糖已在临床作为传染病和恶性肿瘤的辅助治疗药物。

2.**药用植物及其有效成分**　许多药用植物如黄芪、人参、枸杞子、刺五加及其有效成分（黄芪多糖、人参皂甙、枸杞子多糖、刺五加多糖等）都有明显的免疫增强作用。从中提取的多糖也具有免疫增强作用。雷公藤及其有效成分雷公藤总甙则具有明确的免疫抑制作用，临床已用于治疗多种免疫性疾病。

3.**中药方剂**　常用的补肾益精、活血化瘀、健脾益气类的中药方剂均有一定的免疫增强作用。

（雷　萍）

医学微生物学

医学微生物学概论

一、微生物的特征和种类

微生物（microorganism）是一大群体积微小、结构简单、肉眼看不见的微小生物。常以微米（μm）或纳米（nm）计算其大小。因此，必须借助光学显微镜或电子显微镜放大数百倍甚至数万倍才能看到。

微生物种类繁多，难以计数。按其结构、组成等特征，可分为三大类。

1. 非细胞型微生物　无细胞结构，无产生能量的酶系统，只能在代谢旺盛的活细胞内复制增殖的一类微生物。病毒属之。一种病毒只含一种核酸类型（DNA 或 RNA），根据病毒核酸类型可分为 DNA 病毒或 RNA 病毒两类。近年发现的比病毒更小的亚病毒（卫星病毒、类病毒、朊粒）也属于此类。

2. 原核细胞型微生物　无典型的细胞结构，有核质，为环状裸露的 DNA 团块，无核膜和核仁，细胞器亦不完善，只有核糖体。DNA 和 RNA 同时存在。属于此类的微生物有细菌、放线菌、支原体、衣原体、立克次体和螺旋体。

3. 真核细胞型微生物　细胞结构完整，核分化程度高，有核膜、核仁和各种细胞器。真菌属于此类。

二、微生物的分布

微生物在自然界的分布极为广泛。江河、湖泊、海洋、土壤、矿层、空气等都有数量不等、种类不一的微生物存在。其中，以土壤中的微生物最多，例如，1g 肥沃土壤中可有几亿到几十亿个。

在人类、动物和植物的体表以及人和动物体内的一定部位，亦有大量的微生物存在。正常情况下，在人类和动物体表及呼吸道、消化道和泌尿生殖道中寄生的一大群微生物，其种类和数量保持相对稳定，它们与机体之间保持相对平衡，称其为正常微生物群或正常菌群（normal flora）。人体各部位常见正常菌群的分布见表 2-0-1。

表 2-0-1　人体常见的正常菌群分布

部位	主要微生物群
皮肤	葡萄球菌、类白喉棒状杆菌、铜绿假单胞菌、丙酸杆菌、白假丝酵母菌、非致病性分枝杆菌
口腔	葡萄球菌、甲型和丙型链球菌、肺炎链球菌、非致病性奈瑟菌、乳杆菌、类白喉棒状杆菌、放线菌、螺旋体、白假丝酵母菌、梭菌
鼻咽腔	葡萄球菌、甲型和丙型链球菌、肺炎链球菌、非致病性奈瑟菌、类杆菌
外耳道	葡萄球菌、类白喉棒状杆菌、铜绿假单胞菌、非致病性分枝杆菌
眼结膜	葡萄球菌、干燥棒状杆菌、非致病性奈瑟菌
胃	一般无菌
肠道	大肠埃希菌、产气肠杆菌、变形杆菌、铜绿假单胞菌、葡萄球菌、肠球菌、类杆菌、产气荚膜梭菌、破伤风梭菌、双歧杆菌、真细菌、乳杆菌、白假丝酵母菌
尿道	葡萄球菌、类白喉棒状杆菌、非致病性分枝杆菌
阴道	乳杆菌、类白喉棒状杆菌、非致病性奈瑟菌、白假丝酵母菌

正常菌群是生物进化过程中，微生物与宿主环境之间形成的一种相对稳定、协同进化的共生状态。在这种共生状态下，微生物与人体之间相互依存、相互制约，一般对机体不致病，有的对机体有益，主要表现为：①拮抗作用，对侵入的某些致病菌有一定的生物拮抗作用。②参与宿主体内某些物质代谢、营养转化和合成，如肠道中的大肠埃希菌能合成维生素 K 和维生素 B 等，乳

杆菌和双歧杆菌可产生烟酸、叶酸等供人体利用。③免疫作用，正常菌群作为异种抗原能促进宿主免疫器官的发育成熟。亦可刺激机体产生抗体，对具有交叉抗原的致病菌有一定程度的抑制或杀灭作用，如双歧杆菌能诱导产生 sIgA，可阻止某些肠道致病菌对肠黏膜的黏附作用。④抗衰老作用，肠道正常菌群中的双歧杆菌、乳杆菌有抗衰老作用，可能与其产生过氧化物歧化酶，催化自由基歧化，以清除自由基的毒性有关。⑤抗癌作用，正常菌群可使某些致癌物质转化成非致癌性物质，还能激活巨噬细胞等，具有一定的抑瘤杀瘤作用。

但是，正常菌群中有的微生物在某些条件下也可以引起疾病，故称其为条件致病菌（微生物）。例如，大肠埃希菌在肠道不致病，但进入伤口、泌尿道或腹腔中可引起感染。临床上将由条件致病菌引起的感染统称为机会性感染（详见第6章）。

三、微生物与人类的关系

绝大多数微生物对人类和动物、植物是有益的，而且有些是必需的。自然界中 N、C、S 等元素的循环要靠有关微生物的代谢活动来进行。例如，土壤中的微生物能将死亡动物、植物的有机氮化物转化为无机氮化物，以供植物生长的需要，而植物又为人类和动物所食用；空气中的大量游离氮，也依靠土壤中的固氮菌等作用后才能被植物吸收。因此，没有微生物，植物就不能进行代谢，人类和动物将难以生存。但是，有少数微生物能引起人类、动物和植物的感染或疾病，这些具有致病性的微生物称为致病微生物或病原微生物。例如，结核分枝杆菌引起结核病、乙型肝炎病毒引起乙型肝炎、人类免疫缺陷病毒（HIV）引起艾滋病（AIDS）等。又如，禽、兽的鸡霍乱、牛炭疽，水稻的白叶枯病、小麦赤霉病等均由病原微生物引起。有些微生物还可使中药材及中成药霉变、腐烂等。

在农业方面，可应用微生物制造细菌肥料、植物生长激素等，也可利用微生物感染昆虫来杀死害虫。例如，苏云金杆菌能在一些农作物害虫的肠腔中生长繁殖并分泌毒素，导致寄生昆虫的死亡。此为农业开辟了新的增产途径。

在工业方面，微生物广泛应用于食品、皮革、纺织、石油、化工、冶金等行业。例如，采用盐酸水解法生产 1000kg 味精需要小麦 30 000kg，改用微生物发酵法只需薯粉 3000kg，既降低了生产成本，又节约了粮食；在炼油工业中，利用多种微生物进行石油脱蜡，可以提高石油的质量和产量。

在医药工业方面，多种抗生素是微生物的代谢产物；可利用微生物制造维生素、辅酶、ATP等药物。在中医药领域，直接使用某些微生物作中药，如灵芝、银耳、冬虫夏草等。现已采用工业生产方式制造中药菌体制剂，用于防治疾病。

随着分子生物学的发展，微生物在基因工程技术中的作用更为重要，不仅提供了必不可少的多种工具酶和载体系统，还能有目的地创建有益的工程菌新品种，用以制备大量的生物活性物质，如干扰素、胰岛素、乙肝疫苗等。

四、微生物学与医学微生物学

1. 微生物学（microbiology）　是研究微生物的形态、结构、代谢、生长繁殖、遗传、进化、类型、分布，以及与人类、动物、植物等相互关系的一门科学，是生命科学的一个重要分支。

由于研究范围的不同，微生物学又形成了许多分支。着重研究微生物学基础理论的有普通微生物学、微生物分类学、微生物生理学、微生物生态学、微生物遗传学、分子微生物学等；按研究对象又分为细菌学、病毒学、真菌学等；根据应用的领域，又可分为农业微生物学、工业微生物学、医学微生物学、兽医微生物学、食品微生物学、海洋微生物学、石油微生物学、土壤微生物学等。近年又有一门由细胞生物学与微生物学融合的细胞微生物学（cellular microbiology）的新分支学科，其发展将有利于病原微生物致病机制的研究。

2. 医学微生物学（medical microbiology）　是微生物学的一个分支，主要研究与医学有关的病原微生物的生物学特性、致病和免疫机制，微生物学诊断及防治措施，以及与感染性疾病有关的免疫损伤性疾病。医学微生物学是一门基础医学课程，尤其与传染病密切相关。

目前，病原微生物引起的多种传染病仍严重威胁着人类的健康。据世界卫生组织（WHO）报道，近年全球平均每年有 1700 多万人死于传染病。新病原体的不断出现，造成新现（emerging）传染病；过去流行的病原体因变异、耐药等重新流行，导致再现（reemerging）传染病。近些年发生了来源于畜禽病原体感染人类的事件。例如，1996 年日本暴发的大肠埃希菌 O157：H7 食物中毒，发病 1 万余人，死亡 11 例。1997 年我国香港有 18 人因感染 H5N1 型禽流感病毒而患病，死亡 4 人。1998 年英国有数十万头牛患牛海绵状脑病（疯牛病，BSE），死亡 10 万余头，至少有 10 名青年死于不典型的克-雅病（Creutzfeldt-Jakob disease，CJD）。 2002 年年底～2003 年春夏，由新型冠状病毒引起的严重急性呼吸综合征（severe acute respiratory syndrome，SARS）在我国和东南亚一些地区流行，造成严重的影响。2009 年发生的新型甲型 H1N1 流感病毒所致的流感波及 200 多个国家和地区，感染者达 30 余万例。2014 年西非暴发埃博拉病毒疫情，截至 2014 年 12 月 17 日，世界卫生组织（WHO）发表数据显示，埃博拉出血热疫情肆虐的西非三国的感染病例（包括疑似病例）达 19 031 人，其中死亡人数达到 7373 人。至今仍有一些感染性疾病的病原体还未发现，有些病原体的致病和免疫机制有待阐明，不少微生物所致的疾病尚缺乏有效防治措施。因此，医学微生物学仍面临极为艰巨的任务。

五、微生物学发展简史

1. 微生物学经验时期 公元前两千多年，我国夏禹时代就有仪狄作酒的记载。北魏（386～534 年）贾思勰《齐民要术》一书中，详细记载了制造酒曲、醋曲的方法，并利用豆类的发酵制成了酱。民间常用的盐腌、糖渍、烟熏、风干等保存食物的方法，实际上都是防止食物因微生物生长繁殖而腐烂变质的有效措施。可见远在人们发现微生物以前，就已经利用微生物了。

我国两千多年前的《素问》描述了传染病的情景："五疫之至，皆相染易，无问大小，症状相似。"东晋（265～341 年）葛洪在《肘后方》中对恙虫病、天花、肺结核等传染病也有记载。11 世纪时，北宋末年刘真人就有肺痨（肺结核）由虫引起之说。宋贞宗年代已认识到天花是一种烈性传染病，一旦与患者接触，几乎都将受染，且病死率极高。但用患者的痘衣痘痂可预防天花，并开创了预防天花的人痘接种法。据明、清两代众多医书记载，明代隆庆年间（1567～1572 年），人痘苗已经广泛使用，并先后传至俄国、朝鲜、日本、土耳其、英国等国家。人痘苗预防天花是我国对预防医学的一大贡献。 在我国明朝末年有了吴又可的第一部专著《瘟疫论》。中医的瘟疫是中医温病中专指有强烈传染性和流行性的一类疾病，后世诸多医家进一步发展和丰富，形成中医的温病学派，其专著有刘松峰的《松峰说疫》、余师愚的《疫疹一得》、戴天章的《广瘟疫论》、杨栗山的《伤寒瘟疫条辨》等，他们从不同角度记述了温病的病因病机、诊断、辨证及治疗，对传染病的防治起到了重要作用。

意大利 Fracastoro（1483～1553 年）认为传染病的传播有直接、间接和通过空气传播等数种途径。奥地利 Plenciz（1705～1786 年）主张每种传染病都由独特的活物体所引起。18 世纪清乾隆年间，我国师道南在《天愚集·鼠死行》中写道："东死鼠，西死鼠，人见死鼠如见虎，鼠死不几日，人死如圻堵……"。生动地描述了鼠疫的流行规律及其极高的病死率。

在预防医学方面，我国自古以来就有将水煮沸后饮用的习惯。明李时珍在《本草纲目》中指出，对患者的衣服蒸过再穿就不会感染到疾病，表明已有消毒的记载。此外，还详细地总结了多种防治感染性疾病的植物药和矿物药，如黄连、黄柏、苦参、水银、生砒等。

2. 实验微生物学时期

（1）微生物的发现：1676 年，荷兰人列文虎克（Antony van Leeuwenhoek，1632～1723 年）用自制的原始显微镜首先观察到微生物有球形、杆状和螺旋样等，为微生物的存在提供了科学依据。

19 世纪 60 年代，法国科学家巴斯德（Louis Pasteur，1822～1895 年）首先实验证明酒类变质是污染了空气中的微生物所致，并用加温处理法防止酒类发酵酸败，即至今仍用于酒类和牛奶消毒的巴氏消毒法。英国外科医师李斯特（Joseph Lister，1827～1912 年）用苯酚喷洒手术室和煮沸手术用具，可防止术后感染，为防腐、消毒及无菌操作奠定了基础。

德国学者郭霍（Robert Koch，1843～1910年）创用固体培养基，使将细菌从环境或患者的排泄物等标本中分离出进行纯培养成为可能，并进一步对各种细菌的特性进行深入研究。他还创用了染色和实验动物感染等方法，为发现多种传染病的病原菌提供了实验手段。在19世纪的最后20年中，郭霍及一大批学者相继发现并分离培养成功许多传染病的病原菌，如炭疽芽孢杆菌、伤寒沙门菌、结核分枝杆菌、霍乱弧菌、白喉棒状杆菌、葡萄球菌、破伤风梭菌、脑膜炎奈瑟菌、鼠疫耶尔森菌、肉毒梭菌、痢疾志贺菌等。

郭霍根据对炭疽芽孢杆菌的研究提出的著名郭霍法则（Koch's postulates，1884年）认为：①特殊的病原菌应在同一种疾病中查见，在健康人中不存在；②该特殊病原菌能被分离培养得到纯种；③该纯培养物接种至易感动物，能产生同样病症；④自人工感染的实验动物体内能重新分离得到该病原菌。郭霍法则在当时鉴定一种新病原体时确有重要的指导意义，但并不完善。例如，带菌者的存在；有的病原体如麻风分枝杆菌迄今尚未能在体外人工培养成功；有的病原体还未发现有易感动物等。

1892年，俄国伊凡诺夫斯基（Ивановский Д И）首先发现了病毒，即烟草花叶病病毒。1897年，Loeffler和Frosch发现动物口蹄疫病毒。黄热病病毒是首先被证实的对人致病的病毒。细菌病毒（噬菌体）分别由Twort（1915年）和d'Herelle（1917年）发现。随后相继分离出许多人类和动物、植物致病性病毒。

（2）免疫学的发展：为认识和防治传染病提供了理论和方法（详见医学免疫学部分）。

（3）化学治疗剂和抗生素的发明：1910年，德国欧立希（Paul Ehrlich）化学合成了治疗梅毒的砷凡纳明，后又合成新砷凡纳明，并创了微生物性疾病的化学治疗时代。1935年，Domagk发现百浪多息（protosil）可以治疗致病性球菌感染后，一系列磺胺药物相继合成，广泛应用于感染性疾病的治疗中。

1929年，Fleming发现青霉菌产生的青霉素能抑制金黄色葡萄球菌的生长。直到1940年，Florey等将青霉菌的培养液予以提纯，才获得可供临床使用的青霉素纯品。此后，链霉素、金霉素、土霉素、红霉素等相继问世，使许多细菌性感染得到控制和治愈。

3. 现代微生物学时期　近40年来，随着化学、物理学、生物化学、遗传学、细胞生物学、免疫学和分子生物学等学科的进展，电子显微镜技术、细胞培养、组织化学、标记技术、核酸杂交、色谱技术和电子计算机等新技术的建立，微生物学得到极为迅速的发展。

（1）新病原微生物的发现：自1973年以来，新发现的病原微生物已有30多种，其中主要的有军团菌，幽门螺杆菌，霍乱弧菌O139血清群，大肠埃希菌O157：H7血清型，肺炎衣原体，伯氏疏螺旋体，人类免疫缺陷病毒（HIV），人疱疹病毒6型、7型、8型、丙型、丁型、戊型、庚型肝炎病毒，汉坦病毒，轮状病毒，西尼罗病毒，SARS冠状病毒及朊粒等。

1967～1971年，美国植物学家Diener等从马铃薯纺锤形块茎病中发现一种不具有蛋白质组分的RNA致病因子，称为类病毒（viroid）。后来在研究类病毒时又发现一种引起苜蓿等植物病害的拟病毒（virusoid）。1983年，有关国际会议将这些微生物统称为亚病毒（subvirus）。

（2）致病机制的研究：近年来，应用分子生物学技术，对病原微生物致病机制的研究已深入到分子水平和基因水平。例如，对一些主要病原菌的外毒素、内毒素、侵袭性蛋白、黏附素等的分子结构和致病作用的研究，对病毒的结构蛋白和非结构蛋白等的组成和功能以及相应的编码基因和调控基因的研究等，为诊断和防治感染性疾病提供了新的科学依据。

对病原微生物基因组的研究已取得重要进展。迄今已完成大量病原微生物基因组的测序工作，使人们得以发现病原微生物的致病基因或特异DNA序列，在阐明其致病机制及与宿主的相互关系，研发新的诊断方法、疫苗及抗微生物药物等方面均有重要意义。

（3）诊断技术：细菌的鉴定和分类，过去以表型方法为主，现则侧重于基因型方法来分析待检菌的遗传学特征。后者包括DNA的（G+C）mol%测定、DNA×DNA杂交、重组、基因探针、聚合酶链反应（PCR）、限制性片段长度多态性（RFLP）分析等。这些分子生物学技术在分类、新种鉴定和流行病学中尤为重要，如现已普遍为学术界接受的将生物分成真核生物、真细菌和古细菌（Archaeobacteria）三个域（domain），也就是Woese等用16S rRNA寡核苷酸序列分析技术，获得了大量原核生物和真核生物的序列谱后创立的。

临床微生物学检验中，快速诊断方法发展较快，免疫荧光、放射核素和酶联三大标记技术中，以酶联免疫吸附试验（ELISA）快速测定微生物抗原（或抗体）技术较为普遍。放射性核素标记因有辐射危害，已逐渐被地高辛、光敏生物素等非放射性物质标记所替代。

细菌检验中的微量化和自动化，已应用于常规的临床细菌学诊断之中。

（4）防治措施：除使用灭活疫苗和减毒活疫苗外，近年来采用分子生物学技术等方法制备出多种新型疫苗，如肺炎链球菌荚膜多糖疫苗、脑膜炎奈瑟菌荚膜多糖疫苗、乙型肝炎基因工程疫苗等。疫苗的种类也向多联疫苗、黏膜疫苗、缓释疫苗等多样化发展。1993 年，Ulmer 等开创的核酸疫苗被誉为疫苗学的新纪元，具有广阔的发展前景。抗微生物新药物的研究亦取得了很大进展。

我国学者在医学微生物学的研究中取得过一定成就。例如，发现旱獭也是鼠疫耶尔森菌的储存宿主；首先应用鸡胚培养立克次体等。新中国成立后，较快地消灭了天花，而鼠疫、白喉、脊髓灰质炎、新生儿破伤风等也得到了控制。1956 年我国学者汤飞凡等首先成功地分离出沙眼衣原体；1959 年我国分离出麻疹病毒，并成功地制成减毒活疫苗，控制了麻疹的流行；1972 ～ 1973 年分离出流行性出血性角膜结膜炎的病原体，并证明是肠道病毒 70 型。近 30 年来，先后建立了甲型、乙型、丙型、戊型、庚型肝炎病毒和 HIV 的诊断方法，并广泛用于临床；甲型肝炎病毒已分离培养建株成功，并制成疫苗用于预防；流行性出血热的病因学和流行病学研究已进入世界前列；发现了 EB 病毒和鼻咽癌间有密切联系，并建立了鼻咽癌的早期诊断方法。在病原菌方面，军团菌、幽门螺杆菌、伯氏疏螺旋体等陆续分离成功。中医中药领域，已发现多种中草药有抑制或杀死某些病原微生物及抑制炎症反应的作用，为防治感染性疾病提供了实验依据。

虽然人类对病原微生物的研究取得了巨大成就，但距达到控制和消灭其所致疾病的目标尚任重道远。今后，需进一步加强感染性疾病的病原学、病原微生物的生物学性状与致病机制、抗感染免疫的分子机制、新的疫苗与微生物检测技术及抗微生物药物等方面的研究，促进医学微生物学的发展，为提高人类的健康水平服务。

（邝枣园）

第一篇 细菌学

第1章 细菌的形态与结构

细菌（bacterium）是一类具有细胞壁的单细胞原核细胞型微生物，体积微小、结构简单，仅有原始的核质，除核糖体外无其他细胞器。在适宜条件下，各种细菌均有相对恒定的形态与结构。了解细菌的形态与结构，不仅有助于鉴别细菌、诊断和防治细菌性感染，而且对研究其生理活动、致病性和免疫性及消毒灭菌等有着重要的理论和实际意义。

第一节 细菌的形态

细菌体积微小，其大小一般以微米（1μm = 1/1000mm）为测量单位，通常用光学显微镜来观察。不同种类细菌的大小、形态和排列各不相同，同一种类细菌也因菌龄和生存环境不同而有差异。细菌按其外形可分为球菌、杆菌和螺形菌三大类（图2-1-1）。

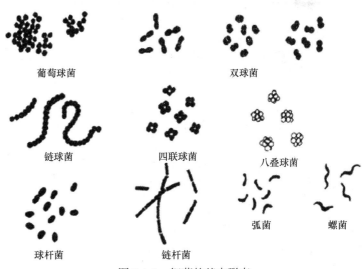

葡萄球菌　　　双球菌

链球菌　　四联球菌　　八叠球菌

球杆菌　　链杆菌　　弧菌　　螺菌

图 2-1-1　细菌的基本形态

1. 球菌（coccus）　大多数球菌的直径在 1μm 左右，外观呈球形或近似球形，呈矛头状、肾形或豆形等。根据球菌在繁殖时分裂平面不同、分裂后菌体之间相互粘连程度及排列方式的差异，可将球菌分为不同的种类。这对一些球菌的鉴别有一定意义。

（1）双球菌（diplococcus）：在一个平面上分裂，分裂后两个菌体成双排列，如肺炎链球菌、脑膜炎奈瑟菌。

（2）链球菌（streptococcus）：在一个平面上分裂，分裂后多个菌体粘连成链状，如乙型溶血性链球菌。

（3）葡萄球菌（staphylococcus）：在多个不同角度的平面上分裂，分裂后菌体无规则地粘连在一起似葡萄串状，如金黄色葡萄球菌。

（4）四联球菌（tetrads）：在两个互相垂直的平面上分裂，分裂后四个菌体粘连在一起呈正方形，如四联加夫基菌。

（5）八叠球菌（sarcina）：在三个互相垂直的平面上分裂，分裂后八个菌体黏附成包裹状立方体，如藤黄八叠球菌。

2. 杆菌（bacillus）　在细菌中种类最多。各种杆菌的大小、长短、粗细差异很大，大的杆菌如炭疽芽孢杆菌长 3 ~ 10μm，中等杆菌如大肠埃希菌长 2 ~ 3μm，小的杆菌如布鲁菌长仅 0.6 ~ 1.5μm。

杆菌多数呈直杆状,也有的菌体稍弯。一般呈分散存在,排列无一定规律。有的杆菌呈链状排列,如链杆菌;也有的呈栅栏状排列,如白喉杆菌,具有鉴别意义。菌体两端大多呈钝圆形,少数两端平齐(如炭疽芽孢杆菌)或两端尖细(如梭杆菌),也有的杆菌末端膨大成棒状(如白喉棒状杆菌);有的菌体短小,近似椭圆形,称为球杆菌;有的常呈分枝生长趋势,称为分枝杆菌。

3.螺形菌(spiral bacterium) 菌体呈弯曲螺旋状,可分为三类:

(1)弧菌(vibrio):菌体短小($2 \sim 3\mu m$),只有一个弯曲,呈弧形或逗点状,如霍乱弧菌。

(2)螺菌(spirillum):菌体较长($3 \sim 6\mu m$),有数个弯曲,如鼠咬热螺菌。

(3)螺杆菌(helicobacterium):菌体细长弯曲呈弧形或螺旋形,如幽门螺杆菌。

细菌的形态可受培养温度、pH、培养基成分和培养时间等多种环境因素影响。一般而言,在适宜条件下培养至对数生长期,形态比较典型。当环境条件不利或菌龄老化时,其形态可发生改变,呈现多形态(如梨形、气球状、丝状等)或细胞壁缺陷(如细菌 L 型)。因此,观察细菌的大小和形态,应选择适宜条件下的对数生长期为宜。

第二节 细菌的结构

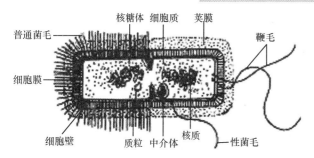

图 2-1-2 细菌细胞结构模式图

细菌的结构包括基本结构和特殊结构两种,前者包括细胞壁、细胞膜、细胞质、核质,是所有细菌所共有的;后者包括荚膜、鞭毛、菌毛、芽孢,为某些细菌所特有(图 2-1-2)。

一、基本结构

(一)细胞壁

细胞壁(cell wall)位于细菌基本结构的最外层,紧紧包裹在细胞膜外,坚韧而富有弹性。细胞壁的主要功能是:①维持细菌的外形;②保护细菌,承受菌细胞内外巨大的渗透压差($5 \sim 25$ 个大气压),抵抗低渗环境,使细菌不会破裂和变形;③细胞壁上有许多微细小孔,与细胞膜共同完成菌体内外的物质交换;④细菌细胞壁上有多种抗原决定簇,决定着细菌菌体的抗原性。此外,细胞壁与细菌的染色性、致病性及对某些药物的敏感性等也有一定的关系。

用革兰染色法(Gram stain)可将细菌分为革兰阳性菌和革兰阴性菌两大类。这两大类细菌细胞壁的结构和化学组成差异很大,只有肽聚糖(peptidoglycan)为其共同组分,但其含量、结构、组成各不相同(图2-1-3)。肽聚糖,

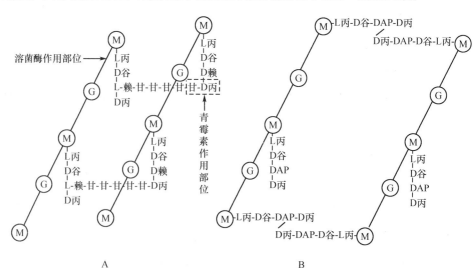

图 2-1-3 细菌细胞壁肽聚糖结构示意图

A.葡萄球菌(革兰阳性);B.大肠埃希菌(革兰阴性);M.N-乙酰胞壁酸;G.N-乙酰葡糖胺

又称黏肽（mucopeptide）、糖肽（glycopeptide）或胞壁质（murein），是原核细胞生物的特有成分。

1. 革兰阳性菌细胞壁的化学组成　革兰阳性菌的细胞壁较厚，为 20 ~ 80nm，由肽聚糖及穿插于其中的磷壁酸组成（图 2-1-4）。

（1）肽聚糖：是构成革兰阳性菌细胞壁的主要成分。革兰阳性菌的肽聚糖由聚糖骨架、四肽侧链和五肽交联桥三部分组成。聚糖骨架由 N- 乙酰葡糖胺（N-acetylglucosamine）和 N- 乙酰胞壁酸（N-acetylmuramic acid）交替间隔排列，经 β-1，4 糖苷键连接而成。各种细菌细胞壁的聚糖骨架均相同。在 N- 乙酰胞壁酸分子上连接有四肽侧链。不同细菌四肽侧链的氨基酸残基组成和连接方式不同。以葡萄球菌为例，氨基酸依次为 L- 丙氨酸、D- 谷氨酸、L- 赖氨酸和 D- 丙氨酸，其第 3 位的 L- 赖氨酸的氨基通过五肽（五个甘氨酸）交联桥连

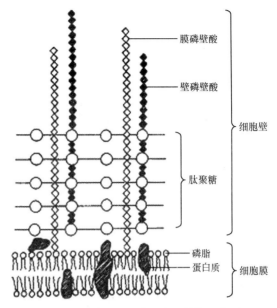

图 2-1-4　革兰阳性菌细胞壁结构示意图

接到相邻肽聚糖四肽侧链第 4 位的 D- 丙氨酸羟基上，形成具有高机械强度的三维空间结构，即肽聚糖层。革兰阳性菌细胞壁肽聚糖层可多达 50 层，是抵抗胞内高渗透压、保护细胞结构和功能完整的主要成分。因此，凡能破坏肽聚糖分子结构或抑制其合成的物质都有杀菌或抑菌作用。例如，溶菌酶能裂解 N- 乙酰葡糖胺和 N- 乙酰胞壁酸之间的 β-1，4 糖苷键，破坏聚糖骨架，引起细菌裂解。青霉素可抑制五肽交联桥和四肽侧链的交联，使之不能合成完整的细胞壁。

（2）磷壁酸（teichoic acid）：是革兰阳性菌特有的成分，由核糖醇或甘油残基经磷酸二酯键互相连接而成的多聚物，其结构中少数基团被氨基酸或糖所取代，多个磷壁酸分子组成长链穿插于肽聚糖层中。按其结合部位不同，分为壁磷壁酸和膜磷壁酸两种。壁磷壁酸一端结合于聚糖骨架上的 N- 乙酰胞壁酸分子，另一端游离于细胞外。膜磷壁酸一端结合于细胞膜，另一端穿过肽聚糖层，延伸至细胞外。磷壁酸是革兰阳性菌重要的菌体抗原，与血清学分型有关。近年来发现，A 族溶血性链球菌的膜磷壁酸能黏附在宿主细胞表面，其作用类似菌毛，与致病性有关。

此外，某些革兰阳性菌细胞壁表面尚有一些特殊的表面蛋白质，如金黄色葡萄球菌的 A 蛋白，A 群链球菌的 M 蛋白等。

2. 革兰阴性菌细胞壁的化学组成　革兰阴性菌细胞壁较薄（10 ~ 15nm），化学组成及结构较为复杂，在肽聚糖层外侧还有外膜。

（1）肽聚糖：革兰阴性菌肽聚糖含量较少，仅 1 ~ 2 层，占细胞壁干重的 5% ~ 20%，其聚糖骨架与革兰阳性菌相同，但其他成分和结构有较大差异，如大肠埃希菌的肽聚糖中，四肽侧链的第 3 位 L- 赖氨酸由二氨基庚二酸（diaminopimelic acid，DAP）代替，并由此与相邻聚糖骨架的四肽侧链上第 4 位 D- 丙氨酸直接交联，且交联率低，不超过 25%。没有五肽交联桥，只有二维结构，形成单层平面网络，故其结构较疏松。

（2）外膜（outer membr-ane）：由脂蛋白、脂质双层和脂多糖三部分组成（图 2-1-5），为革兰阴性菌细胞壁特有的结构。

1）脂蛋白（lipoprotein）：由脂质和蛋白质构成，是连接外膜与肽聚糖层的结构。其内端由蛋白质连接在肽聚糖四肽侧链中的 DAP 上，其外端由脂质以非共价键结合于脂质双层，使外膜和肽聚糖层构成一个整体。

2）脂质双层：其组成类似细胞膜，而外缘的磷脂多被脂多糖分子所取代。在磷脂基质中镶嵌有多种蛋白质称为外膜蛋白（outer membrane protein，OMP），可贯穿外膜形成通道，调控糖类、氨基酸、某些离子等亲水性小分子物质的出入，而对抗生素等大分子物质的透过则有一定的屏障

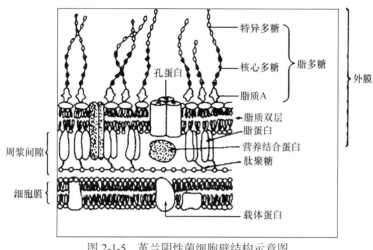

图 2-1-5 革兰阴性菌细胞壁结构示意图

作用。革兰阳性菌无外膜，因此革兰阴性菌对许多抗生素的抵抗力强于革兰阳性菌。

3）脂多糖（lipopolysaccharide，LPS）：位于细胞壁最外层，自内而外由脂质A、核心多糖和特异多糖三部分组成。LPS具有毒性作用，可引起机体的发热反应等，故被称为内毒素或致热原。

A. 脂质A（lipid A）：为一种糖磷脂，常取代脂质双层外缘的磷脂分子而位于脂质双层外侧。其上的游离羟基和氨基可结合多种长链脂肪酸和磷酸基团。脂质A是内毒素的毒性部分和主要成分，与细菌致病性有关。不同种属细菌的脂质A基本相似，无种属特异性，故各种细菌产生的内毒素，其毒性作用均相似。

B. 核心多糖（core polysaccharide）：位于脂质A的外层。由己糖、庚糖、2-酮基-3-脱氧辛酸（KDO）、磷酸乙醇胺等组成，通过KDO与脂质A共价连接。核心多糖有属特异性，同一属细菌的核心多糖相同。

C. 特异多糖（specific polysaccharide）：位于脂多糖分子的最外层，是由几个至几十个单糖组成的低聚糖（3～5个单糖）重复单位所构成的多糖链。特异多糖为革兰阴性菌的菌体抗原（O抗原），有种特异性，可根据细菌特异多糖中单糖的种类、位置、排列和空间构型的不同鉴别不同种的革兰阴性菌。细菌如缺失特异多糖，其菌落则由光滑（smooth，S）型变为粗糙（rough，R）型。

在革兰阴性菌的细胞膜和细胞壁外膜之间有一空隙，称为周浆间隙（periplasmic space）。该间隙具有多种蛋白酶、核酸酶、解毒酶和特殊结合蛋白等，在细菌获得营养、解除有害物质毒性方面具有重要作用。

革兰阴性菌和革兰阳性菌的细胞壁显著不同（表2-1-1），导致这两类细菌在染色性、抗原性、毒性及对药物的敏感性等方面都有很大的差异。

表 2-1-1 革兰阳性菌和革兰阴性菌的细胞壁比较

细胞壁	革兰阳性菌	革兰阴性菌
强度	较坚硬	较疏松
厚度	20~80nm	10~15nm
肽聚糖层数	可多达50层	1~2层
肽聚糖含量	占细胞壁干重的50%~80%	占细胞壁干重的5%~20%
脂类含量	1%~4%	11%~22%
磷壁酸	+	−
外膜	−	+
对青霉素和溶菌酶的敏感性	+	−

3. 细菌细胞壁缺陷型（细菌L型） 在某些情况下，细菌细胞壁的肽聚糖结构受到理化或生物因素的直接破坏或合成受到抑制，细胞壁受损，但细菌在高渗环境下仍可存活而成为细胞壁缺陷型或L型（bacterial L form），因Klieneberger于1935年首先在英国Lister研究院发现而得名。

细菌L型的形态因缺少细胞壁而呈高度多形性，大小不一，有球形、杆状或丝状等。着色不匀，无论其原为革兰阳性菌或革兰阴性菌，形成L型后大多呈革兰阴性。细菌L型体外人工培养，需在高渗低琼脂含血清的培养基中才能生长，一般培养 2 ～ 7 天后在软琼脂平板上形成菌落，多呈油煎蛋状，有的呈颗粒状或丝状。某些细菌 L 型仍有一定的致病力，可引起慢性感染。临床观察发现，患有尿路感染、骨髓炎、心内膜炎的患者在使用作用于细胞壁的抗菌药物治疗过程中易于产生细菌 L 型。患者具有明显的临床症状，但是采集患者标本做常规细菌培养时往往是阴性结果，此时应考虑有细菌 L 型感染的可能性，应做细菌 L 型的培养，并选择有效的抗菌药物。

（二）细胞膜

细胞膜（cell membrane）又称为细胞质膜（cytoplasmic membrane），位于细胞壁内侧，紧包着细胞质。厚 5 ～ 10nm，占细胞干重的 10% ～ 30%。细菌细胞膜的结构和功能与真核细胞膜基本相同，由磷脂和蛋白质组成，但不含固醇类物质（图 2-1-6）。

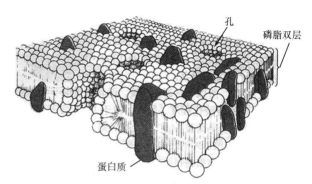

图 2-1-6　细菌细胞膜结构示意图

1. 细胞膜的功能

（1）物质转运：细菌细胞膜具有选择性通透作用，控制营养物质及代谢产物进出细胞。细胞膜上有许多小孔，允许小分子可溶性物质（如水、O_2、CO_2、某些单糖，离子等）通过，而细胞膜中镶嵌的载体蛋白则能选择性结合大分子营养物质，使其转运到细胞内。细菌通过细胞膜小孔分泌出的水解酶，可将胞外的大分子营养物质分解为小分子化合物，使其能通过细胞膜进入胞内，作为营养物质的来源。菌体内代谢产物也能通过细胞膜排出体外。

（2）呼吸作用：需氧菌和兼性厌氧菌细胞膜上的各种呼吸酶可转运电子，完成氧化磷酸化作用，参与呼吸的过程，并与能量的产生、储存和利用有关。

（3）生物合成作用：细胞膜上含有合成多种物质的酶类，细胞壁的许多成分（肽聚糖、磷壁酸、脂多糖等）及胞膜磷脂都在细胞膜上合成。此外，细胞膜上还有一些与 DNA 复制相关的蛋白质。

2. 中介体（mesosome）　为细胞膜向细胞质内陷形成的囊状或管状结构，多见于革兰阳性菌。一个菌体内可有一个或多个中介体。中介体的化学组成与细胞膜相同，由于它扩大了细胞膜的表面积，相应地增加了酶的数量和代谢场所，可为细菌提供大量能量，故有"拟线粒体"之称。中介体还与细菌的 DNA 复制、细胞分裂有密切关系（图 2-1-2）。

（三）细胞质

细胞质（cytoplasm）是包裹于细胞膜内的溶胶状物质，其中水分约占 80%，此外，还有蛋白质、脂质、核酸及少量糖类和无机盐。细胞质中含有多种酶系统和许多重要结构，是细菌合成蛋白质和核酸的场所。

1. 核糖体（ribosome）　是细菌合成蛋白质的场所，游离于细胞质中，是由 RNA 和蛋白质组成的颗粒状结构，每个菌体内可达数万个。细菌核糖体沉降系数为 70s，由 50s 和 30s 两个亚基组成，其化学组成约 70% 为 RNA，30% 为蛋白质。核糖体常与正在转录的 mRNA 相连呈"串珠"状，称为多聚核糖体（polysome），使转录和翻译偶联在一起。在生长活跃的细菌体内，几乎所有的核糖体都以多聚核糖体的形式存在。

细菌核糖体常常是抗菌药物选择性作用的靶点，如链霉素、庆大霉素作用于 30s 亚基，氯霉素和红霉素则作用于 50s 亚基，干扰细菌蛋白质的合成，从而杀死细菌。由于真核细胞核糖体的沉降系数为 80s，两个亚基分别为 60s 和 40s，与原核细胞核糖体不同，故这些抗生素能杀死细菌却不会影响人体细胞与其他真核细胞生物。

2. 质粒（plasmid）　是细菌染色体外的遗传物质，存在于细胞质中。质粒为闭合环状双链 DNA，携带遗传信息，可独立复制，编码细菌的耐药性、毒素、细菌素及性菌毛等性状。质粒并不是细菌生长所必不可少的，可自行丢失或经人工处理而消失，失去质粒的细菌仍能正常存活。

在自然条件下，质粒能通过接合、转导等方式将某些遗传性状传递给另一细菌，因而与细菌的遗传变异密切相关。

3.胞质颗粒　大多为细菌储藏的营养物质，包括多糖、脂类、多磷酸盐等。颗粒的数量随菌种、菌龄和环境条件的不同而异。当环境有利、营养充足时，数量较多；养料或能源短缺时，数量减少，甚至消失。某些胞质颗粒嗜碱性强，用亚甲蓝染色时着色较深呈紫色，称为异染颗粒（metachromatic granule），如白喉棒状杆菌的异染颗粒常见于菌体两端，有助于细菌的鉴别。

（四）核质

细菌属原核生物，无核膜和核仁。其遗传物质为一闭合环状的双链 DNA 分子反复缠绕、折叠形成的超螺旋结构，称为核质（nuclear material）或拟核（nucleoid）。核质集中于细胞质的某一区域，多在菌体的中央。核质的功能与真核细胞的染色体相似，故习惯上亦称为细菌的染色体，是细菌遗传变异的物质基础。

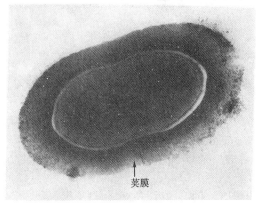

图 2-1-7　肺炎链球菌荚膜，42 000×

二、特殊结构

细菌的特殊结构是指某些细菌所特有的结构，包括荚膜、鞭毛、菌毛和芽孢。

（一）荚膜

某些细菌在细胞壁外包裹的一层黏液性物质，其厚度达到 0.2μm 以上、边界清晰者称为荚膜（capsule）。若其厚度小于 0.2μm，则称为微荚膜（microcapsule）。荚膜通常在人或动物体内或含有丰富营养物质如血清的培养基中易形成，而在普通培养基中则易消失（图 2-1-7）。

1.荚膜的化学成分　随菌种而异，大多数细菌的荚膜成分为多糖，如肺炎链球菌、脑膜炎奈瑟菌等；少数细菌的荚膜成分为多肽，如炭疽芽孢杆菌、鼠疫耶尔森菌等的荚膜由 D- 谷氨酸聚合而成的多肽组成；个别细菌的荚膜为透明质酸，如溶血性链球菌。荚膜的折光性较强，且不易着色，普通染色法仅能见到菌体周围有一层透明带，用荚膜染色法或墨汁负染法观察时，荚膜较清晰。在固体培养基上，有荚膜的细菌形成黏液（M）型或光滑（S）型菌落，失去荚膜后则变为粗糙（R）型菌落。

2.荚膜的功能

（1）抗吞噬作用：荚膜与细菌的致病力有关，可保护细菌抵抗吞噬细胞的吞噬和消化，使细菌大量繁殖。失去荚膜的细菌致病力往往减弱或消失。

（2）黏附作用：荚膜多糖可使细菌黏附于宿主组织细胞表面，参与生物被膜的形成，是引起感染的重要因素。荚膜菌株在住院患者的各种导管内黏附定居，是医院内感染发生的重要因素。

（3）抗有害物质的损害作用：荚膜可保护细菌免受补体、溶菌酶、抗菌抗体、抗菌药物等杀菌物质的损伤作用，使病菌侵入人体后不被杀灭，大量繁殖而引起病理损害。

（4）抗干燥作用。

（5）具有抗原性：可作为细菌分型和鉴定的依据。

（二）鞭毛

许多细菌表面附着有数目不等的细长弯曲的丝状物，称为鞭毛（flagellum）。鞭毛长 5 ~ 20μm，直径 12 ~ 30nm，需用电子显微镜观察或经特殊染色使鞭毛增粗后可在光学显微镜下观察。鞭毛是细菌的运动器官。在微生物学检查中，通常采用观察细菌在半固体培养基中的运动能力，来了解该细菌是否有鞭毛。

1.鞭毛的分类　根据鞭毛着生部位和数量的不同可将有鞭毛的细菌分为四类（图 2-1-8，

图 2-1-9）。

（1）单毛菌：菌体一端有一根鞭毛，如霍乱弧菌。

（2）双毛菌：菌体两端各有一根鞭毛，如空肠弯曲菌。

（3）丛毛菌：菌体一端或两端有一束鞭毛，如铜绿假单胞菌、幽门螺杆菌。

（4）周毛菌：菌体四周有多根数量不等的鞭毛，如大肠埃希菌、伤寒沙门菌。

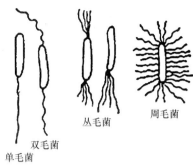

丛毛菌　周毛菌

单毛菌　双毛菌

图 2-1-8　细菌鞭毛的各种类型

2. 鞭毛的化学组成　鞭毛的主要成分是蛋白质，由数千个蛋白亚基（称为鞭毛蛋白，flagellin）聚集而成，形成中空的螺旋结构，其氨基酸组成与骨骼肌中的肌动蛋白相似。

3. 鞭毛的功能　①鞭毛是细菌的运动器官，有鞭毛的细菌能在液体环境中自由游动；②有些细菌的鞭毛与致病性有关，如霍乱弧菌可以通过其鞭毛的运动穿过小肠黏液层，到达细胞表面生长繁殖，产生毒素而致病；③鞭毛具有抗原性，称为 H 抗原，可用于鉴别细菌。

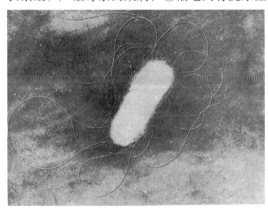

图 2-1-9　周毛菌

（三）菌毛

许多革兰阴性菌和少数革兰阳性菌菌体表面存在着一种比鞭毛短而细直的蛋白质丝状物，称为菌毛（pilus 或 fimbriae），必须用电子显微镜才可观察到。根据功能不同，菌毛可分为普通菌毛和性菌毛两种（图 2-1-2）。

1. 普通菌毛（ordinary pilus）　遍布菌体表面，主要起黏附作用，可使细菌牢固地黏附在呼吸道、消化道和泌尿道黏膜细胞表面，与细菌的致病性有关。一旦细菌失去菌毛，便失去黏附能力。

2. 性菌毛（sex pilus）　仅见于少数革兰阴性菌，比普通菌毛略长稍粗，一个菌体只有 1～4 根，中空呈管状，通常由质粒编码。带有性菌毛的细菌具有致育（fertility）能力，称为 F$^+$ 菌或雄性菌。F$^+$ 菌的遗传物质可通过性菌毛传递给 F$^-$ 菌，这一过程称为接合（conjugation）。细菌可以通过此种方式传递耐药性及毒力。此外，性菌毛还是某些噬菌体感染宿主菌的受体。

（四）芽孢

某些细菌在一定环境条件下，细胞质脱水浓缩，在菌体内形成一个圆形或椭圆形的小体，称为芽孢（spore）。

1. 芽孢的结构和形成机制　成熟的芽孢具有多层结构，芽孢核心是原生质体，含有细菌原有的核质和核糖体、酶类等主要生命成分，以及芽孢所特有的成分——吡啶二羧酸。芽孢核心依次被内膜、芽孢壁、皮质层、外膜、芽孢壳和芽孢外壁所包裹，形成一个致密的多层膜结构（图 2-1-10）。芽孢形成一般是在机体外，当环境对某些细菌生长繁殖不利时，如在土壤或无营养物质的环境中，特别是氮、碳源缺乏时，能

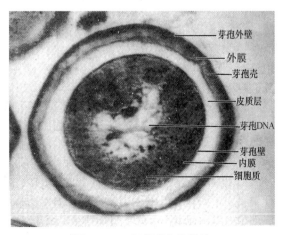

芽孢外壁
外膜
芽孢壳
皮质层
芽孢DNA
芽孢壁
内膜
细胞质

图 2-1-10　细菌芽孢的结构

保护细菌度过不良环境。在环境适宜的条件下芽孢又可复苏成为繁殖体。一个繁殖体只能形成一个芽孢，而芽孢发芽也只能形成一个繁殖体，因此芽孢只是细菌的休眠状态而非繁殖方式。

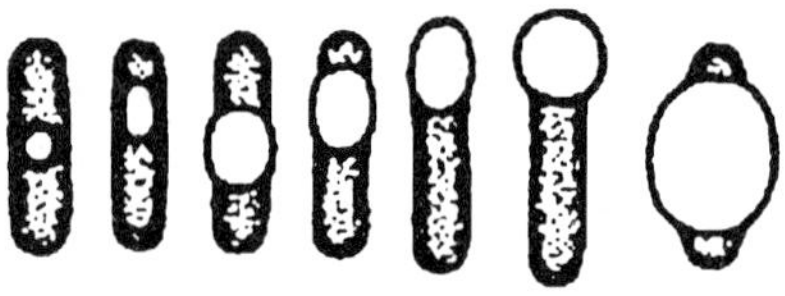

图 2-1-11 细菌芽孢的各种形态和位置示意图

2. 芽孢的功能 ①细菌的芽孢可位于菌体中心、末端或次极端，直径可小于、等于或大于菌体横径。其大小及在菌体内的位置因菌种不同而异，因此可用于鉴别细菌（图 2-1-11）。②芽孢对热、干燥、化学消毒剂和辐射等理化因素有很强的抵抗力，这是因为芽孢含水量少、包膜厚而致密、芽孢壳无通透性、核心中含有大量的吡啶二羧酸钙盐能使芽孢中各种酶具有很高的稳定性和耐热性，从而对细菌起保护作用。在自然界中芽孢可存活数十年。土壤中破伤风梭菌或产气荚膜梭菌的芽孢一旦随泥土进入深部创口，在适宜的条件下即可发芽成繁殖体，产生外毒素而致病。

芽孢用一般的方法很难将其杀死。杀灭芽孢最可靠的方法是高压蒸汽灭菌法，并以是否杀死芽孢作为判断灭菌效果的指标。

第三节 细菌的形态与结构检查法

细菌体积微小，无法用肉眼直接观察，必须用显微镜放大 1000 倍以上才能看清，菌体内部的超微结构则需借助于电子显微镜放大到数万倍才能看清楚。

一、不染色标本检查法

细菌标本采用压滴法或悬滴法不经染色直接放在显微镜下观察，能观察到细菌的形态、排列和有无动力，但不能进一步鉴别细菌。不染色标本在暗视野显微镜（darkfield microscope）或相差显微镜下观察效果更好。

二、染色标本检查法

未经染色的细菌在普通光学显微镜下呈半透明状态，难以清晰地观察其形态和结构。因此，观察细菌常采用染色法。细菌染色一般采用碱性染料，如结晶紫、亚甲蓝、碱性品红等。这是由于细菌的等电点较低（pI 2 ~ 5），在中性环境中带负电荷，易与带正电荷的碱性染料结合而着色。细菌染色法可分为以下三种：

1. 单染色法 仅用一种染料染色，可以观察细菌的大小、形态与排列，但各种细菌均染成同一种颜色，不能鉴别细菌。

2. 复染色法 用两种或两种以上的染料染色，可将细菌染上不同颜色。除可观察细菌大小、形态和排列外，还能对细菌进行鉴别，又称为鉴别染色法。最常用的复染色法有革兰染色法和抗酸染色法。

（1）革兰染色法：是将细菌涂片标本固定后，先用结晶紫初染，再经碘液媒染，使之生成结晶紫 - 碘复合物，细菌被染成深紫色，然后用 95% 乙醇脱色处理，最后用稀释复红复染后进行观察。根据颜色可将细菌分为两大类：一类是不被脱色仍保留紫色者为革兰阳性菌；另一类是脱色后被复红复染成红色者为革兰阴性菌。

革兰染色的临床意义：①革兰染色可将细菌分为革兰阳性菌和革兰阴性菌两大类，对细菌的鉴别有重要意义。②指导临床选择药物。大多数革兰阳性菌对青霉素、红霉素等药物敏感，而革兰阴性菌多对链霉素等敏感。③研究细菌致病性。大多数革兰阳性菌的致病物质为外毒素，而革兰阴性菌的致病物质主要为内毒素，两类细菌的致病机制不同。

（2）抗酸染色法（acid-fast staining）：是用于鉴别分枝杆菌和其他细菌的染色方法。分枝杆菌（抗酸性细菌）经苯酚复红着色后，能抵抗盐酸乙醇的脱色保持红色，而其他细菌（非抗酸性细菌）可被盐酸乙醇脱色再经亚甲蓝复染呈蓝色。

3. 特殊染色法 不同细菌结构由于组成不同，对染料的亲和力也有所不同。采用特殊的染色法可分辨不同的菌体结构，如荚膜染色法、鞭毛染色法、芽孢染色法、异染颗粒染色法等。

（曾郁敏）

第2章　细菌的生理

细菌的生理活动包括营养物质的摄取、新陈代谢、获得能量及生长繁殖。细菌生理活动的中心是新陈代谢，其具有代谢活跃且多样化、繁殖迅速的特点。细菌在代谢过程中可产生多种对人类生活及医学实践有重要意义的代谢产物。研究细菌的生理活动不仅是基础生物学科的范畴，而且与医学、环境卫生、工农业生产等密切相关。

细菌是一大类能够独立生活的单细胞微生物。根据细菌利用的能源和碳源的不同，细菌分为两种营养类型：①自养菌：以简单的无机物为原料，通过无机物的氧化或光合作用获得能量，合成菌体成分的细菌；②异养菌：需要利用多种蛋白质、糖类等有机物质作为营养和能量合成菌体成分的细菌。异养菌中从活体内的有机物质中获得营养和能量的细菌称为寄生菌，大部分病原菌属于寄生菌。以动物尸体、腐败物作为营养物质的细菌称为腐生菌。

第一节　细菌的理化性状

一、细菌的化学组成

细菌和其他生物细胞相似，含有多种化学成分，包括水、无机盐、蛋白质、糖类、脂质和核酸等。其中，水是细菌细胞的重要组成成分，占细胞总重量的 75% ~ 90%。此外，碳、氢、氮、氧和硫等元素和少量的钾、钠、铁、镁、钙、氯等无机离子，用以构成细菌各种成分及维持酶的活性。细菌还含有一些原核细胞型微生物特有的化学物质，如肽聚糖、磷壁酸、胞壁酸、吡啶二羧酸、D型氨基酸和二氨基庚二酸等。

二、细菌的物理性状

1. 光学性质　细菌为半透明体，当光线照射至细菌，部分被吸收，部分被折射，因此细菌悬液呈混浊状态，菌数越多，浊度越大，可用比浊法估计细菌的数量。

2. 表面积　细菌体积微小，相对表面积较大，这有利于进行物质交换，因而细菌代谢旺盛，繁殖迅速。

3. 带电现象　细菌固体成分的 50% ~ 80% 是蛋白质，蛋白质由兼性离子氨基酸组成。一般革兰阳性菌等电点（pI）为 2 ~ 3，革兰阴性菌 pI 为 4 ~ 5，在中性或弱碱性环境中带负电荷。

4. 半透性　细菌的细胞壁和细胞膜都有半透性，有利于水及小分子营养物质的吸收和排出代谢产物。

5. 渗透压　细菌细胞内含有高浓度营养物质和无机盐，一般革兰阳性菌渗透压为 2026.5 ~ 2533.1kPa（20 ~ 25atm），革兰阴性菌为 506.6 ~ 608.0kPa（5 ~ 6atm）。细菌一般所处为低渗环境，但有细胞壁的保护不致崩裂。

第二节　细菌的营养和生长繁殖

一、细菌的营养物质

人工培养细菌时，需供给其生长必需的各种成分，如水、碳源、氮源、无机盐和生长因子等。

1. 水　细菌所需营养物质必须先溶于水，营养的吸收与各种代谢均需有水才能进行。

2. 碳源　各种含碳化合物几乎都能被细菌吸收和利用，是合成菌体组分和获得能量的主要来源。病原菌主要从糖类获得碳源。

3. **氮源** 细菌对氮源的需要量仅次于碳源，是提供菌体成分的原料。大多数细菌可以利用有机氮化物，病原性微生物主要从氨基酸、蛋白胨等获得氮。少数病原菌如克雷伯菌亦可利用硝酸盐甚至氮气，但利用率较低。

4. **无机盐** 细菌需要各种无机盐以提供细菌生长的各种元素，如磷、硫、钾、钠、镁、钙、铁及钴、锌、锰、铜、钼等。各类无机盐的功用如下：①构成有机物，成为菌体成分；②作为酶的组成部分，维持酶的活性；③参与能量的储存与转运；④调节菌体内外的渗透压；⑤某些元素与细菌的生长繁殖和致病作用密切相关。

5. **生长因子** 许多细菌的生长还需一些自身不能合成的生长因子（growth factor），通常为有机化合物，包括维生素、某些氨基酸、嘌呤、嘧啶等。少数细菌还需特殊的生长因子，如流感嗜血杆菌需要 X 因子、V 因子两种因子，X 因子是高铁血红素，V 因子是烟酰胺腺嘌呤二核苷酸（辅酶 I）或烟酰胺腺嘌呤二核苷酸磷酸（辅酶 II），两者为细菌呼吸所必需。

二、细菌生长繁殖的条件

细菌生长繁殖的必要条件是营养物质、能量和适宜的环境。

1. **营养物质** 一般细菌所需的营养物质有水分、无机盐类、蛋白胨（或氨基酸）和糖类等。营养要求高的细菌还需要某些生长因子。这些营养物质是细菌进行新陈代谢的物质基础，为细菌的生长繁殖提供必要的原料和能量。人工培养细菌时需满足细菌对营养物质的需要。

2. **酸碱度** 营养物质的吸收、分解及能量的产生都需要酶来参与反应。酶活性必须在一定的酸碱度和温度下才能发挥。绝大多数细菌和放线菌生长最适 pH 为 7.0 ~ 7.6。个别细菌需在偏酸或偏碱的条件下生长，如结核分枝杆菌的最适 pH 为 6.5 ~ 6.8，而霍乱弧菌则在 pH 8.4 ~ 9.2 中生长良好。

3. **温度** 根据各类细菌生长时对温度的要求不同，可将细菌分为嗜热菌、嗜温菌和嗜冷菌，分别在 50 ~ 60℃、37℃ 和 10 ~ 20℃ 生长最好。大多数病原菌为嗜温菌，在 10 ~ 45℃ 均能生长，最适生长温度为人体体温，即 37℃。但也有例外情况，如耶尔森菌的最适生长温度为 28℃，而弯曲菌属则为 42℃。

4. **气体环境** 与细菌生长有关的气体是 O_2 和 CO_2。大部分细菌需要 O_2 来氧化营养物质，产生能量，供生长繁殖之用。但厌氧菌必须在无氧环境中才能生长。

根据细菌代谢时对氧气的需要与否分为四类：

（1）专性需氧菌（obligate aerobe）：具有完善的呼吸酶系统，需要分子氧作为受氢体以完成需氧呼吸，在无游离氧的环境中不能生长，如结核分枝杆菌、铜绿假单胞菌。

（2）微需氧菌（microaerophilic bacterium）：在低氧压（5% ~ 6%）条件下生长最好，氧压大于 10% 对其有抑制作用，如空肠弯曲菌、幽门螺杆菌。

（3）兼性厌氧菌（facultative anaerobe）：兼有需氧呼吸和发酵两种酶系统，不论在有氧环境或无氧环境中都能生长，但以有氧时生长较好。大多数病原菌属兼性厌氧菌。

（4）专性厌氧菌（obligate anaerobe）：缺乏完善的呼吸酶系统，利用氧以外的物质作为受氢体，只能在无氧的环境中产生能量。在有游离氧存在时，不但不能利用分子氧，且还将受其毒害，甚至死亡。细菌在有氧环境中进行物质代谢常产生超氧阴离子（O_2^-）与 H_2O_2，两者都有强烈的杀菌作用。厌氧菌因缺乏过氧化氢酶与过氧化物酶和氧化还原电势（Eh）高的呼吸酶等三种酶。因此，在有氧时受到有毒氧基团的影响而不能生长繁殖，如破伤风梭菌、脆弱类杆菌。

CO_2 对细菌的生长也很重要。大部分细菌在新陈代谢过程中产生的 CO_2 已可满足需要。有些细菌（如脑膜炎奈瑟菌和布鲁杆菌）在从标本初次分离时，需人工供给 5% ~ 10% 的 CO_2 才能生长良好。

5. **渗透压** 一般培养基的盐浓度和渗透压对大多数细菌是安全的，少数细菌 [如嗜盐菌（halophilic bacterium）] 需要在高浓度（3%）的 NaCl 环境中生长良好。

三、细菌摄取营养物质的机制

水和水溶性物质可以通过具有半透膜性质的细胞壁和细胞膜进入细胞内，蛋白质、多糖等大分子营养物质需经细菌分泌的胞外酶作用分解成小分子物质才能被吸收。

营养物质进入菌体内的方式有被动扩散和主动运输。

1. 被动扩散　指营养物质从浓度高向浓度低的一侧扩散，其驱动力是浓度梯度，不需提供能量。将不需要任何细菌组分的帮助，亦不消耗能量，营养物质就可进入细胞质内的过程称为简单扩散。如果需要菌细胞的特异性蛋白来帮助或促进营养物的跨膜转运则称为促进扩散。如氨基酸、葡萄糖的转运就属于后者。

2. 主动运输　是细菌吸收营养物质的主要方式，其特点是营养物质从浓度低向浓度高的一侧转运，并需要提供能量。细菌主要有以下三种主动运输方式：①依赖于周浆间隙结合蛋白的转运系统；②化学渗透驱使转运系统；③基团转移。

需要指出的是，各种细菌转运营养物质的方式不同，即使对同一种物质，不同细菌的摄取方式也不一样。

四、细菌的生长繁殖

1. 生长方式　细菌以简单的二分裂方式（binary fission）繁殖。细菌在各种条件适宜的情况下，其繁殖速度是相当快的。细菌繁殖一代所需时间称为代时（generation time）。大多数细菌的代时为 20 ～ 30 分钟，少数细菌代时较长，如结核分枝杆菌的代时为 18 ～ 20 小时。

2. 生长曲线　细菌生长速度很快，细菌分裂数量倍增，但由于营养物质的逐渐耗竭，有害代谢物的逐渐积累，细菌繁殖速度渐减，死菌数量增加，活菌增长率随之下降并趋于停滞。将一定量的细菌接种于合适的液体培养基中，

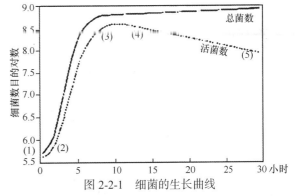

图 2-2-1　细菌的生长曲线

（1）～（2）迟缓期；（2）～（3）对数生长期；（3）～（4）稳定期；（4）～（5）衰退期

在适宜的温度培养时，细菌的生长过程具有规律性。以细菌数目的对数为纵坐标，生长时间为横坐标，绘制出的曲线称为生长曲线（growth curve）（图 2-2-1）。生长曲线可分为四期。

（1）迟缓期（lag phase）：是细菌被接种于培养基后最初的一段时间，也是细菌为适应新环境，并为持续不断的增殖做准备所需要的时间。处于迟缓期的细菌，其代谢活跃，体积增大，胞质内储积了足够量的酶、辅酶和中间代谢产物，但并不分裂繁殖。迟缓期的长短随接种细菌种类，菌龄和数量而异，一般为 1 ～ 4 小时。

（2）对数生长期（logarithmic phase）：是细菌分裂繁殖最快的时期。进入对数期的菌数以几何级数增长，活菌数的对数呈直线上升。此期细菌的形态、染色性及生理活动都比较典型，对外界环境的影响也较为敏感。研究细菌的性状时应选用该期的细菌。此期一般在培养后 8 ～ 18 小时。

（3）稳定期（stationary phase）：由于培养基中营养物质的消耗，酸性产物及 H_2O_2 等的积聚，此时细菌的繁殖数与死亡数几乎相等，故活菌数保持稳定。在这个时期中，细菌形态、染色性和生理性状常有改变。一些细菌的芽孢、外毒素和抗生素等代谢产物大多在稳定期产生。

（4）衰退期（decline phase）：此期细菌的繁殖越来越慢，活菌数急剧减少，死菌数超过活菌数。此期细菌形态显著改变，出现衰退形或菌体自溶，细菌的生理活动也趋于停滞，因此陈旧培养的细菌难以鉴定。

细菌生长曲线只有在体外人工培养的条件下才能观察到。在研究工作和生产实践中细菌的生长曲线都有指导意义。掌握细菌生长规律，可以人为地改变培养条件，调整细菌的生长繁殖阶段，

更为有效地利用对人类有益的细菌。例如，在培养过程中，不断地更新培养液和对需氧菌进行通气，使细菌长时间地处于生长旺盛的对数期，这种培养称为连续培养。

第三节 细菌的新陈代谢

细菌的新陈代谢包括分解代谢与合成代谢，其显著特点是代谢旺盛和代谢类型多样化。

细菌的代谢过程以胞外酶水解外环境中的大分子营养物质开始，产生亚单位分子（单糖、短肽、脂肪酸），经主动或被动转运机制进入胞质内。这些亚单位分子在一系列酶的催化作用下，经过一种或多种途径转变为通用的中间产物丙酮酸；再从丙酮酸进一步分解产生能量或合成新的糖类、氨基酸、脂类和核酸。在上述过程中，底物分解和转化为能量的过程称为分解代谢；所产生的能量用于细胞组分的合成称为合成代谢；将两者紧密结合在一起的称为中间代谢。伴随代谢过程细菌还产生许多在医学上有重要意义的代谢产物。

一、细菌的能量代谢

生物体能量代谢的基本生化反应是生物氧化。各种细菌的生物氧化过程、代谢产物和产生能量的多少有所不同。以无机物为受氢体的称为呼吸，其中以分子氧为受氢体的是需氧呼吸，以其他无机物为受氢体的是厌氧呼吸；以有机物为受氢体的称为发酵。需氧呼吸在有氧条件下进行，厌氧呼吸和发酵必须在无氧条件下进行。病原菌合成细胞组分和获得能量的基质主要是糖类，通过糖的氧化或酵解释放能量，并以高能磷酸键的形式（ADP、ATP）储存能量。现以葡萄糖为例，简述细菌的能量代谢。

1. 呼吸

（1）需氧呼吸：1分子葡萄糖在有氧条件下彻底氧化，生成 CO_2、H_2O，并产生38分子ATP。需氧呼吸中，葡萄糖生成的丙酮酸脱羧产生乙酰辅酶A后进入三羧酸循环彻底氧化。然后将脱出的氢和电子进入电子传递链进行氧化磷酸化，最终以分子氧作为受氢体。需氧菌和兼性厌氧菌进行需氧呼吸。

（2）厌氧呼吸：在无氧条件下，经电子传递链，最终将电子传递给外源的无机氧化物（CO_2、SO_4^{2-}、NO_3^- 等），某些专性厌氧菌和兼性厌氧菌在无氧条件下进行，所产生的能量不如需氧呼吸。

2. 发酵

（1）糖酵解途径：又称为恩-迈-帕途径（Embden-Meyerhof-Parnas pathway，EMP pathway），这是大多数细菌共有的基本代谢途径，反应最终的受氢体为未彻底氧化的中间代谢产物，产生能量远比需氧呼吸少。1分子葡萄糖可生成2分子丙酮酸，产生2分子ATP和2分子 $NADH + H^+$。丙酮酸以后的代谢途径因细菌的种类不同而异。

（2）磷酸戊糖途径：又称为一磷酸己糖（hexose monophosphate，HMP）途径，是EMP途径的分支，由己糖生成戊糖的循环途径。其主要功能是为生物合成提供前体和还原力，反应获得的12分子（$NADPH + H^+$）可供进一步利用，产能效果仅为EMP途径的一半。

二、细菌的代谢产物

1. 分解代谢产物和细菌的生化反应 检测细菌对各种基质的代谢作用及代谢产物，借以区别和鉴别细菌种类的生化试验，称为细菌的生化反应。细菌的生化反应是鉴别细菌的重要依据，尤其对菌形、革兰染色反应和菌落形态相同或相似的细菌更为重要。

常用的生化反应有：

（1）糖（醇、苷）发酵试验：是鉴别细菌的重要方法，不同细菌分解糖类的能力和代谢产物不同。观察细菌对乳糖、葡萄糖、麦芽糖、甘露醇、蔗糖的发酵情况，有助于鉴别细菌。如大肠埃希菌分解乳糖，而致病性肠道杆菌多数不分解乳糖。即使两种细菌均可发酵同一糖类，其结果也可能不尽相同。例如，大肠埃希菌、伤寒沙门菌都能发酵葡萄糖，大肠埃希菌有甲酸脱氢酶，产酸并产气而伤寒沙门菌缺乏该酶，发酵葡萄糖仅产酸不产气。

（2）吲哚（indol，I）试验：有些细菌（如大肠埃希菌、变形杆菌、霍乱弧菌等）能分解培养基中的色氨酸生成吲哚（靛基质），与试剂对二甲基氨基苯甲醛作用，生成玫瑰吲哚而呈红色，此为吲哚试验阳性。

（3）甲基红（methyl red，M）试验：产气肠杆菌分解葡萄糖产生丙酮酸，经脱羧后生成中性乙酰甲基甲醇，故培养液 pH>5.4，甲基红指示剂呈橘黄色，为甲基红试验阴性。大肠埃希菌分解葡萄糖产生丙酮酸，培养液 pH ≤ 4.5，甲基红指示剂呈红色，为甲基红试验阳性。

（4）沃 - 普（Voges-Proskauer，V-P）试验：大肠埃希菌和产气肠杆菌均能发酵葡萄糖，产酸产气，两者不能区别。产气肠杆菌能使 2 分子丙酮酸缩合成中性的乙酰甲基甲醇。后者在碱性溶液中被氧化生成二乙酰，二乙酰与培养基中的胍基化合物发生反应生成红色化合物，为 V-P 试验阳性。大肠埃希菌不能生成乙酰甲基甲醇，V-P 试验阴性。

（5）枸橼酸盐利用（citrate utilization，C）试验：当某些细菌利用枸橼酸盐作为唯一碳源时，可在枸橼酸盐培养基上生长，分解枸橼酸盐生成碳酸盐，并分解铵盐生成氨，使培养基变成碱性，而使指示剂变色，为该试验阳性。大肠埃希菌不能利用枸橼酸盐，在该培养基上不能生长，为枸橼酸盐利用试验阴性。

吲哚（I）、甲基红（M）、V-P（V）和枸橼酸盐利用（C）四种试验，常用于鉴定肠道杆菌，合称 IMViC 试验。例如，大肠埃希菌的结果是 ++--，而产气肠杆菌则为 --++。

（6）硫化氢试验：有些细菌（如乙型副伤寒沙门菌和变形杆菌等）能分解培养基中的含硫氨基酸生成硫化氢，硫化氢遇铅或铁离子生成黑色的硫化物，此为硫化氢试验阳性。

（7）尿素酶试验：变形杆菌有尿素酶，能分解尿素产氨，使培养基变碱性，为尿素酶试验阳性。

现代临床细菌学已普遍采用微量、快速的生化鉴定方法，形成以细菌生化反应为基础的各种数值编码鉴定系统。用细菌鉴定软件分析细菌的生化反应谱，使细菌生化鉴定自动化，能够快速确定细菌的种类。

2. 合成代谢产物及其在医学上的意义 细菌在新陈代谢过程中，除合成菌体自身成分和酶类外，还能合成产生一些特殊产物。在医学上具有重要意义的产物如下：

（1）热原质：是细菌合成的注入人体或动物体内能引起发热反应的物质，产生热原质的细菌大多为革兰阴性菌，其细胞壁的脂多糖即为热原质。热原质耐高温，高压蒸汽灭菌（121.3℃，20 分钟）亦不被破坏，250℃高温干烤才能破坏热原质。用吸附剂和特殊石棉滤板可除去液体中大部分热原质，蒸馏法效果最好。因此，制备生物制品或注射用制剂时应严格遵守无菌操作，防止细菌污染。

（2）毒素和侵袭性酶：毒素是病原性细菌合成的对人和动物有毒性作用的物质。革兰阴性菌细胞壁的脂多糖是一种毒素，因其是菌体裂解后释放出来，故称为内毒素（endotoxin）。革兰阳性菌和少数革兰阴性菌在代谢过程中可释放出对组织细胞有毒性作用的蛋白质，称为外毒素（exotoxin）。也有部分细菌能产生一些酶类：如产气荚膜梭菌产生的卵磷脂酶、金黄色葡萄球菌产生的血浆凝固酶等，都与细菌的致病性有关，对人体有损伤作用，统称为侵袭性酶。

（3）色素：某些细菌产生不同颜色的色素，如铜绿假单胞菌产生的色素能溶于水，使培养基或感染的脓液呈绿色，为水溶性色素。而金黄色葡萄球菌产生的色素是脂溶性色素，不溶于水，培养基不着色，仅能使菌落显色。色素有助于鉴别细菌。

（4）抗生素：某些微生物代谢过程中产生的一类能抑制或杀死某些其他微生物的物质，称为抗生素。细菌产生的抗生素种类少，只有多黏菌素（polymyxin）、杆菌肽（bacitracin）等。

（5）维生素：细菌合成某些维生素，除供自身需要外，还能分泌至周围环境中。例如，人体肠道内的大肠埃希菌，能合成 B 族维生素和维生素 K，可被人体吸收利用。

（6）细菌素（bactericin）：是某些菌株产生的一类具有抗菌作用的蛋白质，只对有近缘关系的细菌有杀伤作用，如大肠菌素，其编码基因位于 Col 质粒上。细菌素无治疗上的应用价值，但由于细菌素具有种和型的特异性，可用于细菌分型和流行病学追踪调查。

第四节　细菌的人工培养

一、细菌的培养方法

人工培养细菌，除需要提供充足的营养物质使细菌获得生长繁殖所需要的原料和能量外，尚要有适宜的环境条件，如酸碱度、渗透压、温度和必要的气体等。

根据不同标本及不同培养目的，可选用不同的接种和培养方法。常用的有细菌的分离培养和纯培养两种方法。

病原菌的人工培养一般采用 35 ～ 37℃，培养时间多数为 18 ～ 24 小时。

二、培养基

培养基（culture medium）是由人工方法将适合细菌生长繁殖需要的各种营养物质按一定比例进行配制，经灭菌后制成。培养基的 pH 一般为 7.2 ～ 7.6，少数细菌需按生长要求调整 pH 至偏酸或偏碱。许多细菌在代谢过程中分解糖类产酸，故常用缓冲剂来配置培养基，以维持培养环境的 pH。

1. 培养基按其营养组成和用途不同分为以下几类

（1）基础培养基（basic medium）：能满足多数细菌生长繁殖所需的基本营养要求。它是配制特殊培养基的基础，也可作为一般培养基用，如营养肉汤（nutrient broth）、营养琼脂（nutrient agar）、蛋白胨水等。

（2）营养培养基（enrichment medium）：在基础培养基中加入一些特殊的营养物质，以满足对营养要求较高的某些特殊细菌生长繁殖的需要，如链球菌、肺炎链球菌需在含血液或血清的培养基中生长良好。

（3）选择培养基（selective medium）：在培养基中加入某种特殊的营养物质或化学物质，使之抑制某些细菌生长，而有利于另一些细菌生长，从而将后者从混杂的标本中分离出来，这种培养基称为选择培养基。例如，培养肠道致病菌的 SS 琼脂，其中的胆盐能抑制革兰阳性菌，枸橼酸钠和煌绿能抑制大肠埃希菌，因而使致病的沙门菌和志贺菌容易生长而分离。

（4）鉴别培养基（differential medium）：用于培养和区分不同细菌种类的培养基称为鉴别培养基。利用各种细菌的分解能力及其代谢产物不同，在培养基中加入特定的作用底物和指示剂，观察细菌在其中生长后对底物的作用如何，从而鉴别细菌。例如，常用的糖发酵管、三糖铁培养基、伊红 - 亚甲蓝琼脂等。

（5）厌氧培养基（anaerobic medium）：专供厌氧菌的分离、培养和鉴别用的培养基，称为厌氧培养基。这种培养基营养成分丰富，含有特殊生长因子，氧化还原电势低，并加入亚甲蓝作为氧化还原指示剂。其中，心、脑浸液和肝块、肉渣含有不饱和脂肪酸，能吸收培养基中的氧；硫乙醇酸盐和半胱氨酸是较强的还原剂；维生素 K_1、氯化血红素可促进某些类杆菌的生长。常用的有庖肉培养基（cooked meat medium）、硫乙醇酸盐肉汤等，并在液体培养基表面加入凡士林或液体石蜡以隔绝空气。

2. 根据物理状态的不同，培养基又可分为液体培养基、固体培养基和半固体培养基三大类　在液体培养基中加入 1.5% ～ 2.5% 的琼脂粉，即凝固成固体培养基；琼脂粉含量在 0.3% ～ 0.5% 时，则为半固体培养基。琼脂在培养基中起赋形剂作用，对细菌不具营养意义。液体培养基可用于大量繁殖细菌，但必须种入纯种细菌；固体培养基常用于细菌的分离和纯化；半固体培养基则用于观察细菌的动力和短期保存细菌。

三、细菌在培养基中的生长现象

1. 在液体培养基中的生长现象　大多数细菌在液体培养基中生长繁殖后呈现均匀混浊状态；少数链状的细菌呈沉淀生长；枯草芽孢杆菌、结核分枝杆菌等专性需氧菌则呈表面生长，常形成菌膜。

2. 在半固体培养基中的生长现象　半固体培养基黏度低，有鞭毛的细菌仍可在其中自由游动，沿穿刺线呈羽毛状或云雾状混浊生长；无鞭毛细菌只能沿穿刺线呈明显的线状生长。

3. 在固体培养基中的生长现象 将标本或培养物划线接种在固体培养基的表面，因划线的分散作用，使许多原先混杂的细菌在固体培养基表面上散开，称为分离培养。一般经过 18～24 小时培养后，在适宜的培养基中，单个细菌分裂繁殖成一个肉眼可见的细菌集团，称为菌落（colony）。挑取一个菌落移种到另一培养基中，生长出来的细菌均为纯种，称为纯培养（pure culture）。这是从临床标本中检查鉴定细菌很重要的第一步，主要用于分离鉴定细菌、做病原学诊断和生产菌苗用于预防。各种细菌在固体培养基上形成的菌落，在大小、形状、颜色、气味、透明度、表面光滑或粗糙、湿润或干燥、边缘整齐与否以及在血琼脂平板上的溶血情况等均有不同表现，这些有助于检查和鉴定细菌。此外，取一定量的液体标本或培养液均匀接种于琼脂平板上，可计数菌落，推算标本中的活菌数。这种菌落计数法常用于检测自来水、饮料、污水、药物和临床标本的活菌数量。

细菌的菌落一般分为三型：

（1）光滑型菌落（smooth colony，S 型菌落）：新分离的细菌大多呈光滑型菌落，表面光滑、湿润、边缘整齐。

（2）粗糙型菌落（rough colony，R 型菌落）：菌落表面粗糙、干燥、呈皱纹或颗粒状，边缘大多不整齐。R 型细菌多由 S 型细菌变异失去菌体表面多糖或蛋白质形成。R 型细菌抗原不完整，毒力和抗吞噬能力都比 S 型细菌弱。但也有少数细菌新分离的毒力株就是 R 型，如炭疽芽孢杆菌、结核分枝杆菌等。

（3）黏液型菌落（mucoid colony，M 型菌落）：黏稠、有光泽，似水珠样，多见于有厚荚膜或丰富黏液层的细菌，如肺炎克雷伯菌等。

四、人工培养细菌的用途

1. 在医学中的应用 细菌培养对疾病的诊断、预防、治疗和科学研究都具有重要的作用。

（1）感染性疾病的病原学诊断：明确感染性疾病的病原菌必须取患者有关标本进行细菌分离培养、鉴定和药物敏感试验，其结果可指导临床用药。

（2）细菌学的研究：有关细菌生理、遗传变异、致病性和耐药性等研究都离不开细菌的培养和菌种的保存等。

（3）生物制品的制备：供防治用的疫苗、类毒素、抗毒素、免疫血清及供诊断用的菌液、抗血清等均来自培养的细菌或其代谢产物。

2. 在制药工业和农业生产中的应用 细菌培养和发酵过程中多种代谢产物可制成抗生素、维生素、氨基酸、有机溶剂、酒、酱油、味精等产品。细菌培养物还可生产酶制剂，处理废水和垃圾，制造菌肥和农药等。

3. 在基因工程中的应用 将带有外源性基因的重组 DNA 转染给受体菌，使其在菌体内能获得表达。细菌培养操作简便容易，繁殖快，基因表达产物易于提取纯化，故可以大大地降低成本。例如，应用基因工程技术已成功地制备了胰岛素、干扰素、乙型肝炎疫苗等。

附：细菌的分类与命名

细菌学是一个古老的、传统的学科，又是一个现代化的、发展的学科，分类比较复杂，原则上分为传统分类和种系分类两种。

1. 传统分类 主要依据表型特征分类，分类依据是形态和生理特征。选择一些较为稳定的生物学性状，如细菌的形态与结构、染色性、培养特性、生化反应、抗原性等作为分类的标记。用电泳、色谱、质谱等方法，对细菌组分、代谢产物组成进行分析，通过计算机对细菌的各种生物学性状进行比较，分析各菌间的相似度，划分细菌的属和种，称为数值分类。

2. 种系分类 主要根据遗传型特征分类，在数值分类的基础上，引入核酸分析，包括 DNA 碱基组成（G+Cmol%）、核酸分子杂交（DNA-DNA 同源性、DNA-rRNA 同源性）和 16srRNA 同源性分析，比较细菌大分子（核酸、蛋白质）结构的同源程度进行分类，揭示细菌进化的信息。这种分类称为种系分类。

细菌分类的层次与其他生物相同，也是界、门、纲、目、科、属、种。在细菌学中常用的是属和种。如金黄色葡萄球菌和表皮葡萄球菌同属于葡萄球菌属，细球菌科；大肠杆菌属于埃希菌属、肠杆菌科；而细球菌科和肠杆菌科皆属于真细菌目、裂殖菌纲、菌门。

种（species）是细菌分类的基本单位。生物学性状基本相同的细菌群体构成一个菌种；性状相近关系密切的若干菌种组成一个菌属。同一菌种的各个细菌，虽性状基本相同，但在某些方面仍有一定差异，差异较明显的称为亚种或变种，差异小的则为型（type）。按抗原结构分为不同血清型；按噬菌体和细菌素的敏感性不同而分噬菌体型和细菌素型；按生化反应和其他某些生物学性状不同而分生物型。对不同来源的同一菌种的细菌称为该菌的不同菌株（strain）。具有某种细菌典型特征的菌株称为该菌的标准菌株（standard strain）或模式菌株（type strain）。

细菌用拉丁双名法命名，第一个为属名，用名词，第一个字母大写，可简写为第一个大写字母。第二个为种名，不用大写，用形容词，全名用斜体字印刷，不可简写。例如，大肠埃希菌的学名用 *Escherichia*（属名）*coli*（种名）表示。大肠埃希菌可简写为 *E. coli*。中文名称则为种名在前，属名在后。

与医学有关的细菌分类见表 2-2-1。

表 2-2-1　与医学有关的细菌分类表

类　　别	属	类　　别	属
Ⅰ.革兰阴性有细胞壁的真细菌		厌氧革兰阴性直、弯或螺旋形杆菌	类杆菌属
螺旋体	密螺旋体属		梭杆菌属
	疏螺旋体属	厌氧革兰阴性球菌	韦荣球菌属
	钩端螺旋体属	立克次体与衣原体	立克次体属
需氧/微需氧、有动力、螺旋体/弧形革兰阴性菌	螺菌属		考克斯体属
	弯曲菌属		衣原体属
	螺杆菌属	非光合滑行细菌	二氧化碳嗜纤维菌属
需氧/微需氧、革兰阴性杆菌与球菌	假单胞菌属	Ⅱ.革兰阳性有细胞壁的真细菌	
	军团菌属	革兰阳性球菌	肠球菌属
	奈瑟菌属		葡萄球菌属
	莫拉菌属		链球菌属
	产碱杆菌属		消化链球菌属
	布鲁菌属	可形成芽孢的革兰阳性杆菌与球菌	芽孢杆菌属
	罗卡利马体属		梭菌属
	鲍特菌属	形态规则的无芽孢革兰阳性杆菌	李斯特菌属
	弗朗西丝菌属		丹毒丝菌属
兼性厌氧革兰阴性杆菌	埃希菌属（和大肠埃希菌状相关细菌）	形态不规则的无芽孢革兰阳性杆菌	棒状杆菌属
	志贺菌属		放线菌属
	沙门菌属		动弯杆菌属
	克雷伯菌属	分枝杆菌	分枝杆菌属
	变形杆菌属	放线菌	诺卡菌属
	普罗威登斯菌属		链霉菌属
	耶尔森菌属		红球菌属
	弧菌属	Ⅲ.无细胞壁的真细菌	支原体属
	巴氏杆菌属		脲原体属
	嗜血杆菌属	Ⅳ.古细菌	（未发现病原菌）

（张学敏）

第3章 消毒灭菌与生物安全

微生物广泛存在于自然环境中，与外界环境接触的物品上都可能存有微生物。有些物品由于直接或间接接触来自人或动物的分泌物、排泄物，可能被不同种类的病原微生物污染。防止微生物进入机体的重要措施就是消毒灭菌，即利用物理或化学方法抑制或杀灭微生物，以防止微生物污染或病原微生物传播。以下是关于消毒灭菌的常用术语。

消毒（disinfection） 是指杀灭物体上病原微生物的方法。

灭菌（sterilization） 是指杀灭物体上所有微生物（包括病原微生物和非病原微生物，细菌的繁殖体和芽孢）的方法。

防腐（antisepsis） 是指防止或抑制微生物生长繁殖的方法。

无菌（asepsis） 是指物体（或环境）中没有任何活的微生物存在。

无菌操作（aseptic technique） 防止微生物进入人体或其他物品上的操作技术称为无菌操作。

第一节 物理消毒灭菌法

一、热力灭菌法

热力灭菌法是利用高温杀菌的方法。高温能破坏细菌的蛋白质和核酸，从而造成细菌细胞损伤或死亡。热力灭菌法有干热灭菌法和湿热灭菌法两种方法。湿热灭菌法可引起菌体蛋白质变性和凝固、核酸降解、细胞膜损伤等。干热灭菌除使细菌蛋白质变性外，还可使电解质浓缩从而对细菌产生毒害作用。因此，热力灭菌法是常用而可靠的灭菌方法。细菌对热力的抵抗力因菌种、生长时期及有无芽孢的不同而异。几种常用热力灭菌法见表 2-3-1。

表 2-3-1　几种常用热力灭菌法

种类	方法	设备及要求	效果	用途
干热灭菌	1. 焚烧法	焚烧	灭菌	废弃的污物、尸体
	2. 烧灼法	在火焰上进行	灭菌	接种环、试管口灭菌
	3. 干烤法	干烤箱，160~170℃，1~2 小时	灭菌	玻璃器皿等
	4. 红外线法	红外线灭菌器，常用 820℃，5 秒	灭菌	小件医疗器械，玻璃注射器快速灭菌
湿热灭菌	1. 煮沸法	煮沸锅，100℃，5~10 分钟	消毒	手术器械、注射器、人类免疫缺陷病毒污染物需煮沸 20 分钟
	2. 间歇灭菌法	流动蒸汽灭菌器或蒸笼，100℃，15~30 分钟，移入 37℃孵箱中过夜，每天一次，连续 3 天	灭菌	不耐高温的物品
	3. 巴氏消毒法	加热 61.1~62.8℃，30 分钟；或 72℃，15 秒	消毒	消毒牛奶、酒类等营养丰富且不耐热物品
	4. 高压蒸汽灭菌法	高压蒸汽灭菌器，通常蒸汽压力为 103.4kPa（1.05kg/cm²），温度 121.3℃，15~30 分钟	灭菌	耐高温物品，如普通培养基、生理盐水、敷料、手术衣帽、手术器械、注射器等
	5. 预真空压力蒸汽灭菌法	预真空压力蒸汽灭菌器，高真空，132℃，4 分钟	灭菌	同上，灭菌快速，在密闭容器内的物品也可放入灭菌，开锅后即可应用

二、辐射杀菌法

1. 日光与紫外线　日光是天然有效的杀菌因素，其有效杀菌光波为紫外线。

紫外线有效杀菌波长为 200 ~ 300nm，其中以 265 ~ 266nm 作用最强，这与 DNA 的吸收光谱范围一致。紫外线杀菌原理是可使一条 DNA 链上相邻的两个胸腺嘧啶共价结合形成嘧啶二聚体，从而干扰了 DNA 的复制与转录，导致细菌变异或死亡。紫外线除对细菌有杀菌作用外，还对病毒、酶类、毒素和抗体有灭活作用。紫外线穿透力较弱，普通玻璃、纸张、尘埃、水蒸气等均能阻挡紫外线通过，故常用于无菌操作室、外科换药室、病房、手术室及实验室的空气消毒或一定距离的物品表面消毒，通常照射 20 ～ 30 分钟。紫外线直接照射能损伤人的皮肤、眼角膜和结膜，分解空气中的氧气形成的臭氧除有杀菌作用外，还可促使人体细胞衰老，使用中要注意防护。

2. 电离辐射　是一切能引起物质电离的辐射总称，包括高速带电粒子、X 射线及 γ 射线等。在足够剂量时，对各种细菌均有致死作用。其机制在于干扰 DNA 合成、破坏细胞膜、引起酶系统紊乱及产生游离基。电离辐射常用于中药和一次性医用塑料制品的灭菌。电离辐射具有放射性损害，使用时注意放射性防护。

3. 微波　是利用微波发生器产生的微波（即波长为 1mm ～ 1m 的电磁波）进行杀菌。微波被基质吸收后引起分子之间的摩擦，产生热能，加热迅速均匀。微生物因菌体蛋白受热变性而被杀死。微波可穿透玻璃、塑料、陶瓷等物质，但不能穿透金属。常用于药品及食品的杀菌。

三、超声波杀菌法

频率高于 20 000Hz、不被人耳感受的声波称为超声波。多数细菌对超声波敏感，特别是革兰阴性菌。超声波杀菌的机制是它通过水时发生的空（腔）化作用，在液体中造成压力改变，应力薄弱区形成许多小空腔，逐渐增大，最后崩破。崩破时的压力可高达 1000 个大气压。但此种方法常有活菌残存，因此不用于灭菌，目前主要用于裂解菌体细胞，以分离细胞组分和制备抗原。

四、滤过除菌法

滤过除菌法是利用物理阻留的方法将液体或空气中的细菌除去。滤菌器有细微小孔，允许液体和空气通过，大于孔径的细菌不能通过。常用的除菌滤器有薄膜滤器（0.45μm 和 0.22μm 孔径）、石棉滤器和玻璃滤器等。一些不耐高温的液体如血清、抗生素、细胞培养液及空气等常用滤过法除菌。

对空气滤过除菌一般采用不同级别的空气过滤器，可以滤过空气中直径为 0.5 ～ 5μm 的尘埃颗粒，滤过率为 50% ～ 99.99%。由于微生物通常附着在尘埃上，滤过了空气中的尘埃也就同时除去了细菌等微生物。空气过滤通常用于生物安全柜、超净工作台及生物洁净室等的空气除菌。

五、干燥与低温抑菌法

1. 干燥　可使细菌繁殖体脱水、蛋白质变性和盐类浓缩，从而阻碍细菌的代谢，影响细菌生长、繁殖，最后导致细菌死亡。细菌种类不同，对干燥的抵抗力也有区别，有芽孢的细菌对干燥的抵抗力强。用高浓度糖或盐处理过的食物，由于细菌脱水而不能在其中生长，从而食物可久存不变质，此种方法称为生理性干燥。

2. 低温　细菌对寒冷有较强的耐受性，仅少数病原菌如脑膜炎奈瑟菌、淋病奈瑟菌等耐受性较低。在低温条件下，细菌的代谢缓慢，但仍保持其生命，故常用于菌种保存。一旦温度等条件适宜，又可恢复生长繁殖。为了避免解冻时对细菌的损伤，可在低温状态下真空抽去水分，此法称为冷冻真空干燥法（lyophilization），该法是目前保存菌种和病毒的最好办法。

第二节　化学消毒灭菌法

一、化学消毒剂的作用机制

具有消毒作用的化学药物称为化学消毒剂。化学消毒剂对微生物的作用机制随消毒剂种类不同而有差异。其作用机制归纳如下：

（1）使细菌细胞中的蛋白质变性、凝固，如酚类、醇类、重金属盐类、酸碱类、醛类。

（2）破坏细菌的细胞膜，如酚类、表面活性剂、脂溶剂。

（3）干扰细菌的酶系统，如氧化剂、重金属盐类。

二、化学消毒剂的应用

常用化学消毒剂的应用见表 2-3-2。

表 2-3-2　常用化学消毒剂的应用

类别	消毒剂名称	主要性状与特点	用法	用途
醇类	乙醇	消毒力一般，对芽孢无效	70%～75%	皮肤、体温表消毒，HIV 浸 30 分钟
酚类	苯酚（石炭酸）	杀菌力强，对皮肤有一定刺激性	3%～5%	地面、家具、器皿等表面消毒
	甲酚	杀菌力强，气味较大	3%～5%	地面、家具、器皿等表面消毒
	（煤酚皂，来苏）		2%	皮肤消毒
	氯己定	稳定	0.02%～0.05%	术前洗手
	（洗必泰）		0.01%～0.025%	膀胱、阴道冲洗
氧化剂	高锰酸钾	强氧化剂，稳定	0.1%	皮肤及尿道消毒，冲洗蛇咬伤创口，水果消毒
	过氧化氢	新生氧杀菌，不稳定	3%	冲洗创伤伤口、口腔黏膜消毒，冲洗蛇咬伤创口
	过氧乙酸	原液对皮肤有强刺激性，对金属有腐蚀性	0.2%～1%	塑料、玻璃器材、玩具等消毒，洗手
	碘酊	对皮肤刺激性强，涂后用乙醇拭净	2.5%	皮肤消毒
	聚维酮碘（碘伏）	对皮肤刺激性弱，涂后不用乙醇擦拭	250～5000mg/ml	皮肤、黏膜消毒
	氯	刺激性强	$(0.2～0.5) \times 10^{-6}$	饮水消毒
	含氯石灰（漂白粉）	利用其有效氯	10%～20%	饮水消毒，地面、厕所、排泄物消毒
	次氯酸钠	对金属有腐蚀性，对皮肤有刺激	0.05%～0.1%	医疗器械消毒，HIV 用 0.5% 溶液浸 30 分钟
重金属盐类	红汞	杀菌力弱、对芽孢无效，不能与碘酒同时用	2%	小创伤消毒
	硫柳汞	杀菌力弱、抑菌力强	0.1%	生物制品防腐，手术部位消毒
重金属盐类	硝酸银	有腐蚀性	1%	新生儿滴眼，预防淋病奈瑟菌感染
	蛋白银	银有机化合物，刺激性小	1%～5%	新生儿滴眼，预防淋病奈瑟菌感染
表面活性剂	苯扎溴铵（新洁尔灭）	刺激性小、稳定，对芽孢无效，遇肥皂作用减弱	0.05%～0.1%	皮肤黏膜消毒，外科手术洗手，浸泡器械消毒
	杜灭芬	稳定，易溶于水，遇肥皂作用减弱	0.05%～0.1%	冲洗皮肤创伤，橡胶、塑料、金属、棉织物等制品消毒
烷化剂	甲醛	刺激性强、杀菌作用强，对细菌和毒素均有作用	10%	物品表面消毒，甲醛蒸气可用于空气消毒
	戊二醛	刺激性小、碱性溶液有强大杀菌作用	2%	可消毒不耐热物品，HIV 浸 30 分钟
	环氧乙烷	易爆、易燃、有毒	50mg/1000ml 置于密闭塑料袋内	对多种医疗器械和设备进行消毒，如人工心脏瓣膜、内镜、照相机、麻醉器材等
酸碱类	醋酸	有浓醋味	5～10ml/m³ 加等量水，加热使其蒸发	消毒房间，控制呼吸道感染
	生石灰	杀菌力强，腐蚀性大	加水 1：4～1：8	地面及排泄物消毒
染料	甲紫	对葡萄球菌作用强	2%～4%	浅表创伤消毒，不宜久用

三、影响消毒剂作用的因素

化学消毒剂的作用效果受多种因素影响，主要包括以下几点：

1. 消毒剂的性质、浓度及作用时间 由于消毒剂性质不同，对微生物的作用也有差异，如表面活性剂对革兰阳性菌的杀灭效果比对革兰阴性菌好，甲紫对葡萄球菌作用较强。多数消毒剂在低浓度只能抑制细菌生长，在高浓度下可杀死细菌。但乙醇例外，其最佳的消毒效果浓度是70%～75%。当消毒剂浓度固定时，作用时间越长，消毒效果越好。

2. 微生物的种类、数量与生理状态 不同种类微生物对消毒剂的敏感度不同，其敏感度由高到低排序大致为：真菌、细菌繁殖体、有包膜病毒、无包膜病毒、分枝杆菌、细菌芽孢，如70% 乙醇可杀死多数细菌繁殖体，但不能杀灭细菌的芽孢。因此，必须根据消毒对象选择消毒剂种类。 一般认为细菌数量越多，消毒剂浓度应越高，消毒时间也应延长。细菌消毒灭菌前的生长情况也显著影响它们的抵抗力，如微生物在营养丰富条件下的抵抗力比在营养缺陷条件下的抵抗力要强。

3. 温度及酸碱度 温度升高时消毒剂的化学反应速度加快，杀菌效果提高。有资料证明，2%戊二醛杀灭每毫升含 10^4 个炭疽芽孢杆菌的芽孢，20℃时需 15 分钟，56℃时则需 1 分钟。杀菌效果亦受酸碱度影响，如戊二醛在 pH 等于 7.5 ～ 8.5 时杀灭细菌和芽孢作用最强，在 pH 小于 5 时对病毒灭活作用好；苯扎溴铵则在偏酸条件时杀菌效果好。

4. 环境 如消毒环境中存在某些有机物，可与化学消毒剂发生反应，从而降低其杀菌作用，故应选用不易受有机物影响的消毒剂，如酚类消毒剂等。

第三节 生 物 安 全

生物安全(biosafety)是指避免危险生物因子造成实验室人员伤害,或避免危险生物因子污染环境、危害公众的综合措施,主要包括病原微生物实验室生物安全及对突发性公共卫生事件的正确处理。

一、病原微生物实验室生物安全

（一）病原微生物危害程度分类

1983 年，世界卫生组织出版了《实验室生物安全手册》（*Laboratory Biosafety Manual*），该手册指出每个国家（地区）应该按照危险度等级，并考虑微生物的致病性、微生物的传播方式和宿主范围、当地所具备的有效预防措施及有效治疗措施等因素来制订各自的微生物分类目录。据此，中华人民共和国第 424 号国务院令《病原微生物实验室生物安全管理条例》中将病原微生物分为四类，并在我国原卫生部于 2006 年制定颁布的《人间传染的病原微生物名录》中具体明确了适合我国国情的一至四类致病微生物类别（表 2-3-3），其中第一类、第二类病原微生物统称为高致病性病原微生物。

表 2-3-3　我国病原微生物危险度分类与相应的生物安全实验室级别

类别	种数	主要的病原微生物	可研究的相应生物安全实验室级别
一类	29 种	天花病毒、克里米亚 - 刚果出血热病毒 (新疆出血热病毒)、埃博拉病毒、猴痘病毒、亨德拉病毒等	BSL-4；Ⅲ级生物安全柜，有供气的正压防护服
二类	70 种	口蹄疫病毒、汉坦病毒、高致病性禽流感病毒、人类免疫缺陷病毒、乙型脑炎病毒、SARS 冠状病毒、狂犬病病毒、霍乱弧菌、炭疽芽孢杆菌、鼠疫耶尔森菌、结核分枝杆菌、立克次体、布鲁菌、荚膜组织胞浆菌等	BSL-3；Ⅱ级或Ⅲ级生物安全柜，控制气流方向和压力梯度（单向气流）
三类	275 种	肠道病毒、EB 病毒、甲型肝炎病毒、乙型肝炎病毒、单纯疱疹病毒、麻疹病毒、金黄色葡萄球菌、化脓链球菌、致病性大肠埃希菌、伤寒沙门菌、黄曲霉、絮状表皮癣菌、白假丝酵母菌、新生隐球菌、羊瘙痒病因子等	BSL-2；Ⅱ级生物安全柜和应急喷淋
四类	6 种	豚鼠疱疹病毒，金黄地鼠白血病病毒等	BSL-1；无特殊要求

　　第一类，指能够引起人类或者动物非常严重疾病的微生物，包括我国尚未发现或已宣布消灭的微生物，共 29 种，均为病毒。

　　第二类，指能够引起人类或者动物严重疾病，比较容易直接或间接在人与人、动物与人、动物与动物间传播的微生物，共包括病毒（不含朊粒）51 种、朊粒 5 种、细菌 10 种、真菌 4 种。

　　第三类，指能够引起人类或者动物疾病，但一般情况下对人、动物或环境不构成严重危害的微生物，其传播风险有限，实验室感染后很少引起严重疾病，人类已经有了可行的治疗和预防措施，对人类致病的常见微生物主要属于第三类，包括病毒（不含朊粒）74 种、朊粒 1 种、细菌 145 种、真菌 55 种。

　　第四类，指在通常状况下不会引起人类或者动物疾病的微生物，其生物学性状已清楚。此类微生物共 6 种，均为病毒。

（二）生物安全实验室的生物防护分级

　　2004 年 11 月 5 日起实施的《病原微生物实验室生物安全管理条例》根据实验室对病原微生物防护的生物安全水平（biology security level，BSL）及实验室生物安全国家标准，将实验室分为 BSL-1、BSL-2、BSL-3、BSL-4 四个等级。其中，BSL-1、BSL-2 实验室不得从事高致病性病原微生物实验活动，BSL-3、BSL-4 可从事高致病性病原微生物实验活动。但对我国尚未发现或者已经宣布消灭的病原微生物，应该批准后才能从事相关实验活动。在动物感染的实验研究中，还需建立符合动物实验相应的生物安全防护水平的实验室。

二、突发公共卫生事件

　　突发公共卫生事件（emergency of public health）是指突然发生的，造成或可能造成社会公众健康严重损害的重大传染病疫情、群体性不明原因疾病、重大食物和职业中毒以及其他严重影响公众健康的事件，对公共卫生安全造成影响。其具有突然发生、不易预测；危害公众、损失严重；影响广泛、超越国界等特点和危害。为避免各类突发公共卫生事件的严重后果，应做好预防与应急的各项准备工作，对各类突发性公共卫生事件做好应急预案，一旦发生应立即启动预案，防止更进一步的扩散和不利影响。

（陈伶利）

第4章 噬 菌 体

噬菌体（bacteriophage，phage）是感染细菌、放线菌、支原体、螺旋体和真菌等微生物的病毒。噬菌体无细胞结构，专性寄生于活细胞内，有严格的宿主特异性。

一、生物学性状

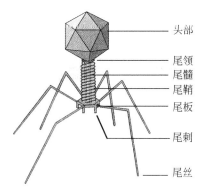

图 2-4-1　蝌蚪形噬菌体结构示意图

噬菌体个体微小，需借助电子显微镜观察，有蝌蚪、细杆和微球三种形态。多数噬菌体呈蝌蚪形，分头部和尾部（图 2-4-1）。头部由立体对称的 20 面体蛋白质衣壳包绕 DNA 或 RNA 组成。尾部为蛋白质组成的管状结构，通过尾领连接头部。尾领下是中空的尾髓和包裹尾髓的尾鞘。尾部末端有尾板、尾刺和尾丝。尾鞘具有收缩功能，可使头部核酸注入宿主，尾板内含有裂解宿主细胞壁的溶菌酶，尾丝有吸附功能，可识别宿主菌表面的噬菌体受体，辅助感染细菌。

（图中标注：头部、尾领、尾髓、尾鞘、尾板、尾刺、尾丝）

二、噬菌体与宿主菌的关系

1. 毒性噬菌体（virulent phage）　毒性噬菌体在敏感菌体内复制增殖，最终导致宿主菌裂解。从噬菌体吸附在细菌表面，到细菌裂解释放出子代噬菌体，称为溶菌性周期，包括吸附、穿入、生物合成、装配与溶菌释放五个阶段。

2. 温和噬菌体（temperate phage）　温和噬菌体感染细菌后并不增殖，而是将基因组整合于细菌基因组中并同步复制，当细菌分裂时，噬菌体基因组也随之分配到子代细菌基因组中。这种状态称为溶原状态（lysogeny），因此温和噬菌体也称为溶原性噬菌体。整合于细菌染色体上的噬菌体基因称为前噬菌体（prophage），携带前噬菌体的细菌为溶原性细菌（lysogenic bacterium）。

溶原状态通常比较稳定，但前噬菌体可偶尔自发地或在某些因素影响下脱离宿主菌染色体，终止溶原状态，进入溶菌周期，导致噬菌体增殖和细菌裂解。噬菌体的溶原性周期和溶菌性周期见图 2-4-2。

三、噬菌体的应用

噬菌体作用于宿主菌具有高度的种特异性，一种噬菌体只能裂解与其相对应的一种细菌，可用于细菌的鉴定和分型。另外，噬菌体还有型的特异性，如用伤寒沙门菌 Vi 噬菌体，可将有 Vi 抗原的伤寒沙门菌分为近百个噬菌体型，因此对流行病学

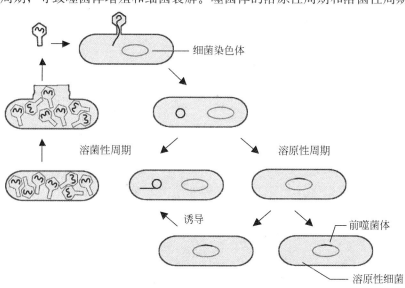

图 2-4-2　噬菌体的溶原性周期和溶菌性周期

（图中标注：细菌染色体、溶菌性周期、溶原性周期、诱导、前噬菌体、溶原性细菌）

调查、追溯传染源等具有重要作用。

　　由于噬菌体结构简单、基因数少，且具有易培养、增殖快、遗传变异易于控制和辨认等特点，可作为分子生物学研究的重要工具，应用于核酸的复制、转录、重组，基因表达的调节、控制及病毒与宿主关系等方面的研究工作。例如，噬菌体展示技术及噬菌体抗体库技术已在医学诊断、疫苗研制、药物开发、肿瘤及自身免疫性疾病研究、基因治疗等研究领域得到了广泛的应用。

（陈　辉）

第5章 细菌的遗传与变异

细菌具有遗传(heredity)和变异(variation)的特性,依赖其遗传性保持生物学性状的相对稳定,维持种属的基本特征;依靠其变异性适应新的环境,产生变种或新种,促进细菌的进化。

细菌的变异分为遗传型变异和非遗传型变异。遗传型变异由遗传物质的改变引起,一般不可逆转,能稳定遗传给子代,包括突变和外源性 DNA 转移后导致的基因重组。非遗传性变异主要由于环境条件发生变化引起,没有遗传物质的改变,又称表型变异,不能遗传,可逆转复原。

第一节 细菌的变异现象

1. 形态结构变异 细菌对外界环境具有高度适应性,不适宜生长的温度、酸碱度、药品、免疫血清及有害的代谢产物常是细菌发生形态和结构改变的诱因。例如,细菌在青霉素、头孢菌素等 β-内酰胺类抗生素以及溶菌酶、抗体、补体等因素影响下,细胞壁合成受阻,细菌细胞壁缺陷形成细菌 L 型,称为 L 型变异。

此外,细菌荚膜、芽孢、鞭毛、菌毛等特殊结构也可发生变异。从患者或动物体内分离的肺炎链球菌有较厚的荚膜,致病力强;人工培养后荚膜则逐渐消失,致病力也随之减弱;当再次进入动物体内,荚膜又可恢复。炭疽芽孢杆菌在 42℃环境中培养 10~20 天后,可失去其形成芽孢的能力,同时毒力也减弱。普通变形杆菌有鞭毛,但接种在含苯酚的固体培养基中,则鞭毛消失,细菌失去鞭毛的变异现象称为 H-O 变异。

2. 毒力变异 细菌可发生毒力减弱和毒力增强的变异。例如,Calmette 和 Güerin 将有毒力的牛型结核分枝杆菌培养于含胆汁、甘油和马铃薯的培养基上,经 13 年连续 230 次传代后,获得毒力减弱的稳定变异株,称为卡介苗(Bacillus of Calmette-Güerin,BCG),用于预防结核病。白喉棒状杆菌感染 β- 棒状杆菌噬菌体后,可获得产生白喉毒素的能力,由无毒株变异成为有毒株,可引起白喉。

3. 耐药性变异 细菌对抗菌药物可由敏感变异为耐药,从而形成耐药菌株。有的细菌表现为同时对多种抗菌药物耐药,称为多重耐药菌株。近年来甚至出现对绝大多数抗生素均不敏感、具有泛耐药性的"超级细菌",如耐甲氧西林金黄色葡萄球菌、多重抗药性结核分枝杆菌等,使细菌感染的药物治疗面临巨大挑战。细菌发生耐药性变异的遗传机制主要包括以下几方面:

(1)耐药性突变:染色体上的基因自发突变使细菌获得耐药性。

(2)基因重组:细菌可通过转化、转导、接合等方式将耐药基因转移给受体菌,经基因重组而使受体菌获得耐药性。

(3)耐药性质粒(R 质粒)转移:1952 年在日本发现了同时对四环素、链霉素、氯霉素及磺胺产生耐药的痢疾志贺菌,1959 年证明此耐药性与细菌 R 质粒的转移有关。R 质粒可从耐药菌(R⁺)转移至敏感菌(R⁻),使细菌产生破坏药物的酶类,降低药物进入细胞的能力,并阻止药物与细菌内靶位的结合。由 R 质粒所致的耐药性常见于对氨苄西林、氯霉素、卡那霉素及链霉素等抗生素耐药。

R 质粒所携带的耐药基因能自主复制并传代,可在同种细菌之间转移,亦可转移给异种细菌,故称为传染性耐药因子。

4. 菌落变异 从患者体内新分离的细菌菌落大多为光滑型(S 型)菌落,表面光滑、湿润、边缘整齐,毒力较强;经人工培养多次传代后,菌落则转变为粗糙型(R 型)菌落,表面粗糙、边缘不齐,毒力减弱。这种变异称为 S-R 变异,多见于肠道杆菌。S-R 变异因失去 LPS 的特异多糖重复单位引起，同时伴有毒力、生化反应及抗原性等其他性状的改变。

第二节　细菌遗传变异的物质基础

1. 染色体　细菌染色体（chromosome）即细菌的核质，为环状双螺旋 DNA 长链，在菌体内以超螺旋形式缠绕成团，无组蛋白，与细胞质之间无核膜分隔。

基因即 DNA 片段，是决定细菌遗传性状的功能单位，每个基因含若干碱基对。例如，大肠埃希菌的染色体 DNA 长 1000 ~ 1400μm，约为菌体长度的 1000 倍，含（3 ~ 4）×10⁶ 碱基对，含有 4000 ~ 5000 个基因，编码 2000 多种酶和结构蛋白。

2. 质粒（plasmid）　为细菌染色体外能自主复制的遗传物质，常为双链环状闭合的 DNA，分子质量仅为细菌染色体 DNA 的 0.5%~3%。

质粒具有自主复制的能力。有的质粒拷贝数仅 1 ~ 2 个，其复制常与细菌染色体复制同步进行；有的质粒拷贝数极多，随时可复制，与细菌染色体复制不相关。小质粒有 20 ~ 30 个基因，大质粒有数百个基因。质粒不是细菌生命活动中必需的成分，可自行丢失或经人工消除。质粒脱失并不影响细菌生存，但它能赋予细菌一些重要遗传特性，如 F 质粒可编码性菌毛，R 质粒可使细菌产生耐药性，产毒型大肠埃希菌 ST 质粒和 LT 质粒分别编码耐热肠毒素及不耐热肠毒素，Col 质粒可编码大肠菌素等。

3. 噬菌体　整合于细菌染色体的前噬菌体可使宿主菌发生遗传性状的改变（详见第 4 章）。

4. 转位因子（transposable element）　是存在于细菌染色体或质粒分子上的独特的 DNA 片段，能在细菌的基因组中改变位置，包括插入序列和转座子。插入序列通过位移可改变遗传物质的核苷酸序列；转座子除具备转位基因外，还携带如耐药性基因等其他功能基因，并可在细菌间转移，是细菌产生耐药性的重要原因之一。

第三节　细菌变异的机制

细菌遗传型变异是由自身遗传物质发生改变引起的，细菌基因结构的变化包括突变和外源性 DNA 转移后导致的基因重组。

1. 基因的突变　突变（mutation）是细菌遗传物质发生突然而稳定的改变，可发生于细菌任何一个基因。突变获得的新性状可遗传给后代，但也可经再次突变而恢复原来的性状，称为回复突变。

在自然条件下发生的突变称为自发突变（spontaneous mutation），自发突变率随细菌种类不同而有较大差别，一般每分裂 10² ~ 10⁹ 次可发生一次突变，多在 10⁶ ~ 10⁹ 次。由人工使用诱变剂产生的突变称为诱发突变（induced mutation）。

当细菌染色体 DNA 序列上核苷酸的改变仅仅发生个别碱基的置换、插入或丢失，引起较少的性状变异，称为点突变。碱基置换又包括转换和颠换两种类型。转换指不同嘌呤之间或不同嘧啶之间的替代；颠换则指嘌呤与嘧啶之间的相互交换。碱基的插入或缺失，将造成插入点或缺失点后的序列移位，影响三联体密码的阅读框架，导致密码的意义发生错误，称为移码突变。

如果大段 DNA 发生倒位、重复、缺失、置换、插入等改变，称为多点突变或染色体畸变，由于涉及大段核苷酸序列的变化，将导致基因产物完全无效，出现无效性突变甚至细菌死亡。

2. 基因的转移与重组　外源性的遗传物质由供体菌转入受体菌内的过程称为基因转移（gene transfer）；转移的外源性基因被受体菌接纳并可复制，导致基因型发生改变，称为重组（recombination）。细菌基因转移与重组的方式包括转化、转导、溶原性转换、接合和原生质体融合等。

（1）转化（transformation）：指受体菌直接摄取供体菌游离的 DNA 片段而获得新性状的过程。转化时，供体菌的 DNA 片段先吸附于受体菌的细胞壁，双股 DNA 被受体菌表面的核酸内切酶降解为两个单股，其中一股为另一股进入受体菌提供能量，摄入的 DNA 与受体菌的 DNA 重组，使后者

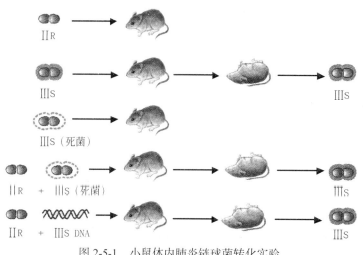

图 2-5-1 小鼠体内肺炎链球菌转化实验

获得部分新的遗传性状。例如，无荚膜、毒力弱的 Ⅱ R 型肺炎链球菌获得有荚膜、毒力强的 Ⅲ S 型肺炎链球菌 DNA 后，转化为 Ⅲ S 型肺炎链球菌（图 2-5-1）。

（2）转导（transduction）：以温和噬菌体为载体，将供体菌的 DNA 片段转移到受体菌体内，使之获得新性状的过程称为转导。根据转导基因片段的范围，分为普遍性转导和局限性转导，前者转导的是供体菌内任何基因片段，而后者转导的是供体菌的个别特定基因。

（3）溶原性转换（lysogenic conversion）：指温和噬菌体感染细菌后，整合于染色体的前噬菌体改变了受体菌的 DNA 结构，使溶原性细菌获得某些生物学性状。例如，β- 棒状杆菌噬菌体感染白喉棒状杆菌后可使白喉棒状杆菌产生毒素。

（4）接合（conjugation）：供体菌通过性菌毛连接沟通受体菌，将质粒从供体菌转移给受体菌的过程称为接合。能通过接合方式转移的质粒称为接合性质粒，主要包括 F 质粒、R 质粒等。F 质粒为致育质粒，编码细菌的性菌毛。具有 F 质粒的细菌相当于雄性菌（F$^+$），在接合中为供体菌；无 F 质粒的细菌表面不形成性菌毛，相当于雌性菌（F$^-$），为受体菌。在合适条件下，F$^+$ 菌借助性菌毛与 F$^-$ 菌结合，性菌毛在两菌之间形成通道，F 质粒中一股 DNA 链断开，在游离 5' 端的引导下转移进入 F$^-$ 菌，经复制后，分别在供体菌与受体菌内形成完整的 F 质粒。F$^-$ 菌成为 F$^+$ 菌，也可编码性菌毛（图 2-5-2）。

（5）原生质体融合（protoplast fusion）：指经过处理使两种细菌失去细胞壁形成原生质体并促使它们融合，遗传物质进行交换和重组后可获得多种不同表型的重组融合体。原生质体融合是一种有价值的实验方法。

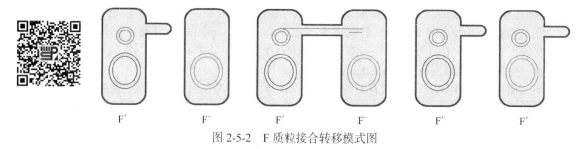

图 2-5-2 F 质粒接合转移模式图

第四节 细菌遗传变异的应用

1. **在疾病的预防和诊断中的应用** 细菌经自然筛选或人工诱变使强毒株毒力减弱形成的减毒活疫苗仍保留较强的免疫原性，可用于预防多种传染病，如鼠疫耶尔森菌苗、卡介苗等。

细菌生物学性状等方面的变异，为细菌鉴定、疾病诊断带来不便。近年来，利用聚合酶链反应（PCR）扩增细菌稳定、保守的特异性片段，已用于快速诊断结核分枝杆菌、嗜肺军团菌感染等。

2. **细菌耐药性变异与抗感染治疗** 细菌获得性耐药性来源于基因的突变或耐药基因的转移和重组。对于细菌耐药性变异的研究将有效遏制其进一步发展，延长现有抗生素的使用寿命，并有助于开发新型抗菌药物用于细菌性疾病的治疗。为防止细菌耐药性的产生，应合理使用并避免滥用抗生素。

3. **在基因工程方面的应用**　应用基因工程技术，利用质粒、噬菌体等载体，将重组后的 DNA 分子转移到受体菌或真核细胞中，使其遗传性发生定向改变，大量表达目的基因产物，目前已广泛应用于医学领域，如胰岛素、干扰素、生长激素、乙型肝炎疫苗等生物制品的大量生产。近年来，细菌宏基因组研究兴起，细菌人工染色体文库筛选和基因系统学分析可更有效地开发细菌基因资源，更深入地洞察细菌多样性。

4. **在流行病学方面的应用**　利用分子生物学手段可分析细菌基因水平的差异，对流行菌株进行溯源，对变异趋势进行分析。例如，多位点序列分型、限制性片段长度多态性分析等都具有很高的分辨能力，已用于细菌流行病学研究。

（陈　辉）

第6章 细菌的感染与抗菌免疫

细菌侵入宿主机体内生长繁殖，与宿主相互作用并导致宿主出现不同程度的病理过程，称为细菌的感染（bacterial infection）。机体在病原微生物感染的过程中，逐步形成的防御能力，称为抗感染免疫（anti-infectious immunity）。

第一节 细菌的感染

能引起宿主疾病的细菌称为致病菌或病原菌（pathogenic bacterium）。其致病的性能称为致病性或病原性。毒力（virulence）则表示致病菌致病性的强弱程度。不同种细菌的毒力不同。细菌的毒力常用半数致死量（median lethal dose，LD_{50}）或半数感染量（median infective dose，ID_{50}）表示。即在一定条件下，能使一定体重或年龄的实验动物半数死亡或感染所需的最小细菌数或毒素量。

一、感染的来源

感染的病原体来自于宿主体外的称为外源性感染（exogenous infection）；来自于宿主自身的称为内源性感染（endogenous infection）。

1. **外源性感染** 来源于以下几方面。

（1）患者：在疾病潜伏期至病后恢复期一段时间内，都可向体外排菌而成为传染源。

（2）带菌者：无临床症状，但体内带有某种致病菌并不断排出体外传染其他人群，称为健康带菌者；有些传染病患者，恢复后可在一定时间内继续排菌称为恢复期带菌者。

（3）病畜和带菌动物：有些细菌是人畜共患病的致病菌，病畜或带菌动物的致病菌也可传播给人类，如鼠疫耶尔森菌、炭疽芽孢杆菌等。

2. **内源性感染** 主要来自人体内特定部位寄居的正常菌群的细菌，一般情况下不致病，但在某些特定情况下可以引起疾病，故又称其为条件致病菌。由条件致病菌引发的内源性感染又称为机会性感染或二重感染，其主要特点是：①致病菌主要为正常菌群细菌，其毒力较弱，如大肠埃希菌、克雷伯菌属、铜绿假单胞菌、变形杆菌属、肠杆菌属、葡萄球菌和白假丝酵母菌等；②多为耐药菌，对抗生素多具耐药性，往往为多重耐药，不仅难以治疗，而且可在医院内人群中传播，引起流行；③常有新的致病菌株被分离出来，如阴沟肠杆菌、肠球菌等。

条件致病菌主要在下列情况下引发内源性感染：

（1）定位转移：指正常菌群离开原定植部位向其他部位转移，如大肠埃希菌从原寄居的肠道进入泌尿道；或手术时经切口将皮肤黏膜等处的正常菌群带入无菌体腔（如腹腔、胸腔等）；亦可经某些侵入性诊疗操作（如内镜等）将正常菌群带入受检器官，可分别引起相应部位的感染。

（2）菌群失调：指由各种因素导致正常菌群中菌种间的比例、数量失调，使正常菌群与宿主之间的生理性组合转变为病理性组合，从而引发感染。

（3）免疫功能低下：通常在应用免疫抑制剂（如环孢素等）、糖皮质激素、抗肿瘤药物及放射治疗时，或因宿主自身患慢性消耗性疾病（如结核病、糖尿病、尿毒症等）或免疫缺陷病（如艾滋病），均可造成免疫功能降低，引发内源性感染。

3. **医院感染** 又称为医院获得性感染，主要指患者在住院期间发生的感染或在医院内感染而在出院后发病，以及医院工作、活动人员在医院内获得的感染。

根据传染源不同医院感染分为外源性感染和内源性感染，外源性感染包括医院内交叉感染和医源性感染，而内源性感染主要为条件致病菌引发的感染。

（1）病原体的种类及特点：细菌占绝大多数，还有病毒、真菌等，但随治疗药物和方法及诊断技术的发展变化其种类也发生变化。病原体的主要特点有：多为条件致病菌，多具耐药性，适应环境能力强。常见医院感染的耐药菌有：耐甲氧西林金黄色葡萄球菌、鲍曼不动杆菌、肺炎克雷伯菌、铜绿假单胞菌、肠球菌等。

（2）传播途径：主要经接触传播、空气传播和体液传播，如患者间、医患间的直接接触以及通过被污染的诊疗器材、血液、药液、生活用具等间接接触。

（3）防控措施：医务人员在诊疗及护理过程中需严格无菌操作，诊疗器材需严格灭菌，对患者的生活用具、病房空气等进行必要的消毒；加强药液、血液的管理；隔离某些传染病患者及对易感者进行保护性隔离；合理使用抗生素以避免二重感染和耐药菌的产生；建立医院感染控制机构和规章制度等。

二、细菌的致病作用

致病菌的致病作用与细菌的毒力、侵入的数量及侵入部位等有密切关系。

1. **细菌的毒力**　是细菌致病的物质基础，主要包括侵袭力（invasiveness）和毒素（toxin）。侵袭力是致病菌突破宿主的免疫防御机制，进入机体并在体内定植、繁殖和扩散的能力。毒素主要包括内毒素和外毒素。

（1）侵袭力

1）荚膜类物质：具有抗吞噬和阻碍体液中杀菌物质的作用，使致病菌能在宿主体内大量繁殖而引起病变。例如，肺炎链球菌的荚膜菌株，在体内具有抗吞噬细胞吞噬的作用。链球菌的 M 蛋白、伤寒沙门菌的 Vi 抗原、大肠埃希菌的 K 抗原等均属微荚膜，也具备类似作用。

2）黏附素：细菌黏附于宿主体表或黏膜上皮细胞是引起感染的首要条件。具有黏附作用的细菌结构称为黏附素或黏附因子。黏附素包括菌毛黏附素和非菌毛黏附素。前者主要为革兰阴性菌的普通菌毛，后者主要存在于革兰阳性菌菌体表面。

3）侵袭性物质：包括侵袭素和侵袭性酶类。侵袭素是某些细菌的侵袭基因编码产生的蛋白质，有利于细菌向邻近细胞侵袭扩散。侵袭性酶类是细菌释放的胞外酶，具有抗吞噬、溶解细胞、破坏组织等作用，可协助致病菌向四周扩散，如 A 群链球菌产生的透明质酸酶、链激酶和链道酶等。

4）细菌生物被膜（bacterial biofilm，BF）：细菌生物被膜是指细菌附着于有生命或无生命的材料表面后，由细菌及其所分泌的胞外多聚物共同组成的呈膜状的细菌群体，是细菌相对于浮游状态的一种群体生活方式。组成生物被膜的细菌可以是一种或多种。生物被膜作为一种生物屏障，可使存在于生物被膜中的菌体（被膜菌）相对于其单个浮游状态的菌体（浮游菌），对抗菌药物、消毒剂表现出更强的抗性，可逃逸机体免疫系统的清除作用，抵抗抗菌药物的攻击，同时可增强毒力基因和耐药基因的传递，在临床上常可引起许多难治性慢性细菌感染，此外，也与医院内感染有密切的关系。

（2）毒素：细菌的毒素按其来源、性质和作用等不同，可分为外毒素（exotoxin）和内毒素（endotoxin）两种。

1）外毒素：主要由革兰阳性菌及少数革兰阴性菌产生，大多数外毒素在细菌细胞内合成后分泌至细胞外；少数存在于菌体内，待细菌裂解后释放出来。外毒素的主要特性有：①为蛋白质，化学性质不稳定，不耐热，一般加热 58 ～ 60℃经 1 小时可被破坏。②毒性强，如 1mg 精制肉毒毒素能杀死 2 亿只小鼠，毒性比氰化钾强 1 万倍。③毒性作用具有选择性，可引起特殊的临床症状，如破伤风梭菌产生的痉挛毒素作用于神经细胞引起肌肉痉挛；肉毒梭菌产生的肉毒毒素能阻断胆碱能神经末梢释放乙酰胆碱，使眼和咽肌等麻痹。④免疫原性强，可经 0.3% ～ 0.4% 甲醛液脱毒，成为具有免疫原性而无毒性的类毒素（toxoid）。类毒素注入机体后，可刺激机体产生具有中和外毒素作用的抗体称为抗毒素（antitoxin）。

外毒素多由 A 亚单位和 B 亚单位两个亚单位组成。A 亚单位是外毒素活性部分，决定其毒性效应；B 亚单位无毒性，能与宿主靶细胞表面的特殊受体结合，介导 A 亚单位进入靶细胞。A 亚单位或 B 亚单位单独对宿主无致病作用，因而外毒素分子的完整性是致病的必要条件。外毒素的种类繁多，根据外毒素对宿主细胞的亲和性及作用方式等，可将外毒素分成神经毒素、细胞毒素和肠毒素三大类，神经毒素主要作用于神经组织，引起神经传导功能紊乱；细胞毒素能直接损伤宿主细胞；肠毒素主要作用于肠上皮细胞，引起肠道功能紊乱。

2）内毒素：是革兰阴性菌细胞壁中的脂多糖（LPS），当细菌死亡裂解或用人工方法破坏菌体后才释放出来。螺旋体、衣原体、立克次体亦有类似的具有内毒素活性的脂多糖。内毒素的相对分子质量大于 10 万，其分子结构由 O 特异多糖、核心多糖和脂质 A 三部分组成（详见本篇第 1 章），脂质 A 是内毒素的主要毒性组分。

不同革兰阴性菌脂质 A 的结构差异不大，故其对机体的毒性作用基本相同，主要有：①发热反应。其机制是内毒素作用于巨噬细胞等，使之分泌 IL-1、IL-6 和 TNF-α，这些细胞因子作用于下丘脑体温调节中枢，引起机体发热。②白细胞反应。内毒素进入血液初期，血液循环中的中性粒细胞数减少，与其移动并黏附至毛细血管壁有关。1～2 小时后，内毒素诱生的中性粒细胞释放因子刺激骨髓释放中性粒细胞进入血流，使其数量显著增加。但伤寒沙门菌内毒素例外，始终使血液循环中的白细胞总数减少。③内毒素血症和内毒素休克。大量内毒素入血，可导致内毒素血症。内毒素除诱生的 TNF-α、IL-1、IL-6 等能损伤血管内皮细胞外，还能激活补体系统和凝血系统等，使小血管功能紊乱而造成微循环障碍，出现内毒素休克。④弥散性血管内凝血（DIC）。大量的内毒素可直接活化凝血系统，也可通过损伤血管内皮细胞间接活化凝血系统，引起广泛性小血管内凝血。

细菌外毒素与内毒素的主要区别见表 2-6-1。

表 2-6-1　细菌外毒素与内毒素的主要区别

区别要点	外毒素	内毒素
来源	革兰阳性菌及部分革兰阴性菌	革兰阴性菌
存在部位	多数由活菌分泌，少数由菌体裂解后释放	菌体细胞壁组分，细菌裂解后释放
化学成分	蛋白质	脂多糖
热稳定性	大多不耐热，60～80℃ 30 分钟被破坏	耐热，160℃ 2～4 小时才被破坏
免疫原性	强，能刺激机体产生抗毒素；可经甲醛液脱毒制成类毒素	较弱，不能经甲醛液脱毒制成类毒素
毒性作用	强，对组织器官有选择性毒害作用，引起特殊临床表现	作用大致相同，引起发热、白细胞数量变化、休克、DIC 等

近年来发现，某些病原微生物产生的蛋白质，具有超抗原作用（详见上编第 2 章），如葡萄球菌肠毒素、毒性休克综合征毒素等。极微量的超抗原即可诱导大量 T 细胞活化，产生 IL-2、IFN-γ、TNF 等大量的细胞因子，导致严重的生理功能紊乱，与许多感染性疾病的发病机制有关。

2. 细菌侵入的数量　感染的发生，除致病菌必须具有一定的毒力外，还需有足够的数量。一般是细菌毒力越强，引起感染所需的菌量越小；反之则菌量越大。例如，毒力强的鼠疫耶尔森菌，在无特异性免疫力的机体中，有数个细菌侵入就可发生感染；而毒力弱的某些引起食物中毒的沙门菌，常需摄入数亿个细菌才引起急性胃肠炎。

3. 细菌侵入的途径　各种细菌通过特定的侵入途径才能到达特定器官和细胞而致病。一般一种细菌只有一种侵入途径，如伤寒沙门菌必须经口进入；破伤风梭菌进入深部创伤，在厌氧环境中才能致病等。但有一些致病菌可有多种侵入途径，如结核分枝杆菌，可经呼吸道、消化道、皮肤创伤等多个部位侵入引起感染。

三、感染的传播方式和途径

1. 呼吸道　通过吸入污染致病菌的飞沫和尘埃等经呼吸道感染，如肺结核、白喉等。

2. 消化道　大多是摄入被粪便污染的食物经口感染，如伤寒、细菌性痢疾、霍乱等胃肠道传染病。水、手指和苍蝇等昆虫是消化道传染病传播的重要媒介。

3. 创伤　伤口皮肤、黏膜的细小破损可引起各种化脓菌直接或间接感染，而破伤风梭菌感染常发生于深部并混有泥土的创伤。

4. 接触　通过人 - 人或动物 - 人的密切接触而感染，其方式可为直接接触或通过用具等间接接触而感染，如淋病、麻风、布鲁菌病等。

5. 节肢动物叮咬　有些传染病通过节肢动物传播，如鼠疫经鼠蚤传播。

6. 多途径　有些致病菌的传播可经呼吸道、消化道、皮肤创伤等多种途径，如结核、炭疽等。

四、感染的类型

1. 隐性感染　当宿主的抗感染免疫力较强，或侵入的病原菌数量不多、毒力较弱，感染后对机体损害较轻，不出现或出现不明显的临床症状称为隐性感染。隐性感染后，机体常可获得特异性免疫力。隐性感染者可携带病原体，是重要的传染源。一般在传染病的流行中，感染人群多表现为隐性感染。

2. 显性感染　指宿主抗感染的免疫力较弱，或侵入的致病菌数量较多、毒力强，致机体的组织细胞受到不同程度的损害，出现明显的临床症状者称为显性感染。

临床上显性感染按病情缓急不同，分为急性感染和慢性感染。急性感染发病急，症状明显，病程短；慢性感染发病缓慢，病程长。

如按感染的部位不同，其可分为局部感染和全身感染。局部感染局限于机体的某一部位，如金黄色葡萄球菌所致的疖、痈；全身感染指致病菌或其毒性代谢产物向全身播散，引起全身性症状。临床上常见的全身感染有下列几种类型：

（1）毒血症（toxemia）：致病菌侵入宿主后，只在机体局部生长繁殖，病原菌不进入血液循环，产生的外毒素入血，并经血液循环到达易感的组织和细胞，引起特殊的临床症状，如白喉、破伤风等。

（2）内毒素血症（endotoxemia）：血液中出现内毒素引起的。可以是革兰阴性菌侵入血流，并在其中大量繁殖，崩解后释放出大量的内毒素；也可由病灶内死亡的革兰阴性菌释放的内毒素入血所致，如伤寒、痢疾等。

（3）菌血症（bacteremia）：致病菌由局部侵入血流，未在血流中生长繁殖，只是短暂通过血液循环，到达体内适宜部位后再进行繁殖而致病，如伤寒早期的菌血症期。

（4）败血症（septicemia）：致病菌侵入血流后，在血中大量繁殖并产生毒性产物，引起严重的全身性中毒症状，如高热、皮肤和黏膜瘀斑、肝脾大等，如鼠疫、炭疽等。

（5）脓毒血症（pyemia）：指化脓性细菌侵入血流后，在血中大量繁殖，并通过血流扩散至宿主的其他组织或器官，产生新的化脓性病灶。例如，金黄色葡萄球菌引起的脓毒血症，常导致多发性肝脓肿、皮下脓肿和肾脓肿等。

第二节　机体抗细菌感染免疫

机体的抗菌免疫是指机体对入侵致病菌的防御能力。因进入机体的病原菌种类不同，其参与的成分及作用机制也不同。

一、机体抗菌免疫的构成

病原菌侵入机体后，首先由固有免疫执行防御功能，一般经 1 周左右才建立起适应性免疫，两者相辅相成，共同发挥抗菌免疫作用。

1. 固有免疫　主要包括：①屏障结构，如皮肤黏膜、组织屏障对病原微生物的机械性阻挡作用、正常微生物群的拮抗作用等；②固有免疫细胞，如单核吞噬细胞系统和外周血中的中性粒细胞对病原微生物的吞噬杀伤作用，NK 细胞的杀伤作用；③体液中的杀菌物质，如补体、溶菌酶、防御素、乙型溶素、吞噬细胞杀菌素、白细胞素等具有杀菌或抑菌作用。

2. 适应性免疫　主要包括体液免疫和细胞免疫两大类。

体液免疫是由特异抗体起主要作用的免疫应答。抗体的效应主要有：①阻止病原菌的黏附，如黏膜表面的 sIgA 可阻挡致病菌在黏膜的定植。②调理吞噬作用，吞噬细胞以其表面的 Fc 受体与 IgG 的 Fc 段结合，吞噬与 Fab 段结合的病原菌。抗体也可与补体活化的产物联合发挥免疫调理作用。③中和细菌外毒素，抗毒素与相应外毒素结合，可封闭外毒素的毒性部位或阻止其吸附于敏感细胞。④抗体依赖的细胞介导的细胞毒作用（ADCC）。IgG 的 Fc 段通过与 NK 细胞表面的 Fc 受体结合而介导 NK 细胞对病原菌感染细胞的杀伤作用。

细胞免疫是以效应 T 细胞为主的免疫应答。其主要有：①细胞毒性 T 细胞（CTL），特异性杀伤胞内寄生菌感染的靶细胞，其杀伤作用受 MHC 限制。②Th1 细胞，可通过分泌多种细胞因子，介导炎症反应和激活吞噬细胞等发挥抗感染作用，也可辅助 CTL 细胞的分化及活化。

二、机体抗菌免疫机制

不同的病原菌侵入机体后，根据致病菌与宿主细胞的关系，可分为胞外菌（extracellular bacteria）和胞内菌（intracellular bacteria）。

1. 抗胞外菌感染免疫 多数致病菌在侵入体内时寄生在细胞外的组织间隙、血液、淋巴液或组织液等体液中，称为胞外菌。其致病特点是引起局部化脓性感染，或由产生的毒素引起全身炎症反应和系统性损伤。机体抗胞外菌感染免疫的主要作用是抵抗细菌的入侵、抑制细菌生长繁殖、杀灭细菌、中和毒素等。以固有免疫防御功能及适应性体液免疫起主导作用。

（1）吞噬细胞的吞噬作用：对于多数胞外菌，主要被中性粒细胞吞噬杀灭，单核/巨噬细胞对细菌的杀伤作用不及中性粒细胞。

（2）补体的作用：补体可被革兰阴性菌的 LPS、甘露糖残基、MBL 等成分激活，直接发挥溶菌作用，也可通过其激活后的裂解片段（如 C3b 等）与吞噬细胞相应受体结合，促进吞噬细胞的吞噬杀菌作用。

（3）特异性抗体的作用：特异性抗体是针对病原菌抗原成分产生的，其抗菌免疫作用主要是通过 Fab 段与病原菌菌体表面抗原表位结合而阻止病原菌的黏附；通过与细菌外毒素结合而中和毒素；通过 Fc 段与吞噬细胞 FcR 结合而调理吞噬作用；通过激活补体而溶解细菌。

（4）其他免疫细胞的作用：B1 细胞可通过与某些细菌（如肺炎链球菌等）表面的多糖抗原配体交联结合而被激活，发挥抗感染作用，CD4+T 细胞除辅助 B2 细胞产生特异性抗体外，还可通过产生多种细胞因子介导炎症反应和激活吞噬细胞等发挥抗感染作用。

2. 抗胞内菌感染免疫 病原菌侵入机体后，主要在宿主细胞内繁殖，称为胞内菌。胞内菌主要有结核分枝杆菌、麻风分枝杆菌、伤寒沙门菌等。胞内菌感染的特点除细胞内寄生外，尚有低细胞毒性，主要通过病理性免疫损伤而致病。抗胞内菌感染以特异性细胞免疫发挥主要作用，吞噬细胞、中性粒细胞、NK 细胞等也参与对感染细胞的杀伤作用。

（1）效应 T 细胞：胞内菌主要靠效应 T 细胞为主的细胞免疫清除。CD8+T 细胞直接杀伤细菌感染细胞，CD4+T 细胞通过分泌 IFN-γ、IL-2 等细胞因子增强巨噬细胞的吞噬功能，从而清除细菌。

（2）其他细胞：单核/巨噬细胞对胞内菌有较强的吞噬作用，NK 细胞可直接杀伤感染细胞，中性粒细胞在感染早期有一定的杀菌作用。

在抗感染过程中，机体的免疫防御机制十分复杂。由于不同菌的致病性不同以及机体抗菌免疫的复杂性，感染的转归与结局也不相同。多数情况下能阻止、抑制和杀灭病原体，终止感染并恢复和维持机体正常生理功能，但有时也可造成机体免疫病理性损伤。在某些情况下，当病原菌逃避了机体免疫系统的有效识别或攻击，发生免疫逃逸后，病原菌即可持续在体内存在，引起感染并表现出临床症状。

（刘永琦）

第7章 细菌感染的微生物学检查及防治原则

第一节 细菌感染的微生物学检查

病原菌感染的诊断除根据临床症状、体征和一般检查外，确定感染的病原菌的种类及选择敏感抗生素极为重要。对感染性疾病应尽早采集适当的标本并选用敏感的方法进行检查，为临床防治提供依据。细菌感染的微生物学诊断包括细菌学诊断和血清学诊断两方面。

一、细菌学诊断

根据病原菌的生物学特性、感染规律、致病机制和宿主抗感染免疫的特点，检查病原菌及其成分作为直接依据称为细菌学诊断。

1. 病原菌的检测

（1）标本采集与送检：标本的采集与送检是否得当直接影响到病原菌检测结果的准确性，应遵守以下原则。①尽可能在疾病早期及使用抗菌药物之前采集；②严格无菌操作，避免被杂菌污染；③根据不同疾病以及疾病的不同时期、感染部位采集不同标本，尽量采集病变明显部位的标本，标本含菌较少时可先浓缩集菌；④采集的标本需尽快送检，大多数细菌标本可冷藏运送，但不耐寒冷的淋病奈瑟菌等要采取保温措施；⑤检验容器上应注明姓名、检验项目及标本种类等信息。

（2）病原菌的检查方法：检测病原菌的方法很多，常用方法如下。

1）直接涂片镜检：对标本中菌量多且在形态和染色性上具有特征的病原菌，直接涂片染色后镜检，有助于初步诊断。例如，用抗酸染色法在疑似肺结核患者的痰中查见红色细长弯曲呈分枝状的抗酸菌，可初步诊断为结核分枝杆菌感染；用革兰染色法检查生殖器官病变部位的脓液标本，查见革兰阴性双球菌并结合临床症状，可初步诊断为淋病奈瑟菌感染。在某些情况下，也可用特异性荧光抗体染色后用荧光显微镜检查，如快速诊断粪便中的霍乱弧菌、志贺菌等。

2）分离培养：按适合所培养细菌繁殖的条件，将采集的标本分别接种在不同的培养基并置适当的环境中培养，根据细菌所需的营养、生长条件、菌落特征等做出初步判断。

3）生化试验：由于不同细菌对糖和蛋白质等物质的分解能力不同，产生不同的代谢产物，可对致病菌等进行鉴定。现已有多种微量、快速、半自动或全自动生化反应试剂盒或检测仪器用于临床。这些自动检测系统可在 24 小时内准确鉴定常见的病原菌并可兼做药敏试验。

4）血清学试验：采用含有已知特异抗体的免疫血清，可对所分离培养出的细菌进行鉴定，最常用的有玻片凝集试验，如志贺菌属、沙门菌属等细菌的种、型鉴定。

5）动物试验：将含菌标本或菌培养物接种于敏感的动物体内，主要用于测定某些细菌的毒力或致病性，如破伤风梭菌神经毒素作用的测定等。

6）药物敏感试验：将分离培养出的病原菌进行药物敏感性试验，对指导临床选择用药、及时控制感染有重要意义。检测方法有纸片法、打孔法、小杯法和试管法等。

2. 病原菌成分的检测　检测病原菌的特异成分也是细菌学诊断方法之一。此法省略了细菌培养程序，可用于快速诊断。

（1）抗原的检测：用已知的特异性抗体检测病原菌抗原，常可有效地检出极微量的细菌抗原，多用于感染的早期诊断。常用的方法有协同凝集试验、对流免疫电泳、酶免疫技术、免疫荧光技术、免疫印迹技术等。这些方法对已使用过抗菌药物的患者仍能检测出特异性抗原，如脑膜炎奈瑟菌感染引起的急性化脓性脑膜炎可用已知抗体做对流免疫电泳，检测脑脊液中的抗原，1 小时内可出结果。

（2）核酸的检测：是利用分子生物学技术，检测细菌基因的方法。不同的细菌具有不同的基因或碱基序列，可通过检测细菌特异基因序列，确定某种病原菌的存在。主要技术有：①核酸杂交（nucleotide hybridization）：是应用已知序列的核酸单链作为探针，在一定条件下按照碱基互补规律与经处理的标本中未知的单链核酸杂交。用核酸杂交技术可直接从标本中检出病原体核酸，对尚不能或难分离培养的病原体尤为适用。其可用于结核分枝杆菌、幽门螺杆菌、空肠弯曲菌、致病性大肠埃希菌、钩端螺旋体等的诊断。②多聚酶链反应（PCR）：是一种选择性体外扩增 DNA 或 RNA 片段的无细胞分子克隆技术，可在数小时内将标本中含有的某段基因序列扩增上百万倍。PCR 技术快速简便、特异性强、敏感性极高，但需注意假阳性。现已用于结核分枝杆菌、淋病奈瑟菌、产毒性大肠埃希菌、沙门菌、军团菌等细菌的检测。③基因芯片（gene chip）：又称为 DNA 微阵列，是近年来在生命科学领域中迅速发展起来的一项高新技术，是通过与一组已知序列的核酸探针杂交进行核酸序列测定的方法，可将大量探针分子固定于支持物上并与标记样品分子进行杂交，通过检测每个探针分子的杂交信号强度进而获取样品分子的数量和序列信息。该技术可以一次性对样品的多个序列进行检测和分析。

（3）其他成分的检测：用气 - 液相色谱法（chromatography）可检测细菌在代谢过程中产生的挥发性脂肪酸谱，用于诊断厌氧菌感染等。

二、血清学诊断

病原菌侵入机体后，其抗原能刺激免疫系统产生特异性抗体，存在于血清或其他体液中，故用已知细菌或其抗原检测患者血清或其他体液中有无相应抗体及其含量（效价）的变化，可辅助诊断某些病原菌感染。因多采取患者的血清进行检查，故称之为血清学诊断。血清学诊断主要用于：①抗原性强的病原菌感染和病程较长的传染病以及难以分离培养的病原菌感染的诊断；②检测疫苗接种后的免疫效果；③调查人群对某病原菌的免疫应答水平。

常用的血清学诊断方法有：直接凝集试验（如诊断伤寒、副伤寒的肥达试验及诊断立克次体的外斐试验等）、中和试验（如诊断链球菌性风湿病的抗链球菌溶血素 O 试验等）、间接凝集试验（如检测流感嗜血杆菌的抗体等）、补体结合试验和酶联免疫吸附试验（ELISA）等。ELISA 技术具有简便、特异、灵敏、快速等优点，可自动检测大量标本，已广泛应用于多种病原体特异性抗体的检测。

第二节 细菌感染的防治原则

细菌感染的防治原则包括使机体获得特异性免疫力及使用抗微生物制剂。本章主要涉及免疫学防治及抗菌治疗。

一、免疫学防治

特异性免疫防治细菌感染主要有人工主动免疫和人工被动免疫两种方法（详见上编相关章节）。

二、抗菌治疗

抗菌治疗是临床治疗细菌感染的主要方法，用于抗菌治疗的制剂有抗生素和化学治疗剂，抗生素的种类非常多，可根据其对病原菌的作用机制选择使用，也可经实验室细菌检查及药敏试验结果选择使用。由于细菌的耐药性产生，严重影响着临床治疗的效果，使用时应注意使用剂量、疗程、适应证、不良反应、二重感染等（详见药理学相关章节）。

（刘　琪）

第8章 球 菌

球菌（coccus）种类多，分布广。病原性球菌（pathogenic coccus）主要引起化脓性炎症，故又称为化脓性球菌（pyogenic coccus）。根据革兰染色特性可将病原性球菌分成革兰阳性菌和革兰阴性菌两类。前者有葡萄球菌、链球菌、肺炎链球菌和肠球菌等；后者有脑膜炎奈瑟菌、淋病奈瑟菌、卡他布兰汉球菌等。

第一节 葡萄球菌属

葡萄球菌属（Staphylococcus）的细菌因常呈葡萄串状排列而得名，是最常见的化脓性球菌。广泛分布于自然界、人和动物的皮肤及与外界相通的腔道中，大部分不致病。少数人的皮肤和鼻咽部可带有致病菌株，医务人员的带菌率可高达70%以上，且多为耐药性菌株，是医院内感染的重要传染源。对人类致病的主要是金黄色葡萄球菌，其耐药菌株高达90%以上，由该菌所致的败血症或脓毒血症仍居同类感染首位。

1. 生物学性状

（1）形态与染色：呈球形或椭圆形，平均直径0.8μm。典型的葡萄球菌排列呈葡萄串状。在脓汁或液体培养基中常为双球或短链状。葡萄球菌无鞭毛，无芽孢，在体内可形成荚膜。革兰染色为阳性，但当衰老、死亡或被中性粒细胞吞噬后常转为革兰阴性（彩图1）。

（2）培养特性：营养要求不高，在普通培养基上生长良好；需氧或兼性厌氧；最适温度为37℃；最适pH为7.4。耐盐性强，在含有10% NaCl的培养基上能生长，故可用高盐培养基作选择性培养。在普通琼脂平板上孵育24~48小时后，形成圆形、隆起、表面光滑、湿润、边缘整齐、不透明的菌落。菌落因菌种不同而呈现金黄色、白色或柠檬色等脂溶性色素的颜色。在肉汤培养基中经37℃孵育24小时，呈均匀混浊生长。在血琼脂平板上，有的菌株形成明显的透明溶血环（β溶血），溶血菌株大多有致病性。

（3）生化反应：多数菌株能分解葡萄糖、麦芽糖和蔗糖，产酸不产气。致病菌株可分解甘露醇。

（4）抗原结构：已发现的抗原在30种以上，重要的有以下几种。

1）荚膜：宿主体内的大多数金黄色葡萄球菌表面存在着多糖类荚膜，能抑制中性粒细胞对细菌的趋化和吞噬作用，有利于细菌黏附到细胞或生物合成材料表面（如生物性瓣膜、导管、人工关节等）。

2）葡萄球菌A蛋白（staphylococcal protein A，SPA）：为存在于细菌细胞壁的一种表面蛋白。SPA是一种单链多肽，与胞壁肽聚糖呈共价结合。90%以上的金黄色葡萄球菌菌株有此抗原，所有人源菌株均有，但不同菌株间含量相差悬殊。SPA可与人类IgG_1、IgG_2和IgG_4的Fc段非特异性结合，亦能同豚鼠、小鼠等多种哺乳动物的IgG Fc段结合；而IgG分子的Fab段仍能同相应抗原分子发生特异性结合。SPA与IgG结合后的复合物具有抗吞噬、促细胞分裂、引起超敏反应、损伤血小板等多种生物学活性。采用含SPA的葡萄球菌作为载体，结合特异性抗体后，可开展简易、快速的协同凝集试验（coagglutination），广泛应用于多种微生物抗原的检出。

3）多糖抗原：具有群特异性，为细胞壁上磷壁酸的成分。A群多糖抗原从金黄色葡萄球菌中提出，为磷壁酸中的N-乙酰葡糖胺核糖醇残基。B群多糖抗原分离自表皮葡萄球菌，是磷壁酸中的N-乙酰葡糖胺甘油残基。磷壁酸能与细胞表面的纤连蛋白（fibronectin）结合，介导葡萄球菌对黏膜表面的黏附。磷壁酸抗原性弱，属半抗原，当与肽聚糖结合后，可引起机体免疫应答。检测抗磷壁酸抗体，可用于诊断细菌性心内膜炎等全身性葡萄球菌感染。

4）肽聚糖：有抗原性，能刺激机体产生调理性抗体，促进巨噬细胞的吞噬功能；吸引中性粒细胞、促进脓肿形成。亦有诱导吞噬细胞产生 IL-1、活化补体、刺激致热原产生等生物学活性。

（5）分类：葡萄球菌属目前发现有 32 种，寄生于人体的有 16 种，包括金黄色葡萄球菌（*S. aureus*）、表皮葡萄球菌（*S. epidermidis*）和腐生葡萄球菌（*S. sarophyticus*）三种。其中，金黄色葡萄球菌多为致病菌，表皮葡萄球菌、腐生葡萄球菌偶可致病。三种葡萄球菌的主要生物学性状见表 2-8-1。葡萄球菌属中只有金黄色葡萄球菌能产生血浆凝固酶，故称为凝固酶阳性葡萄球菌，其余则归类为凝固酶阴性葡萄球菌（coagulase-negative staphylococci，CNS）。

表 2-8-1 三种葡萄球菌的主要生物学性状

性状	金黄色葡萄球菌	表皮葡萄球菌	腐生葡萄球菌
菌落色素	金黄色	白色	白色或柠檬色
凝固酶	+	−	−
葡萄糖	+	+	−
甘露醇	+	−	−
葡萄球菌溶素	+	−	−
耐热核酸酶	+	−	−
A 蛋白	+	−	−
致病性	强	弱	弱

（6）抵抗力：葡萄球菌对外界因素的抵抗力强于其他无芽孢菌。加热 60℃ 1 小时或 80℃ 30 分钟才被杀死；干燥脓汁、痰液中存活 2 ~ 3 个月；2% 苯酚中 15 分钟或 1% 氯化汞溶液中 10 分钟死亡。对青霉素、磺胺和红霉素敏感，但近年来耐药菌株增多迅速，尤其是耐甲氧西林金黄色葡萄球菌（MRSA）已经成为医院内感染最常见的致病菌之一。

2. 致病性

（1）金黄色葡萄球菌：因其能产生血浆凝固酶，故又称为凝固酶阳性葡萄球菌。

1）致病物质

A. 凝固酶（coagulase）：能使人或兔血浆发生凝固。凝固酶有两种：一种是分泌至菌体外的，称为游离凝固酶（free coagulase）。作用类似凝血酶原物质，被人或兔血浆中的协同因子（cofactor）激活为凝血酶样物质后，使液态的纤维蛋白原变成固态的纤维蛋白，从而使血浆凝固。另一种结合于菌体表面，称为结合凝固酶（bound coagulase），能与纤维蛋白原结合使之变为纤维蛋白而使菌体交联而凝聚。

凝固酶阳性株进入机体后，使周围血液或血浆中的纤维蛋白等沉积于菌体表面，阻碍吞噬细胞的吞噬；即使被吞噬，也不易被杀死。同时，纤维蛋白聚集在细菌四周，一方面保护病菌不受血清中杀菌物质的破坏；另一方面使葡萄球菌引起的感染易于局限化。

B. 葡萄球菌溶血素（staphylolysin）：金黄色葡萄球菌产生的溶血素可损伤细胞膜。按抗原性不同，可分为 α、β、γ、δ 等，对人类有致病作用的主要是 α 溶血素。α 溶血素是一种外毒素，具有良好的抗原性，经甲醛溶液脱毒后可制成类毒素；其生物学活性较广泛，对多种哺乳动物红细胞有溶血作用，以兔红细胞最敏感。对白细胞、血小板、肝细胞、成纤维细胞、血管平滑肌细胞等均有损伤作用。

C. 杀白细胞素（leukocidin）：又称为 Panton-Valentine（PV）杀白细胞素，可由大多数金黄色葡萄球菌产生。PV 杀白细胞素只攻击中性粒细胞和巨噬细胞，其作用是损伤细胞膜，使白细胞运动能力丧失，胞内颗粒排出，最终导致白细胞死亡。死亡的细胞可以形成脓栓，加重组织损伤。

D. 肠毒素（enterotoxin）：约 1/3 临床分离的金黄色葡萄球菌可产生肠毒素，能引起急性胃肠炎即食物中毒，与产毒菌株污染了牛奶、肉类等食物有关。

葡萄球菌肠毒素是一组热稳定的蛋白质，耐 100℃ 30 分钟；可抵抗胃肠液中蛋白酶的水解作用。葡萄球菌肠毒素作用机制可能是刺激呕吐中枢。此外，它还具有超抗原作用。

E. 表皮剥脱毒素（exfoliative toxin, exfoliatin）：也称为表皮溶解毒素（epidemolytic toxin），主要由噬菌体 Ⅱ 群金黄色葡萄球菌产生。属蛋白质，具有抗原性，可被甲醛溶液脱毒成类毒素。

表皮剥脱毒素可破坏皮肤细胞间的连接，引起的葡萄球菌性烫伤样皮肤综合征（staphylococcal scalded skin syndrome，SSSS），又称为剥脱性皮炎，多见于新生儿、幼儿和免疫功能低下的成人。患者皮肤呈弥漫性红斑和水疱形成，继以表皮上层大片脱落，受损部位的炎症反应轻微。

F. 毒性休克综合征毒素 -1（toxic shock syndrome toxin l，TSST-1）：由噬菌体 Ⅰ 群金黄色葡萄球菌产生的一类蛋白质。TSST-1 可引起机体发热，增加对内毒素的敏感性。感染产毒菌株后可引起机体多个器官系统的功能紊乱。

2）所致疾病：金黄色葡萄球菌可引起侵袭性和毒素性两大类疾病。

A. 侵袭性疾病：主要引起化脓性炎症。葡萄球菌可通过多种途径侵入机体，导致皮肤或器官的感染，甚至败血症。

局部感染：主要引起皮肤软组织感染，如疖、痈、毛囊炎、蜂窝织炎、伤口化脓等，脓汁黄色黏稠，病灶多局限。此外，还可引起内脏器官感染如气管炎、肺炎、脓胸、中耳炎等。

全身感染：如败血症、脓毒血症等。

B. 毒素性疾病：由金黄色葡萄球菌产生的有关外毒素引起。

食物中毒：进食含葡萄球菌肠毒素食物后 1 ~ 6 小时出现症状，先有恶心、呕吐、上腹痛，继以腹泻。呕吐最为突出。大多数患者于 1 ~ 2 天内恢复。

烫伤样皮肤综合征：由表皮剥脱毒素引起。开始皮肤有红斑，1 ~ 2 天表皮起皱，继而出现大疱，最后表皮上层脱落。

毒性休克综合征：主要由 TSST-1 引起。其主要表现为急性高热，低血压、猩红热样皮疹伴脱屑，严重时出现休克。

（2）凝固酶阴性葡萄球菌：CNS 为人体正常菌群，过去认为 CNS 不致病，但近年来的临床和实验室检测结果证实 CNS 已成为医源性感染的常见病原菌，而且其耐药菌株也日益增多，给临床治疗造成困难。

CNS 的致病机制可能与其产生的黏质（slime）有关。黏质由中性糖类、糖醛酸和氨基酸组成。黏质使细菌黏附在细胞表面，菌体之间借此相互粘连。菌体被黏质包围后，能保护细菌免受中性粒细胞的吞噬和减弱抗生素的渗透。另外，腐生葡萄球菌能选择性吸附于尿道上皮细胞，这对其定植及感染有一定作用。溶血葡萄球菌的溶血性与其致病性也有关系。CNS 引起的常见疾病有以下几种：

1）泌尿系统感染：为年轻妇女急性膀胱炎的主要致病菌，尿道感染仅次于大肠埃希菌。使用器械检查尿道后或原有尿道疾病的老年男性患者也易发生这类感染。

2）败血症：CNS 是血培养中常见的病原菌，特别是新生儿败血症。在引起败血症的常见病原菌中，CNS 仅次于大肠埃希菌和金黄色葡萄球菌，列第三位。

3）术后感染：CNS 是引起外科感染的常见病原菌。骨和关节修补术、器官移植，特别是心瓣膜术后的感染多为 CNS 引起。

4）植入性医用器械引起的感染：20% ~ 65% 的导管、动脉插管和心脏起搏器等植入性医用器械所致的细菌性感染是由 CNS 引起的。重危患者通常较长期使用植入性医用器械，由此引发的感染已成为重要医学问题。此外，长期腹膜透析、静脉滴注等亦可造成凝固酶阴性葡萄球菌的感染。

3. 免疫性　人类对葡萄球菌有一定的天然免疫力。只有当宿主免疫力降低时，如皮肤黏膜受伤后或患有慢性消耗性疾病如结核、糖尿病、肿瘤等时，才易引起葡萄球菌感染。患病恢复后，虽能获得一定的免疫力，但不强，难以防止再次感染。

4. 微生物学检查法

（1）标本：不同病型采取不同标本。化脓性病灶采取脓汁、渗出液；食物中毒则分别采集剩余食物、患者呕吐物和粪便等；疑为败血症采取血液；脑膜炎采取脑脊液。

（2）直接涂片镜检：取标本涂片，革兰染色后镜检。一般根据细菌形态、排列和染色性可做出初步诊断。

（3）分离培养和鉴定：将标本接种至血琼脂平板，37℃孵育 18 ～ 24 小时后挑选可疑菌落行涂片染色镜检。血液标本需先经增菌后再接种至血琼脂平板。

（4）葡萄球菌肠毒素检查：取食物中毒患者的呕吐物、粪便或剩余食物做细菌分离培养和鉴定的同时，接种至肉汤培养基，孵育后取滤液，采用免疫学方法检测葡萄球菌肠毒素，以 ELISA 法最为常用。目前，也可用特异的 DNA 基因探针杂交技术、PCR 技术检测葡萄球菌是否为产肠毒素菌株。

（5）一般说来，根据凝固酶、甘露醇试验及色素检查较易区别 CNS 与金黄色葡萄球菌。对 CNS 的鉴定尚未有特定的方法，需利用常规生化试验、质粒图谱、耐药谱等联合分析加以鉴定。

5. 防治原则　注意个人卫生和消毒隔离，以防止医源性感染。皮肤有创伤时应及时使用消毒药物，杀死或制止侵入的病菌繁殖。皮肤有化脓性感染者，未治愈前不宜从事食品制作或饮食服务行业。

目前由于抗生素的广泛应用，耐药菌株日益增多。葡萄球菌耐青霉素者高达 90% 以上，因此在分离鉴定细菌的同时，必须根据药敏试验结果，选用敏感抗菌药物。

CNS 感染多为医院内感染，手术伤口有可能被来自患者自身、医护人员及空气中的 CNS 感染，因此选择对 CNS 敏感的消毒剂，加强术前、术后患者皮肤、医护人员手、空气、环境等的消毒，对控制 CNS 引起的院内感染将起到重要作用。

目前研究表明，CNS 对万古霉素、诺氟沙星及阿米卡星耐药率低，可考虑单独或联合应用治疗 CNS 的感染。

第二节　链球菌属

链球菌属（Streptococcus）的细菌为革兰阳性球菌，是化脓性球菌中的另一类常见细菌，广泛分布于自然界、人及动物粪便和健康人鼻咽部，大多数不致病。

目前对链球菌属常用的分类方法有三种：

1. 根据溶血现象分类　链球菌在血琼脂平板培养基上生长繁殖后，按产生的溶血现象分为三类：

（1）甲型溶血性链球菌：菌落周围有狭窄的草绿色溶血环，称为甲型溶血或 α 溶血，这类菌亦称为草绿色链球菌。α 溶血环中的红细胞并未完全溶解，可能是细菌产生的 H_2O_2 破坏血红蛋白所致。这类链球菌多为条件致病菌。

（2）乙型溶血性链球菌：菌落周围形成 2 ～ 4mm 宽、完全透明的溶血环，称为乙型溶血或 β 溶血。β 溶血环中的红细胞完全溶解，这类菌亦称为溶血性链球菌。这类链球菌致病力强，常引起人类和动物的多种疾病。

（3）丙型链球菌：菌落周围无溶血环，因而亦称为不溶血性链球菌。一般不致病，偶尔引起泌尿系统感染或亚急性细菌性心内膜炎。

2. 根据抗原结构分类　按链球菌细胞壁中多糖抗原不同，可分成 A ～ H 及 K ～ V 共 20 群，对人致病的菌株 90% 属 A 群，B、C、D、G 群偶见。同群链球菌间，因 M 抗原不同又分为若干型。

3. 根据对氧气的需求分类　分为需氧性链球菌、兼性厌氧性链球菌和厌氧性链球菌三类。对人致病的主要为前两类；厌氧性链球菌是口腔、消化道、泌尿生殖道的正常菌群，在特定条件下可致病。

一、化脓性链球菌

化脓性链球菌（Streptococcus pyogenes）又称为 A 群链球菌，占链球菌感染的 90% 左右，是链球菌中致病性最强的细菌。

（一）生物学性状

1. **形态染色** 呈球形或卵圆形，多数以链状排列，有的亦呈短链或双球状（彩图2）。无芽孢，无鞭毛。培养早期（2～4小时）形成由透明质酸组成的荚膜，随着培养时间的延长，因菌自身产生的透明质酸酶而使荚膜消失。自病灶新分离株为革兰染色阳性，若培养日久的老龄菌或被中性粒细胞吞噬后，可转呈革兰阴性。

2. **培养特性** 营养要求较高，普通培养基上生长不良，需补充血液、血清、葡萄糖等。大多数菌株兼性厌氧，少数菌株专性厌氧。最适生长温度为37℃，最适pH为7.4～7.6。在血清肉汤中易形成长链，管底呈絮状沉淀。在血琼脂平板上，形成灰白色、表面光滑、边缘整齐、直径0.5～0.75mm的细小菌落，周围形成较宽的透明溶血环。

3. **生化反应** 分解葡萄糖，产酸不产气。对乳糖、甘露醇的分解，随不同菌株而异。一般不分解菊糖，不被胆汁溶解，可与甲型溶血性链球菌和肺炎链球菌区别，触酶阴性。

4. **抵抗力** 55℃ 30分钟可被杀死，对常用消毒剂敏感。在干燥尘埃中可生存数月。A群链球菌对青霉素、红霉素等都很敏感。青霉素是链球菌感染的首选药物，极少有耐药株。

（二）致病性

1. **致病物质**

（1）黏附素：化脓性链球菌与人上皮细胞的黏附依赖于细菌表面的脂磷壁酸（LTA）和M蛋白等黏附素和上皮细胞表面的纤连蛋白（fibronectin，Fn）结合。同时，含M蛋白的链球菌有抗吞噬和抵抗吞噬细胞内的杀菌作用，可使细菌在宿主体内定居和繁殖。

此外，M蛋白与心肌、肾小球基膜有共同的抗原，可刺激机体产生特异性抗体，损害人类心、肾等组织器官。

（2）链球菌溶血素（streptolysin）：有溶解红细胞、破坏白细胞和血小板的作用。根据对O_2的稳定性，分为链球菌溶血素O（streptolysin O，SLO）和链球菌溶血素S（streptolysin S，SLS）两种。

1）SLO：为含有—SH基的蛋白质，分子质量为50～70kDa。SLO对O_2敏感，遇O_2时，—SH基被氧化为—SS—基，失去溶血活性。SLO对中性粒细胞有破坏作用，当进入细胞后引起胞内溶酶体的释放，导致细胞死亡。中性粒细胞释放出的水解酶类还可破坏邻近组织，加重链球菌的感染。SLO对哺乳动物的血小板、巨噬细胞、神经细胞等也有毒性作用。小鼠、豚鼠或家兔经大剂量SLO注射后，数分钟内死亡，此因SLO对心肌有急性毒性作用，引起心搏骤停。SLO的抗原性强，85%～90%链球菌感染的患者，于感染后2～3周至病愈后数月到1年内可检出抗"O"抗体（antistreptolysin O，ASO）。风湿热患者血清中的ASO显著升高，活动期病例升高更为显著，一般其效价在1：400以上。因此，定量检测ASO可作为链球菌新近感染指标之一或风湿热及其活动期的辅助诊断。

2）SLS：因其产生需要血清（serum），故名。SLS对氧稳定，链球菌在血琼脂平板上的溶血环即由SLS所致。SLS是小分子糖肽，无免疫原性，对白细胞和多种组织细胞有破坏作用。

（3）致热外毒素(pyrogenic exotoxin)：曾称为红疹毒素(erythrogenic toxin)或猩红热毒素(scarlet fever toxin)，是引起人类猩红热的主要毒性物质，导致发热和出疹等临床表现。由温和噬菌体基因编码，属蛋白质，较耐热，96℃ 45分钟才能完全灭活。其抗原性强，有A、B、C三种型别，三型间无交叉反应。链球菌致热外毒素（SPE）是超抗原，具有超抗原生物学活性。

（4）侵袭性酶：化脓性链球菌可产生多种侵袭性酶。例如，透明质酸酶能分解细胞间质的透明质酸，使组织通透性增加。链激酶（streptokinase，SK）亦称为链球菌纤维蛋白溶酶（streptococcal fibrinolysin），能使血液中纤维蛋白酶原变成纤维蛋白酶，故可溶解血块或阻止血浆凝固。我国研究的重组链激酶（r-SK），用于治疗急性心肌梗死患者十分有效。链道酶（streptodornase，SD）亦称为链球菌DNA酶（streptococcal deoxyribonuclease），能降解脓液中具有高度黏稠性的

DNA，使脓液稀薄。以上各种酶类以不同作用方式均可促进链球菌向周围组织或经淋巴、血流扩散，故称为化脓性链球菌的扩散因子。

由于 SD 和 SK 能致敏 T 细胞，故常用来进行皮肤试验（即 SK-SD 皮试），通过Ⅳ型超敏反应原理测定受试者的细胞免疫功能。此外，现已将 SK、SD 制成酶制剂，临床上用以液化脓性渗出液。例如，用于肺炎链球菌所致的脓胸等疾病，使脓液变稀，以利抗菌药物的治疗。

2. 所致疾病　化脓性链球菌的感染源为患者和带菌者。传播方式有空气飞沫传播、经皮肤伤口感染和经污染食品传播等途径。其可引起人类多种疾病，大致可分成化脓性感染、毒素性疾病和超敏反应性疾病三类。

（1）化脓性感染：常见有淋巴管炎、淋巴结炎、蜂窝织炎、痈、脓疱疮等局部皮肤和皮下组织感染，还有扁桃体炎、咽炎、咽峡炎、鼻窦炎、产褥感染、中耳炎、乳突炎等感染。

（2）毒素性疾病：即猩红热，是一种儿童多发的上呼吸道急性传染病。传染源为患者和带菌者，潜伏期平均为 3 天。临床特征为发热、咽峡炎、全身弥漫性皮疹和疹退后皮肤脱屑。

（3）超敏反应性疾病：主要是链球菌感染后的风湿热和急性肾小球肾炎。病因乃由于诱发Ⅱ型、Ⅲ型超敏反应而发病。

1）风湿热：由化脓性链球菌中多种型别（如 M18 型、M3 型、M5 型）引起。5 ～ 12 岁儿童多见。感染咽峡炎后有 3% 的患儿发生风湿热，主要表现为多发性关节炎、心肌炎、心内膜炎、心包炎等。但皮肤感染的链球菌不会引起风湿热。

2）急性肾小球肾炎：大多数儿童急性肾炎属链球菌感染后的急性肾小球肾炎。引起咽峡炎和皮肤感染的链球菌都可造成急性肾小球肾炎，多见于 M12 型、M4 型、M2 型和 M49 型。其主要表现为水肿、少尿、血尿、蛋白尿、高血压等。病程 1 个月左右，多能自愈，很少转为慢性，预后良好。

（三）免疫性

A 群链球菌感染后，血清中出现多种抗体。抗 M 蛋白抗体于链球菌感染数周至数月内可在患者血清中测出，一般存在 1~2 年，有的甚至长达 10~30 年。动物实验和流行病学调查均证实特异性抗 M 蛋白抗体能保护同型链球菌的再感染，主要是增强吞噬细胞的作用。链球菌因其型别多，各型间无交叉免疫力，故常可反复感染。不同型 M 蛋白均可诱生 γ 干扰素，借以增强吞噬功能。患过猩红热后可产生同型的致热外毒素抗体，能建立牢固的同型抗毒素免疫。

（四）微生物学检查法

（1）标本：根据不同疾病采取相关标本，如创伤感染的脓汁，咽喉、鼻腔等病灶的棉拭子，败血症的血液等。风湿热患者可取血做抗链球菌溶血素 O 的抗体测定。

（2）直接涂片：脓汁可直接涂片，革兰染色后镜检，发现有典型的链状排列球菌时，可做出初步诊断。

（3）分离培养与鉴定：脓汁或棉拭子直接接种在血琼脂平板上，37℃孵育 24 小时后，如有 β 溶血菌落，应与葡萄球菌区别。α 溶血菌落，要和肺炎链球菌鉴别。血液标本应先增菌后再接种在血琼脂平板上。

（4）血清学试验：抗链球菌溶血素 O 试验（antistreptolysin O test，ASO test），简称抗链 O 试验，常用于风湿热的辅助诊断。风湿热患者血清中 ASO 比正常人显著升高，活动性风湿热患者超过 400U 有诊断意义。

（五）防治原则

链球菌感染主要通过飞沫传播，应对患者和带菌者及时治疗，以减少传染源。此外，还应注意对空气、器械和敷料等消毒。对急性咽峡炎和扁桃体炎患者，尤其是儿童，需治疗彻底，以防止急性肾小球肾炎、风湿热的发生。

A 群链球菌感染的治疗中,青霉素为首选药物。

二、肺炎链球菌

肺炎链球菌(*S. pneumoniae*)又称为肺炎球菌(pneumococcus)。经常寄居于正常人的鼻咽腔中,多数不致病或致病力弱,只形成带菌状态,当机体免疫力下降时才致病。尤其在呼吸道病毒感染后或婴幼儿、老年体弱者易发生肺炎链球菌性肺部感染,是细菌性肺炎的主要病原菌。

1. 生物学性状

(1) 形态与染色:属革兰阳性球菌,菌体呈矛头状,成双排列,宽端相对,尖端向外(彩图3)。在痰液、脓汁、病变肺组织中亦可呈单个或短链状。无鞭毛,无芽孢。在机体内或含血清的培养基中能形成荚膜,荚膜需特殊染色才可见。

(2) 培养特性:营养要求较高,在含有血液或血清的培养基中才能生长,属兼性厌氧菌。最适温度为 37℃,最适 pH 为 7.4 ~ 7.8。在血琼脂平板上的菌落细小、灰白色、圆形略扁、半透明,有草绿色 α 溶血环。与甲型溶血性链球菌很相似,第 3 型菌落较大,直径 2 ~ 3mm,黏液状,此因该型菌有大量荚膜物质形成之故。若孵育时间 >48 小时,肺炎链球菌产生足量的自溶酶,菌体渐溶解,菌落中央下陷呈脐状。在血清肉汤中孵育,初期呈混浊生长,稍久亦因菌自溶而使培养液渐变澄清。自溶酶是一种 L-丙氨酸-N-乙酰胞壁酰胺酶,能切断肽聚糖上 L-丙氨酸与 N-乙酰胞壁酸间的连接键,从而破坏细胞壁,使菌溶解。自溶酶在细菌生长的稳定期被激活,也可被胆汁或胆盐等活性物质激活,从而促进培养物中的菌体溶解。自溶酶不耐热,65℃ 30 分钟被破坏。

(3) 生化反应:肺炎链球菌对葡萄糖、麦芽糖、乳糖、蔗糖等分解,产酸不产气。对菊糖发酵反应不一,大多数新分离株为阳性,故菊糖在鉴别肺炎链球菌与甲型溶血性链球菌时仅有参考价值。可靠的鉴别法是胆汁溶菌试验。加牛、猪、兔等新鲜胆汁或 10% 去氧胆酸钠、2% 牛磺胆酸钠至菌液,置室温或 37℃,在 5 ~ 10 分钟时出现细菌溶解、培养液变清者为肺炎链球菌。甲型溶血性链球菌的胆汁溶菌试验为阴性。

肺炎链球菌有荚膜多糖(根据该抗原不同,可分90多个血清型)、C 多糖、M 蛋白等抗原成分。

(4) 抵抗力:对多数理化因素抵抗力较弱。对一般消毒剂敏感,在 3% 苯酚或 0.1% 升汞溶液中 1 ~ 2 分钟即死亡。有荚膜株抗干燥力较强,在干痰中可存活 1 ~ 2 个月。

2. 致病性

(1) 致病物质

1) 荚膜:有抗吞噬作用,是肺炎链球菌的主要侵袭力。当有荚膜的光滑(S)型菌失去荚膜成为粗糙(R)型菌时,其毒力减弱或消失。

2) 肺炎链球菌溶血素 O(pneumolysin O):对 O_2 敏感,性质类似 A 群链球菌的 SLO。其能溶解羊、豚鼠和人的红细胞。此外,还能抑制淋巴细胞的增殖,抑制中性粒细胞的趋化作用及其吞噬作用等。

3) 脂磷壁酸:存在细胞壁表面,分子质量为 37kDa,对肺炎链球菌黏附到肺上皮细胞或血管内皮细胞表面起重要作用。

4) 神经氨酸酶:在新分离株中发现有该酶,能分解细胞膜糖蛋白和糖脂的 N-乙酰神经氨酸,可能与肺炎链球菌能在鼻咽部和支气管黏膜上定植、繁殖和扩散有关。

(2) 所致疾病:肺炎链球菌主要引起人类大叶性肺炎。成人半数以上由 1 型、2 型、3 型引起,3 型肺炎链球菌能产生大量荚膜物质,毒力强,病死率高。儿童的大叶性肺炎以第 14 型最常见。肺炎后可继发胸膜炎、脓胸,也可引起中耳炎、乳突炎、鼻窦炎、脑膜炎和败血症等。

3. 免疫性 肺炎链球菌感染后,可以建立较牢固的型特异性免疫,故同型病菌的二次感染少见。其免疫机制主要是产生荚膜多糖型特异性抗体,这种抗体在发病后 5 ~ 6 天就可形成。抗体起调理作用,增强吞噬功能。荚膜多糖尚能直接激活补体旁路途径,在特异性抗体未产生前,对入侵病菌的杀灭更具意义。

4.微生物学检查法

（1）标本：根据病种，采取痰液、脓汁、血液或脑脊液等。

（2）直接涂片镜检：痰、脓或脑脊液沉淀物可做涂片并革兰染色后镜检。如发现典型的革兰阳性具有荚膜的双球菌存在，即可做初步诊断。

（3）分离培养与鉴定：痰或脓液直接划种于血琼脂平板上，37℃孵育24小时后，挑取α溶血的可疑菌落做鉴定。血液或脑脊液需先经血清肉汤增菌，然后再在血琼脂平板上行分离培养。

5.防治原则 多价肺炎链球菌荚膜多糖疫苗预防儿童、老年人和慢性病患者等的肺炎链球菌性肺炎、败血症、脑膜炎等有较好效果。人群感染的肺炎链球菌菌型在不断变化，且耐药菌株日益增多，因此要加强肺炎链球菌菌型的监测，并在治疗前做常规药敏试验。

三、其他医学相关链球菌

（一）甲型溶血性链球菌

甲型溶血性链球菌是亚急性细菌性心内膜炎最常见的致病菌，也可成为脑、肝和腹腔内感染的病原菌。当拔牙或摘除扁桃体时，寄居在口腔、龈隙中的这类菌可侵入血流引起菌血症。一般情况下，少量菌很快被肝、脾、淋巴结和骨髓中的吞噬细胞清除。但若心瓣膜有病损或人工瓣膜者，则可引起心内膜炎。

变异链球菌属于甲型溶血性链球菌的一种，与龋齿的发病密切相关。该菌系厌氧菌，分为八个血清型，从牙菌斑和龋齿病变中分离出的以C型最多，约占80%。其致病机制为该菌的葡糖基转移酶（glucosyl transferase，GTF）能分解蔗糖使其产生高分子质量、黏性大的不溶性葡聚糖，借以将口腔中数量众多的菌群黏附于牙面菌斑，尤其是其中的乳杆菌能发酵多种糖类产生大量酸，使pH降达4.5左右，致牙釉质及牙质脱钙，造成龋损。

（二）B群链球菌

B群链球菌又称为无乳链球菌，是消化道及泌尿生殖道寄生的正常菌群。目前B族链球菌是引起新生儿败血症的主要病因。易感儿为早产儿及产妇破水期延长的新生儿。传染源是健康带菌的母亲和医护人员。

（三）D群链球菌

D群链球菌对营养要求不高，在普通琼脂平板上形成较大菌落，直径1～2mm。血琼脂平板上多呈α溶血或不溶血，能耐受65℃30分钟。多数D群链球菌菌株对青霉素的敏感性较其他链球菌低，对包括万古霉素等常用抗生素耐药的菌株不断增加。遗传上与其他链球菌相关性低。D群链球菌主要有牛链球菌（*S. bovis*）和马链球菌（*S. equi*）。其正常寄居在皮肤、上呼吸道、消化道和泌尿生殖道，偶可引起尿路感染等。患者大多为免疫力低下者，如老年人、体弱者或恶性肿瘤患者。

第三节 奈 瑟 菌 属

奈瑟菌属（*Neisseria*）是一群革兰阴性双球菌，无鞭毛，无芽孢，有菌毛。属需氧菌，具有氧化酶和过氧化氢酶。在奈瑟菌属的细菌中，对人致病的只有脑膜炎奈瑟菌和淋病奈瑟菌，其他奈瑟菌均为存在于鼻咽和口腔黏膜上的正常菌群。

一、脑膜炎奈瑟菌

脑膜炎奈瑟菌（*N. meningitidis*）又称为脑膜炎球菌（meningococcus），是流行性脑脊髓膜炎（流脑）的病原菌。

1. 生物学性状

(1) 形态与染色：为肾形，革兰阴性双球菌，两菌接触面平坦或略向内陷，直径 $0.6 \sim 0.8\mu m$。人工培养后可呈卵圆形或球状，排列较不规则，单个、成双或 4 个相连等。在患者脑脊液中，多位于中性粒细胞内，形态典型（彩图 4）。新分离菌株大多有荚膜和菌毛。

(2) 培养特性：营养要求较高，需在含有血清、血液等培养基中方能生长。最常用的是经 80℃ 以上加温的血琼脂平板；由于血液经加热变色似巧克力，故名巧克力（色）培养基。其属专性需氧菌，5% CO_2 条件下生长更佳。最适生长温度为 37℃，低于 30℃ 不生长；最适 pH 为 $7.4 \sim 7.6$。37℃ 孵育 24 小时后，形成直径 $1.0 \sim 1.5mm$ 的无色、圆形、光滑、透明、似露滴状的菌落。在血琼脂平板上不溶血。在血清肉汤中呈混浊生长。可产生自溶酶，人工培养物如不及时转种，超过 48 小时常死亡。自溶酶经 60℃ 30 分钟或甲醛液处理均可使之破坏。

(3) 生化反应：大多数脑膜炎奈瑟菌分解葡萄糖和麦芽糖，产酸不产气。

(4) 抗原结构与分类：脑膜炎奈瑟菌的主要抗原组分有三种。

1) 荚膜多糖群特异性抗原：目前国外已据此分成 13 个血清群，其中以 C 群致病力最强，对人致病的多为 A 群、B 群、C 群，我国 95% 以上为 A 群。

2) 外膜蛋白型特异性抗原：根据菌外膜蛋白组分不同，脑膜炎奈瑟菌各血清群又可分为若干血清型。但 A 群除外，其所有菌株的外膜蛋白相同。

3) 脂寡糖（lipo-oligosaccharides，LOS）抗原：类似 LPS，为主要致病物质。

(5) 抵抗力：对理化因素的抵抗力很弱，对干燥、热力、消毒剂等均敏感。在室温中 3 小时即死亡；55℃ 5 分钟内被破坏。75% 乙醇溶液或 0.1% 苯扎溴铵溶液均可迅速使之死亡。

2. 致病性

(1) 致病物质：新分离的脑膜炎奈瑟菌具有荚膜和菌毛。荚膜能抗吞噬作用，菌毛可黏附至咽部黏膜上皮细胞表面，利于进一步侵入。脑膜炎奈瑟菌的主要致病物质是脂寡糖（LOS）。病原菌侵入机体繁殖后，因自溶或死亡而释放出 LOS。LOS 作用于小血管和毛细血管，引起坏死、出血，故出现皮肤瘀斑和微循环障碍。严重败血症时，因大量 LOS 释放可造成 DIC 及中毒性休克。

(2) 所致疾病：脑膜炎奈瑟菌是流脑的病原菌。目前我国流行的血清群 95% 以上是 A 群。近年来亦发现 B 群病例，虽为散发性，但病情重，病死率高。此外，尚有少数病例是 C 群菌株引起的。

病原菌主要经飞沫侵入人体的鼻咽部，大部分感染者仅表现为上呼吸道感染，成为带菌者。按病菌毒力、数量和机体免疫力高低，流脑病情复杂多变，轻重不一。一般表现为三种临床类型，即普通型、暴发型和慢性败血症型。潜伏期为 $2 \sim 3$ 天，长者可达 10 天。

普通型占 90% 左右。先有上呼吸道炎症，继而病原菌从鼻咽部黏膜进入血流，到达脑脊髓膜，产生化脓性炎症。暴发型只见于少数患者，起病急剧凶险，若不及时抢救，常于 24 小时内危及生命。慢性败血症型少见，成人患者较多，病程可迁延数天。普通型和暴发型以儿童罹患为主。

3. 免疫性 机体对脑膜炎奈瑟菌的免疫性以体液免疫为主。群特异性多糖抗体和型特异性外膜蛋白抗体在补体存在下能杀死脑膜炎奈瑟菌。

特异性脑膜炎奈瑟菌抗体的来源除病后和免疫接种外，尚可因带菌状态而获得一定的免疫力。儿童因免疫力弱，发病率较高。

4. 微生物学检查法

(1) 标本：取患者的脑脊液、血液或刺破瘀斑取其渗出物。带菌者检查可取鼻咽拭子。脑膜炎奈瑟菌对低温和干燥极敏感，故标本采取后应注意保暖保湿并立即送检。最好是床边接种。

(2) 直接涂片镜检

1) 脑脊液：经离心沉淀后，取沉淀物涂片，革兰染色或亚甲蓝染色后镜检，如在中性粒细胞内有革兰阴性双球菌，可做出初步诊断。

2) 出血瘀斑：碘酊、乙醇消毒病变皮肤，用无菌针头挑破出血瘀斑，挤出少量血液或组织液，制成印片后革兰染色。其阳性率在 80% 左右。

（3）分离培养与鉴定：血液或脑脊液先接种至血清肉汤培养基增菌后，再在巧克力（色）平板上行划线分离。平板置于含 5% CO_2 的环境中孵育。挑取可疑菌落涂片染色检查，并做生化反应和玻片凝集试验鉴定。

（4）快速诊断法：脑膜炎奈瑟菌易自溶，患者脑脊液和血清中可有其可溶性抗原存在。可用已知群抗体快速检测相应抗原。

1）对流免疫电泳：一般 1 小时内即可得出结果。本法较常规培养法敏感，特异性也高；且经治疗的患者也可用此来协助诊断。

2）SPA 协同凝集试验：先用脑膜炎奈瑟菌 IgG 抗体标记 Cowan Ⅰ 葡萄球菌，然后加入待测血清或脑脊液，若标本中含有相应可溶性抗原，则可见葡萄球菌凝集。

5. **防治原则**　对儿童注射流脑荚膜多糖疫苗进行特异性预防，常用 A、C 二价或 A、C、Y 和 W135 四价混合多糖疫苗。注意隔离治疗流脑患者，控制传染源。流行期间儿童可口服磺胺药物等进行预防。

二、淋病奈瑟菌

淋病奈瑟菌（*N. gonorrhoeae*）又称为淋球菌（gonococcus），是人类淋病的病原菌，主要引起人类泌尿生殖系统黏膜的急性或慢性化脓性感染。淋病是危害性大的性传播疾病之一，也是我国目前流行的发病率最高的性病。

1. **生物学性状**

（1）形态与染色：形态与脑膜炎奈瑟菌相似，直径 0.6~0.8μm，常成双排列，两菌接触面平坦，似一对咖啡豆（彩图 5）。脓汁标本中，大多数淋病奈瑟菌常位于中性粒细胞内。但慢性淋病患者的淋病奈瑟菌多分布在细胞外。其无芽孢，无鞭毛，有荚膜和菌毛。革兰染色呈阴性，用碱性亚甲蓝液染色时，菌体呈深蓝色。

（2）培养特性：属专性需氧菌，初次分离培养时需供给 5% CO_2。该病原菌营养要求高，需用巧克力（色）血琼脂平板。其最适生长温度为 35 ~ 36℃，低于 30℃ 或高于 38.5℃ 生长停止。其最适 pH 为 7.5。孵育 48 小时后，形成凸起、圆形、灰白色、直径 0.5 ~ 1.0mm 的光滑型菌落。

（3）生化反应：分解葡萄糖，产酸不产气，不分解其他糖类。氧化酶试验阳性。

（4）抗原结构与分类：淋病奈瑟菌的表层抗原至少可以分为三类。

1）菌毛蛋白抗原：菌毛存在于有毒菌株，每根菌毛是由 10×10^3 个相同的蛋白质单位组成的单丝状结构。不同菌株的菌毛，其抗原性不同。

2）脂寡糖（LOS）抗原：与其他革兰阴性菌的 LPS 相似。

3）外膜蛋白抗原：包括 PⅠ、PⅡ 和 PⅢ。PⅠ 为主要外膜蛋白，占淋病奈瑟菌外膜总重量的 60% 以上，分子质量为 32~40kDa，是淋病奈瑟菌分型的主要基础，可分成 18 个不同血清型，有助于流行病学调查。

（5）抵抗力：淋病奈瑟菌对热、冷、干燥和消毒剂极敏感，与脑膜炎奈瑟菌相似。

2. **致病性**

（1）致病物质：淋病奈瑟菌进入尿道后，通过菌毛黏附到柱状上皮细胞表面，在局部形成小菌落后，再侵入细胞增殖。有菌毛菌可黏附至人类尿道黏膜，不易被尿液冲去；抗吞噬作用明显，即使被吞，仍能寄生在吞噬细胞内。外膜蛋白 PⅠ 可直接插入中性粒细胞的膜上，严重破坏膜结构的完整性导致膜损伤；PⅡ 分子参与淋病奈瑟菌间以及菌与一些宿主细胞间的黏附作用；PⅢ 则可阻抑杀菌抗体的活性。淋病奈瑟菌的胞壁脂寡糖与补体、IgM 等共同作用，在局部形成炎症反应。淋病奈瑟菌尚能产生 IgA_1 蛋白酶，能破坏黏膜表面存在的特异性 sIgA 抗体，使细菌仍能黏附至黏膜表面。

（2）所致疾病：人类是淋病奈瑟菌的唯一宿主。人类淋病主要通过性接触，使淋病奈瑟菌侵入尿道和生殖道而感染，其潜伏期为 2 ~ 5 天。母体患有淋菌性阴道炎或宫颈炎时，新生儿出生时患淋菌性结膜炎者多见。

成人感染初期，一般引起男性前尿道炎，女性尿道炎与宫颈炎。患者出现尿痛、尿频、尿道流脓、子宫颈可见脓性分泌物等。如进一步扩散到生殖系统，引起慢性感染，如男性发生前列腺炎、精囊精索炎和附睾炎；女性出现前庭大腺炎和盆腔炎等，是导致不育不孕的原因之一。

3. 免疫性 人类对淋病奈瑟菌的感染无天然抵抗力。感染后出现特异性 IgM、IgG 和 sIgA 抗体，但 sIgA 可被 IgA 蛋白酶破坏，保护性免疫力不强。患者易再感染。慢性患者较多。

4. 微生物学检查法

(1) 标本：用无菌棉拭子蘸取泌尿生殖道脓性分泌物或子宫颈口表面分泌物。

(2) 直接涂片镜检：将脓性分泌物涂片，革兰染色后镜检。如在中性粒细胞内发现有革兰阴性双球菌时，有诊断价值。

(3) 分离培养与鉴定：淋病奈瑟菌抵抗力弱，标本采集后应注意保暖保湿，立即送检。为抑制杂菌生长，可在培养基中加入抗生素如多黏菌素 B 和万古霉素。常将标本接种在预温的巧克力（色）血琼脂平板或 Thayer-Martin（T-M）培养基上，菌落涂片染色镜检呈现出革兰阴性双球菌时即可诊断。还可挑取可疑菌落进一步做氧化酶试验、糖发酵试验或直接免疫荧光试验等确证。

5. 防治原则 淋病是一种性传播疾病，是一个社会问题。成人淋病基本上是通过性交传染，污染的毛巾、衣裤、被褥等也起一定传播作用。开展防治性病的知识教育以及防止不洁的两性关系是非常重要的环节。近年来，耐药菌株不断增加，特别是多重耐药的淋病奈瑟菌给防治性病带来困难。为此，还应做药敏试验以指导合理选择药物，除了对淋病患者及时彻底治疗外，还应治疗与淋病患者有性接触者。目前尚无有效的疫苗供特异性预防。

不论母亲有无淋病，为预防新生儿淋菌性结膜炎的发生，都应以抗菌眼药水滴入两眼。

附：肠球菌属

肠球菌属归肠球菌科，包括 29 个种和亚种。肠球菌是肠道正常菌群的一部分，目前认为肠球菌有致病性，是革兰阳性菌中仅次于葡萄球菌属的重要医院感染病原菌。对人类致病的主要致病菌是粪肠球菌和屎肠球菌。

肠球菌为革兰阳性菌，为成双或短链状排列的球菌，呈卵圆形，无芽孢，无荚膜，部分肠球菌有稀疏鞭毛。其营养要求高，属需氧或兼性厌氧菌，最适生长温度为 35℃。其感染最常见的为尿路感染，其次为腹腔和盆腔感染，还可引起败血症和心内膜炎及创伤和术后感染。肠球菌的耐药现象日益严重，对许多抗菌药物表现为固有耐药，如磺胺甲噁唑 - 甲氧卞定类、头孢菌素、克林霉素、低浓度万古霉素和低浓度的氨基糖苷类等。

对具有临床意义的肠球菌应进行药敏试验，一般要测试对 β- 内酰胺类，尤其是青霉素类（如青霉素、氨苄西林）、万古霉素和氨基糖苷类（如庆大霉素）的敏感性。屎肠球菌比粪肠球菌更易产生耐药性，耐万古霉素肠球菌常导致难治性感染。

（邝枣园）

第9章 肠杆菌科

肠杆菌科（*Enterobacteriaceae*）细菌包含了一大群生物学性状近似的革兰阴性杆菌，常寄居在人和动物的肠道内，随粪便排出，分布于土壤、水和腐物中。其中，大多数是肠道的正常菌群，但当宿主免疫力降低或侵入肠道外组织时，可成为条件致病菌而引起疾病；少数为病原菌，如伤寒沙门菌、志贺菌、致病性大肠埃希菌等。

肠杆菌科细菌种类繁多。根据生化反应、抗原结构、核酸杂交和序列分析，目前已有超过44个菌属，170个以上的菌种。肠杆菌科中与医学关系密切的细菌见表2-9-1。

表2-9-1 肠杆菌科中与医学关系密切的细菌

菌属	代表菌
枸橼酸杆菌属 *Citrobacter*	弗劳地枸橼酸杆菌 *C. freundii*、柯赛枸橼酸杆菌 *C. koseri*
肠杆菌属 *Enterobacter*	产气肠杆菌 *E. aerogenes*、阴沟肠杆菌 *C. cloacae*
埃希菌属 *Escherichia*	大肠埃希菌 *E. coli*
克雷伯菌属 *Klebsiella*	肺炎克雷伯菌肺炎亚种 *K. pneumoniae subsp. pneumoniae*、催娩克雷伯菌 *K. oxytoca*
摩根菌属 *Morganella*	摩氏摩根菌摩根亚种 *M. morganii subsp. morganii*
变形杆菌属 *Proteus*	奇异变形杆菌 *P. Mirabilis*、普通变形杆菌 *P. vulgaris*
沙门菌属 *Salmonella*	肠道沙门菌肠道亚种 *S. enterica subsp. enterica*
沙雷菌属 *Serratia*	黏质沙雷菌黏质亚种 *S. marcescens subsp marcescens*
志贺菌属 *Shigella*	宋内志贺菌 *S. sonnei*、福氏志贺菌 *S. flexneri*、痢疾志贺菌 *S. dysenteriae*、鲍氏志贺菌 *S. boydii*
耶尔森菌属 *Yersinia*	鼠疫耶尔森菌 *Y. pestis* 小肠结肠炎耶尔森菌小肠结肠炎亚种 *Y. enterocolitica subsp enterocolitica* 假结核耶尔森菌假结核亚种 *Y. pseudotuberculosis subsp pseudotuberculosis*

肠杆菌科细菌具有下列共同生物学特性：

1. **形态与染色** 为中等大小的革兰阴性杆菌，无芽孢，多数有鞭毛和菌毛。少数有荚膜。

2. **培养特性** 属兼性厌氧或需氧菌。营养要求不高，能在普通琼脂平板上生长，形成湿润、光滑、灰白色的直径为2～3mm的菌落。有些菌株在血琼脂平板上可产生β溶血。在液体培养基中，其呈均匀混浊生长。

3. **生化反应** 活泼，分解多种糖类和蛋白质，形成不同代谢产物，常用以区别不同菌属和菌种。乳糖发酵试验是鉴别肠道致病菌和非致病菌的重要依据之一。一般非致病菌能分解乳糖，而致病菌多数不能。

4. **抗原结构** 复杂，主要有菌体（O）抗原、鞭毛（H）抗原、荚膜（K）或包膜抗原和菌毛抗原。

（1）O抗原：即革兰阴性菌细胞壁脂多糖（LPS）最外层的特异多糖，具有种特异性。O抗原耐热，100℃不被破坏。从患者新分离菌株的菌落大多呈光滑（S）型，在人工培养基上多次传代或保存日久后，LPS失去外层特异多糖，此时菌落变成粗糙（R）型，即S-R型变异。R型菌株的毒力显著低于S型菌株。

（2）H抗原：为鞭毛蛋白，不耐热，60℃ 30分钟即被破坏。H抗原的特异性取决于多肽链上氨基酸的排列序列和空间结构。细菌失去鞭毛后，动力随之消失；同时O抗原外露，可发生H-O变异。

（3）荚膜或包膜抗原：位于O抗原之外围，能阻止O凝集现象。多糖性质，加热60℃ 30分钟可去除。重要的有伤寒沙门菌的 Vi 抗原，大肠埃希菌的 K 抗原等。

（4）菌毛抗原：为蛋白质，是细菌的表面黏附结构，可阻止 O 抗原与相应抗体结合，煮沸可被破坏。

5. **抵抗力** 对理化因素抵抗力不强，60℃ 30 分钟即死亡。其能耐受低温，易被一般化学消毒剂杀灭，常用氯进行饮水消毒。胆盐、某些染料如煌绿等对非致病性肠杆菌科细菌有抑制作用，借以制备选择培养基，有利于分离有关病原菌。

6. **变异性** 易出现变异菌株。除自发突变外，还可以通过转导、接合或溶原性转换等发生遗传物质的转移和重组引起变异。其中，最常见的是耐药性变异。此外，尚有毒素产生、生化反应及 H-O 的抗原变异和 S-R 的菌落变异等。变异现象在致病性、诊断和防治中都有重要意义。

第一节　埃希菌属

埃希菌属（*Escherichia*）是一群革兰阴性杆菌，有六个种，其中大肠埃希菌（*E.coli*）为主要代表菌，是临床最常见、最重要的一个菌种。

1. *生物学性状*

（1）形态结构：为中等大小 [（0.4 ~ 0.7）μm×（1 ~ 3）μm] 的革兰阴性杆菌（彩图 6）。无芽孢。多数菌株周身有鞭毛，能运动。有菌毛。肠外感染菌株常有多糖包膜（微荚膜）。

（2）培养特性：属兼性厌氧菌，对营养要求不高，在普通培养基上生长良好，在普通琼脂平板培养 37℃ 24 小时后，形成直径 2 ~ 3mm 的圆形、凸起、灰白色、湿润、边缘整齐的光滑（S）型菌落。有些菌株在血琼脂平板上呈 β 溶血。在液体培养基中，呈均匀混浊生长。

（3）生化反应：能发酵葡萄糖等多种糖类，产酸并产气。绝大多数菌株发酵乳糖。在克氏双糖管中斜面和底层均产酸产气，硫化氢阴性，动力阳性，据此可与沙门菌、志贺菌区别。吲哚、甲基红、VP、枸橼酸盐（IMViC）试验结果为"++--"，为典型大肠埃希菌特征，表明被检物已有粪便污染。

（4）抗原结构：大肠埃希菌抗原主要有 O 抗原、H 抗原和 K 抗原三种。O 抗原有 170 种以上，是血清学分型的基础；H 抗原有 60 余种；K 抗原超过 100 种。根据耐热性不同，K 抗原又分为 L、A、B 三型，L 型、B 型不耐热，A 型耐热。一个菌株，一般只含一个型别的 K 抗原。表示大肠埃希菌血清型的方式是按 O：K：H 排列，如 O111：K58（B4）：H2。

（5）抵抗力：大肠埃希菌对热的抵抗力较其他肠道杆菌强，经 55℃ 加热 60 分钟或 60℃ 15 分钟仍可有部分菌株存活。在自然界的水中可生存数周至数月，在低温的粪便中存活更久。对氨基糖苷类、喹诺酮类抗生素敏感，但易产生耐药性。胆盐、亚硝酸盐和煌绿染料等对大肠埃希菌有选择性抑制作用。

2. *致病性*

（1）致病物质

1）定植因子（colonization factor，CF）：也称为黏附素（adhesin），包括定植因子抗原和菌毛等。其黏附作用具有高度专一性。致病性大肠埃希菌需先黏附于宿主肠壁，以免被肠蠕动和肠分泌液清除。定植因子具有很强的抗原性，能刺激宿主产生特异性抗体，在兽医界已制成口服菌苗。

2）肠毒素（enterotoxin）：是某些产毒型大肠埃希菌产生的外毒素，决定感染的特征和疾病的严重程度。其可分为不耐热（LT）肠毒素和耐热（ST）肠毒素两种，均由质粒介导。有些菌株只产生一种肠毒素，即 LT 或 ST，而有些菌株则两种均可产生。

A. 耐热肠毒素（heat stable enterotoxin，ST）：对热稳定，100℃ 加热 20 分钟不被破坏，但其免疫原性弱。ST 可引起腹泻，其作用机制是通过激活肠黏膜细胞上的鸟苷酸环化酶，增加胞内 cGMP 量，使肠液分泌亢进而引起腹泻。

B. 不耐热肠毒素（heat labile enterotoxin，LT）：对热不稳定，65℃ 加热 30 分钟使其灭活，具有免疫原性，其作用机制及引起的症状和霍乱弧菌肠毒素相类似（详见第 10 章）。

3）细胞毒素：为志贺样毒素，以杀伤 Vero 细胞的能力为特征，又称为 Vero 毒素（vero toxin，VT）。

还有内毒素、载铁蛋白和Ⅲ型分泌系统等均与其致病性有关。Ⅲ形分泌系统指细菌接触宿主细胞后能向宿主细胞内输送毒性基因产物的细菌效应系统。

（2）所致疾病

1）腹泻：引起腹泻的致病性大肠埃希菌主要有五种。

A. 肠产毒型大肠埃希菌（enterotoxigenic E.coli，ETEC）：主要引起婴幼儿和旅游者腹泻。其主要特点是产生肠毒素，引起大量液体分泌至肠腔，出现腹泻。菌株表面有强抗原性的定植因子（CF），能刺激宿主产生特异性抗体。

肠产毒型大肠埃希菌的形态结构、培养特性和生化反应与一般大肠埃希菌相似，但某些血清型大肠埃希菌易携带产毒基因。鉴定肠产毒型大肠埃希菌时主要测定肠毒素。

B. 肠侵袭型大肠埃希菌（enteroinvasive E.coli，EIEC）：主要引起较大儿童和成人腹泻，有时形成暴发性大流行。本类细菌不产生肠毒素，但能侵袭肠上皮细胞（主要是结肠），出现发热、腹痛腹泻、脓血便和里急后重等类似细菌性痢疾的症状。该菌无动力，对乳糖发酵迟缓或不发酵，因某些菌型与志贺菌有共同抗原，故常易被误诊为细菌性痢疾。

C. 肠致病型大肠埃希菌（enteropathogenic E.coli，EPEC）：是婴幼儿腹泻的主要原因，严重者可致死；成人少见。该菌不产生肠毒素。病菌在十二指肠、空肠和回肠上段黏膜表面大量繁殖，黏附于微绒毛，导致刷状缘破坏、微绒毛萎缩、上皮细胞排列紊乱和功能受损，造成严重腹泻。

D. 肠出血型大肠埃希菌（enterohemorrhage E.coli，EHEC）：亦称为 Vero 毒素大肠埃希菌（verotoxigenic E.coli，VTEC），为出血性结肠炎和溶血性尿毒综合征的病原体。5 岁以下儿童易感染。患者症状轻重不一，可为轻度水泻至伴剧烈腹痛的血便。约 10% 10 岁以下患儿可并发有急性肾衰竭、血小板减少、溶血性贫血的溶血性尿毒症综合征（hemolytic uremic syndrome，HUS），病死率达 10% 左右。最常见的血清型是 O157：H7，是 1982 年新发现的一种致腹泻大肠埃希菌。轻者可不出现任何症状和体征，或仅出现轻度腹泻。部分患者有发热或上呼吸道感染症状，发热为自限性，一般 1 ～ 3 天消退。多数患者 5 ～ 10 天内痊愈。重者则可引起出血性结肠炎，少数人尤其是儿童和老年人可在病程 1 ～ 2 周出现溶血性尿毒症综合征或血栓性血小板减少性紫癜等并发症。

E. 肠集聚型大肠埃希菌（enteroaggregative E.coli，EAEC）：引起婴儿急性或慢性腹泻，伴有脱水。其可黏附小肠黏膜细胞，阻止液体的吸收。

引起腹泻的大肠埃希菌的种类、致病机制和血清型见表 2-9-2。

表 2-9-2 引起腹泻的大肠埃希菌的种类、致病机制和血清型

菌株	作用部位	疾病与症状	致病机制	常见 O 血清型
ETEC	小肠	旅行者腹泻；婴幼儿腹泻；水样便，恶心，呕吐，腹痛，低热	质粒介导 LT 和（或）ST 肠毒素，大量分泌液体和电解质；黏附素	6、8、15、25、27、63、119、125、126、127、128、142
EIEC	大肠	水样便，继以少量血便；腹痛，发热	质粒介导侵袭和破坏结肠黏膜上皮细胞	78、115、148、153、159、167
EPEC	小肠	婴幼儿腹泻；水样便，恶心，呕吐，发热	质粒介导黏附和破坏上皮细胞	26、55、86、111、114、125、126、127、128、142
EHEC	大肠	水样便，继以大量出血，剧烈腹痛，低热或无发热，可并发 HUS、血小板减少性紫癜	溶原性噬菌体编码 Stx I 或 Stx II，中断蛋白质合成；A/E 损伤，伴小肠绒毛结构破坏	157、26、28ac、111、112ac、124、136、143、144、152、164
EAEC	小肠	婴儿腹泻；持续性水样便，呕吐，脱水，低热	质粒介导集聚性黏附上皮细胞，阻止液体吸收	>50 个 O 血清型

2）肠外感染：许多大肠埃希菌在肠道内不引起感染，但移出肠道，在外部组织器官便能引起急性或慢性化脓性炎症。常见的有膀胱炎、肾盂肾炎、胆囊炎等，也可引起阑尾炎、腹膜炎、手

术后创口感染。新生儿、老年体弱的人或慢性消耗性疾病患者，由于免疫功能低下，可引起败血症。

3. 微生物学检查法

（1）标本：根据感染情况，肠道外感染者可取中段尿、血液、脓汁、脑脊液和胆汁等；腹泻者取粪便。

（2）分离培养与鉴定：血液标本必须先增菌培养，然后再接种到血平板及鉴别培养基上，粪便标本可直接接种于鉴别培养基上，其他标本可以同时接种在血平板和鉴别培养基上，经 37℃ 持续 18～24 小时培养，观察菌落生长情况并涂片染色镜检。继而做生化反应、血清学分型，必要时进行肠毒素的测定。泌尿系统感染的尿标本需要做细菌总数测定，每毫升尿液细菌数 ≥ 10 万有诊断意义。

（3）卫生细菌学检查：大肠埃希菌随粪便排出体外，不断污染周围环境、食品等。数量越多，表明受粪便污染的情况越严重，间接说明可能有肠道致病菌的污染。据此，卫生细菌学以"大肠菌群数"作为饮用水、食物等被粪便污染的指标。"细菌总数"也为卫生细菌学指标之一。

1）大肠菌群数：大肠菌群指在 37℃ 24 小时内发酵乳糖产酸产气，需氧或兼性厌氧的肠道杆菌，包括埃希菌属、枸橼酸杆菌属、克雷伯菌属等。我国卫生标准规定，每 100ml 饮用水中不得检出大肠菌群。

2）细菌总数：指每毫升或每克样品中所含的细菌个数。我国卫生标准规定，每毫升饮用水中细菌总数不得超过 100 个。

药品是否符合卫生标准也是质量的重要组成部分。《中华人民共和国药典》规定口服药不得检出大肠埃希菌。

4. 防治原则　ETEC 的免疫预防正在研究中，兽医界已将菌毛抗原制成口服菌苗，用于动物的主动免疫。有的牛肠道中可以存在 EHEC。因此，食用加热不彻底而被牛粪污染的牛肉、牛奶及果汁等都可罹患出血性结肠炎。

治疗用磺胺、链霉素、卡那霉素、诺氟沙星等，因该菌易产生耐药性，应根据药敏试验结果选择抗菌药物，特别是细菌性脑膜炎。中医根据辨证施治或采用针灸治疗亦有较好疗效。

第二节　志贺菌属

志贺菌属（*Shigella*）是人类细菌性痢疾最为常见的病原菌，又称为痢疾杆菌（dysentery bacterium）。细菌性痢疾是发展中国家常见的传染病之一。

1. 生物学性状

（1）形态与染色：为短小杆菌 [（0.5～0.7）μm ×（2～3）μm]，无芽孢，无荚膜，无鞭毛，有菌毛，呈革兰阴性（彩图 7）。

（2）培养与生化反应：该菌营养要求不高，在普通琼脂培养基上生长形成中等大小、半透明的光滑型菌落。其可分解葡萄糖，产酸不产气，不发酵乳糖，但宋内志贺菌可迟缓发酵乳糖（3～4天）。硫化氢试验阴性，动力试验阴性，可与沙门菌、大肠埃希菌等区别。甘露醇发酵可用于菌群鉴别。

（3）抗原结构和分类：有 O 抗原和 K 抗原。O 抗原是分类的依据，有群、型特异性，可借此将志贺菌属分为四群 40 多个血清型（包括亚型）（表 2-9-3）。K 抗原在分类上无意义，但可阻止 O 抗原与 O 抗体结合。

（4）抵抗力：志贺菌属细菌在自然界有一定的抵抗力，在 37℃ 水中可存活 20 天，冰块中可存活 96 天。宋内志贺菌对外界环境的抵抗力最强，鲍氏志贺菌、福氏志贺菌次之，痢疾志贺菌最弱。该菌属细菌对理化因素的抵抗力较其他肠道杆菌弱，一般 56～60℃ 经 10 分钟即被杀死，直射日光 30 分钟可被杀死；对化学消毒剂敏感，1% 苯酚溶液经 15～30 分钟即死亡；对酸敏感，培养时需使用含有缓冲剂的培养基；对氨基糖苷类、喹诺酮类、小檗碱等抗菌药物敏感，但易产生耐药性。

表 2-9-3 志贺菌属分类表

菌 名	群	型	亚型	生化反应 甘露醇	生化反应 鸟氨酸脱羧酶
痢疾志贺菌	A	1 ~ 12	8a、8b、8c	−	−
福氏志贺菌	B	1 ~ 6，X、Y 变种	1a、1b、2a、2b、3a、3b、3c、4a、4b、4c、5a、5b	+	−
鲍氏志贺菌	C	1 ~ 18		+	−
宋内志贺菌	D	1		+	+

（5）变异性：志贺菌易发生变异。包括：①S-R 菌落变异：常伴随有毒力和抗原构造的变异。②耐药性变异：志贺菌最易产生耐药性。由于抗生素类药物的广泛应用，志贺菌的耐药菌株日益增多，即使在边远地区分离的志贺菌也常见 4 ~ 8 种耐药谱，严重影响临床疗效。③营养缺陷型变异：如链霉素依赖株（streptomycin dependent strain，Sd 株），毒力弱，可制成活疫苗。

2. 致病性与免疫性

（1）致病物质：主要是侵袭力和内毒素，有的菌株可产生外毒素。

1）侵袭力：由于菌毛的黏附作用，志贺菌进入大肠后，定位于回肠末段和结肠的派氏淋巴结的 M 细胞上，继而扩散至邻近细胞及上皮下层。在内毒素的作用下，上皮细胞死亡，形成黏膜炎症、毛细血管血栓，从而导致局部坏死、溃疡。

志贺菌一般不侵犯其他组织，偶尔引发败血症。非侵袭性的志贺菌突变株不引起疾病。据此得出，对黏膜组织的侵袭力是决定其致病力的重要因素。

2）内毒素：志贺菌属中所有菌株都具有强烈的内毒素。其能作用于肠黏膜，使血管通透性增加，促进对内毒素的吸收，引发内毒素血症症状，如发热，神志障碍，甚至中毒性休克。毒素破坏肠黏膜，炎症继发溃疡、坏死和出血，呈现典型的黏液脓血便。毒素还作用于肠壁的自主神经，引起肠功能紊乱、肠蠕动失调、痉挛，尤其以直肠括约肌最为明显，出现腹痛、里急后重等典型症状。

3）外毒素：A 群志贺菌的 I 型和 II 型能产生外毒素，称为志贺毒素（shiga toxin，ST）。ST 能引起 Vero 细胞病变，故亦称为 Vero 毒素（VT）。该毒素兼具肠毒、细胞毒、神经毒三种外毒素活性，此与临床细菌性痢疾患者早期水样腹泻、腹痛，而后出现的脓血便、黏液便有关，严重者甚至可出现中枢神经系统病变，并可能致命。

（2）所致疾病：志贺菌可引起细菌性痢疾（菌痢）。痢疾志贺菌感染患者病情较重，宋内志贺菌多引起轻型感染，福氏志贺菌感染易转变为慢性，病程迁延。患者或带菌者为传染源，无动物宿主。该菌主要通过粪 - 口途径传播。人类对志贺菌较易感，10 ~ 200 个细菌即可使 10% ~ 50% 感染者致病。志贺菌随饮食进入肠道，潜伏期一般为 1 ~ 3 天。志贺菌感染分为急性菌痢（类似中医的"湿热痢"）和慢性菌痢（类似中医的"久痢"）。

1）急性菌痢：又分为急性典型菌痢、急性非典型菌痢和急性中毒性菌痢三型。①急性典型菌痢，症状典型，出现腹痛腹泻、黏液脓血便、里急后重、发热等表现。多预后良好，但治疗不彻底可转为慢性。②急性非典型菌痢，症状不典型，易误诊从而延误治疗，常导致人处于带菌状态或转为慢性。③急性中毒性菌痢，各型志贺菌都可引发，小儿多见。经常没有明显的消化道症状，而以全身中毒性症状为主要表现。由于内毒素易造成微循环障碍、缺血和缺氧，故导致周围循环衰竭，引发弥散性血管内凝血（DIC）、心力衰竭、脑水肿、急性肾衰竭等一系列表现。如果治疗不及时，可以造成死亡。

2）慢性菌痢：若急性期治疗不彻底或者当人体防御功能低下、营养不良、合并其他慢性病时，福氏志贺菌感染多转成慢性。病程超过 2 个月，症状不典型，时愈时发。

（3）免疫性：志贺菌感染主要引起消化道黏膜局部免疫，产生的 sIgA 有重要保护作用。由于细菌不入血，而且型别多，病后不能获得牢固的免疫力。

3. 微生物学检查法

（1）标本：取脓血便或黏液便，避免与尿液混合。应立即送检，若不能及时送检，则保存于

30% 的甘油缓冲盐水中。中毒性菌痢可取肛拭子。

（2）分离培养与鉴定：标本接种于鉴别培养基上，37℃培养 18～24 小时，挑取无色半透明可疑菌落，并用生化反应和血清凝集试验确定菌群和菌型。

（3）毒力试验：测定志贺菌的侵袭力可用 Senery 试验。志贺菌 ST 测定，可用 HeLa 细胞或 Vero 细胞，也可用 PCR 技术直接检测其产毒基因 *stxA*、*stxB*。

（4）快速诊断法

1）免疫染色法：将粪便标本与志贺菌抗血清混匀，在光镜下观察有无凝集现象。

2）免疫荧光菌球法：将标本接种于含有荧光素标记的志贺菌免疫血清液体培养基中，37℃培养 4～8 小时。若标本中有相应型别的志贺菌存在，则与荧光抗体凝集成荧光菌球，在荧光显微镜下易被检出。

3）协同凝集试验：先将志贺菌的 IgG 抗体与葡萄球菌 A 蛋白结合成诊断试剂，用于检测粪便标本中有无志贺菌的可溶性抗原。

4）乳胶凝集试验：用志贺菌抗血清致敏乳胶，使其与粪便中的志贺菌抗原起凝集反应。也可用志贺菌抗原致敏乳胶来诊断粪便中有无志贺菌抗体。

5）分子生物学方法：PCR 技术、基因探针等。

4. 防治原则　　对痢疾患者和带菌者要早期诊断、早期隔离和早期治疗，以控制传染源。采取以切断传播途径为主的措施。预防方面主要是增强机体免疫力，试用痢疾口服菌苗。目前有 Sd（链霉素依赖株）口服活疫苗，但只对同型菌的再感染有保护力，因此使用时要考虑到当地流行菌型。

治疗药物种类多，但易产生耐药性，可根据药敏试验选择药物，如磺胺类、喹诺酮类、小檗碱等。磺胺与抗生素的联合使用可以减少细菌耐药性的形成。

第三节　沙门菌属

沙门菌属（*Salmonella*）是一群寄生在人类和动物肠道中，形态、生化反应和抗原结构相似的革兰阴性杆菌。根据生化反应、DNA 同源性等，沙门菌属分为肠道沙门菌（*S.enterica*）和邦戈沙门菌（*S.bongori*）两个种。肠道沙门菌又分为六个亚种，与人有关的都在第一亚种肠道沙门菌肠道亚种。沙门菌属的血清型在 2500 种以上，在自然界中分布广泛，但对人致病的只是少数，如引起肠热症的伤寒、副伤寒沙门菌。其余对动物致病的部分沙门菌偶可传染给人，引起食物中毒或败血症等。

1. 生物学性状

（1）形态与染色：为革兰阴性杆菌 [（0.6～1.0）μm×（2～4）μm]，无芽孢，无荚膜，大多数有周身鞭毛及菌毛（彩图 8）。

（2）培养特性与生化反应：为兼性厌氧菌，营养要求不高，在普通琼脂平板上生长良好，形成中等大小、无色半透明的 S 型菌落。

该菌属细菌不发酵乳糖或蔗糖，能发酵葡萄糖、麦芽糖和甘露醇，除伤寒沙门菌不产气外，其他沙门菌均产酸产气。生化反应对沙门菌属的鉴别有重要意义（表 2-9-4）。

表 2-9-4　主要沙门菌的生化反应特点

菌　名	动力	葡萄糖	乳糖	硫化氢
甲型副伤寒沙门菌	+	⊕	-	-/+
肖氏沙门菌	+	⊕	-	+++
鼠伤寒沙门菌	+	⊕	-	+++
希氏沙门菌	+	⊕	-	+
猪霍乱沙门菌	+	⊕	-	+/-
伤寒沙门菌	+	+	-	-/+
肠炎沙门菌	+	⊕	-	+++

注：- 不发酵；+ 产酸；⊕ 产酸产气

（3）抗原构造与分类：本属细菌抗原构造复杂，有 O 抗原、H 抗原、Vi 抗原三种。

1）菌体抗原（O 抗原）：是细菌细胞壁的脂多糖（即内毒素）成分，性质较稳定，能耐受 100℃ 2 小时。每种沙门菌可含一种至数种 O 抗原，不同的细菌可有相同的 O 抗原，将有主要相同 O 抗原的细菌归为一组，其中引起人类疾病的大多数菌型在 A～F 组内。O 抗原刺激机体产生 IgM 类抗体，与相应免疫血清混合时，出现颗粒状凝集。

2）鞭毛抗原（H 抗原）：为蛋白质，性质不稳定，加热 60℃经 30 分钟即被破坏。细菌经甲醛处理后，仍保留 H 抗原。H 抗原与相应免疫血清混合时，可出现絮状凝集。H 抗原刺激机体主要产生 IgG 类抗体。

沙门菌属 H 抗原分为第 1 相和第 2 相。第 1 相用 a、b、c……表示，特异性较高，由此可将沙门菌分为种或型；第 2 相用 1、2、3……表示，为几种沙门菌所共有，特异性不高。

3）表面抗原（Vi 抗原）：是包绕于 O 抗原外的一种表面抗原。其存在于新分离培养的伤寒沙门菌及希氏伤寒沙门菌中，经人工培养后易消失。Vi 抗原不耐热，加热 60℃即被破坏。免疫原性弱，刺激机体产生的抗体效价低，体内有该菌存在时才有抗体产生，细菌消失时抗体也消失，故可作为伤寒沙门菌带菌者的指标。常见沙门菌的抗原成分见表 2-9-5。

表 2-9-5　常见沙门菌的抗原成分

组	菌名	O 抗原	H 抗原	
			第 1 相	第 2 相
A 组	甲型副伤寒沙门菌 (*S. paratyphi A*)	1、2、12	a	–
B 组	肖氏沙门菌 (*S. schottmuelleri*)	1、4、5、12	B	1、2
	鼠伤寒沙门菌 (*S. typhimurium*)	1、4、5、12	i	1、2
C 组	希氏沙门菌 (*S. hirschfeldii*)	6、7、Vi	c	1、5
	猪霍乱沙门菌 (*S. cholera-suis*)	6、7	c	1、5
D 组	伤寒沙门菌 (*S. typhi*)	9、12、Vi	d	–
	肠炎沙门菌 (*S. enteritidis*)	1、9、12	g、m	–

（4）抵抗力：本属细菌对光、热、干燥及化学消毒剂等的抵抗力较弱，湿热 60℃ 30 分钟即被杀死。在污染的水及土壤中，可生存数天到数月。

（5）变异性：沙门菌可发生抗原性变异，如 S-R 变异、H-O 变异、V-W 变异和位相变异。近几年发现耐药株的变异，可形成带有耐药质粒的菌株。

2.致病性与免疫性

（1）致病物质

1）侵袭力：沙门菌有毒株能侵袭小肠黏膜，与 Vi 抗原有关，Vi 抗原有微荚膜作用，使细菌毒力更强，能帮助细菌在吞噬细胞内繁殖，逃避相应抗体或补体等破坏菌体作用。

2）内毒素：沙门菌死亡后释放出内毒素，可引起发热、白细胞数量的改变、中毒症状、休克、激活补体系统等多种生物效应。

3）肠毒素：个别沙门菌（如鼠伤寒沙门菌）可产生肠毒素，其性质与 ETEC 产生的肠毒素类似。

（2）所致疾病：人类的沙门菌病主要有肠热症、胃肠炎、败血症和无症状携带者。

1）肠热症：包括伤寒和副伤寒，分别由伤寒沙门菌和甲型副伤寒沙门菌、肖氏沙门菌（原称乙型副伤寒沙门菌）、希氏沙门菌（原称丙型副伤寒沙门菌）引起。人是伤寒沙门菌唯一的宿主，细菌随污染的食物或水经消化道进入机体。机体发病与否取决于侵入机体的菌量和机体的免疫状况。细菌到达小肠，经 M 细胞侵入肠壁淋巴组织。在吞噬细胞中繁殖，部分细菌通过淋巴管到肠系膜淋巴结大量繁殖，经胸导管进入血液，引起菌血症。患者全身不适，发热，此时相当于疾病的前驱期。细菌继续随血流进入全身各脏器，包括肝、脾、肾、胆囊等并在其中繁殖，被脏器中吞噬细胞吞噬的细菌再次进入血流，引起第二次菌血症。此时患者持续高热，肝脾大，全身中毒症状明显，皮肤出现玫瑰疹，外周血白细胞计数明显下降等。胆囊中的细菌随胆汁排入肠道，一部分随粪便排出体外。排入肠道的细菌又通过肠黏膜再次进入肠壁淋巴组织，引起Ⅳ型超敏反应，导致肠壁坏死、溃疡，严重者可致大出血或肠穿孔。肾脏中的细菌可随尿排出。此时是疾病的第 2 ～ 3 周。若无并发症，自第 3 周后，患者情况开始好转。典型病例的病程为 3 ～ 4 周。并发症包括肠穿孔、肠出血、胆囊炎、肺炎等，病死率为 2% ～ 10%，大约 3% 的伤寒患者发展成慢性带菌者，其中女性比男性多 3 ～ 4 倍。

副伤寒和伤寒的致病机制和临床症状基本相似，只是副伤寒的病情较轻，病程较短，经 1 ～ 3 周即可痊愈，与伤寒的鉴别诊断有赖于微生物学检查。

从发病第 2 周开始，血清中有抗体出现，至第 3 ～ 4 周抗体可达相当高的滴度，但抗体滴度与病情轻重不成正比，抗体对胞内寄生的细菌不起作用，故伤寒的免疫主要是细胞免疫。

伤寒或副伤寒患者痊愈后，有 1% ～ 5% 的患者转变为无症状带菌者。这些菌留在胆囊内，有时也可在尿道内，成为人类伤寒和副伤寒病原菌的储存场所。

2）胃肠炎（食物中毒）：是最常见的沙门菌感染，主要由鼠伤寒沙门菌、肠炎沙门菌、猪霍乱沙门菌引起。由于食入含有大量细菌的食物而致病，潜伏期短，为 12 ～ 48 小时，通常于吞入细菌 18 小时后出现发热、恶心、呕吐、腹痛、腹泻等症状。病程为 2 ～ 4 天，重者可持续几周，病后很少有慢性带菌者。常为集体性食物中毒，大部分病例可痊愈。

3）败血症：多由猪霍乱沙门菌、鼠伤寒沙门菌等引起，常见于儿童和抵抗力低下的成人。患者临床症状严重，表现出高热、寒战、厌食和贫血等，肠道症状少见；常伴有局部病灶，可发生在任何组织中，出现胆囊炎、肺炎、脑膜炎等。

4）无症状带菌者：指在症状消失后一年或更长时间内在其粪便中检出相应沙门菌。菌株存留在胆囊中，有时也可在尿道中。1%～5% 的伤寒或副伤寒患者可转变为无症状携带者。

（3）免疫性：伤寒沙门菌为胞内外兼性寄生菌，伤寒沙门菌免疫性主要是适应性细胞免疫，同时在致病过程中，细菌有在血液和细胞外液存在的阶段，因此特异性体液抗体也有辅助杀菌作用。局部抗体能特异性阻止细菌黏附于肠黏膜表面。抗 O 和抗 Vi 抗体能防止再感染。胃肠炎的恢复与肠道局部生成 sIgA 有关。

3. 微生物学检查法

（1）标本采集：伤寒与副伤寒患者可根据病程不同采取不同的标本。第 1 周取外周血，血培养阳性率达 80%；第 2 周起取粪便和尿液，粪便标本应做多次培养；第 1 ～ 3 周都可取骨髓，骨髓培养阳性率高且持久。胃肠炎者取粪便、呕吐物、可疑食物。败血症者取血。胆道带菌者可取十二指肠引流液。

（2）分离培养与鉴定：血液和骨髓需要先进行增菌培养，然后接种于肠道选择培养基上。粪、尿（离心沉渣）可直接接种于 SS 培养基或者其他鉴别培养基上。37℃培养 24 小时，挑选可疑菌落做生化反应和血清学鉴定。因为肠道杆菌之间生化反应互有类似，抗原关系互有交叉，所以要对某些菌株进行分型诊断。

（3）血清学诊断——肥达试验（Widal test）：用已知的伤寒沙门菌 O 抗原和 H 抗原以及甲型副伤寒沙门菌、肖氏沙门菌、希氏沙门菌的 H 抗原与患者血清做试管定量凝集试验，检测患者血清中的相应抗体及其效价，作为伤寒与副伤寒的辅助诊断。

肥达试验结果必须结合临床表现、病程、病史等分析判断。

1）诊断标准：由于隐性感染或过去预防注射，正常人血清中可含有少量抗体。我国的标准一般以伤寒 O 抗体效价高于 1 ∶ 80，H 抗体效价高于 1 ∶ 160，引起副伤寒沙门菌的 H 抗体效价在 1 ∶ 80 以上才有诊断意义。

2）抗体效价的升高：病程第 1 周末即有抗体出现，第 2 周后逐渐增加，因此要重复试验，当第 2 次抗体效价高于第 1 次，且明显超过正常效价时才有诊断意义。

3）H 抗体与 O 抗体的关系：①感染伤寒后，O 抗体（IgM）一般出现较早，但维持时间短（达数月）。H 抗体（IgG）一般出现较迟，但维持时间长（可达数年）。②若测定 H 抗体与 O 抗体的效价均大于正常，则感染伤寒的可能性大；若两者均低，则感染的可能性较小。③若 H 抗体效价高而 O 抗体低于正常，可能是以往的预防免疫或非特异性回忆反应；若 O 抗体效价高而 H 抗体低于正常，则可能是在感染的早期阶段或者发生了其他沙门菌的感染。此外，少数病例或早期就使用抗菌药的患者，其抗体效价始终不高，但不能排除伤寒或副伤寒的感染。

（4）带菌者检查：可靠的方法是从粪便、肛门拭子或胆汁、尿液做分离培养，但检出率不高。一般先用血清学方法检测可疑者血清中 Vi 抗体效价，若 ≥ 1 : 10 时，再反复取粪便等进行病原分离培养，以确定是否为带菌者。

（5）快速诊断：近几年应用 SPA 协同凝集试验、酶联免疫吸附试验、放射免疫测定等方法，检测患者血清中伤寒、副伤寒沙门菌的可溶性抗原，可协助早期诊断。这些方法快速、特异性高，敏感性好。

4. 防治原则　预防沙门菌感染：①加强一般的预防措施，应搞好卫生，注意灭蝇，加强对饮水、食品的卫生监督，切断传播途径；②及时发现、早期隔离治疗患者和带菌者，以控制传染源；③预防接种，目前国际上新一代疫苗是伤寒 Vi 荚膜多糖疫苗，该疫苗安全性好，且易于保存和运输，免疫效果强而持久，有效期至少 3 年。

预防食物中毒，主要加强畜产品的检疫工作和食品卫生管理。

治疗伤寒采用氯霉素、氨苄西林、阿莫西林、环丙沙星等。中药白花蛇舌草、穿心莲等也有效。中医对肠热症按卫气营血辨证施治，可用厚朴夏苓汤、竹叶石膏汤、清营汤、莲朴汤、藿香正气散等。

第四节　其他菌属

1. 克雷伯菌属（*Klebsiella*）　为革兰阴性短杆菌，常见端对端成对排列，无鞭毛，无芽孢，多数菌株有菌毛，有较厚的荚膜。本属细菌营养要求不高，在普通培养基上生长的菌落大，呈黏液状，相互融合，以接种环挑之易拉成丝，有助于鉴别。肺炎克雷伯菌是本属中最重要的致病菌，50% 的健康人体的呼吸道与粪便中可分离出此菌。细菌性肺炎病例中有 1% 是由肺炎克雷伯菌引起的。

肺炎克雷伯菌肺炎亚种存在于正常人肠道、呼吸道以及水和谷物中，是目前除大肠埃希菌外的医源性感染中最重要的条件致病菌。所致疾病有肺炎、支气管炎、泌尿道和创伤感染及腹泻，有时也引起严重的败血症、脑膜炎、腹膜炎等。

2. 变形杆菌属（*Proteus*）　在自然界中分布广泛，土壤、污水、垃圾中都有存在，是肠道的正常菌群，一般不致病。

变形杆菌属为革兰阴性菌，形状多样，无荚膜，有菌毛，周身有鞭毛，运动活泼。其营养要求不高，在固体培养基中呈迁徙状生长，即扩散生长，形成以菌接种部位为中心的同心圆状、厚薄交替的层层菌苔。如果在培养基中加入少量苯酚，使鞭毛抑制，这种迁移现象就会消失。

本菌中某些特殊菌株，如 OX19，OX2，OXk 的菌体抗原与某些立克次体有共同抗原成分，故可以呈现交叉凝集反应。利用变形杆菌代替立克次体抗原与患者血清做凝集反应的外斐试验（Weil-Felix test）能够辅助诊断立克次体病。

变形杆菌离开肠道能够引起人的原发感染和继发感染，是仅次于大肠埃希菌的可引起泌尿道感染的主要病原菌。其含有尿素酶可帮助分解尿素产氨，使尿液 pH 升高，以利于变形杆菌生长。同时，这种碱性环境促进肾结石、膀胱结石的形成。除此之外，变形杆菌还能引起败血症、脑膜炎、腹膜炎和食物中毒等疾病。

3. 摩根菌属（*Morganella*）　有两个亚种，即摩根菌属摩根亚种（*M.morganii ssp morganii*）和摩根菌属西伯尼亚种（*M.morganii ssp sibonii*）。摩根菌形态、染色和生化反应特征与变形杆菌相似，但无迁徙现象。以枸橼酸盐阴性、硫化氢阴性和鸟氨酸脱羧酶阳性为其特征。其可发酵葡萄糖产酸产气，分解尿素，形成吲哚，液化明胶。

摩根菌属摩根亚种可致住院患者和免疫低下患者引起化脓性感染，其中以泌尿道感染多见，亦可引起伤口感染，有时可引起腹泻。

4. **枸橼酸杆菌属**（*Citrobacter*）　为革兰阴性杆菌，周身鞭毛，无芽孢，无荚膜，营养要求不高。

枸橼酸杆菌广泛存在于自然界，是人和动物肠道的正常菌群，也是条件致病菌。其可引起胃肠道感染、新生儿脑膜炎和败血症等。有时枸橼酸杆菌与产黑色素类杆菌等革兰阴性无芽孢厌氧菌合并感染。

5. **肠杆菌属**（*Enterobacter*）　为革兰阴性杆菌，有周身鞭毛，无芽孢，有的菌株有荚膜，营养要求不高。其可发酵甘露醇、乳糖、蔗糖，能利用枸橼酸盐及醋酸盐为碳源，甲基红反应阴性，VP 反应阳性，不形成吲哚，不产生硫化氢。

本属细菌是肠杆菌科中最常见的环境菌群，但不是肠道的常居菌群，为条件致病菌，很少引起原发感染。产气肠杆菌和阴沟肠杆菌常可从临床标本中分离到，在机体免疫功能低下时，可导致败血症、泌尿道感染或脑膜炎，一般不引起腹泻。此外，肠杆菌属亦可引起医源性感染。

6. **沙雷菌属**（*Serratia*）　为革兰阴性小杆菌，有周身鞭毛，无芽孢。部分菌株具有荚膜。本属细菌广泛存在于水、土壤、垃圾及污染食品中。代表菌株为黏质沙雷菌（*S. marcescens*），大小为 0.5μm×（0.5～1）μm。

沙雷菌可自土壤、水、人和动物的粪便中分离到，一般不致病。近年来发现黏质沙雷菌可引起医院内的二重感染，特别是对新生儿及免疫功能低下者，可引起肺炎、败血症、心内膜炎、泌尿道感染、创伤感染等疾病。本属细菌通过拔牙、医务人员的手等方式传播。泌尿道和呼吸道是重要的储菌部位。

（王　垚）

第10章 弧 菌 属

弧菌属（Vibrio）细菌是一大群菌体短小、弯曲呈弧形的革兰阴性菌，广泛分布于自然界，以淡水和海水中最多。本菌属目前已发现70余种，其中至少有12种与人类感染有关，尤以霍乱弧菌和副溶血性弧菌最为重要。世界卫生组织（WHO）腹泻控制中心根据细菌的生化特性、抗原性、DNA同源性、致病性和耐盐性等将弧菌分为四类：

1. O1群霍乱弧菌 可被O1群血清凝集，能在体内外产生霍乱肠毒素。其中，古典生物型和El Tor型为流行株，致病最严重。

2. 不典型O1群霍乱弧菌 可被O1群血清凝集，不产生肠毒素，无致病性，多从自然水源或井水中分离到，如水弧菌。

3. 非O1群霍乱弧菌 不被O1群血清凝集，过去称为不凝集弧菌。其可引起一般腹泻和霍乱样腹泻，其中O139群为流行株，致病严重。

4. 其他弧菌 包括副溶血性弧菌、溶藻弧菌、河弧菌、创伤弧菌等，可污染水源或海产品，引起食物中毒及肠外感染。

第一节　霍乱弧菌

霍乱弧菌（Vibrio cholerae）是烈性消化道传染病霍乱的病原体，两千多年前已有记载。自1817年以来，已发生过7次世界性霍乱大流行，前6次均由古典生物型引起。1961～1981年，由El Tor型弧菌所致的霍乱引起新的世界性大流行，为第7次大流行。1992年10月起在印度、孟加拉发现新血清型O139（Bengal）所致的流行，并很快传遍亚洲。

1. 生物学性状

（1）形态与染色：霍乱弧菌呈弧形或逗点状(彩图9)，菌体大小为宽0.5～1.5μm，长0.8～3μm，从患者新分离出的细菌形态典型，但经人工培养后，细菌常呈杆状，与肠道杆菌难以区别。革兰染色阴性，在菌体一端有一根单鞭毛，细菌运动非常活泼，若直接取患者米泔水样粪便或培养物做悬滴观察，可见弧菌平行排列如鱼群样，呈穿梭样运动。本菌无芽孢，有些菌株（包括O139）有荚膜，电镜观察有菌毛。

（2）培养特性：本菌为兼性厌氧菌，营养要求不高，在普通培养基上生长良好，形成突起、圆形、光滑型菌落，18～37℃温度均能生长，故可在室外环境中生存。本菌耐碱不耐酸，在pH 8.8～9.0的碱性蛋白胨水或碱性琼脂平板上生长良好，在碱性蛋白胨液体培养基中培养6～8小时即可形成菌膜，可以此做快速增菌培养及鉴定。在碱性琼脂平板上生长后形成水滴状光滑型菌落。霍乱弧菌可在无盐环境中生长，而其他致病性弧菌则不能。

（3）生化反应：霍乱弧菌两个生物型均能发酵葡萄糖、蔗糖和甘露醇，产酸不产气；不分解阿拉伯胶糖；过氧化氢酶阳性，氧化酶阳性，吲哚反应阳性。本菌能还原硝酸盐。古典生物型和El Tor型霍乱弧菌的鉴别见表2-10-1。

表2-10-1　霍乱弧菌O1群两个生物型的鉴别

鉴别试验	古 典 型	El Tor
第Ⅳ组霍乱弧菌噬菌体裂解试验	+	-（+）
多黏菌素B敏感试验	+	-（+）
鸡红细胞凝集试验	-（+）	+
V-P试验	-	+（-）
1%绵羊红细胞溶解试验	-	+（-）

（4）抗原结构与分型：霍乱弧菌具有菌体（O）抗原和鞭毛（H）抗原。H 抗原无特异性，根据 O 抗原不同，弧菌属有 200 多个血清群，其中 O1 群、O139 群引起霍乱，其余的血清群分布于地面水中，可引起人类胃肠炎等疾病，但不引起霍乱的流行。古典生物型和 El Tor 型均属 O1 群霍乱弧菌，国际检疫的传染性病原菌以检出 O1 群为准。菌体抗原有 A、B、C 三种成分。A 为 O1 群的特异抗原，据菌体抗原成分又可分为三种血清型，即稻叶型（Inaba，原型，含 AC），小川型（Ogawa，异型，含 AB）和彦岛型（Hikojima，中间型，含 ABC）（表 2-10-2）。

表 2-10-2　霍乱弧菌 O1 群血清型

血清型（抗原组分）	O1 多克隆抗体	O1 单克隆抗体			出现频率	造成流行
		A	B	C		
小川型（AB）	+	+	+	-	常见	是
稻叶型（AC）	+	+	-	+	常见	是
彦岛型（ABC）	+	+	+	+	极少见	未知

注：+ 凝集；- 不凝集

（5）抵抗力：古典生物型在外界环境中抵抗力不强，El Tor 型和其他非 O1 群霍乱弧菌在外环境中的生存力较强，在河水、井水及海水中可存活 1～3 周，甚至在局部自然水中还可越冬。本菌不耐酸，在正常胃酸中仅能存活 4 分钟。55℃湿热 15 分钟，100℃煮沸 1～2 分钟，0.5mg/L 氯 15 分钟能杀死霍乱弧菌。以 0.1% 高锰酸钾处理蔬菜、水果 30 分钟，1∶4 比例加含氯石灰处理患者排泄物或呕吐物，经 1 小时均可达到消毒目的。对大部分抗生素敏感，对中药黄连、大蒜等也有一定的敏感性。

2. 致病性

（1）致病物质

1）霍乱肠毒素：是霍乱弧菌的主要致病物质，为外毒素，对胰蛋白酶抵抗，是目前已知的致泻毒素中最为强烈的毒素。霍乱肠毒素由一个 A 亚单位和 5 个相同的 B 亚单位通过非共价键连接构成，A 亚单位又分 A1 和 A2 两个组分，其间有二硫键连接。B 亚单位可与小肠黏膜上皮细胞 GM1 神经节苷脂受体结合，然后插入宿主细胞膜，形成一亲水性穿膜孔道，介导 A 亚单位进入细胞内发挥毒性作用。A 亚单位在发挥毒性作用前需经蛋白酶作用裂解为 A1 和 A2 两条多肽。其中，A1 肽链具有酶活性，为毒素的活性中心，即毒性的物质基础。A1 作为腺苷二磷酸核糖基转移酶可使 NAD（辅酶Ⅰ）上的腺苷二磷酸核糖转移到 G 蛋白上，称为 Gs，Gs 可持久性地刺激腺苷酸环化酶活化使细胞内 ATP 转变为 cAMP，导致 cAMP 水平升高，使 Na^+ 依赖的 Cl^- 分泌增加，内皮细胞对 Na^+ 和 Cl^- 分泌的吸收抑制，主动分泌 Na^+、K^+、HCO_3^-，水很可能被动地从亲水性穿膜孔道向外流出，导致严重的腹泻与呕吐。A2 肽链在霍乱肠毒素作用于靶细胞前，具有使 A 亚单位与 B 亚单位稳定结合的作用，并能协助 A1 片段损伤细胞。

2）鞭毛、菌毛及其他毒力因子：霍乱弧菌进入小肠后，依靠鞭毛运动，使细菌穿过肠黏膜表面黏液层而接近肠壁上皮细胞，有毒菌株尚能产生黏液素酶，有助于细菌穿过黏液层。普通菌毛是细菌定植于小肠所必需的因子。只有黏附定植后方可致病。该细菌具有内毒素，可引起发热反应。O139 群除具有上述 O1 群的致病物质外，还存在多糖荚膜和特殊 LPS 毒性决定簇，其功能是抵抗血清中杀菌物质并黏附到小肠黏膜上。

（2）所致疾病：霍乱弧菌可引起烈性肠道传染病霍乱。在自然情况下，人类是霍乱弧菌的唯一易感者，患者和带菌者是霍乱的传染源。传播途径主要是通过污染的水源或食物，以经水传播最为重要。人与人之间的直接传播不常见。患者吐泻物和带菌者粪便污染水源后易引起局部暴发流行。

O1 群霍乱弧菌感染可从无症状或轻型腹泻到严重的致死性腹泻，古典生物型所致疾病较 El Tor 型严重。潜伏期为 1～3 天。典型患者多急骤起病，一般在食入细菌后 2～3 天突然出现剧烈腹泻和呕吐，排出米泔水样腹泻物。由于大量水分和电解质丧失而导致患者失水、代谢性酸中毒、低碱血症和低容量性休克及心律失常和肾衰竭，如未及时治疗处理，患者病死率高达60%。给患者补充液体及电解质，病死率可小于1%。病愈后一些患者可短期带菌，一般不超过2周，个别 El Tor 型病例病后带菌可长达数月或数年，病菌主要存在于胆囊中。

3. 免疫性　感染霍乱弧菌后，机体可获得牢固免疫力。在血液和肠腔中均可出现保护性的抗肠毒素抗体及抗菌抗体。抗肠毒素抗体主要针对霍乱毒素 B 亚单位，抗菌抗体主要针对 O 抗原。霍乱弧菌引起的肠道局部黏膜免疫是霍乱保护性免疫的基础。

4. 微生物学检查法　霍乱是烈性传染病，对首例患者病原学的快速、准确诊断，并及时做出疫情报告对控制本病极为重要。

（1）标本采集：采患者粪便、肛拭子、呕吐物，流行病学调查取水样。霍乱弧菌不耐酸和干燥，标本应及时送检或放入 Cary-Blair 保存液中。

（2）直接镜检：涂片染色镜检，发现排列呈鱼群状革兰阴性弧菌或悬滴法观察细菌呈穿梭样运动并可用特异血清抑制者，有诊断意义。

（3）分离培养：标本首先接种至碱性蛋白胨水中增菌，37℃孵育 6～8 小时取表面生长物（菌膜）做涂片染色镜检，并用选择培养基做分离培养。目前常用的选择培养基为 TCBS，霍乱弧菌因分解蔗糖呈黄色菌落，挑选可疑菌落进行生化反应及与 O1 群多价和单价血清做玻片凝集反应。

5. 防治原则　改善社区环境，加强水源管理；患者应严密隔离，对患者吐泻物及食具等均需彻底消毒。在前往疫区前应接种疫苗，以防止感染。

长期以来使用 O1 群霍乱弧菌死菌苗肌内注射，保护率为 50%～70%，维持时间为 3～6 个月。霍乱疫苗预防的重点已转至研制口服疫苗的方向，如 B 亚单位 - 全菌灭活口服疫苗近年证明可获80% 的保护率。

本病的治疗原则是严格隔离，迅速补充水及电解质，纠正酸中毒，辅以抗菌治疗及对症处理。常用抗菌药物有多西环素、氯霉素、呋喃唑酮等，但易引起耐药性。

第二节　副溶血性弧菌

副溶血性弧菌（*V. parahaemolyticus*）于 1950 年从一次暴发性食物中毒中分离发现，是一种嗜盐弧菌（halophilic vibrio），常呈弧形、杆状、丝状等多种形态。本菌无芽孢、无荚膜。菌体一端有一根鞭毛，运动活泼。本菌为革兰阴性菌，需在 NaCl 浓度较高（3%～4%）的环境中才能生长繁殖，无盐则不能生长。其在含有3%～3.5% NaCl、pH 7.5～8.5 的培养基中于 37℃ 培养生长最好。在盐浓度不适宜的培养基中，细菌呈长杆状或球杆状等多种形态。其能发酵葡萄糖、甘露醇，产酸不产气，不发酵蔗糖，可产生靛基质。在 TCBS 培养基上，副溶血性弧菌形成绿色、蔗糖不发酵菌落。该菌抵抗力弱，不耐热，56℃ 5 分钟或 90℃ 1 分钟即被杀死；不耐酸，在 1% 醋酸或 50% 食醋中 1 分钟死亡。

副溶血性弧菌在普通血平板（含羊、兔或马等血液）上不溶血或只产生 α 溶血。但在特定条件下，某些菌株在含高盐（7%）、人 O 型血或兔血及以 D- 甘露醇作为碳源的 Wagatsuma 琼脂平板上可产生溶血，称为神奈川现象（Kanagawa phenomenon，KP）。

此菌生活在海水、海产品（海鱼、梭子蟹、海瓜子、黄泥螺等）及腌制的食品（如咸菜等）中。人因吃下含有此菌的食物（主要是海产品）而感染致病，主要引起食物中毒，为食物中毒中常见的一种。尤以日本、东南亚、美国及我国台湾地区多见，也是我国大陆沿海地区食物中毒中最常见的一种病原菌。

副溶血性弧菌引起食物中毒常年均可发生，潜伏期为 5～72 小时，最短仅 1 小时，平均 24 小时。症状可从自限性腹泻至中度霍乱样病症，有腹痛，腹泻，低热，水样或糊状粪便，约 16% 为血水样便，少数患者为脓血黏液便，病程为 5～7 天。病后免疫力不强，可重复感染。该菌还可引起浅表创伤感染、败血症等。预防与其他细菌性食物中毒相似，可用复方磺胺甲噁唑、庆大霉素、吡哌酸、诺氟沙星等抗菌药物治疗。

（吴大强）

第 11 章　厌氧性细菌

厌氧性细菌（anaerobic bacteria）是一大群必须在无氧环境中才能生长繁殖的细菌，分为有芽孢的厌氧芽孢梭菌和无芽孢厌氧菌两大类。厌氧芽孢梭菌广泛分布于自然界土壤、水中，也可存在于动物及人体肠道中，感染人体后可产生多种毒性极强的外毒素，引起外源性感染。无芽孢厌氧菌多数为人体正常菌群，分布于皮肤、口腔、胃肠道和泌尿生殖道等处，机体免疫力下降或长期大剂量使用抗生素时，无芽孢厌氧菌可导致内源性感染。厌氧芽孢梭菌和无芽孢厌氧菌的差异见表 2-11-1。

表 2-11-1　厌氧芽孢梭菌和无芽孢厌氧菌的主要差异

差异	厌氧芽孢梭菌	无芽孢厌氧菌
革兰染色	革兰阳性	革兰阳性、革兰阴性
形态	杆形	球形、杆形
致病性	致病菌	条件致病菌
致病物质	外毒素，毒性强	内毒素，毒性弱
感染源	外源性感染	内源性感染
临床表现	典型	不典型
诊断	以临床症状为主	以细菌学诊断为主
防治	类毒素、抗毒素	抗生素

第一节　厌氧芽孢梭菌

厌氧芽孢梭菌属（*Clostridium*）为革兰阳性大杆菌，能形成芽孢，芽孢的直径比菌体宽，使菌体膨大成梭形。其多数为专性厌氧菌，需在严格厌氧条件下才能生长，少数可在微氧环境中繁殖。本属细菌对热、干燥和消毒剂抵抗力均强。引起人类疾病的厌氧芽孢梭菌见表 2-11-2。

表 2-11-2　引起人类疾病的各种常见梭菌

细菌名称	所致疾病
破伤风梭菌	破伤风
产气荚膜梭菌	菌血症、气性坏疽、食物中毒、坏死性肠炎
肉毒梭菌	食物中毒、婴儿肉毒症、创伤肉毒症
艰难梭菌	抗生素相关性腹泻、抗生素相关性假膜性肠炎

一、破伤风梭菌

破伤风梭菌（*C. tetani*）是破伤风的病原菌，大量存在于土壤、人和动物肠道中。当机体的伤口被污染时，破伤风梭菌的芽孢侵入伤口，发芽繁殖，释放外毒素致病。

1. 生物学性状

（1）形态与染色：为菌体细长的革兰阳性杆菌，长 2~18μm，宽 0.5~1.7μm，芽孢呈球形，位于菌体顶端，其直径大于菌体，使菌体呈鼓槌状，是本菌的典型形态特征。本菌有周身鞭毛，无荚膜（彩图 10）。

（2）培养特性：专性厌氧菌，代谢不活跃，不分解糖类和蛋白质，在普通培养基上形成中心致密、边缘疏松的齿状菌落；在血琼脂平板上 37℃培养 48 小时后可见薄膜状爬行生长物，伴

有 β 溶血环；在疱肉培养基中培养，呈均匀混浊生长，肉渣部分消化呈微黑色，有腐败臭味。

（3）抵抗力：芽孢抵抗力强，在土壤中可存活数十年，煮沸 1 小时可被破坏。

2. 致病性 本菌属专性厌氧菌，因此厌氧环境的创口是其繁殖的必要条件。破伤风梭菌由伤口侵入人体，无侵袭性，仅在局部繁殖，通过释放外毒素而致病。

（1）致病物质：破伤风梭菌能释放强烈的外毒素，包括破伤风痉挛毒素（tetanospasmin）和破伤风溶血素（tetanolysin）。破伤风痉挛毒素是主要致病物质，为一种神经毒素蛋白质，不耐热，60℃ 30 分钟即被破坏，也可被肠道的蛋白酶破坏，因此口服该毒素不致病。破伤风痉挛毒素毒性极强，仅次于肉毒毒素，经腹腔注射感染小鼠的半数致死量（LD_{50}）为 0.015ng，对人的致死量小于 1μg。破伤风溶血素对氧敏感，可溶解红细胞、粒细胞、巨噬细胞、成纤维细胞及血小板等。

（2）致病机制：破伤风痉挛毒素由一条轻链（A 链）和一条重链（B 链）经二硫键连接，两者连接在一起时才有毒性，对脑干神经细胞和脊髓前角细胞有高度亲和力。重链识别并结合神经肌肉接头处运动神经元细胞膜上的受体，使毒素进入细胞内，从外周神经末梢沿轴突逆行向上，到达脊髓前角，再到脑干；或经血液、淋巴液到达中枢神经系统。轻链是毒性部分，可阻止抑制性神经递质的释放。

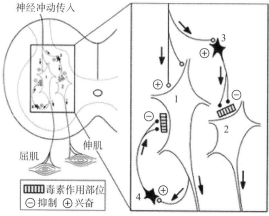

正常生理状态下，神经冲动传入中枢后，兴奋一侧肢体的屈肌运动神经元，同时使抑制性神经元释放抑制性神经递质（甘氨酸、γ- 氨基丁酸），抑制同侧伸肌的运动神经元，使屈肌收缩时伸肌自然舒张，肢体协调运动。另外，屈肌运动神经元的冲动沿轴突外传时，又经轴突侧支兴奋闰绍（Renshaw）细胞，使其释放抑制性神经递质，反馈性调节屈肌神经元，防止其过度兴奋。破伤风痉挛毒素阻止抑制性神经递质的释放，使运动神经元持续兴奋、骨骼肌强直性痉挛、肌肉运动的兴奋与抑制失调，导致伸肌、屈肌同时强烈收缩，出现破伤风特有的牙关紧闭、角弓反张等体征（图 2-11-1）。

图 2-11-1　破伤风痉挛毒素的作用机制
1. 屈肌运动神经元；2. 同侧伸肌运动神经元；3. 抑制性神经元；
4. 闰绍细胞

（3）所致疾病

1）外伤性破伤风：破伤风梭菌感染主要引起外伤性破伤风。伤口的厌氧微环境是破伤风感染的必要条件，常见于窄而深的伤口，且有泥土、异物污染；大面积创伤、烧伤，坏死组织多，局部组织缺血缺氧或同时有需氧菌、兼性厌氧菌混合感染等。破伤风潜伏期数天至数周，平均为 7 ~ 14 天，感染部位距中枢神经系统越近，潜伏期越短，病死率越高。早期患者出现发热、头痛、流涎、出汗和易激动等前驱症状；典型体征为咀嚼肌痉挛造成的牙关紧闭、苦笑面容，颈部、背部肌肉持续性痉挛引起角弓反张，还可因自主神经功能紊乱导致心律不齐、血压波动或大汗等。

2）新生儿破伤风：又称为脐带风、七日风。因分娩时断脐带的手术器械灭菌不严格，感染破伤风梭菌所致。据估计，破伤风的死亡病例中约 50% 是新生儿。

（4）免疫性：以体液免疫为主，主要通过抗毒素发挥中和作用。破伤风痉挛毒素毒性很强，极微量毒素即可致死，而少量毒素不足以诱导机体产生免疫应答，因此病后不易产生牢固免疫力，破伤风痉挛毒素经 0.4% 甲醛作用后，失去毒性但仍保留抗原性，成为类毒素。获得有效免疫的途径是注射类毒素进行人工主动免疫或抗毒素进行人工被动免疫。

3. 微生物学检查法　根据典型症状体征和创伤病史可做出临床诊断。病原菌分离培养阳性率低，故一般不采集标本培养。

4. 防治原则

（1）非特异性防治：正确处理伤口，及时清创、扩创，防止伤口形成厌氧微环境。

（2）特异性预防：我国常规采用含有白喉类毒素、百日咳疫苗和破伤风类毒素的白百破三联疫苗（pertussis-diphtheria-tetanus vaccine，DTP）制剂，免疫对象为 3 ~ 6 个月的儿童，使其可同时获得对这三种常见病的免疫力。婴儿出生后第 3、4、5 个月连续免疫 3 次，2 岁、7 岁各加强 1 次，建立基础免疫；易受伤人群，必要时可加强注射 1 次破伤风类毒素，几天内血清中抗毒素滴度可迅速升高。对伤口污染严重者，立即注射破伤风抗毒素（tetanus antitoxin，TAT）1500 ~ 3000U或人破伤风免疫球蛋白（tetanus immunoglobulin，TIG）250 ~ 500U 进行紧急预防。TAT 是马血清纯化制剂，可发生超敏反应，注射前应先做皮试，过敏者可采用脱敏注射法或使用 TIG。

（3）特异性治疗：采用注射破伤风抗毒素的被动免疫方法，并使用抗生素。已发病者应早期、足量使用 TAT 或 TIG，剂量为 TIG 3000 ~ 6000U，TAT 10 万 ~ 20 万 U，可静脉滴注、肌内注射或伤口局部注射。伤口污染又未经全程基础免疫者，可同时注射破伤风类毒素和破伤风抗毒素，预防效果更好。青霉素、红霉素等可抑制破伤风梭菌的繁殖。

二、产气荚膜梭菌

产气荚膜梭菌（*C. perfringens*）是广泛分布于土壤、人和动物肠道中的厌氧芽孢梭菌，是气性坏疽的主要病原菌，可产生多种外毒素和侵袭性酶，导致严重的局部感染和全身中毒。

1. 生物学性状

（1）形态与染色：本菌为革兰阳性粗大杆菌，长 3~19μm，宽 0.6~2.4μm。芽孢呈椭圆形，位于中央或次极端，其直径小于菌体，在体内不形成芽孢。其有明显的荚膜，无鞭毛（彩图 11）。

（2）培养特性：厌氧，但不如破伤风梭菌严格。繁殖快，在最适宜温度 42℃时，繁殖周期仅为 8 分钟。在血琼脂平板上形成的菌落较大、灰白色、不透明，边缘呈锯齿状，多数菌株有双层溶血环，内环是由 θ 毒素（溶血素）作用的完全溶血，外环为 α 毒素（卵磷脂酶）作用的不完全溶血。在蛋黄琼脂平板上，由于细菌的 α 毒素可分解蛋黄中的卵磷脂，导致菌落周围产生乳白色混浊圈，称为 Nagler 反应。若在培养基中加入 α 毒素的抗体中和 α 毒素，则无乳白色混浊圈产生，此法可用于鉴定细菌是否产生卵磷脂酶。

本菌代谢十分活跃，可分解多种糖类，产酸产气。在疱肉培养基中，分解肉渣中的糖类产生大量气体。在牛乳培养基中分解乳糖产酸，凝固酪蛋白并生成大量 H_2 和 CO_2，将凝固的酪蛋白冲成蜂窝状，大量气体将覆盖在液体上的凡士林层向上推挤，气势凶猛，称为汹涌发酵（stormy fermentation），是本菌的特点。

（3）分型：根据产气荚膜梭菌的四种主要毒素（α、β、ε、ι）的抗原性差异，将产气荚膜梭菌分为 A、B、C、D、E 五型，其中对人致病的主要是 A 型。A 型属人和动物肠道的正常菌群，可引起气性坏疽和食物中毒；B ~ E 型主要寄生于动物肠道内，在土壤中不能存活。

2. 致病性

（1）致病物质：产气荚膜梭菌可产生多种外毒素和侵袭性酶，有荚膜，因此侵袭力强。α 毒素又称为卵磷脂酶（lecithinase），毒性最强，以 A 型菌产生毒素量最大。α 毒素可水解细胞膜的膜磷脂，破坏细胞膜，溶解红细胞、白细胞、内皮细胞和血小板，引起溶血、组织坏死，血管通透性增加，造成局部水肿，进一步加重组织缺血、缺氧。α 毒素也可作用于心肌、肝细胞，使血压下降、心率减慢或肝功能受损，在气性坏疽的形成中起主要作用。β 毒素致组织坏死，可引起人类坏死性肠炎。ε 毒素可增加胃肠壁通透性，导致动物的致死性肠道疾病。此外，很多 A 型和少数 C、D 型菌株还能产生肠毒素。肠毒素为不耐热的蛋白质，100℃时瞬时被破坏，主要作用于回肠和空肠，肠毒素的肽链插入细胞膜，增加细胞膜的通透性，使大量水和电解质进入肠腔，引起腹泻。另外，肠毒素也可作为超抗原，激活 T 细胞并释放淋巴因子参与致病。

（2）所致疾病

1）气性坏疽：60% ~ 80% 由 A 型引起，除产气荚膜梭菌外，其他梭菌也可引起。致病条件与破伤风梭菌相同，多见于战伤、地震灾害，也可见于伤口污染的大面积开放性骨折及软组织损伤。

潜伏期短，一般仅 8 ~ 48 小时。本菌繁殖快，可产生大量毒素和侵袭性酶，其荚膜具有抗吞噬作用，因此侵袭力强。细菌产生的卵磷脂酶、胶原酶、DNA 酶等可溶解组织、促进细菌迅速扩散至周围正常组织中, 发酵肌肉和组织中的糖类产生大量气体, 造成气肿。同时, 细菌产生多种外毒素溶解细胞, 增加血管壁通透性, 形成水肿。进而挤压软组织和血管, 阻碍血液循环, 导致组织坏死。

患者局部组织剧烈胀痛, 水气夹杂, 触摸有捻发感, 组织迅速坏死、分泌物恶臭。细菌一般不入血, 但大量毒素和坏死组织的毒性产物可吸收入血, 导致全身毒血症、休克。病死率高达 40% ~ 100%。

2) 食物中毒: 某些 A 型菌株能产生肠毒素大量食入产气荚膜梭菌污染的食物后, 可引起食物中毒。潜伏期约 10 小时, 症状主要为腹痛、腹胀、水样腹泻等, 通常无发热、无恶心呕吐, 1 ~ 2 天自愈。

3) 坏死性肠炎: 食入 C 型菌株引起, 致病物质为 β 毒素, 多见于家禽家畜, 也可污染食物导致人致病, 表现为剧烈腹痛、腹泻、血便等。

3. 微生物学检查法　气性坏疽起病急, 后果严重, 应早诊断、早治疗。

(1) 直接涂片镜检: 是极有价值的快速诊断法, 取创口深部组织涂片、染色镜检, 观察到有荚膜的革兰阳性大杆菌, 常伴有其他杂菌, 白细胞少而形态不典型, 即可报告初步结果。

(2) 分离培养: 取坏死组织制成悬液, 接种于血琼脂平板、牛奶培养基或庖肉培养基中, 厌氧培养, 观察生长情况, 取培养物涂片镜检或用生化反应鉴定。

(3) 动物实验: 取细菌培养液 0.5 ~ 1ml 给小鼠或家兔静脉注射, 10 分钟后杀死动物, 37℃ 培养 5 ~ 8 小时。如动物躯体膨胀, 立即解剖取肝或腹腔渗出液涂片镜检并分离培养, 可发现有革兰阳性大杆菌, 有明显荚膜。

4. 防治原则

(1) 预防: 及时对伤口进行清创、扩创, 局部用过氧化氢溶液冲洗, 防止伤口形成厌氧微环境。

(2) 治疗: 感染局部尽早手术切除, 并清除坏死组织, 必要时截肢防止扩散。早期可应用多价抗毒素, 配合大剂量抗生素治疗, 可使用高压氧治疗气性坏疽, 将血液和组织中氧含量提高 15 倍, 可抑制厌氧细菌生长。

三、肉毒梭菌

肉毒梭菌 (C. botulinum) 主要分布于土壤和动物粪便中, 可产生剧毒的肉毒毒素 (botulinum toxin), 经消化道或创口吸收, 引起食物中毒和婴儿肉毒症。

1. 生物学性状

(1) 形态与染色: 为革兰阳性短粗杆菌, 长 4 ~ 6μm, 宽 0.9μm。芽孢呈椭圆形, 其直径大于菌体, 位于次极端, 使菌体呈网球拍状。本菌周身鞭毛, 无荚膜 (彩图 12)。

(2) 培养特性: 为专性厌氧菌, 可在普通培养基上生长, 在血琼脂平板上培养 24 小时形成 2 ~ 4mm 白色、粗糙的较大菌落, 周围出现混浊圈。

(3) 分组: 按遗传特性将肉毒梭菌分为 Ⅰ、Ⅱ、Ⅲ、Ⅳ 四组, 根据毒素的抗原性差异分为 A、B、C、D、E、F、G 七型。Ⅰ组、Ⅱ组菌可引起人类疾病, Ⅰ组菌更多见。对人致病的毒素以 A 型多见, 我国报告大多为 A 型。

(4) 抵抗力: 肉毒梭菌的芽孢抵抗力强。肉毒毒素对酸和蛋白酶的抵抗力强, 在胃酸作用 24 小时后不被破坏, 可被胃肠吸收。肉毒毒素不耐热, 100℃ 1 分钟即被破坏。

2. 致病性

(1) 致病物质: 肉毒毒素在已知毒素中毒性最强, 比氰化钾强 10 000 倍, 小鼠经腹腔注入 LD_{50} 为 0.006 25ng, 纯结晶的肉毒毒素 1mg 可杀死 2 亿只小鼠, 对人的致死量为 0.1μg。

肉毒毒素由一条重链与一条轻链经二硫键连接, 轻链为毒性部分。其结构和致病方式与破伤风痉挛毒素相似, 但肉毒毒素对酸和蛋白酶的抵抗力强, 口服后不易被胃肠消化液破坏, 由胃肠道吸收入血, 进入神经细胞后, 不从外周神经末梢沿轴突上行, 而是停留在神经肌肉接头处、自主神经末梢及中枢神经系统的脑神经核, 阻碍乙酰胆碱的释放, 影响运动神经末梢的功能, 导致肌肉麻痹。

肉毒毒素局部注射可导致肌肉麻痹, 美国 FDA 批准微量肉毒毒素可用于眼科、神经科和耳鼻喉科等肌肉亢进疾病的治疗。1992 年 Carruthers 等将其应用到医学除皱治疗，但大剂量、反复注射肉毒毒素可能会引起免疫复合物型超敏反应。

（2）所致疾病

1）食物中毒：肉毒杆菌芽孢污染的食品，在厌氧条件下该菌芽孢发芽繁殖、产生毒素，未加热即食后可发生单纯毒素性中毒。国外多见于罐头、香肠、腊肉等肉制品，我国多见于发酵的豆制品。

肉毒中毒的表现与其他食物中毒不同，患者无发热，神志清楚，胃肠道症状少见。潜伏期短，临床表现为运动神经末梢麻痹，先出现眼肌麻痹，如复视、斜视、眼睑下垂；然后咽部肌肉麻痹造成吞咽、咀嚼困难，口齿不清；进而膈肌麻痹、呼吸困难，严重者因呼吸停止而死亡。

2）婴儿肉毒症：因婴儿肠道内缺乏拮抗肉毒梭菌的正常菌群，食用被肉毒梭菌芽孢污染的食品（如蜂蜜）后，芽孢发芽繁殖产生毒素致病。临床表现为便秘、啼哭、吮乳无力，吞咽困难，眼睑下垂，全身肌张力减退。其主要见于 1 岁以下婴儿，病死率为 1% ~ 2%。

也可因创伤感染而导致机体肉毒中毒。

3. 微生物学检查法

（1）分离培养与鉴定：从粪便和可疑食物中检出产毒的肉毒梭菌具有诊断意义。将标本 80℃加热 10 分钟，杀死细菌繁殖体，再进行厌氧培养分离本菌。

（2）毒素检测：取粪便、可疑食物、患者血清等标本检测毒素活性；或取培养液做动物实验，分两组进行小鼠腹腔注射，其中一组混合肉毒毒素多价抗毒素，单纯培养液注射小鼠 2 天内死亡，混合抗毒素的培养液注射小鼠存活，表明培养液中含肉毒毒素。

4. 防治原则　加强食品卫生管理，低温保存食品，抑制芽孢发芽，食用前 80℃加热 20 分钟以破坏毒素。感染者应迅速注射多价抗毒素作紧急预防，同时对症治疗，维持呼吸功能，可降低病死率。

第二节　无芽孢厌氧菌

无芽孢厌氧菌是一大类革兰阳性和革兰阴性的球菌和杆菌，共有 30 多个属，200 多菌种。在人体正常菌群中，厌氧菌占绝对优势，是其他非厌氧菌的 10 ~ 1000 倍，如在肠道菌群中，厌氧菌占 99.9%，大肠埃希菌仅占 0.1%；在皮肤、口腔、上呼吸道、泌尿生殖道的正常菌群中，厌氧菌占 80% ~ 90%。某些特定状态下，无芽孢厌氧菌可导致内源性感染。临床厌氧菌感染病例中，无芽孢厌氧菌的感染占 90%。

1. 主要种类及特征

（1）革兰阳性厌氧杆菌：占临床厌氧菌分离株的 22%，其中 57% 为丙酸杆菌属，23% 为真杆菌。

1）丙酸杆菌属：为小杆菌，呈链状或成簇排列，无鞭毛、无荚膜，可发酵糖类产酸，培养 2 ~ 5 天可见菌落。本属细菌寄居于人和动物肠道、皮肤。痤疮丙酸杆菌（P. acnes）最常见，可引起皮肤痤疮。

2）双歧杆菌属：呈多形性、有分枝，无荚膜及鞭毛，严格厌氧，耐酸。本属细菌主要寄居于肠道。在母乳喂养的新生儿粪便中，双歧杆菌占细菌总数的 98%，可促进肠道吸收和抗感染，到老年则明显减少。

（2）革兰阳性厌氧球菌：与人类疾病相关的有消化链球菌属，主要寄居于阴道，占临床厌氧菌分离株的 20% ~ 35%，仅次于脆弱类杆菌，大多数为混合感染。

（3）革兰阴性厌氧杆菌：目前已发现 62 个种。

1）类杆菌属：脆弱类杆菌（B. fragilis）最重要，占临床厌氧菌分离株的 25%，菌体两端钝圆而浓染，有荚膜。本属细菌主要引起腹腔脓肿、败血症等。

2）普雷沃菌属：以产黑色素类杆菌（P. melaninogenicus）最多见，为小球杆菌，有荚膜、菌毛。本属细菌为专性厌氧菌，在血平板上培养 5 ~ 7 天，菌落转为黑色。其寄居于人的口腔、上呼吸道、肠道。

（4）革兰阴性厌氧球菌：以韦荣菌属最重要，直径为 0.3 ~ 0.5μm，成对或短链排列，主要寄居于口腔、上呼吸道，占临床厌氧菌分离株的 1%，多见于混合感染。

2. 致病性

（1）致病条件：无芽孢厌氧菌属正常菌群，当寄居部位改变、宿主免疫力下降或菌群失调，以及局部供血障碍形成厌氧微环境等情况下可引起内源性感染。

（2）致病物质：无芽孢厌氧菌可通过荚膜与菌毛等吸附和侵入上皮细胞及各种组织，同时可产生多种毒素、胞外酶等促进细菌的定居和扩散。

（3）感染特征

1）内源性感染，多呈慢性过程，可遍及全身。

2）无特定病型，多为化脓性感染，也可侵入血流引起败血症。

3）分泌物或脓液黏稠，或呈黑色、乳白色混浊或血色，有恶臭或有气体。

4）氨基糖苷类抗生素治疗无效。

5）分泌物直接涂片可见细菌，常规培养无细菌生长。

（4）所致疾病：无芽孢厌氧菌感染无特定病型，多为局部化脓性感染，也可侵入血流引起败血症。该菌所致疾病多呈慢性过程，可遍及全身。常见的无芽孢厌氧菌疾病类型见表2-11-3。

表 2-11-3　常见的无芽孢厌氧菌疾病类型

感染部位	所致疾病	常见菌种
腹腔和会阴部	腹膜炎、肝脓肿、会阴部感染等	脆弱类杆菌、消化链球菌、产气荚膜梭菌等
女性生殖道和盆腔	盆腔脓肿、输卵管卵巢脓肿、子宫内膜炎、产褥期败血症等	消化链球菌、普雷沃菌属、紫单胞菌等
呼吸系统	肺脓肿、吸入性肺炎、坏死性肺炎、脓胸等	普雷沃菌属、坏死梭杆菌、脆弱类杆菌、消化链球菌等
血液系统	败血症	脆弱类杆菌、消化链球菌等
中枢神经系统	脑脓肿、脑膜炎、硬脑膜下脓肿等	脆弱类杆菌、产黑色素类杆菌、坏死梭杆菌、消化链球菌等
口腔	牙龈炎、下颌骨髓炎、牙周炎等	消化链球菌、产黑色素类杆菌等
心血管系统	感染性心内膜炎、血栓性静脉炎等	消化链球菌、脆弱类杆菌等

3. 微生物学检查法

（1）标本采集：标本应从正常无菌部位采集，如血液、腹腔液、胸腔液或从感染深部吸取渗出物或脓液，或手术切除组织的标本，注意避免其他正常菌群的污染。厌氧菌对氧敏感，暴露于空气中易死亡，标本采集后应立即接种于厌氧标本瓶中，迅速送检并进行厌氧培养。

（2）直接涂片镜检：脓液或穿刺液直接涂片，经革兰染色后，观察细菌形态。

（3）分离培养与鉴定：是证实厌氧菌感染的关键步骤，最常用的培养基是牛心脑浸液血平板。在厌氧环境中接种，置于37℃厌氧培养2～3天后，将菌落接种于两个血平板上，分别置于有氧环境和无氧环境中培养，两种环境均能生长为兼性厌氧菌，仅在厌氧环境中生长的是专性厌氧菌。生化反应可鉴定菌种。

4. 防治原则　避免正常菌群侵入非正常寄生部位，及时清创引流，防止创伤局部出现厌氧环境。95%临床厌氧菌对氨苄西林、氟哌嗪青霉素、甲硝唑、头孢西丁等药物敏感。革兰阳性厌氧菌对万古霉素敏感。某些重要部位的感染（如骨髓炎、脑脓肿、心内膜炎等）需进行药敏试验选择有效药物。

（王　倩）

第12章　分枝杆菌属

分枝杆菌属（Mycobacterium）是一类细长略弯的杆菌，因有分枝生长趋势而得名。本属菌的主要特点是细胞壁含有大量脂质，主要为分枝菌酸（mycolic acid），这一特点与其染色性、抵抗力、培养特性、致病性等密切相关。因一般染色不易着色，需经加温或延长染色时间，且着色后能抵抗盐酸乙醇的脱色，故又称为抗酸杆菌（acid-fast bacilli）。该属细菌不产生内毒素和外毒素，无芽孢及鞭毛。分枝杆菌属可分为结核分枝杆菌复合群（M.tuberculosis bacillus complex）、麻风分枝杆菌（M. leprae）和非结核分枝杆菌（nontuberculous mycobacteria）三类。其中，结核分枝杆菌、牛分枝杆菌和麻风分枝杆菌为常见的致病性分枝杆菌，多引起慢性感染，并伴有肉芽肿形成。非结核分枝杆菌多数无致病性，部分可作为机会致病菌引起结核样病变。

第一节　结核分枝杆菌

结核分枝杆菌（M. tuberculosis）俗称为结核杆菌（tubercle bacillus），是结核病的病原菌，可侵犯全身各个器官，其中以肺部感染最常见。20世纪90年代，出于对结核病的忽视，移民和难民的增加，艾滋病的流行以及耐药结核病例的增加，结核病疫情在全球呈现回升的趋势。目前全世界约有20亿人口被感染，每年新现结核病患者有800万～1000万，每年因结核病死亡的有200万～300万人。虽然经过数年来全球的共同努力，出现了结核病病例绝对数和发病率均下降的趋势，WHO还下调了每年结核病死亡估算人数，但结核病仍然是一个社会的严重公共卫生问题和危害人民健康的疾病。

1. 生物学性状

（1）形态与染色：结核分枝杆菌为细长稍弯杆菌，宽 0.4μm，长 1~4μm，有分枝生长倾向。感染组织中的形态呈多形性，如痰中可呈细长弯曲状、串珠状、丝状、颗粒状等。结核分枝杆菌无鞭毛，不形成芽孢，有微荚膜（仅电镜下可见）。微荚膜对结核分枝杆菌有一定的保护作用。本菌因细胞壁含大量脂质，影响染料着色，革兰染色阳性，但不易着色。常用齐 - 尼（Ziehl-Neelsen）抗酸染色法染色，结核分枝杆菌经石炭酸品红加温染色后可着色，并能抵抗 3% 盐酸乙醇脱色，最终仍保持初染红色，为抗酸染色阳性；其他细菌则呈蓝色，为抗酸染色阴性（彩图 13）。用荧光染料金胺 O 染色，荧光显微镜下菌体呈橘黄色。

（2）培养特性与生化反应：该菌为专性需氧菌，营养要求高，常用罗氏培养基（Lowenstein-Jensen culture）（含有蛋黄、甘油、马铃薯、无机盐和孔雀绿等）做分离培养。最适生长温度为 37℃，最适 pH 为 6.5 ～ 6.8，生长缓慢，约 18 小时才分裂一次，培养 2 ～ 4 周可形成粗糙、凸起、表面皱褶、呈米黄或乳白色菜花状菌落，经化学治疗后菌落常不典型。在液体培养基中呈膜样生长，有毒株呈索状生长。若在培养液中加入 Tween-80，可降低其表面的疏水性，细菌呈分散均匀生长，繁殖速度加快，有利于做药敏试验和动物接种。

结核分枝杆菌不发酵糖类，可合成烟酸和还原硝酸盐，耐受噻吩 -2- 羧酸酰肼，有别于牛分枝杆菌。结核分枝杆菌与抗结核药物接触作用一段时间，药物撤除后，其重新生长有一段延迟时间，称为结核分枝杆菌的生长延迟时间，是间歇给药的实验基础。触酶和热触酶试验可用于区别结核分枝杆菌与非结核分枝杆菌，结核分枝杆菌大多数的触酶试验阳性，热触酶试验阴性，非结核分枝杆菌大多数两种试验阳性。

（3）抵抗力：结核分枝杆菌抵抗力相对较强。本菌因含有大量脂质，耐干燥能力特别强，黏附在尘埃中传染性可持续 8 ～ 10 天，在干痰中可存活 6 ～ 8 个月。对酸（3% HCl 或 6% H_2SO_4）和碱（4% NaOH）有抵抗力，可耐受 15 分钟以上，常用以处理含有杂菌的待检标本，可提高结核分枝杆菌的检出率。对一定浓度的染料如结晶紫或孔雀绿有抵抗力，加入培养基可抑制杂菌生长。

结核分枝杆菌对湿热、紫外线、乙醇敏感，加热 62 ～ 63℃ 15 分钟、煮沸、日光直射数小时、70% ～ 75% 乙醇溶液作用几分钟均可死亡。

本菌对异烟肼、利福平、链霉素等抗结核药物敏感，但长期用药导致耐药株不断增加。

（4）变异性：结核分枝杆菌可发生形态、菌落、毒力、耐药性和免疫原性等变异。例如，在预防接种中广泛应用的卡介苗（BCG），是 Calmette 和 Guerin 将有毒力的牛分枝杆菌培养在含甘油、胆汁、马铃薯的培养基中，经 13 年 230 次传代而获得的减毒活疫苗菌株。结核分枝杆菌经溶菌酶、青霉素或环丝氨酸诱导可变为 L 型，使细菌呈颗粒状或丝状。异烟肼影响分枝菌酸的合成，既可导致 L 型，又可使其抗酸染色变为阴性。这种多形性和染色性改变，在肺内外结核感染标本中常能见到。细菌的 L 型可能与结核病的久治不愈、反复发作或病情恶化等有关。结核分枝杆菌可由于基因自发突变（原发性耐药）或药物诱发突变（继发性耐药）等原因产生耐药性变异。近年来出现的多重耐药菌株（multidrug resistant strains，MDR 株）不断增多，甚至引起多重耐药结核病的暴发流行。

2. **致病性** 结核分枝杆菌不产生内毒素、外毒素及侵袭性酶类。其致病性可能与细菌在宿主组织中顽强增殖引起的炎症、菌体某些成分和代谢产物的毒性以及机体对其产生的免疫损伤有关。

（1）致病物质

1）脂质：约占本菌胞壁干重的 60%，与毒力有关的主要成分有以下几种，①索状因子（cord factor）：因使该菌有毒株呈索状生长而得名。它是分枝菌酸和海藻糖结合形成的糖脂，可破坏线粒体膜，影响细胞呼吸，抑制白细胞游走和引起慢性肉芽肿。若将其从细菌中除去，则细菌丧失毒力。②磷脂：可促使单核细胞增生，与结核肉芽肿和干酪样坏死病变有关。③硫酸脑苷脂：可阻碍单核细胞活化，抑制吞噬溶酶体的形成，有利于细菌在吞噬细胞内生存。④蜡质 D：为肽糖脂和分枝菌酸的复合物，具有佐剂效应，可辅助菌体蛋白诱发机体产生迟发（Ⅳ）型超敏反应。

2）蛋白质：结核分枝杆菌中最主要的蛋白质成分为结核菌素（tuberculin），其免疫原性强，与蜡质 D 结合可激发机体发生Ⅳ型超敏反应，引起组织坏死和全身中毒症状，并参与结核结节的形成。

3）微荚膜：主要成分为多糖，部分为脂质和蛋白质。其作用包括：①可与吞噬细胞表面的补体受体（CR3）结合，介导结核分枝杆菌的黏附和入侵；②可阻止有害物质（如 NaOH）进入细菌，保护细菌免受损伤；③菌体被吞噬细胞吞入后，可抑制吞噬体与溶酶体的融合；④含有多种酶可降解宿主组织中的大分子物质，为入侵的结核分枝杆菌繁殖提供所需营养。

（2）所致疾病：本菌可通过呼吸道、消化道或破损皮肤黏膜侵入易感机体，引起全身多种组织器官的感染，以肺部感染最为常见。传染源主要为排菌的结核病患者。

1）肺部感染

A. 原发感染：多见于儿童和未受过感染的成人。未接种卡介苗的易感机体，初次感染结核分枝杆菌，机体尚未建立特异免疫功能，细菌侵入肺泡后，虽可被巨噬细胞吞噬，但由于该菌有大量脂质，可抵抗溶酶体酶而生长繁殖，并可导致巨噬细胞裂解，继发渗出性肺泡炎、坏死和干酪样变性，形成肺原发病灶。同时，原发灶细菌具有扩散倾向，可经淋巴管扩散，引起肺门淋巴结发炎肿大，这些感染灶在 X 线片呈现哑铃状阴影，称为原发复合征。灶内巨噬细胞将特异性抗原提呈给周围淋巴细胞。感染 3 ～ 6 周后，机体产生特异性细胞免疫，同时也出现Ⅳ型超敏反应。病灶内菌体的细胞壁磷脂一方面可刺激巨噬细胞转化为类上皮样细胞，另一方面抑制蛋白酶对组织的溶解，发生干酪样坏死，进一步形成结核结节。

原发感染中少数患者因免疫力低下，结核分枝杆菌可沿淋巴或血行播散，形成结核性胸膜炎、结核性脑膜炎、粟粒性结核等。约有 90% 以上的原发感染灶可形成纤维化或钙化，不治自愈。但病灶内仍可残留少数活菌，构成有菌免疫特点，亦可成为疾病复发和肺外结核发生的来源。

B. 继发感染：亦称为原发后感染，多发生于成年人。继发感染多因遗留的潜在病灶复燃（很少为外源性感染），可发生在全身各种组织器官，但以继发肺结核多见。因机体经原发感染已具有一定的特异性细胞免疫，所以病灶多限于局部，一般不累及附近的淋巴结，主要病理表现为慢性肉芽肿性炎症，由于伴Ⅳ型超敏反应损伤，病灶易发生干酪样坏死和形成空洞，继发感染的一般排菌者相对较多，也比原发性肺结核更具临床和流行病学意义。

近年来发现，结核分枝杆菌 L 型因缺少细胞壁脂质成分，多不能刺激结核结节形成，仅出现淋巴结肿大和干酪样坏死，在病灶中可见形态不典型的抗酸菌，即形成"无反应性结核"。

2）肺外感染：部分患者结核分枝杆菌可经血行播散引起脑、肾结核；痰液进入消化道可引起肠结核；也可见泌尿系统结核、骨结核、皮肤结核及淋巴结核等。

3.抗感染免疫与Ⅳ型超敏反应

（1）免疫机制：结核分枝杆菌为兼性胞内寄生菌，机体对结核分枝杆菌虽能产生抗体，但无保护作用。因此，抗结核免疫主要为细胞免疫。致敏 T 淋巴细胞可释放 TNF-α、IL-2、IL-6 和 IFN-γ 等多种细胞因子，这些细胞因子不仅可趋化 NK 细胞及更多 T 细胞、巨噬细胞等向细菌感染局部浸润，并可使之活化，杀伤并清除结核分枝杆菌。病灶内的细菌能否被完全清除，与感染灶的大小和结构有关，如形成的病变组织面积较大，出现干酪样坏死或病灶周围纤维化时，激活的细胞难以进入病变中心，使细菌残留而易形成潜伏感染。上述抗结核免疫力的持久性与结核分枝杆菌或其组分在体内存在情况有关，一旦细菌或其组分在体内清除，免疫也随之消失，称为感染免疫（infection immunity）或有菌免疫。

（2）Ⅳ型超敏反应：郭霍（Koch）现象证明，在结核分枝杆菌的感染过程中，感染、免疫和超敏反应同时存在。激活的巨噬细胞可在病灶中杀伤结核分枝杆菌，同时出现的Ⅳ型超敏反应可致局部组织细胞损伤坏死。结核分枝杆菌诱导机体产生抗菌免疫和超敏反应虽均为 T 细胞所介导，但两者产生的物质基础不同。超敏反应主要由结核菌素蛋白和蜡质 D 共同引起，而抗菌免疫则由细菌核糖体 RNA（rRNA）引起。两种不同抗原成分激活不同的 T 细胞亚群释放出不同的细胞因子，产生不同的效应。

（3）结核菌素试验：是用结核菌素来测定机体对结核分枝杆菌及其成分是否存在Ⅳ型超敏反应的一种皮肤试验。目前常用的诊断试剂为结核菌素纯蛋白衍生物（PPD），是三氯醋酸沉淀后的结核菌素蛋白，有结核分枝杆菌制成的 PPD-C 及卡介苗制成的 BCG-PPD 两种。常用的检测方法是取 PPD-C 和 BCG-PPD 各 5U 注射于两前臂掌侧中部中央皮内（目前仍有单侧注射 PPD 的方法），48 ～ 72 小时观察结果，红肿硬结直径 <5mm 者为阴性，>5mm 者为阳性，≥ 15mm 为强阳性。若 PPD-C 侧红肿大于 BCG-PPD 侧为感染；反之，可能为卡介苗接种所致。结核菌素试验阳性仅表示曾感染过结核分枝杆菌或已接种卡介苗出现Ⅳ型超敏反应，并不意味着患病。结核菌素试验对婴幼儿的诊断价值较大，3 岁以下强阳性，则可视为有新近结核菌感染。阴性反应除了提示未受过结核菌感染外，还可见于以下情况：①曾感染但已达生物学痊愈；②感染初期，一般结核菌感染后需 4 周以上才能建立免疫反应；③正患严重的结核病如全身粟粒性结核和结核性脑膜炎时机体无反应能力；④细胞免疫功能低下者，如患麻疹、AIDS 等严重影响细胞免疫功能的疾病或应用免疫抑制剂者及肿瘤、白血病患者；⑤敏感性衰退的老年人；⑥结核菌素存在质量问题或注射技术不当、反应判断错误等。

结核菌素试验可应用于：①选择卡介苗接种对象及免疫效果测定。若结核菌素试验阴性，则应接种 BCG，接种后若结核菌素试验阳转者，提示已获得免疫，否则需补种。②作为婴幼儿结核病诊断的参考。③在未接种 BCG 人群中，做结核分枝杆菌感染的流行病学调查。④测定肿瘤患者的细胞免疫功能。

4.微生物学检查法　根据结核分枝杆菌感染部位不同采集相应部位的标本，可取痰、支气管灌洗液、尿、粪、脑脊液、胸腔积液、腹水或关节积液等。有杂菌的标本（如痰、支气管灌洗液、尿、粪等）需经 4% NaOH 处理 15 分钟或 3% HCl 处理 30 分钟，再离心沉淀（需培养者应先用酸或碱中和后再离心沉淀）。取沉淀物做涂片、抗酸染色、镜检或结核菌培养。

（1）直接涂片镜检：待检标本直接或集菌后涂片，经抗酸染色，找到抗酸染色阳性杆菌，再结合临床症状，即可初步诊断；为加强染色，标本尚可用石炭酸复红染色过夜，用 0.5% 盐酸乙醇脱色 30 秒，则包括大多 L 型结核菌也可着色；另可用金胺 O 染色，阳性率可提高 10 ～ 30 倍。

（2）分离培养：将集菌处理后的沉淀物接种于罗氏培养基中，通常 2 ～ 4 周可长出肉眼可见的粗糙型菌落。也可将标本接种于含血清液体培养基，37℃培养 1 ～ 2 周在管底可出现颗粒沉淀。取上述菌落或沉淀物可直接涂片或进一步做生化、药敏试验、菌种鉴定等。

（3）动物接种：用于结核分枝杆菌的分离和毒力测定。将集菌处理后的标本注入豚鼠腹股沟皮下，3 ～ 4 周后，如局部淋巴结肿大，结核菌素试验阳性，即可解剖动物，观察局部淋巴结、肝、肺等脏器有无结核病变，并做病理切片，抗酸染色检查结核分枝杆菌或取脏器培养结核分枝杆菌等。如 6 ～ 8 周仍不见发病，也应进行解剖检查。

（4）核酸及抗原、抗体检测：聚合酶链反应（PCR）、核酸分子杂交、结核分枝杆菌抗原检测、结核分枝杆菌抗体检测等技术已用于结核分枝杆菌快速鉴定。例如，PCR 技术进行 DNA 鉴定时，每毫升标本中只需几个结核分枝杆菌即可获得阳性结果，且结果 1 ～ 2 天即可得出，但需注意排除假阳性和假阴性。此外，芯片技术已应用于结核分枝杆菌耐药性的检测。

5.防治原则

（1）预防：接种卡介苗是预防结核病最有效的措施。新生儿可直接进行卡介苗接种。一岁以上者需先做结核菌素试验，阴性者则可接种。接种后 2 ～ 3 个月做结核菌素试验，阳性者表示接种成功，机体已获免疫力；阴性者需补种。细胞免疫缺陷者应慎用或不用。近年来卡介苗的免疫效果不稳定，免疫保护期缩短，急需研制新的更有效的疫苗。

（2）治疗：早期、联合、适量、规律和全程用药是结核病的化学治疗原则。联合规则应用抗结核药物可增加药物协同作用，降低耐药性的产生。异烟肼、利福平、链霉素、乙胺丁醇、吡嗪酰胺为一线抗结核药物。异烟肼和利福平合用或在其基础上加用吡嗪酰胺为常用联合用药方案。在治疗过程中对患者体内分离的结核分枝杆菌可做药敏试验，以指导临床治疗。免疫治疗与化学治疗同时进行可缩短化学治疗时间和减少脏器内菌量，有利于空洞闭合和降低复发机会。

中药对提高机体免疫功能和改善病情方面也有一定疗效，常用方剂有养阴清肺汤、百合固金汤和四君子汤等，按病情可加减使用。大蒜素、小檗碱、猫爪草、车前草、地榆、百部、厚朴、白降丹、五味子、白头翁、连翘、金银花、栀子、茵陈、菊花、蒲公英等单味中药在体外均可抑制结核分枝杆菌生长。

第二节　麻风分枝杆菌

麻风分枝杆菌（*M. leprae*），又称为麻风杆菌，是麻风病的病原菌。麻风病是一种慢性传染病，世界各地均有流行，目前约有 1200 万病例，亚洲、非洲及拉丁美洲较多，新中国成立前我国麻风病流行较严重，约有 50 万患者。目前，其发病率已大幅度下降，患者基本控制在 2000 例以内。麻风治愈后有一定的复发率（约3.7%），故仍应予以重视。

1.生物学性状　麻风分枝杆菌细长，略带弯曲，多呈束状排列。经理化因素影响后可出现 L 型变异，呈现颗粒状、短杆状或念珠状等。抗酸染色和革兰染色均为阳性，但常用抗酸染色。

麻风分枝杆菌为典型胞内寄生菌，患者渗出物标本涂片中可见大量麻风分枝杆菌存在于细胞内。感染细胞的胞质呈泡沫状，称为麻风细胞，与结核分枝杆菌感染具有重要鉴别意义。麻风分枝杆菌人工体外培养尚未成功。

2.致病性与免疫性　麻风分枝杆菌只侵犯人类，主要通过破损皮肤、黏膜及呼吸道等途径侵入易感机体。此外，痰、汗、乳汁、外生殖道分泌液中均可有麻风分枝杆菌排出，因此本病也可通过接触传播。人对麻风分枝杆菌抵抗力较强，主要靠细胞免疫，$\alpha\beta$T 细胞和 $\gamma\delta$T 细胞均发挥重要作用。麻风病是一种慢性传染病，潜伏期长，发病缓慢，病程长。大多数患者根据机体的免疫状况和临床表现可分为瘤型麻风和结核型麻风两种。

（1）瘤型麻风：病原菌主要侵犯皮肤、黏膜，随病程发展，常可累及内脏和神经系统。此病传染性强，为开放性麻风。患者多有细胞免疫功能缺损，巨噬细胞功能低下，麻风菌素试验阴性，病原菌可在细胞内大量繁殖。机体体液免疫基本正常，血清中出现大量自身抗体与受损组织释放的抗原结合，形成的免疫复合物可沉淀于皮肤或黏膜下，形成红斑和结节，即麻风结节，常发生于面部和肢体，这是麻风的典型病灶。

(2) 结核型麻风：病原菌侵犯皮肤和外周神经，不侵犯内脏。患者早期皮肤出现斑疹，周围神经逐渐变粗、变硬，感觉功能障碍。此病传染性小，为闭锁性麻风。机体细胞免疫多正常，细胞内很少见有麻风分枝杆菌。有些病变可能与Ⅳ型超敏反应有关。病情稳定，极少演变为瘤型麻风。

另外，少数患者处于两型之间的界限类或属非特异性炎症的未定类，它们可向上述两型分化。

3. *微生物学检查法与防治原则*　微生物学检查主要是从患者鼻黏膜或皮损处取材、涂片，做抗酸染色及镜检。麻风分枝杆菌为典型的胞内菌，在细胞内找到大量抗酸分枝杆菌具有诊断意义。也可做金胺染色用荧光显微镜检查，以提高检查阳性率。麻风菌素试验因与结核菌有交叉反应，故对诊断意义不大。

麻风病目前无特异性预防方法，应早发现、早治疗。治疗药物主要有砜类、利福平、氯法齐明和丙硫异烟胺等，并多采用联合用药以降低耐药性的产生。

（苏　楹）

第 13 章　动物源性细菌

动物源性细菌为引起人畜共患病的病原菌，由动物传播给人类的疾病称为动物源性疾病（zoonosis）。人类通过直接接触病畜及其污染物或媒介动物叮咬等途径感染而致病，这些疾病主要发生在畜牧区或自然疫源地。动物源性细菌主要有鼠疫耶尔森菌、炭疽芽孢杆菌和布鲁菌。

第一节　耶尔森菌属

耶尔森菌属（*Yersinia*）细菌属于肠杆菌科，是一类革兰阴性小杆菌。其包括 11 个菌种，其中鼠疫耶尔森菌、小肠结肠炎耶尔森菌与假结核耶尔森菌对人类致病。本属细菌通常先引起啮齿动物、家畜和鸟类等动物感染，人类通过接触已感染的动物、被节肢动物叮咬或食入污染食物等途径感染。

一、鼠疫耶尔森菌

鼠疫耶尔森菌（*Y. pestis*）又称为鼠疫杆菌，是引起烈性传染病鼠疫的病原菌，鼠疫属于自然疫源性疾病。直接接触、剥食染有鼠疫的动物或被疫鼠的鼠蚤叮咬可致人类鼠疫，本病在历史上曾发生过三次世界性大流行，造成大批患者死亡。目前，较小范围的鼠疫仍不时发生，因此鼠疫依然威胁着人类。

1. 生物学性状

（1）形态与染色：本菌为革兰染色阴性的卵圆形短杆菌，两端浓染。其有荚膜，无芽孢，无鞭毛。一般单个散在，偶尔成双或呈短链状（彩图 14）。在陈旧培养物或在含高盐（30g/L NaCl）的培养基上生长则呈多形态性。

（2）培养特性：本菌为兼性厌氧菌，最适生长温度为 27 ~ 30℃，最适 pH 为 6.9 ~ 7.2。在含血液或组织液的培养基上生长，24 ~ 48 小时可形成粗糙型菌落。在肉汤培养基中 24 小时后表现为沉淀生长，48 小时后逐渐形成菌膜，稍加摇动菌膜呈钟乳石状下沉，此特征有一定鉴别意义。

（3）抗原结构：鼠疫耶尔森菌的抗原结构复杂，至少有 18 种抗原，重要的有 F1 抗原、V/W 抗原、外膜蛋白和鼠毒素四种抗原，均与其致病作用有关。

（4）抵抗力：本菌抵抗力较弱，湿热 70 ~ 80℃ 10 分钟或 100℃ 1 分钟死亡，5% 甲酚或 5% 苯酚 20 分钟内可杀死痰液中病原菌，但在患者的痰液中能存活 36 天，在蚤粪和土壤中能存活 1 年左右。

（5）变异性：鼠疫耶尔森菌可发生变异，可出现生化特性、毒力、耐药性和抗原结构等改变的变异菌株。鼠疫耶尔森菌野生菌株的菌落呈粗糙（R）型，经人工传代培养后菌落逐渐变为光滑（S）型，其毒力也随之减弱。

2. 致病性与免疫性

（1）致病物质：鼠疫耶尔森菌的致病性主要与 F1 抗原、V/W 抗原、外膜抗原、内毒素及鼠毒素等密切相关。F1 抗原为鼠疫耶尔森菌的荚膜抗原，具有抗吞噬和活化补体的作用；V/W 抗原与细菌的毒力有关，使细菌具有形成肉芽肿损伤和在细胞内存活的能力；鼠毒素是一种外毒素，对鼠类有剧烈毒性，它可阻断动物 β- 肾上腺素能神经和引起心脏损害，1μg 即可使鼠致死；经脱毒而成类毒素，用于免疫动物制备抗毒素。内毒素可致机体发热，产生休克和 DIC 等。鼠疫耶尔森菌的毒力很强，几个细菌即可使人致病。

（2）所致疾病：鼠疫是自然疫源性传染病，鼠蚤为主要的传播媒介，一般先在鼠类间发病和流行，通过鼠蚤的叮咬或与染疫动物接触而传染人类。人患鼠疫后，又可通过人蚤或呼吸道等途径在人群间传播。临床常见有腺鼠疫、肺鼠疫和败血症型鼠疫。

1）腺鼠疫：鼠疫耶尔森菌侵入人体，被吞噬细胞吞噬后在细胞内生长繁殖，随吞噬细胞沿淋巴管到达局部淋巴结，多在腹股沟和腋下引起严重的淋巴结炎，出现局部肿胀、出血和坏死。

2）肺鼠疫：人吸入染菌的尘埃则引起原发性肺鼠疫，也可由腺鼠疫或败血症型鼠疫发展而致继发性肺鼠疫。患者高热寒战、咳嗽、胸痛、咯血，常因呼吸困难、全身衰竭而死亡。患者死亡后皮肤常呈黑紫色，故有"黑死病"之称。

3）败血症型鼠疫：重症腺型或肺型鼠疫患者的病原菌可侵入血流，导致败血症型鼠疫，体温升高至 39～40℃，发生休克和 DIC，皮肤黏膜见出血点及瘀斑，常并发支气管肺炎和脑膜炎等症状，多迅速恶化而死亡。

（3）免疫性：鼠疫感染后能获得牢固免疫力，很少再次感染。机体主要产生抗 F1 抗原、抗 V/W 抗原的抗体，具有调理促吞噬、凝集细菌及中和毒素等作用。另外，也可发挥细胞免疫作用。

3. 微生物学检查

（1）标本：按不同病型取淋巴结穿刺液、痰、血液等。人或动物尸体取肝、脾、肺、肿大淋巴结和心血等。陈旧尸体取骨髓。因鼠疫为法定甲类烈性传染病，其传染性极强，标本必须严格按无菌操作采取，并送指定的生物安全实验室，严格按操作规程检测和鉴定。

（2）检测方法

1）直接涂片镜检：检材直接涂片或印片，分别进行革兰染色和亚甲蓝单染色，镜检观察典型形态与染色性。免疫荧光试验可用于快速诊断。

2）分离培养与鉴定：将检材接种于血琼脂平板或 0.025% 亚硫酸钠琼脂平板上，48 小时后可形成直径为 1～1.5mm R 型菌落。在液体培养基中孵育 48 小时可形成"钟乳石"现象。当分离出可疑菌落时，可做涂片镜检、噬菌体裂解试验、血清凝集试验及动物实验等进一步鉴定。

3）血清学实验：未检出鼠疫耶尔森菌时，可测机体血清中的抗体或鼠疫耶尔森菌抗原。

4）核酸检测：采用 PCR 技术检测鼠疫耶尔森菌核酸，因具有快速、灵敏等特点，可用于鼠疫的流行病学调查及紧急情况下的检测。

4. 防治原则　鼠疫耶尔森菌作为传统生物战剂的微生物之一，必须提高警惕。

在加强疫区的鼠疫监测工作的同时，灭鼠、灭蚤是切断鼠疫传播的重要环节，也是消灭鼠疫源的根本措施。我国目前应用 EV 无毒株生产活疫苗，进行皮下、皮内或皮上划痕接种，免疫力可维持 8～10 个月。此外，应加强国境、海关检疫。

治疗必须早期足量使用抗菌药物，如链霉素、庆大霉素、氨基糖苷类抗生素等。

二、小肠结肠炎耶尔森菌

小肠结肠炎耶尔森菌（*Y. enterocolitica*）是引起人类严重的小肠结肠炎的病原菌。本菌天然定植在多种动物体内，如鼠、兔、猪等，通过污染食物（如牛奶、肉类等）和水，经粪 - 口途径感染或接触染疫动物而感染。近年来，本菌中某些血清型引起的肠道感染正逐渐上升，可用卡那霉素、庆大霉素和磺胺类药物治疗。

1. 生物学性状

（1）形态与染色：本菌为革兰阴性球杆菌，偶见两端浓染。其无芽孢、无荚膜，25℃培养时有周身鞭毛，37℃培养时则很少或无鞭毛。

（2）培养特性：本菌为兼性厌氧菌。耐低温，最适温度为 20～28℃，最适 pH 为 7.6。在普通琼脂培养基上生长良好。某些菌株在血琼脂平板上可出现溶血环，在肠道菌选择培养基上形成不发酵乳糖的无色半透明、扁平的小菌落。

（3）血清型：根据菌体 O 抗原可分为 50 多个血清型，但只有几个血清型与致病有关，我国主要为 O9、O8、O5 和 O3 等。此外毒力菌株大都具有 V 和 W 抗原、肠毒素等。

2. 致病性

（1）致病物质：本菌为肠道致病菌，具有侵袭性及产毒素性。V/W 抗原具有抗吞噬作用。O3、O8、O9 等菌株产生耐热性肠毒素，与大肠埃希菌肠毒素 ST 相似。另外，某些菌株的 O 抗原与人体组织有共同抗原，可刺激机体产生自身抗体而引起自身免疫性疾病。

（2）所致疾病：人类通过食用污染的食物和水而受染，潜伏期为 3～7 天，临床表现以小肠炎、结肠炎为多见，也见有败血症者。临床上可出现发热，腹泻为黏液或水样便，易与菌痢混淆。依病变位置与发病机制不同，小肠结肠炎可分为四型：①胃肠炎（或小肠结肠炎）型；②回肠末端炎、阑尾炎和肠系膜淋巴结炎型；③结节性红斑与关节炎型（自身免疫病）；④败血症型。

3. 微生物学检查　标本取粪便、血液和剩余食物等，根据该菌嗜冷特性，将标本置于 pH 7.4 ~ 7.8 的磷酸盐缓冲液中，于 4℃ 增菌 2 ~ 3 周；用耶尔森菌专用选择培养基置于 25℃ 培养 24 ~ 48 小时后，挑取可疑菌落进行鉴定。主要鉴定依据为嗜冷性、25℃ 培养时动力阳性、H_2S 阴性、脲酶阳性和血清学鉴定等。

三、假结核耶尔森菌

假结核耶尔森菌（*Y. pseudotuberculosis*）存在于多种动物的肠道中，人类感染较少，主要通过食用患病动物污染的食物而感染。本菌具多形态性，呈球状或短杆状，革兰阴性，无荚膜，无芽孢，在病变组织中菌体两端浓染。本菌为需氧或兼性厌氧菌，最适生长温度为 25℃ 并具有动力，37℃ 培养动力消失。

假结核耶尔森菌对豚鼠、家兔、鼠类等有很强的致病性，患病动物的肝、脾、肺和淋巴结等可形成多发性粟粒状结核结节。人类感染多为胃肠炎、肠系膜淋巴结肉芽肿、回肠末端炎等，后者的症状与阑尾炎相似，多发生于 5 ~ 15 岁的儿童，并易发展为败血症。少数患者表现为高热、紫癜，并伴有肝脾大，类似肠伤寒的症状；有时可表现为结节性红斑等自身免疫病。

临床取粪便、血液等标本进行微生物学检查。本菌感染应用广谱抗生素进行治疗。

第二节　芽孢杆菌属

芽孢杆菌属（*Bacillus*）是一群需氧、能形成芽孢的革兰阳性大杆菌。主要的致病菌为炭疽芽孢杆菌，是引起动物和人类炭疽的病原菌。蜡样芽孢杆菌可产生肠毒素，引起食物中毒。其他大多为腐生菌，主要存在于土壤、水和尘埃中，如枯草芽孢杆菌等，一般不致病，机体免疫力低下时，偶尔可引起结膜炎、虹膜炎及全眼炎等；嗜热脂肪芽孢杆菌的抗湿热能力极强，常用作热力灭菌实验的代表菌株，以测试灭菌器的效果等。这些腐生菌也常是实验室及制剂生产车间的主要污染菌。

一、炭疽芽孢杆菌

炭疽芽孢杆菌（*B. anthracis*）是动物和人类炭疽病的病原菌，又称为炭疽杆菌，是人类历史上最早被发现的病原菌。牛与羊等草食动物的发病率最高，人可通过摄食或接触患炭疽病的动物及畜产品而感染，以皮肤炭疽为常见，也有肠炭疽、肺炭疽和脑膜炎炭疽等。

1. 生物学性状

（1）形态与染色：本菌为致病菌中最大的革兰阳性杆菌，两端截平，无鞭毛。取自患者或病畜新鲜标本直接涂片时，常呈单个或短链状，经培养后则形成长链，呈竹节样排列，可形成荚膜。芽孢呈椭圆形，位于菌体中央，芽孢直径不大于菌体横径（彩图 15）。

（2）培养特性：为需氧或兼性厌氧菌，最适温度为 30 ~ 35℃，在普通琼脂培养基上培养 24 小时，形成灰白色 R 型菌落，边缘不整齐，在低倍镜下观察边缘呈卷发状。在肉汤培养基中呈絮状沉淀生长。在明胶培养基中 37℃ 培养 24 小时，由于细菌沿穿刺线向四周扩散成倒松树状，可使表面呈漏斗状液化。在含 $NaHCO_3$ 的血琼脂平板上，置于 5% CO_2、37℃ 孵育 24 ~ 48 小时后，有毒菌株可产生荚膜，变为黏液型（M）菌落。

（3）抗原结构：炭疽芽孢杆菌的抗原分为两部分，一部分是结构抗原，包括菌体、荚膜和芽孢等抗原成分；另一部分是外毒素复合物。

（4）抵抗力：细菌芽孢在干燥土壤或皮毛中能存活数年至 20 余年，牧场一旦被污染，传染性可持续数十年。芽孢对化学消毒剂的抵抗力不一，如 5% 苯酚溶液需 5 天始可被杀死，而对碘及氧化剂较敏感，1 : 2500 碘液 10 分钟、3% H_2O_2 1 小时、0.5% 过氧乙酸 10 分钟即可被杀死，高压蒸汽灭菌法 121℃、15 分钟可杀灭芽孢。本菌对青霉素、红霉素、氯霉素等均敏感。

2.致病性与免疫性

(1)致病性：炭疽芽孢杆菌主要致病物质是荚膜和炭疽毒素。荚膜有抗吞噬作用，有利于细菌在宿主组织内繁殖扩散。炭疽毒素是造成感染者致病和死亡的主要原因，可直接损伤微血管内皮细胞，增加血管通透性而形成水肿。最终患者因微循环障碍致感染性休克和 DIC 而死亡。

(2)所致疾病：炭疽芽孢杆菌主要为草食动物（牛、羊、马等）炭疽病的病原菌，人因接触患病动物或受染皮毛而引起皮肤炭疽，食入未煮熟的病畜肉类、奶或被污染食物引起肠炭疽，吸入含有大量病菌芽孢的气溶胶可发生肺炭疽。上述三型均可并发败血症及炭疽性脑膜炎，病死率极高。

皮肤炭疽最为多见，细菌由颜面、四肢等皮肤小伤口侵入，1 天左右局部出现小痂，继而周围形成水疱、脓疱，最后形成坏死、溃疡并形成特有的黑色焦痂，故名炭疽。肠炭疽出现连续性呕吐，肠麻痹及血便，以全身中毒为主，2～3 天死于毒血症。肺炭疽出现呼吸道症状，很快也出现全身中毒症状而死亡。

(3)免疫性：感染炭疽后可获得持久性免疫力。一般认为与机体针对保护性抗原产生保护性抗体及吞噬细胞的吞噬功能增强有关。

3.微生物学检查

(1)标本采集：根据炭疽病型采取不同标本。人类皮肤炭疽取水疱、脓疱内容物或血液；肠炭疽取粪便、血液及畜肉等；肺炭疽取痰、胸腔渗出液及血液等；脑膜炎炭疽取脑脊液。炭疽动物尸体一般在无菌条件下割取耳尖或舌尖组织送检，严禁室外剖检，以防形成芽孢污染牧场及环境。

(2)检测方法

1）直接涂片镜检：取标本涂片进行革兰染色，发现有荚膜的呈竹节状排列的革兰阳性大杆菌，或用特异性荚膜荧光抗体染色镜检，发现链状大粗杆菌周围有发荧光的荚膜时，结合临床症状可做出初步诊断。

2）分离培养与鉴定：将检材接种于血琼脂平板和碳酸氢钠琼脂平板上，孵育后观察菌落，用青霉素串珠试验、噬菌体裂解试验等进行鉴定。在含微量（0.05～0.5U/ml）青霉素的培养基上的炭疽芽孢杆菌形态可变成串珠状，称为串珠试验。其他需氧芽孢杆菌无此现象。此外，也可用免疫荧光法检查患者的荚膜抗体，用 ELISA 检查保护性抗体。必要时进行动物试验。

4.防治原则　炭疽芽孢杆菌宿主广泛，传播方式多样，芽孢的抵抗力很强，所致疾病的病死率高，可被利用制造生物武器危害人类，应引起高度警惕。

炭疽的预防重点主要是防治家畜感染和牧场的卫生防护。病畜应处死深埋，死畜严禁剥皮或煮食，必经焚毁或深埋 2m 以下，严禁在无防护条件下现场剖检取材。对易感家畜应进行预防接种。

特异性预防用炭疽减毒活疫苗，皮上划痕接种，免疫力可持续 1 年。接种对象是疫区制皮革工人以及牧民、屠宰牲畜人员、兽医等。治疗以青霉素为首选，也可选用其他广谱抗生素。

二、蜡样芽孢杆菌

蜡样芽孢杆菌（*B. cereus*）为革兰阳性大杆菌，在普通琼脂平板上培养 6 小时后即形成椭圆形芽孢，位于菌体中心或次极端，不大于菌体。在普通培养基上形成灰白色较大菌落，表面粗糙似融蜡状，故名。本菌广泛分布于土壤、水、尘埃、淀粉制品、乳及乳制品等食品中，并可在其中生长繁殖，引起食物中毒。有两种类型：①腹泻型：进食后 10～12 小时发生胃肠炎症状，主要为腹痛、腹泻和里急后重，偶有呕吐和发热，病程平均不超过 24 小时。②呕吐型：进餐后 1～6 小时发病，主要是恶心、呕吐，仅少数有腹泻症状，类似于葡萄球菌的食物中毒，病程平均不超过 10 小时。本菌引起的食物中毒常发生于夏秋季。此外，该菌有时也是外伤后眼部感染的常见病原菌，引起全眼球炎。偶可引起心内膜炎、败血症和脑膜炎等。发生食物中毒时可取可疑食物或收集粪便及呕吐物进行检验。本菌对红霉素敏感，对青霉素耐药。

第三节　布鲁菌属

布鲁菌属（*Brucella*）细菌是人畜共患疾病的病原菌，由美国医师 David Bruce 首先分离而得名。

其有 6 个生物种、19 个生物型。对人致病的有牛布鲁菌（*B. abortus*，又称为流产布鲁菌）、羊布鲁菌（*B. melitensis*）、猪布鲁菌（*B. suis*）和犬布鲁菌（*B. canis*）。在我国流行的主要是羊布鲁菌病，其次为牛布鲁菌病。

1. 生物学性状

（1）形态与染色：为革兰阴性小球杆菌，两端钝圆，无芽孢，无鞭毛，光滑型菌有微荚膜。革兰染色经常着色不佳，故复染时间可适当延长（彩图 16）。

（2）培养特性：为需氧菌，初次分离培养时需 5%~10% CO_2。其营养要求较高，生长缓慢，在培养基中加入血清或肝浸液，或加维生素 B_1、烟酸和生长素等可促进生长。本菌最适生长温度为 35~37℃，最适 pH 为 6.6~6.8。经 37℃培养 48 小时可长出微小、透明、无色的光滑（S）型菌落，人工传代培养后可转变成粗糙（R）型菌落。布鲁菌在血琼脂平板上不溶血，在液体培养基中可形成轻度混浊并有沉淀。

（3）生化反应：大多能分解尿素并产生 H_2S。根据 H_2S 产生的多少及在含碱性染料培养基中的生长情况，可鉴别羊、牛、猪等三种布鲁菌（表 2-13-1）。

表 2-13-1　主要布鲁菌的特性与鉴别

菌种	CO_2需要	脲酶试验	H_2S 产生	含染料培养基中生长		凝集试验	
				复红（1：50 000）	硫堇（1：20 000）	抗 A 因子	抗 M 因子
羊布鲁菌	−	不定	−	+	+	−	+
牛布鲁菌	+	+	+	+	−	+	−
猪布鲁菌	−	+	+ /−	−	+	+	+

（4）抗原结构与分型：抗原结构复杂，主要的抗原有两种，即 A（abortus）抗原和 M（melitensis）抗原。根据两种抗原量的比例不同可区别布鲁菌菌种，如牛布鲁菌 A：M=20：1，羊布鲁菌 A：M=1：20，而猪布鲁菌 A：M=2：1。牛布鲁菌含 A 抗原较多，羊布鲁菌含 M 抗原较多。利用 A 因子与 M 因子血清进行凝集试验可鉴别三种布鲁菌（表 2-13-1）。

（5）抵抗力：本菌抵抗力较强，在土壤、毛皮、病畜的脏器和分泌物、肉和乳制品中可生存数周至数月。本菌加热 60℃ 20 分钟，日光直接照射下 20 分钟可死亡；对常用消毒剂较敏感，如 3% 甲酚作用数分钟可被杀死；对常用的广谱抗生素也较敏感。

2. 致病性与免疫性

（1）致病物质：主要致病物质是内毒素。荚膜与侵袭性酶（透明质酸酶、过氧化氢酶等）增强了该菌的侵袭力，细菌可通过完整皮肤、黏膜进入宿主体内，并在机体脏器内大量繁殖和快速扩散入血。

（2）所致疾病：布鲁菌感染家畜主要引起母畜流产。病原菌可随流产的胎畜和羊水大量排出；还可引起睾丸炎、附睾炎、乳腺炎、子宫炎等，并经乳汁、粪、尿等排出。人类对布鲁菌易感，主要通过接触病畜及其分泌物或接触被污染的畜产品，经皮肤、黏膜、眼结膜、消化道、呼吸道等多种途径感染。

该病潜伏期为 1~6 周，此期中细菌被中性粒细胞和巨噬细胞吞噬，成为胞内寄生菌，随淋巴流到达局部淋巴结生长繁殖形成感染灶。细菌繁殖达一定数量后突破淋巴结而入血流，出现菌血症。内毒素的作用可致患者发热，随后细菌进入肝、脾、骨髓和淋巴结等脏器，发热也渐消退。细菌在细胞内繁殖到一定程度后可再度入血，再次出现菌血症而致体温升高。如此反复形成的菌血症，使患者的热型呈波浪式，临床上称为波浪热。感染后易转为慢性，在全身各处引起迁徙性病变并伴有不规则发热、关节痛和全身乏力等症状，体征主要为肝脾肿大。

此外，布鲁菌感染可引起机体的Ⅳ型超敏反应。其菌体抗原成分还可与相应抗体形成免疫复合物，引起Ⅲ型超敏反应，导致急性炎症和坏死，病灶中有大量中性粒细胞浸润。

人类感染布鲁菌不引起流产，原因可能与人胎盘中不含有刺激细菌生长的赤藓醇有关。

（3）免疫性：机体感染布鲁菌后可产生免疫力，且各菌种和生物型之间有交叉免疫。随着病程的延续，机体免疫力不断增强，病原菌不断被消灭，最终可变为无菌免疫。因布鲁菌为细胞内寄生菌，故以细胞免疫为主，但病后机体产生的特异性 IgM 和 IgG 类抗体，可发挥免疫调理作用。细胞免疫和Ⅳ型超敏反应所导致的免疫保护及病理损害，在慢性与反复发作的病程中可同时存在。

3. 微生物学检查

（1）标本：血液是检查细菌最常用的标本，急性期血培养阳性率高达 70%。急性期、亚急性期患者还可取骨髓分离培养细菌。病畜的子宫分泌物，羊水，流产动物的肝、脾、骨髓等也可作为分离培养的标本。

（2）检查方法

1）细菌的分离培养与鉴定：将标本接种于双相肝浸液培养基上，置于 37℃ 5%～10% CO_2 孵箱中培养。菌落一般在 4～7 天形成。若有菌生长，可根据涂片染色镜检、CO_2 的需求、H_2S 产生、染料抑菌试验、玻片凝集等确定布鲁菌型别。

2）血清学试验

A. 凝集试验：发病 1～7 天后患者血清中开始出现 IgM 抗体，取患者血清进行玻片凝集试验，效价≥1：200 有诊断意义。

B. 补体结合试验：患者一般发病 3 周后血清中出现 IgG 抗体，此抗体能维持较长时间，故对慢性布鲁菌病的诊断意义较大。此试验特异性高，试验结果以 1：10 为阳性。

C. 抗球蛋白试验（Coombs test）：布鲁菌感染者血清中常出现不完全抗体，需用 Coombs 试验才能检出。在病程中凝集效价出现增长者有诊断意义。

（3）皮肤试验：取布鲁菌素（brucellin）或布鲁菌蛋白提取物 0.1ml 做皮内注射，24～48 小时后观察结果。局部红肿浸润直径 1～2cm 为弱阳性，2～3cm 者为阳性，>3～6cm 为强阳性。若红肿在 4～6 小时内消退者为假阳性。皮试阳性可诊断慢性布鲁菌病或曾患过布鲁菌病。

4. 防治原则　控制和消灭家畜布鲁菌病、切断传播途径及免疫接种是三项主要的预防措施。免疫接种以畜群为主，疫区人群也应接种减毒活疫苗，有效期约 1 年。急性期患者用抗生素治疗，慢性患者除继续使用抗生素治疗外，还应采用综合疗法以增强机体免疫功能。另外，还可用特异性疫苗进行脱敏治疗。

第四节　弗朗西丝菌属

弗朗西丝菌属（Francisella）是一类呈多形性的革兰阴性小杆菌，本属有土拉热弗郎西丝菌（*F. tularensis*）和唇楼弗朗西丝菌（*F. philomiragia*）两个种。其中，土拉热弗郎西丝菌是引起土拉热（野兔热）的病原菌，有两个主要的生物型。野兔、鼠类等多种野生动物和家畜都可感染土拉热弗郎西丝菌。动物之间主要通过蜱、蚊、蚤、虱等吸血节肢动物叮咬传播。人类易感性很强，可通过直接接触患病的动物或被动物咬伤、节肢动物叮咬、食入污染食物及经空气传播等多种途径感染。人感染后潜伏期一般为 2～10 天，感染途径不同，临床类型可多样化，有溃疡腺型、胃肠型、肺型和伤寒中毒型等。采患者血液、组织穿刺液或活检组织进行检查。血清学试验是最常用的方法。治疗可选用广谱抗生素。

第五节　贝纳柯克斯体

贝纳柯克斯体（*C. burnetii*）亦称为 Q 热柯克斯体，是 Q 热的病原体。以前归类于立克次体，现归为军团菌目中的柯克斯体科。Q 热是一种人畜共患传染病。Q 热柯克斯体在野生动物和蜱之间循环，由蜱传给家畜（牛、羊、马、骡等），这样在家畜中形成独立的疫源地。家畜患 Q 热后，病原体可长期潜伏体内，当妊娠生产时受激发，病原体大量繁殖，随胎盘、羊水、阴道分泌物排出体外污染环境；也可通过动物的尿、粪污染环境，干燥后成为气溶胶与尘土随风飞扬。人和病畜接触，或饮其生乳可被感染，也可因吸入感染性气溶胶、污染的毛屑、蜱粪经呼吸道而感染，出现发热及急性上呼吸道感染症状，也可有亚急性临床表现。这与感染途径和机体反应性有密切关系。

（王　琦）

第14章 其他细菌

第一节 弯曲菌属

弯曲菌属（*Campylobacter*）是一类呈逗点状或"S"形的革兰阴性杆菌，有21个种和亚种，广泛分布于动物界，主要引起人类的胃肠炎和败血症。对人致病的有空肠弯曲菌、大肠弯曲菌、胎儿弯曲菌等，其中以空肠弯曲菌（*C.jejuni*）最重要。

空肠弯曲菌

1. 生物学特性　本菌为革兰阴性，形态细长，呈弧形、螺旋形、"S"形或海鸥状（彩图17）。一端或两端有单鞭毛，运动活泼。其无芽孢，无荚膜，微需氧，需在5% O_2、10% CO_2 和 85% N_2 的环境中生长。其在 36～37℃生长良好，但在42℃中选择性好，此温度可使粪便中其他细菌的生长受到抑制。本菌营养要求高，用含血清的培养基培养后，在同一培养基上可出现两种菌落，一种为灰白色、湿润、扁平、边缘不整的蔓延生长的菌落；另一种为半透明、圆形、凸起、有光泽的细小菌落。

本菌生化反应不活泼，不发酵糖类，氧化酶阳性，马尿酸盐水解试验阳性。

本菌抗原有O抗原、热不稳定抗原和H抗原。根据O抗原不同将空肠弯曲菌分为42个血清型。

本菌抵抗力较弱，易被干燥、直射阳光及弱消毒剂等杀灭，56℃ 5分钟可被杀死，干燥环境中仅存活3小时。该菌在水、牛奶中存活较久，在4℃则可存活3～4周。

2. 致病性与免疫性　空肠弯曲菌主要的致病物质有黏附素、细胞毒性酶类、肠毒素及内毒素。

空肠弯曲菌是引起散发性细菌性肠炎最常见的菌种之一。人常通过食入被该菌污染的食物、牛奶、水源或与动物直接接触而感染。由于空肠弯曲菌对胃酸敏感，食入至少 10^4 个细菌才有可能致病。该菌在小肠内繁殖，侵入肠上皮细胞引起炎症。临床表现为痉挛性腹痛、腹泻、血便或果酱样便（量多）、头痛、不适、发热。该病通常有自限性，病程为5～8天。

机体感染空肠弯曲菌后可产生特异性抗体，能通过调理作用及活化补体等增强吞噬细胞的吞噬及补体的溶菌作用而杀菌。

3. 微生物学检查法与防治　可用粪便标本涂片、镜检，查找革兰阴性弧形或海鸥状弯曲菌，或用悬滴法观察鱼群样运动或螺旋式运动。分离培养可直接用选择性培养基，于42℃和37℃微需氧环境下培养，可见两种类型的菌落。鉴定用马尿酸水解试验、醋酸吲哚酚水解试验等。

PCR法可直接检出粪便中的弯曲菌。

目前尚无特异性疫苗。预防主要是注意饮水和食品卫生，加强人、畜、禽类的粪便管理。治疗可用红霉素、氨基糖苷类抗生素、氯霉素等。

第二节 螺杆菌属

螺杆菌属（*Helicobacter*）是从弯曲菌属中划分出来的新菌属，是在37℃生长而在25℃和42℃均不能生长的革兰阴性螺形杆菌，约有17种，代表菌种是幽门螺杆菌（*H. pylori*）。它与胃窦炎、十二指肠溃疡、胃溃疡及胃腺癌的病因有关。

幽门螺杆菌

1. 生物学特性　为革兰阴性菌，菌体细长弯曲，呈螺形、"S"形或海鸥状，菌体一端或两端可有多根带鞘鞭毛，运动活泼。在胃黏膜黏液层中常呈鱼群样排列，传代培养后可变成杆状或球形。

本菌为微需氧菌，在 5% O_2、10% CO_2 和 85% N_2 的环境中生长良好，最适生长温度为 35～37℃。其营养要求高，需含有血液或血清，生长时要求相对湿度 98%。培养 3 天可见针尖状、半透明的菌落。

本菌生化反应不活泼，不分解糖类，氧化酶和过氧化氢酶均阳性，可产生大量的尿素酶，快速尿素酶试验强阳性。幽门螺杆菌菌株间具有共同抗原，其表面蛋白在不同株之间相似。用免疫印迹分析证明幽门螺杆菌与空肠弯曲菌等的菌体外膜蛋白不出现交叉反应，但其鞭毛蛋白具有明显的交叉反应。

2. 致病性与免疫性　幽门螺杆菌在人群中的感染非常普遍，在胃炎和胃溃疡患者的胃黏膜中，本菌的检出率高达 80%～100%。幽门螺杆菌的传染源主要是人，传播途径为粪 - 口途径。

幽门螺杆菌致病的确切机制尚未完全阐明，引起胃炎与消化性溃疡可能是多种因子的协同作用，如黏附素、尿素酶、蛋白酶、细胞毒素和内毒素等的毒害作用。另据研究，幽门螺杆菌感染是胃癌的危险因子。幽门螺杆菌阳性的宿主常出现胃上皮细胞增生，幽门螺杆菌感染时胃内亚硝胺、亚硝基化合物增多，一氧化氮的合成可致 DNA 亚硝化脱氨作用，故可能使细胞发生突变和转化。有报道在 *cagA* 基因阳性菌株感染的患者中，有 62% 出现萎缩性胃炎，2% 发展为胃癌，故认为 *cagA* 基因与胃癌发生可能相关。

感染幽门螺杆菌后，在血液和胃液中能检出特异性 IgM、IgG 和 IgA 抗体，机体亦产生多种细胞因子，如 IL-2、IL-6、IL-8、TNF 等，与抗感染和炎症反应有关。

3. 微生物学检查与防治　组织活检标本可用于组织学检查或将活检组织磨碎用于分离培养。分离培养则用选择培养基在微需氧和湿润的环境中，35℃孵育 4 天观察菌落，再以氧化酶、过氧化氢酶及尿素酶试验进行鉴定，也可测血清中抗体含量。快速诊断方法有：①直接涂片镜检：为革兰阴性，细长弯曲呈海鸥状细菌；②快速尿素酶分解试验：用尿素培养基，如培养基由黄色变红色则为阳性；③血清学诊断：检测血清中抗幽门螺杆菌菌体抗体与抗尿素酶抗体；④分子生物学技术：用 16SrRNA 寡核苷酸探针或用 PCR 检测幽门螺杆菌。目前临床检测幽门螺杆菌感染的可靠方法是 ^{13}C 呼气检测。

正在试用的重组尿素酶幽门螺杆菌疫苗，初步结果提示疫苗可能有预防作用和治疗作用。治疗多采用以枸橼酸铋钾或抑酸剂为基础，再加两种抗生素的三联疗法。

第三节　假单胞菌属

假单胞菌属（*Pseudomonas*）是一类需氧、无芽孢、有荚膜和鞭毛，直或微弯的革兰阴性杆菌。本菌分布广泛，种类繁多，到目前为止已超过 200 种，与人类关系较大的有铜绿假单胞菌、荧光假单胞菌和类鼻疽假单胞菌等。

铜绿假单胞菌

铜绿假单胞菌（*P. aeruginosa*）广泛分布于自然界，是一种常见的条件致病菌。因在生长过程中产生绿色水溶性色素，感染后的脓汁或敷料出现绿色，又称为绿脓杆菌。本菌是医院感染的主要病原菌之一。

1. 生物学特性　为革兰阴性菌，大小为（0.5～1.0）μm×（1.5～3.0）μm 的直或微弯杆菌。单端有 1～3 根鞭毛，运动活泼。本菌无芽孢，有荚膜，临床分离的菌株常有菌毛（彩图 18）。

铜绿假单胞菌为需氧菌，在普通培养基上生长良好，最适生长温度为 35℃。在 4℃不生长而在 42℃可生长，是铜绿假单胞菌的一个特点。菌落大小不一，扁平湿润，边缘不齐，产生带荧光的水溶性色素（青脓素与绿脓素）而使培养基呈亮绿色。本菌在血琼脂平板上可产生透明的溶血环。液体培养基中本菌呈混浊生长并常形成菌膜。铜绿假单胞菌分解葡萄糖，产酸不产气，不分解甘露醇、麦芽糖、蔗糖和乳糖。多数菌能液化明胶。本菌分解尿素，氧化酶试验阳性，吲哚试验阴性。

铜绿假单胞菌抵抗力较其他革兰阴性菌强，耐许多化学消毒剂，56℃需 1 小时杀死细菌。对多种抗生素耐药。

铜绿假单胞菌有 O 抗原和 H 抗原。O 抗原包括两种成分，一种是内毒素，另一种是原内毒素蛋白（original endotoxin protein，OEP）。OEP 是一种高分子抗原，有强免疫原性，为保护性抗原。OEP 广泛存在于一些革兰阴性菌中，包括其他的假单胞菌、大肠埃希菌、肺炎克雷伯菌和霍乱弧菌等，其相应抗体对同一血清型和不同血清型的细菌均有特异性保护作用。

2. 致病性与免疫性　主要致病物质是内毒素，此外尚有菌毛、荚膜、胞外酶和外毒素等多种致病因子。

本菌可感染人体的任何组织和部位，常见于皮肤、黏膜受损部位，以局部化脓性炎症为主，如伤口、烧伤组织的化脓性感染，亦可引起中耳炎、角膜炎、脓胸、泌尿道炎以及菌血症、败血症、胃肠炎。本菌尚可引起婴儿严重的流行性腹泻。长期化学治疗或使用免疫抑制剂者常易感染此菌。

据统计，在医源性感染中由本菌引起的感染约占 10%。在某些特定环境中（如烧伤和肿瘤病房、各种导管和内镜的治疗与检查室内），本菌感染率可高达 30%。

中性粒细胞的吞噬作用在抗铜绿假单胞菌感染中起着重要的作用。感染后产生的特异性分泌型 IgA 在黏膜局部具有一定的抗感染作用。

3. 微生物学检查与防治　按疾病和检查目的分别采取标本：①炎症分泌物、脓液、血液等；②医院病区（病房）、手术室的物品及医疗器材等。

将标本接种于血琼脂平板上，根据菌落特征、色素及生化反应等进行鉴定。血清学、绿脓菌素及噬菌体分型可供流行病学、医院内感染追踪调查等使用。

已研制出多种铜绿假单胞菌疫苗，其中以 OEP 疫苗具有不受菌型限制，保护范围广、毒性低等优点。铜绿假单胞菌易形成耐药性，应根据药物敏感试验指导用药。治疗可选用庆大霉素、多黏菌素等药物。

第四节　棒状杆菌属

棒状杆菌属（Corynebacterium）是一群革兰染色阳性杆菌，因菌体一端或两端膨大呈棒状而得名。菌体染色不均匀，常出现节段染色或异染颗粒。与人类有关的主要有白喉棒状杆菌、假白喉棒状杆菌、干燥棒状杆菌、微小棒状杆菌等，大多数为条件致病菌，引起人类疾病的主要是白喉棒状杆菌。

白喉棒状杆菌

白喉棒状杆菌（C. diphtheriae）简称白喉杆菌，是急性呼吸道传染病白喉的病原菌，多发于儿童。由于计划免疫的实施，儿童发病率逐年下降，发病年龄有推迟的趋势。

1. 生物学性状

（1）形态与染色：菌体细长微弯，一端或两端常膨大呈棒状，无荚膜，无鞭毛，无芽孢，排列不规则，常呈栅栏状或散在的"V""L""Y"等字形，革兰染色阳性。用 Albert 或 Neisser 染色，菌体内可见着色较深或与菌体颜色不同的异染颗粒，是白喉棒状杆菌形态特征之一，具有鉴别意义（彩图 19）。培养时间较长细菌衰老时异染颗粒消失或不明显，革兰染色不典型。

（2）培养特征：为需氧或兼性需氧菌。本菌营养要求较高，在含有凝固血清的吕氏（Loeffler）培养基或凝固鸡蛋培养基上生长迅速，可形成直径 1～3mm、灰白色、光滑、湿润的圆形菌落。在含 0.03%～0.04% 亚碲酸钾（$K_2TeO_3 \cdot 3H_2O$）血琼脂平板上，白喉棒状杆菌可吸收亚碲酸盐，并使其还原为金属碲，使菌落呈黑色或深灰色。亚碲酸钾还能抑制标本中其他细菌的生长，故亚碲酸钾血琼脂平板可作为白喉棒状杆菌的选择和鉴别培养基。

（3）抵抗力：白喉棒状杆菌对干燥、寒冷和日光的抵抗力较其他无芽孢菌强。其在各种物品、食品、衣服上可存活数天至数周；对湿热和消毒剂较敏感，加热 58℃ 10 分钟或 5% 苯酚溶液作用 10 分钟可将其杀死；对青霉素和广谱抗生素敏感，对磺胺不敏感。

2. 致病性

（1）致病物质：本菌的主要致病物质是白喉毒素。仅携带 β 棒状杆菌噬菌体的溶原性白喉棒状杆菌才能产生白喉毒素。

白喉毒素是外毒素，是含有两个二硫键的多肽链，由 A 和 B 两个片段构成，B 片段能与宿主易感细胞表面特异性受体结合，并通过易位作用使 A 片段进入细胞。A 片段是毒素毒性的所在部位，具有酶活性，能使 EF-2 失去转位活性，从而终止肽 tRNA 及 mRNA 在核糖体上由受位转移至供位，导致肽链不能延长，细胞蛋白质合成受阻，最终导致细胞变性死亡。

另外，白喉棒状杆菌还产生一些侵袭性物质，类似于结核分枝杆菌的索状因子（cord factor），能破坏细胞的线粒体膜，导致细胞呼吸和氧化磷酸化作用受到抑制。

（2）所致疾病：患者及恢复期带菌者是白喉的传染源。本菌存在于假膜及鼻咽腔或鼻分泌物内，经飞沫、污染物品或饮食而传播。本病人群普遍易感，儿童发病率最高。

白喉棒状杆菌侵入易感者上呼吸道，通常在咽部黏膜生长繁殖，并分泌外毒素，引起局部炎症和全身中毒症状。局部黏膜上皮细胞发生变性坏死，血管扩张，粒细胞浸润及纤维素渗出，以此形成灰白色膜状物，称为假膜。假膜在咽部与黏膜下组织粘连紧密，不易拭去。若病损进一步扩展至喉部或气管黏膜，由于这些部位黏膜具有纤毛，且黏膜下结缔组织较少，假膜与黏膜结合得不牢固，容易脱落引起呼吸道阻塞甚至窒息，成为白喉早期致死的主要原因。

细菌一般不侵入血流，但外毒素入血，可迅速与易感组织细胞（心肌、肝、肾和肾上腺等）结合，使这些组织的细胞蛋白质合成受阻，细胞发生退行性病变。外毒素也可侵犯腭肌和咽肌的周围神经细胞。临床上出现心肌炎、软腭麻痹、声嘶、肾上腺功能障碍和血压下降等症状。病后 2 ~ 3 周，大约 2/3 患者的心肌受损，成为白喉晚期致死的主要原因。本菌偶尔侵害眼结膜、外耳道、阴道和皮肤伤口等处，也可形成假膜。

约 75% 的患者病后可短时带菌，为期 3 ~ 5 周，个别可成为长期带菌者。因此，必须及时检出带菌者，以控制疾病的传播。

3. 免疫性　白喉痊愈后机体可获得牢固的免疫力，主要是机体能产生中和白喉外毒素的抗体（IgG/sIgA）。该种抗毒素可阻止毒素分子的 B 片段与易感细胞的受体结合，从而使 A 片段不能进入细胞发挥作用。1 ~ 5 岁儿童易感性最高，5 岁以上易感性逐渐下降，成人绝大多数由于隐性感染或预防接种，已获得免疫力。由于计划免疫的长期实施，儿童发病率逐年下降。

锡克试验（Schick test）用于测定人体对白喉有无免疫力，确定是否需要预防接种。本试验是根据毒素、抗毒素中和原理，以少量毒素注入受试者皮内，测定体内有无抗毒素的一种方法，阴性反应表示机体血清中有足够量的抗毒素，对白喉有免疫力；阳性反应表示机体对白喉毒素没有抗毒素免疫力。

4. 微生物学检查法

（1）直接涂片染色镜检：用棉拭子采取假膜边缘部渗出物，涂片，并用革兰染色、奈瑟染色或亚甲蓝染色后，镜检如有异染颗粒的棒状杆菌，再结合临床症状，可做出初步诊断。确诊需经细菌培养并进行毒力试验。

（2）细菌的培养

1）凝固血清棉拭子快速培养法：用凝固血清棉拭子采取患者咽部标本，经 37℃ 培养 8 ~ 10 小时后，直接涂片镜检。此法可作为大量检查时快速培养诊断之用。

2）分离培养：将棉拭子检材接种于 Loeffer 血清凝固斜面及亚碲酸钾平板培养基上，37℃ 培养 18 ~ 24 小时后，待斜面上长出灰白色、深灰色或黑色可疑菌落，挑取可疑菌落，涂片染色或进一步做生化反应和毒力试验鉴定。

（3）毒力试验

1）动物体内试验：取体重 250g 左右的豚鼠分为两组，对照组试验前 12 小时每只豚鼠腹腔注射白喉抗毒素 500U。试验时两组豚鼠皮下分别注射 48 小时的细菌培养液（每只 2ml），2～4 天后未注射抗毒素的豚鼠死亡，而对照豚鼠存活，便证明所试验菌株为有毒白喉棒状杆菌。

2）体外试验：如 Elek 平板试验，将浸有白喉抗毒素的无菌滤纸条贴在含 20% 牛血清的琼脂平板上，然后沿滤纸条垂直方向划线接种待测细菌，同时也接种已知产毒株和不产毒株作为对照。37℃培养 48 小时后，若待检菌株产生白喉外毒素，则在滤纸条和划线生长的菌苔交界处出现沉淀线。此外，PCR 法、对流免疫电泳、SPA 协同凝集法也可用于检测待检菌培养上清中的毒素。

5. 防治原则

（1）人工主动免疫：我国常用白百破三联疫苗，出生后 3 个月接种 3 次，每次间隔 4～6 周。2 岁和 7 岁各加强一次，免疫力维持 3～5 年。8 岁以上锡克试验阳性或混合反应者也需接种。预防接种效果良好，可显著降低白喉发病率和病死率。

（2）人工被动免疫：对密切接触过白喉患者的易感儿童，可肌内注射 1000～2000U 白喉抗毒素做紧急预防，同时注射白喉类毒素以延长免疫力。白喉抗毒素作为特效治疗制剂，应在发病早期足量使用，一般用量为 2 万～10 万 U，肌内注射，重者可静脉滴注。白喉抗毒素使用前应做皮肤试验，防止过敏反应发生。同时，应给予青霉素或红霉素抗菌治疗。

第五节　嗜血杆菌属

嗜血杆菌属（*Haemophilus*）是一类无鞭毛、无芽孢，革兰阴性细小杆菌，常呈多形态性。本菌营养要求较高，人工培养时需新鲜血液才能生长，故名。新鲜血液中含有该菌生长繁殖所需的生长因子 X 和 V，X 因子是一种高铁血红素（hematin），V 因子是辅酶 I 或辅酶 II（NAD 或 NADP）。根据对 X 因子和 V 因子的需求不同，将本属分为 17 个种。对人致病的主要有流感嗜血杆菌、埃及嗜血杆菌、杜克嗜血杆菌等。

流感嗜血杆菌

流感嗜血杆菌（*H. influenzae*）又称为流感杆菌，1892 年波兰细菌学家 Pfeiffer 首先从流行性感冒患者鼻咽部分离出，被误认为是流感的病原菌。直至 1933 年流感病毒分离成功，才确定了流感的真正病原，但流感嗜血杆菌这一名称却仍沿用至今。此菌常引起小儿急性脑膜炎、鼻咽炎、中耳炎等化脓性疾病，亦可为流感的继发性感染的病原菌。

1. 生物学特性　为革兰阴性小杆菌。长期人工传代培养常呈球杆状、长杆状和丝状等多形态。无鞭毛、无芽孢，有荚膜，毒力较强，多数菌株有菌毛。培养时必须提供含有 X 和 V 因子的血液。由于血液中的 V 因子通常处于被抑制状态，加热 80～90℃ 10 分钟可破坏红细胞膜上的不耐热抑制物，使 V 因子释放，故流感嗜血杆菌在加热血琼脂平板 [即巧克力（色）平板] 上生长最佳。流感嗜血杆菌与金黄色葡萄球菌在血平板上共同孵育时，靠近金黄色葡萄球菌菌落周围生长的流感嗜血杆菌的菌落较大，远离金黄色葡萄球菌菌落的流感嗜血杆菌的菌落较小，此称为卫星现象（satellite phenomenon），这是由于金黄色葡萄球菌能合成较多的 V 因子。卫星现象有助于对流感嗜血杆菌的鉴定。

流感嗜血杆菌抵抗力弱，50～55℃ 30 分钟可被杀死。其对一般消毒剂敏感。不耐干燥，在干燥痰中生存时间不超过 48 小时。其对青霉素易产生耐药性。

2. 致病性与免疫性　主要致病物质为荚膜、菌毛与内毒素等。致病力强的流感嗜血杆菌还可产生 IgA 蛋白酶，能分解 sIgA。

流感嗜血杆菌在人群中呼吸道定植比例可达 50%，但有荚膜的 b 型株定植者不多。所致疾病分为原发性感染与继发性感染两类，原发性（外源性）感染多为有荚膜的 b 型菌株引起的急性化脓性感染，如脑膜炎、鼻咽炎、咽喉会厌炎、关节炎、心包炎等，常见于儿童；继发性（内源性）感染常继发于流行性感冒、麻疹、百日咳、结核病等，大多由无荚膜菌株引起，临床表现有慢性支气管炎、中耳炎、鼻窦炎等，多见于成人。

机体抗流感嗜血杆菌的免疫以体液免疫为主，抗荚膜多糖抗体能增强吞噬细胞的吞噬作用，并能活化补体产生溶菌作用，抗外膜蛋白抗原的抗体也有促进补体介导的吞噬作用。

3. 微生物学检查与防治　标本包括痰液、脑脊液、鼻咽分泌物、血液和脓液等。脑脊液和脓汁标本可直接涂片镜检，发现可疑菌时，可结合临床症状做出初步诊断。亦可同时用型特异血清进行荚膜肿胀试验，达到快速鉴定的目的。分离培养时可将检材接种于巧克力（色）培养基上，35℃培养 24 ~ 48 小时后，根据菌落形态、生化反应等特征以及卫星现象、荚膜肿胀试验进行鉴定。

b 型流感嗜血杆菌的荚膜多糖疫苗对 1.5 ~ 2.0 岁及以上儿童有较好的抗体反应，一年内保护率在 90% 以上。本病治疗可选用广谱抗生素。

第六节　军团菌属

1976 年在美国费城召开全美退伍军人会议期间暴发流行了一种以发热、咳嗽为主的呼吸道感染疾病，与会者 149 人，有 34 人死亡。从死者肺组织中分离到一种新菌，命名为军团菌。军团菌属（*Legionella*）包括 39 个种和 61 个血清型，从人体分离的已有 19 种，其中主要致病菌为嗜肺军团菌（*L. pneumophila*）。

嗜肺军团菌

1. 生物学特性　为革兰阴性杆菌，常规染色不易着色，多用 Dieterle 镀银法或吉姆萨法染色，分别染成黑褐色和红色。本菌有端生或侧生鞭毛，无芽孢，有菌毛和微荚膜（彩图 20）。

本菌为专性需氧菌，营养要求较苛刻，初次分离需 L-半胱氨酸，且生长缓慢，培养基中含铁盐可促进生长。在活性炭 - 酵母浸出液琼脂（BCYE）培养基中培养 3 ~ 5 天可形成直径 1 ~ 2mm、圆形、凸起、灰白色、有光泽的菌落。在 F-G（Feeley-Garman）琼脂培养基中培养 3 ~ 5 天可见针尖大小菌落，紫外线照射下可发出黄色荧光。

嗜肺军团菌在自然界广泛存在，常见于人工管道的水源中，如医院空调冷却水、淋浴头、辅助呼吸机等所产生的气溶胶中常含有此菌。本菌抵抗力较强，蒸馏水中可存活 100 天以上，下水道污水中可存活 1 年。本菌对热和常用化学消毒剂敏感，1% 甲酚处理数分钟即可杀死，但对氯作用的抵抗力比肠道菌大，于 21℃含 0.1mg/L 游离氯的水中，杀死 90% 嗜肺军团菌需 40 分钟，而杀死大肠埃希菌则不到 1 分钟。

2. 致病性与免疫性　菌毛、微荚膜、毒素和多种酶类可能是嗜肺军团菌的致病物质。军团菌产生的毒素和多种酶类通过抑制吞噬体与溶酶体融合，使军团菌在细胞内生长繁殖，导致细胞的死亡。

嗜肺军团菌引起的军团病主要通过呼吸道吸入带菌飞沫、气溶胶而感染，多流行于夏秋季，为全身性疾患，临床表现多样化。本病主要有流感样型（轻症型）、肺炎型（重症型）和肺外感染三种临床类型。流感样型可出现发热、不适，头痛和肌肉疼痛，预后良好；肺炎型起病急，寒战、高热、咳嗽、胸痛，表现以肺部感染为主的多器官损害，全身症状明显，最终导致呼吸衰竭；肺外感染型为继发性感染，重症军团病发生菌血症后，病原菌散布至全身多部位，如脑、肠、肾、肝、脾等，出现多脏器感染的症状。军团菌亦是引起医院感染或机会性感染的病原菌之一。

嗜肺军团菌为胞内寄生菌，细胞免疫在抗感染中发挥主要作用。

3. 微生物学检查与防治　标本可采集下呼吸道分泌物、胸腔积液、血液及活检肺组织等。因痰中正常菌群的影响，用痰标本检出军团菌比较困难。直接法荧光抗体染色镜检有诊断意义，免疫荧光（IF）染色法可快速鉴定培养的病原菌。用 IF 和 ELISA 方法检查患者血清中抗军团菌 IgM、IgG 抗体有助于特异性诊断。

预防主要是加强水源的管理，包括对人工管道系统的消毒处理。目前尚无有效的军团菌疫苗。治疗首选红霉素，对疗效不佳者可合用利福平及其他药物。

第七节　鲍特菌属

鲍特菌属（*Bordetella*）是一类革兰阴性小球杆菌，包括百日咳鲍特菌、副百日咳鲍特菌、支气管败血鲍特菌和鸟鲍特菌四种，前三种亲缘关系很近。百日咳鲍特菌（*B. pertussis*）是百日咳的病原菌，副百日咳鲍特菌可引起急性呼吸道感染，其他鲍特菌只感染动物。

百日咳鲍特菌

1. **生物学特性** 为革兰阴性小杆菌（彩图 21），无芽孢、无鞭毛，S 型菌株，有荚膜。本菌为专性需氧菌，营养要求很高，初次分离培养需用含甘油、马铃薯、血液的鲍 - 金培养基（Bordet-Gengou culture）。35 ～ 37℃培养 3 ～ 5 天后，形成细小、光滑、隆起、有珠光色泽的菌落，周围有不明显的溶血环，不发酵糖类。新分离菌株为 S 型，称为 I 相菌，具有菌体（O）和表面（K）抗原，毒力较强，人工培养后可发生变异。

2. **致病性与免疫性** 致病物质包括荚膜、菌毛、内毒素及多种毒素。①百日咳毒素：为外毒素，是百日咳的主要毒力因子，与阵发性咳嗽及支气管痉挛有关；②丝状红细胞凝集毒素：促进细菌对纤毛上皮细胞的黏附；③腺苷酸环化酶毒素（adenyl cyclase toxin）：可抑制巨噬细胞的氧化活性，抑制中性粒细胞的趋化、吞噬及杀伤作用，抑制 NK 细胞的杀伤细胞作用；④气管细胞毒素：对气管纤毛上皮细胞有特殊亲合力，低浓度时抑制纤毛的摆动，高浓度时使细胞坏死脱落；⑤皮肤坏死毒素：能引起外周血管收缩，白细胞渗出血管外或出血，致局部组织缺血、坏死等。

百日咳鲍特菌是百日咳的病原菌，人类是百日咳鲍特菌唯一的宿主。传染源主要是早期患者和带菌者。百日咳病程分为三期：①卡他期，类似普通感冒，如低热、咳嗽、打喷嚏等。此期维持 1 ～ 2 周，传染性最强。②痉挛期，出现阵发性剧咳，一天中可出现 10 ～ 20 次。支气管痉挛可伴有吸气吼声、呕吐、呼吸困难、发绀。此期可维持 1 ～ 6 周，并可出现肺炎、中耳炎或中枢神经系统症状等。③恢复期，阵咳减轻，完全恢复需数周至数月。由于整个病程较长，故名百日咳。

病后机体有较持久的免疫力，再次感染少见。由于新生儿对百日咳也易感，提示母体 IgG 抗体未能对新生儿提供保护，故认为抗百日咳感染的免疫主要是局部黏膜免疫。

3. **微生物学检查与防治** 微生物学检查以分离百日咳鲍特菌为主。卡他期取鼻咽拭子或咳碟法接种于鲍 - 金培养基上进行分离培养，出现典型菌落时，做涂片染色镜检、生化反应，并与 I 相免疫血清做凝集试验进行鉴定。

我国选用 I 相百日咳鲍特菌死疫苗与白喉、破伤风的类毒素混合，制成"白百破"（DPT）三联疫苗进行免疫，效果较好。治疗首选红霉素，也可选用其他广谱抗生素。

（王　琦）

第 15 章　放线菌属与诺卡菌属

放线菌属与诺卡菌属均同属放线菌，放线菌在体内外能形成长丝、分枝或缠绕成团，能形成孢子，引起的疾病呈慢性感染过程。放线菌菌丝比真菌细，细胞中无核膜和核仁，细胞壁中主要成分为肽聚糖，对常用抗生素敏感，属于原核细胞型微生物。放线菌属为人体正常菌群，可引起内源性感染，诺卡菌属广泛分布在土壤中，为腐物寄生菌，引起外源性感染。放线菌是抗生素的主要产生菌，2/3 以上的抗生素是由放线菌产生的。

第一节　放线菌属

放线菌属（*Actinomyces*）在自然界中分布广泛，正常寄居在人和动物的口腔、上呼吸道、肠道与泌尿生殖道。常见的有衣氏放线菌（*A. israelii*）、牛放线菌（*A. bovis*）、内氏放线菌（*A. naeslundii*），其中对人致病性较强的为衣氏放线菌。

一、生物学性状

本菌为革兰阳性、非抗酸性的丝状菌。菌丝细长无隔，有分枝，直径为 0.5 ~ 0.8μm，菌丝易断裂成链球状或链杆状，形态与类白喉棒状杆菌相似。

放线菌人工培养比较困难，为厌氧或微需氧菌，初次分离时加入 5% CO_2 能促进生长。本菌在血琼脂平板上，37℃培养 4 ~ 6 天后，可长出灰白色或淡黄色微小的圆形菌落，初次分离时菌落表面粗糙，多次人工传代后菌落表面变得光滑，在血琼脂平板上不溶血。在含糖肉汤培养基底部形成球形小颗粒沉淀物。本菌能分解葡萄糖产酸不产气，过氧化氢酶试验阴性。

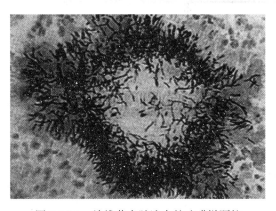

图 2-15-1　放线菌在脓液中的硫磺样颗粒

在患者脓液和病灶组织中，可找到肉眼可见的黄色小颗粒，称为硫磺样颗粒（sulfur granule），是放线菌在组织中形成的菌落。将硫磺样颗粒制成压片或组织切片在显微镜下可见颗粒呈菊花状，由棒状长丝放射状排列组成（图 2-15-1）。中心部分由分枝的菌丝交织组成，周围部分由长丝排列呈放射状，菌丝末端有胶质样物质组成的鞘包围，膨大呈棒状。

二、致病性与免疫性

放线菌多存在于口腔等与外界相通的腔道中，属于人体正常菌群。当机体抵抗力减弱、口腔卫生不良或拔牙、口腔黏膜损伤时，可引起内源性感染，导致软组织的慢性或亚急性肉芽肿性炎症，表现为慢性无痛性过程，组织肿胀伴有纤维化与瘢痕形成，病灶中央常坏死形成脓肿，并在组织内生成多发性瘘管。脓液中可查见硫磺样颗粒。本菌引起的放线菌病，常侵犯颈面部，通过吞咽或吸入进入胃肠或肺部，引起腹部或肺部放线菌病；也可引起盆腔和中枢神经系统的感染。放线菌与牙周炎和龋齿有关。

放线菌病患者血清中可查到相应抗体，对机体无保护作用也无诊断意义，机体对放线菌的免疫主要为细胞免疫。

三、微生物学检查法与防治原则

微生物学检查的主要和简便方法是在脓汁和痰液中寻找硫磺样颗粒。将可疑颗粒制成压片，经革兰染色后，在显微镜下检查是否有放射状排列的菌丝。必要时将标本接种于不含抗生素的沙保弱培养基或血平板上，37℃培养1周以上，对菌落进行涂片、染色检查。也可取活组织做切片，用苏木精-伊红染色检查。

预防放线菌病应注意口腔卫生，牙病早期治疗。对患者的脓肿与瘘管及时进行外科清创处理，同时使用大剂量青霉素长时间治疗，也可选用红霉素、克林霉素或林可霉素。

第二节 诺卡菌属

诺卡菌属（*Nocardia*）细菌的细胞壁中含有分枝菌酸，广泛分布于土壤，多数是腐生性的非致病菌，仅星形诺卡菌（*N. asteroids*）和巴西诺卡菌（*N. brasiliensis*）等对人致病，我国以前者多见，其发病率近年来有上升趋势。

一、生物学性状

形态与放线菌相似，但菌丝末端不膨大，革兰染色阳性，有些病原性诺卡菌抗酸染色呈阳性，但用1%盐酸乙醇延长脱色时间可转变为阴性，据此可与结核分枝杆菌区别。

本菌为专性需氧菌，对营养要求不高，在沙保弱培养基上，室温或37℃均可生长，生长缓慢，一般需5～7天才可见到菌落。菌落表面干燥、皱褶或呈颗粒状，产生黄色或深橙色色素，星形诺卡菌菌落表面无白色菌丝，巴西诺卡菌菌落表面能产生白色菌丝。菌丝一般在培养5天后开始断裂呈链球状或链杆状，而放线菌菌丝在培养24小时即可断裂。本菌在液体培养基中可形成菌膜。

二、致病性与免疫性

星形诺卡菌主要由呼吸道或创口侵入人体，多为外源性感染，引起诺卡菌病。免疫力低下者，如肿瘤患者，长期使用免疫抑制剂者，易被感染。呼吸道诺卡菌病急性者类似肺炎、肺脓肿；慢性者类似肺结核、肺真菌病。若本菌扩散到脑，则形成脑脓肿、脑膜炎。侵入到皮下则引起慢性化脓性肉芽肿与瘘管形成，好发部位为足部与腿部，称为足分枝菌病（mycetoma）。

三、微生物学检查法与防治原则

微生物学检查时，主要取脓液、痰等标本压片或涂片，显微镜下检查类似硫磺样颗粒的红色、黄色、黑色菌丝颗粒。此菌常呈抗酸性，若不形成颗粒，散在的杆菌应与结核分枝杆菌区别。分离培养的诺卡菌还可用染色、镜检和生化反应鉴定。

本菌引起的疾病无特异预防方法，治疗主要为外科手术清创，切除坏死组织，同时配合应用氨苄西林或红霉素等治疗，治疗时间较长，一般不少于6周。

（杨志伟）

第16章 其他原核细胞型微生物

第一节 支 原 体

支原体（*Mycoplasma*）是一类无细胞壁、能独立生活的原核细胞型微生物。形状呈高度多态性，繁殖方式多样，对青霉素有耐药性，是目前所知在无生命培养基中能生长繁殖的最小微生物，可通过滤菌器。

支原体在自然界分布广泛，在实验室常污染组织培养。许多动物、植物和昆虫都能储存和携带支原体，其中有些能引起宿主的疾病。

1. 生物学性状

（1）形态与结构：支原体的大小相差悬殊，呈高度多形性，有球状、球杆状、棒状、长丝状及不规则形状（图2-16-1）。支原体多形态的原因，一般认为与其缺乏细胞壁及繁殖方式多样化（以二分裂为主，也见出芽、分枝等）有关。

支原体无细胞壁，在电镜下观察，支原体的细胞膜厚7.5～10nm，可分为外、中、内三层，内层、外层为蛋白质及糖类，中层系脂类，主要为磷脂，胆固醇位于磷脂分子之间，占细胞膜总脂量的36%，对保护细胞膜具有一定的作用；细胞质内含有数量颇多的核糖体，四环素、卡那霉素、链霉素、氯霉素、红霉素等抗生素均能与之作用，抑制或影响其蛋白质合成，起杀灭支原体的作用；环状双股DNA及RNA分散在细胞质内。支原体革兰染色阴性，但不易着色。常用的染色法为吉姆萨染色，呈淡紫色。

（2）培养特性：为需氧或兼性厌氧，营养要求高于一般细菌，必须补充血清或卵黄等。支原体最适生长温度为35℃，最适pH为7.6～8.0。生长繁殖速度缓慢，在液体培养基中生长后不易见到混浊，有的呈小颗粒样生长或形成薄片状集落黏附于管壁或沉于管底。在固体培养基上培养2～3天（有的需2周甚至1个月）后方能形成小菌落，低倍镜下观察到"荷包蛋"样菌落（图2-16-2）。

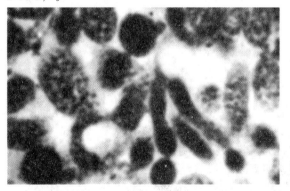

图2-16-1 支原体形态（电镜 51 000）

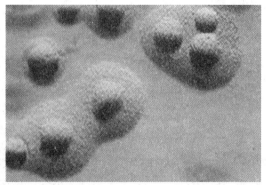

图2-16-2 支原体的菌落

（3）生化反应：根据对糖类的酵解作用，支原体可分成两群，一群对糖发酵，能分解葡萄糖，产酸不产气；另一群对糖不发酵，利用脂肪酸及氨基酸，尤其是精氨酸，作为碳和能量的来源。

（4）抵抗力：支原体因没有细胞壁，对低渗透压作用敏感，易被脂溶剂和常用的消毒剂（如乙醇、苯酚、甲醛等）灭活。其对干扰蛋白质合成的抗生素（如红霉素）敏感，但对干扰细胞壁合成的抗生素（如青霉素）则有抵抗力。

2. 致病性与免疫性 病原性支原体定居于呼吸道、泌尿生殖道的黏膜，对胸膜、腹膜、滑膜的间质细胞及中枢神经系统的亲和力强。

人类支原体中，仅肺炎支原体确定为人类原发性支原体肺炎的病原体。其他人株虽可从急性风湿热或类风湿关节炎患者的关节液或各种原因不明的尿道炎、宫颈炎、输卵管炎等患者的泌尿生殖道以及 Reiter 病的关节炎、眼结膜炎等病变中分离出，但这些支原体亦可从健康人的呼吸道、泌尿生殖道找到，因而它们的致病性尚未完全清楚。

由于支原体无细胞壁、无鞭毛，产生的酶也很少，其免疫原性主要来自细胞膜。支原体外层蛋白质具有免疫原性，免疫家兔可获得分型用的特异性抗体。细胞膜的脂溶性抗原可用乙醚、甲醇提取，具有补体结合作用，可供补体结合实验用。

3. 主要致病性支原体

（1）肺炎支原体：形态特征除球形小颗粒外，其丝状长 2 ～ 5μm。

肺炎支原体经飞沫传播，多发生在儿童和青、中年，多发生于夏末秋初。它引起的感染有隐性感染、轻微或严重的上呼吸道感染，以及耳鼓膜炎和支气管肺炎。其侵袭过程是先吸附于表皮细胞上，然后进入细胞间隙，以间质性肺炎为主。肺炎支原体初次感染病程长，消失缓慢；再次感染时病程进展快，消失也变快。

肺炎支原体对热及干燥非常敏感，4℃存活 1 天，56℃很快灭活，冻干时能长期保存。肺炎支原体对脂溶剂、去垢剂和苯酚、甲醛等敏感，对亚甲蓝、青霉素抵抗；肺炎支原体对红霉素及大多数四环素族抗生素敏感，能迅速减轻临床症状，但患者在症状消失后很长的时间尚能在咽喉部分离出肺炎支原体而成为传染源。

用血清学方法可鉴定菌株或测定患者抗体变化。鉴定菌株可用生长抑制、代谢抑制和免疫荧光检查等血清学试验方法，这些方法特异性高，株间交叉很小。

支原体疫苗仍在研制中，使用肺炎支原体减毒活疫苗预防可能有效，但目前尚未应用于临床。

（2）泌尿生殖道感染支原体：人类泌尿生殖道中最常见的且有致病作用的支原体主要有解脲脲原体（*Ureaplasma urealyticum*，Uu）、人型支原体（*Mycoplasma hominis*，Mh）等。

解脲脲原体是人类支原体中较特殊的一种，能分解尿素，是区别于其他支原体的重要特征。在培养基上形成的集落极小，直径为 15 ～ 30μm，又称为 T 株支原体。该支原体的某些血清型对成人泌尿生殖道和新生儿有致病作用。通过性传播其可引起非淋菌性尿道炎。生殖道支原体感染（支原体性病）也是主要的性传播疾病之一，其可通过胎盘、产道感染胎儿导致妊娠妇女流产、早产和新生儿呼吸道感染等。解脲脲原体的感染还可引起不孕、不育。人类解脲脲原体的尿素酶是其特异性抗原，用其单克隆抗体可特异性地检测人类解脲脲原体。

人型支原体也常在非淋菌性尿道炎患者中分离到，也是性传播疾病的病原之一。在慢性前列腺炎、宫颈炎、盆腔炎、产褥热和脓毒性流产患者中也常分离到。

（3）穿透支原体：是从 AIDS 患者中分离出的一种新的人类病原性支原体，是发酵支原体的一种。其形态为杆状或烧瓶状，和肺炎支原体类似，一端为顶端结构便于吸附和穿入，是能穿过细胞膜进入细胞内繁殖的一种原核生物。其能引起人类和灵长类动物广泛的组织坏死，从而造成致死性的系统性感染。体外实验显示：穿透支原体对人类免疫缺陷病毒（HIV）和致肿瘤病毒的复制有促进作用，它能促进 HIV 感染者发病，很可能是艾滋病发病的协同因子。

支原体也常和其他病原体一起造成混合感染，如支原体 - 病毒感染，支原体 - 细菌感染等。在呼吸道感染性疾病的发生率中，肺炎支原体与呼吸道病毒混合感染率远远超过单独支原体感染。例如，支原体 - 病毒性肺炎、脑膜炎奈瑟菌与肺炎支原体混合感染等均比其中一种病原体单独感染的病情重，支原体与衣原体所致的泌尿生殖道感染，病情也较重。

第二节 立 克 次 体

立克次体（*Rickettsia*）是一类专性在活细胞内寄生的原核细胞型微生物。为纪念首先发现并在研究斑点热时不幸感染而牺牲的美国青年医师 Howard Taylor Ricketts 而命名。其特点是有类似细菌的形态、结构，天然寄生在一些节肢动物体内（虱、蚤、蜱、螨等），并以这些节肢动物为媒介进行传播。立克次体种类很多，对人致病的有十几种，引起的疾病如流行性斑疹伤寒、地方性斑疹伤寒、恙虫病、北亚热、立克次体痘等。

立克次体的细胞壁有群、种或型的特异性抗原。某些立克次体如斑疹伤寒立克次体、恙虫病立克次体等还有耐热多糖抗原，这些抗原与变形杆菌的某些 X 株的菌体（O）抗原（如 OX19、OXk）有共同的抗原性，能发生交叉反应。临床上常用这些变形杆菌的（O）抗原来代替有关的立克次体抗原进行凝集反应，以检查人或动物血清中的相应抗体。这种交叉凝集反应称为外斐反应（Weil-Felix reaction）。

立克次体对理化因素的抵抗力与细菌的繁殖体相似。在节肢动物粪便中立克次体能保持较长时间的传染性。

1. 生物学性状

（1）形态与结构：立克次体呈多形性，为球杆状或杆状，大小为（0.3 ~ 0.6）μm×（0.8 ~ 2）μm，为单个或成对排列，有时为短链状或丝状，用吉姆萨染色呈紫红色。立克次体的细胞壁类似革兰阴性菌细胞壁，由脂多糖、蛋白质组成（彩图 22）。

（2）培养特性：为专性细胞内寄生，有酶系统但不完善，不能在人工培养基上生长，必须在活细胞内才能生长繁殖，其繁殖方式与细菌类似，以二分裂繁殖。在细胞培养物中培养于 34℃时，每繁殖一代需 8 ~ 10 小时。

（3）抵抗力：对理化因素的抵抗力较弱，一般 56℃ 30 分钟即被灭活。对低温及干燥的抵抗力较强。磺胺能促进立克次体生长，因此用此类药治疗立克次体病反可使病情加重。广谱抗生素类药物能抑制立克次体生长。

2. 致病性与免疫性　立克次体主要致病物质是内毒素和磷脂酶 A，通过节肢动物人虱、鼠蚤、螨和蜱等传播，侵入机体后与宿主细胞膜上的特异性受体结合，而后进入细胞内，进行增殖。不同立克次体增殖过程不同，但多数都引起细胞破裂。立克次体先在局部淋巴组织或小血管内皮细胞中增殖，产生第一次立克次体血症，经血流扩散到全身器官小血管内皮组织中繁殖后，大量立克次体入血形成第二次立克次体血症，内毒素引起全身中毒症状。由于损伤血管内皮细胞，引起血浆渗出、血容量降低和凝血机制障碍、DIC 等。

3. 主要致病性立克次体

（1）普氏立克次体：是流行性斑疹伤寒（又称为虱传斑疹伤寒）的病原体，以人虱为传播媒介，世界各地都有流行。患者是唯一传染源，人虱叮咬患者后，立克次体在虱的肠管上皮细胞中繁殖，并随粪便排出。虱叮咬另一人时，也常排粪于其皮肤上，由于抓痒，虱粪中的立克次体从抓破的小伤口进入体内（图 2-16-3）。另外，干虱粪中的立克次体能在室温中保持传染性达 2 个月以上，偶尔也能通过呼吸道或眼结膜使人感染。人感染后约经 2 周潜伏期突然发病。立克次体侵入机体后，先在局部淋巴细胞或小血管内皮细胞中繁殖，进而通过血流到达全身组织器官的血管内皮细胞中繁殖，产生脂多糖内毒素样毒性物质，不断侵入血流而使患者发热及出现较严重的内毒素血症症状。因血管内皮细胞的损害而出现皮疹、神经系统和心血管系统症状及其他实质器官的损害。病后一般产生持久的免疫力，以细胞免疫为主。

（2）莫氏立克次体：是鼠型斑疹伤寒（又称为地方性斑疹伤寒）的病原体，其生物学特性与普氏立克次体相似，但传播方式和传播媒介与普氏立克次体有所不同。莫氏立克次体天然寄生在鼠体内，借鼠蚤或鼠虱在鼠间传播。其在鼠蚤的肠管上皮细胞内繁殖，使细胞破裂而后随粪便排出，鼠蚤一般不因感染而死亡，可不断从粪便排出病原体，故鼠蚤是莫氏立克次体的储存宿主和传播媒介。鼠蚤可叮咬人，使人感染。若此时人体有人虱寄生，可通过人虱为媒介，继发地在人群中传播（图 2-16-4）。鼠型斑疹伤寒的临床特征与流行趋势均与流行性斑疹伤寒相似，但病情较轻，病程也较短，多为地区性的流行。病后一般可获持久免疫力，

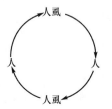

图 2-16-3　流行性斑疹伤寒传播方式

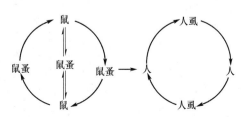

图 2-16-4　鼠型斑疹伤寒传播方式

与普氏立克次体有交叉免疫。

微生物学检查法：

1) 分离培养：取急性发热患者的血液经腹腔注射雄性豚鼠。莫氏立克次体常在接种 5 ~ 6 天后，动物体温升高，同时阴囊肿大，皮肤发红，睾丸鞘膜有渗出性炎症称为阴囊反应。普氏立克次体接种后 9 ~ 12 天体温升高，但很少有阴囊反应。动物体温超过 40℃ 可剖取睾丸鞘膜、脑、脾、肾等涂片染色查找病原体，也可用鸡胚、组织培养分离病原体。

感染的组织、皮肤病变活检标本可用免疫荧光法、ELISA 法等鉴定。

2) 血清学反应

A. 外斐反应：根据临床症状，一般都不分离病原体，而用外斐反应协助诊断。患者血清能与变形杆菌 OX19 发生凝集。单份血清效价 1：160，且又逐日上升者有诊断意义。双份血清效价相差 4 倍以上则更有意义。但若非立克次体病如变形杆菌感染，严重肝病，甚至妊娠妇女也可产生外斐反应，故对其结果要慎重分析才能准确判断。

B. 凝集或补体结合反应：分别用提纯的普氏和莫氏立克次体颗粒性抗原和患者血清做凝集或补体结合试验，来鉴别两种斑疹伤寒。

C. 间接免疫荧光法：测定患者血清中的抗体，阳性率较外斐反应高。

防治原则：灭虱、灭蚤、灭鼠是预防斑疹伤寒的重要措施，用鼠肺灭活疫苗等接种后免疫有效期为 1 年左右。氯霉素、四环素、多西环素等抗生素治疗有效，但病原体的最后清除仍有赖于自身免疫功能。

（3）恙虫病东方体（*R. tsutsugamushi*）：是恙虫病的病原体。恙虫病古称沙虱热，在葛洪《肘后方》中有记载。

恙虫病东方体呈球杆状，主要在近细胞核的胞质内聚集生长。

恙虫病是一种自然疫源性疾病，对人致病性很强。目前仍是林区、农村等地常见的一种传染病。其主要通过恙螨传播，流行于啮齿动物中。野鼠和家鼠感染后多无症状，并能长期保存该病原体，是恙虫病的主要传染源。

恙虫病东方体寄居在恙螨体内，可经卵传代，因此恙螨是恙虫病东方体的传播媒介，也是储存宿主。在恙螨的生活史中，幼虫期要吸吮人或动物的组织液后才能发育成稚虫，而后再发育为成虫。人若被叮咬就可被感染而发病。恙螨生活在湿度较大的灌木丛及河流沿岸杂草丛生等地方。人进入带有恙虫病东方体的恙螨孳生地区就有可能感染。用带有恙螨的青草喂养家兔、家畜时，人也可被感染。人感染后经 7 ~ 14 天潜伏期突然发病，体温迅速上升，在被叮咬处出现周围有红晕的溃疡，上盖黑色痂皮，称为焦痂，是恙虫病的特征之一。病原体侵入人体后，随血流播散，在全身血管内皮细胞及单核吞噬细胞系统中繁殖，出现皮疹、焦痂、附近淋巴结肿大，并有脏器（肝、肺等）受损等症状。

病后有持久免疫力，有少数人可成为长期携带者，并能日后复发。

微生物学检查可将早期患者血液接种于小鼠腹腔内，发病后取腹腔液涂片染色检查病原体；也可接种在鸡胚卵黄囊或地鼠肾单层细胞中分离病原体。还可用患者血清进行外斐反应，能与变形杆菌 OXk 发生凝集，效价在 1：80 以上或随病程上升 4 倍以上者有诊断意义。外斐反应诊断恙虫病仍是目前有价值而简便的方法。采取间接免疫荧光技术诊断患者准确性高，比外斐反应敏感。

恙虫病的预防要注意灭螨、灭鼠，注意个人防护，避免恙螨幼虫的叮咬。目前尚无理想疫苗。本病用四环素等抗生素治疗有效。

第三节 衣 原 体

衣原体（*Chlamydia*）是原核细胞型微生物，在分类学上具有其独立地位。体积微小，可以通过滤器，其细胞壁组成类同革兰阴性菌，二分裂方式繁殖，含 DNA 和 RNA 两种核酸，对多种抗生素敏感。由于缺乏供代谢所需能量的来源，因此必须在活的组织细胞中才能生长繁殖。

对人致病的衣原体主要有 4 个种，即沙眼衣原体 (*C. trachomatis*)，鹦鹉热嗜衣原体 (*C. psittaci*)、肺炎嗜衣原体 (*C. pneumoniae*) 和兽类嗜衣原体 (*C. pecorum*)。

1. 生物学性状

（1）形态结构与发育周期：衣原体在宿主细胞内生长繁殖时有独特的发育周期。具有感染性的颗粒称为原体 (elementary body, EB)，呈球形，直径 0.2 ～ 0.4μm，光学显微镜下勉强

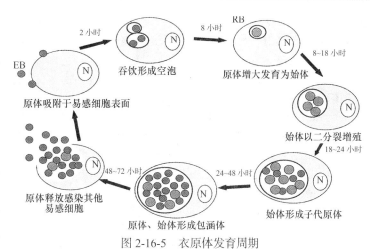

图 2-16-5　衣原体发育周期

可见，电镜下观察有中心致密的拟核结构。原体存活于细胞外，具有较强的感染性。当原体与易感细胞相遇时，原体吸附于细胞膜的受体上，通过宿主细胞的吞饮作用进入细胞内，宿主胞膜围于原体之外形成空泡，原体在空泡内逐渐增大，发育成始体 (initial body) （图 2-16-5）。

始体又称为网状体 (reticulate body, RB)，无感染性，较原体大，呈圆形或卵圆形，直径为 0.8 ～ 1.0μm，在电镜下观察无致密的拟核结构，呈纤细网状。始体代谢活泼，以二分裂方式繁殖，充满于空泡中形成子代原体，并组成各种形态的包涵体。待完全成熟后从宿主细胞中释放，可重新再感染另一宿主细胞，整个生活周期需 24 ～ 72 小时。

（2）培养特性：衣原体不能利用谷氨酸盐，不能合成高能分子 ATP，因此它不能生长在无生命的人工培养基上，但可生长于鸡胚卵黄囊或原代及传代细胞株中。

（3）抵抗力：衣原体对热敏感，56 ～ 60℃仅能存活 5 ～ 10 分钟。在 -70℃ 可保存数年。0.1% 甲醛液、0.5% 苯酚可将衣原体在短时间内杀死。75% 乙醇 30 秒即可使之灭活。衣原体对红霉素、利福平、多西环素、氨苄西林均敏感。

2. 致病性及免疫性　由于宿主细胞表面存在着对衣原体有高度亲和力的表面受体，衣原体借此完成吸附和侵入过程。衣原体侵入细胞后，在其中繁殖，除直接损伤宿主细胞外，还能产生具有细胞毒作用的代谢产物。被衣原体感染的细胞代谢受到抑制，细胞遭到破坏并释放溶酶体。这些因素均可导致组织损伤、诱发宿主病理性免疫应答。

人体感染衣原体后，能产生特异性细胞免疫和体液免疫。据调查，成年人中有 60% 的人有抗衣原体抗体。但其保护作用很弱，因此常发生持续和反复感染或无症状隐性感染。同时，细胞免疫和体液免疫也可造成免疫病理损伤。

3. 主要致病性衣原体

（1）沙眼衣原体：其原体为细小圆形颗粒，有较致密而坚韧的细胞壁，具高度传染性，用吉姆萨染色呈紫红色。始体为近圆形颗粒，核质分散，用吉姆萨染色呈深蓝色（彩图 23）。根据致病力和某些生物学特性不同，沙眼衣原体可分为沙眼生物亚种 (*Biovar trachoma*)、性病淋巴肉芽肿亚种 (*Biovar lymphogranuloma venereum*, LGV) 和鼠亚种 (*Biovar mouse*)，仅前两类可引起人类疾病。

沙眼衣原体能在鸡胚卵黄囊内繁殖，培养最适温度为 35℃。

1）沙眼生物亚种：有 A、B、Ba、C、D 等 15 个血清型。

A. 所致疾病：①沙眼，是由沙眼生物亚种的 A、B、Ba、C 四个血清型引起的慢性传染性结膜炎，在发展中国家呈高度地方性流行，直接或间接接触均可传播。本病主要通过眼 - 眼或眼 - 手 - 眼传播。沙眼衣原体侵犯结膜上皮细胞并在其中增殖，表现为滤泡性结膜炎，有黏液脓性分泌物、结膜充血，后移行为慢性炎症，出现结膜瘢痕，眼睑内翻，如不经治疗，会反复发作使瘢痕加重，角膜混浊，最后失明。②性传播疾病 (sexually transmitted disease, STD)，多由沙眼生物亚种 D ～ K 血清型

引起。男性表现为非淋菌性尿道炎，女性则为尿道炎、宫颈炎、盆腔炎，也可并发子宫内膜炎。婴儿经产道可引起衣原体肺炎，多发生在出生后 30 ～ 90 天。另外，D ～ K 血清型衣原体也可引起包涵体结膜炎。

B. 免疫性：感染沙眼衣原体后，以细胞免疫为主。可在患者血清及泪液中查出特异性抗体。疾病恢复后抗体很快减少或消失，抗体对再感染无明显保护作用。

C. 微生物学检查：急性期沙眼及包涵体结膜炎可从患病部位刮片，用吉姆萨染色后检查上皮细胞质内有无包涵体。也可用碘液染色后镜检，因沙眼包涵体的基质内含糖原，因此用碘液可染成棕褐色，利于快速诊断。应用分子生物学检查可提高检测的敏感性和特异性。泌尿生殖道分泌物标本可做涂片染色观察，必要时进行分离培养。

D. 防治原则：预防沙眼除注意眼部卫生外，尚无特异性方法。治疗可用多西环素、阿奇霉素等。

2）性病淋巴肉芽肿亚种（LGV）：形态、染色性类似沙眼生物亚种，有 L_1、L_2、L_{2a} 和 L_3 四个血清型。其可在鸡胚绒毛尿囊膜和卵黄囊中繁殖，有些株可使鸡胚迅速死亡。

性病淋巴肉芽肿主要通过性接触传播，是一种性病。衣原体侵入后，在外阴部形成小溃疡，能自愈，但病原体转而侵犯腹股沟淋巴结，引起化脓性炎症和慢性淋巴肉芽肿。女性可因会阴、肛门、直肠及盆腔的淋巴组织受累而导致会阴 - 肛门 - 直肠组织狭窄及瘘管形成。

检查可抽取病灶部位淋巴结脓液涂片，镜检有无衣原体颗粒或包涵体。病灶部位材料也可接种于鸡胚卵黄囊，培养一定时间后涂片镜检。细胞培养法分离也可获得较高的阳性率。

本病的预防原则和其他性病相同，治疗可用多西环素、阿奇霉素等。

（2）肺炎嗜衣原体：原体呈多形态性，典型呈梨状，中央有致密核质。原体不能合成糖原，因此碘染色为阴性。始体圆形，直径平均为 0.51μm。肺炎嗜衣原体可生长于培养细胞内，以 35℃生长最好。肺炎嗜衣原体是引起呼吸系统疾病的重要病原微生物，多见于肺炎，其次是支气管炎和咽炎等。肺炎嗜衣原体引起的肺炎有可能造成局部或广泛的流行。肺炎嗜衣原体引起的肺炎仅限于人群间传播。

（3）鹦鹉热嗜衣原体：因首先从鹦鹉体内分离出来而得名，主要引起鸟类的腹泻和隐性感染。人类由于吸入含有鹦鹉热嗜衣原体的鸟粪、尘埃以及与病鸟直接接触常常引起以肺炎为主要病变的呼吸道感染。

第四节 螺 旋 体

螺旋体（*Spirochaeta*）是一类广泛分布于自然界，运动活泼的原核细胞型微生物。螺旋体呈螺旋状，细长柔软，富于弹性，以二分裂方式繁殖，种类繁多。根据其免疫原性、螺旋数目和螺旋间距大小与规则程度不同，将螺旋体分为 13 个属。其中，与人类关系比较密切的主要有钩端螺旋体属（*Leptospira*）、密螺旋体属（*Treponema*）和疏螺旋体属（*Borrelia*）。

一、密螺旋体属

（一）苍白密螺旋体苍白亚种

苍白密螺旋体（*T. pallidum*）苍白亚种也称为梅毒螺旋体，是梅毒的病原体。梅毒是一种重要的性传播疾病。

1. 生物学性状　梅毒螺旋体长 5 ～ 15μm，宽 0.09 ～ 0.18μm，两端尖直，运动活泼，有 8 ～ 14个较规则的螺旋，电镜下观察体内有轴丝。

梅毒螺旋体革兰染色不易着色，用镀银法染色呈棕褐色，吉姆萨染色法经长时间可染成浅红色。病变部位材料可用暗视野显微镜或相差显微镜直接观察（彩图 24）。

梅毒螺旋体不能在无生命的人工培养基上生长繁殖。用兔单层上皮细胞在含 1.5% 氧、5% 二氧化碳、93.5% 氮气的环境中培养，繁殖缓慢，可在细胞表面形成微小集落。

梅毒螺旋体对外界抵抗力较弱，离体后在干燥环境中 1 ～ 2 小时即可死亡，因此仅通过直接接触的方式引起感染。库存血液中的梅毒螺旋体在 4℃ 3 天即可死亡，故冷藏 3 天以上的血无传染梅毒的风险。

2. 致病性与免疫性　人是梅毒的唯一传染源，主要通过性接触而引起感染。妊娠妇女患梅毒可通过胎盘传给胎儿，引起先天性梅毒。

梅毒可分为三期：第一期梅毒临床表现主要为硬性下疳，临床初期表现为外生殖器形成丘疹，后形成溃疡称为下疳，下疳分泌物中有大量螺旋体，传染性极强。约经 1 个月，下疳常可自然愈合，此时螺旋体可潜伏于体内，经 2 ～ 3 个月的潜伏期后进入第二期。第二期梅毒表现为全身及皮肤黏膜出现梅毒疹，淋巴结肿大，也可累及骨、关节、眼及其他器官，二期梅毒经数年后可进入第三期。第三期梅毒不仅侵犯黏膜皮肤，出现皮肤黏膜溃疡性坏死或内脏器官的肉芽肿样病变（梅毒瘤），并可侵犯体内所有器官或组织，较严重者在感染后能引起心血管及中枢神经系统的病变。

机体抗梅毒螺旋体免疫以细胞免疫为主，属有菌免疫，即当体内有梅毒螺旋体存在时有免疫力，一旦体内螺旋体被清除，其免疫力亦随之消失。但机体的免疫力在多数情况下不能完全清除体内的梅毒螺旋体，患者可发展为二期梅毒、三期梅毒。

梅毒患者可产生两类抗体：一类是特异性梅毒螺旋体抗体，当补体存在时可杀死或溶解梅毒螺旋体，并对吞噬细胞发挥调理作用；另一类是非特异性心磷脂抗体，又称为反应素，能与牛心肌和其他正常动物心肌提取的类脂质抗原发生非特异性结合反应，对机体无保护作用，但可用其进行血清学诊断。

巨噬细胞和中性粒细胞可吞噬梅毒螺旋体，但不一定能将其杀死，只有在特异性抗体、补体的协同下，可杀灭梅毒螺旋体。

3. 微生物学检查法

（1）病原学检查：第一期梅毒取患者下疳渗出液，第二期梅毒取梅毒疹渗出物或淋巴结抽出液，用暗视野直接检查，也可用 Fontana 镀银染色法检查，以查找梅毒螺旋体。

（2）血清学试验：根据所用抗原不同，血清学试验分为两大类，即非特异性血清学试验及特异性血清学试验。

1）非特异性血清学试验：是用提纯的心脂质、卵磷脂和胆固醇按一定比例混合作为试剂或将牛心脂质抗原标记在药用碳颗粒上检测患者血清中的抗体。此法操作简便、成本低，可快速诊断，适用于基层推广和人群调查，动态观察可用于对梅毒疗效的评价。

非特异性血清学试验法对诊断梅毒的特异性较差，疟疾、结核、猩红热、乙型肝炎、类风湿关节炎等疾病以及吸毒、妊娠也会出现假阳性。另外，标本溶血、血清陈旧及器皿污染也影响正确结果。同时，其也不适于诊断三期梅毒和神经性梅毒。

2）特异性血清学试验：应用梅毒螺旋体抗原，特异性高，不易出现假阳性，可用于确诊梅毒感染，但不适于判定治疗效果。其方法包括荧光螺旋体抗体吸收试验（FTA-ABS）、梅毒螺旋体血凝试验（TPHA）、梅毒螺旋体制动试验（TPI）等，但也各有其不足之处，最近发展起来的酶免疫分析（EIA）可弥补上述各种不足。

EIA 是一种新的梅毒诊断血清学方法，它是将梅毒螺旋体特异性抗原包被在微孔滴定板上，以测定标本中的特异性抗体。本方法操作简便，一次可完成多份标本检测，试验结果由仪器分析，客观而准确。

4. 防治原则　预防梅毒的根本举措是避免不洁性行为，洁身自爱。目前有人正研制重组疫苗和 BCG 载体疫苗，以期用于梅毒预防，其价值尚难肯定。梅毒一旦确诊可用大剂量青霉素进行治疗。

（二）其他密螺旋体

其他密螺旋体，分别引起非性病性梅毒、品他病和雅司病。

1. 非性病性梅毒　由苍白密螺旋体地方亚种引起。其主要通过消化道传播，引起口角开裂性丘疹、口咽部黏膜斑，并与其他菌类协同引起咽峡炎、溃疡性口腔炎，局部淋巴结肿大，有皮肤和骨的肉芽肿，可造成鼻的破坏性毁形等。

2. 品他病（pinta） 由品他密螺旋体所致。其主要通过病损皮肤直接接触感染，1～3周潜伏期后出现丘疹，遍及全身，脱屑，瘙痒，色素变深，感染1年后色素减退，皮肤结痂、变形，但无全身症状。

3. 雅司病 由苍白密螺旋体极细亚种引起。其主要通过感染皮肤、直接接触所致，临床表现类似梅毒，有再发特点，初期可见全身丘疹，四肢和头部为多，皮肤、淋巴结和骨破坏性病变常见。

二、钩端螺旋体属

钩端螺旋体（简称钩体）可分为致病性（寄生性）钩体与非致病性（腐生性）钩体两大类。非致病性钩体广泛分布于自然界，特别是水中较多；致病性钩体可引起人类或动物的钩端螺旋体病（简称钩体病），世界范围内分布，以东南亚为主要流行区。我国绝大多数地区均有发现，严重危害人类健康，是重点防治的传染病。

1. 生物学性状 钩体长短不等，大小为（5～12）μm×0.1μm，螺旋致密而规则，在暗视野显微镜下观察呈珍珠状细链，菌体一端或两端有钩，整个菌体呈"C"形、"S"形等形状。

钩体呈革兰阴性，但不易着色。用Fontana镀银染色法可染成棕褐色（彩图25），螺旋体变粗易于观察。暗视野显微镜下可观察其运动和形态。

钩体可以人工培养，在普通培养基中加入动物血清即可生长，维生素B_1、维生素B_6、维生素B_{12}有促进其生长的作用。其需氧，25～30℃培养5～7天，在Korthof液体培养基中近液面1cm处生长旺盛，呈云雾状混浊，在1%琼脂半固体培养基上可形成集落。

钩体较其他致病性螺旋体抵抗力强，在湿泥土中可存活半年以上，在水中数月不死，这些特征对本病传播都有重要意义。其对热敏感，55℃10分钟可被杀死，对多种化学消毒剂（如甲酚、苯酚、含氯石灰等）也较敏感。

寄生性钩体有表面及内部两种抗原。表面抗原具有型特异性，为多糖蛋白复合物；内部抗原为类脂多糖复合物，可用于分群。根据抗原构造不同，目前将钩体分25个血清群和273个血清型，新的血清型仍在不断被发现。我国选定了13个血清群15个血清型为我国通用标准种，实际上已发现了19个血清群160多个血清型。

2. 致病性与免疫性 钩体病是人畜共患传染病。在自然环境中野生动物、家畜、鼠类被钩体感染，然后在肾小管中生长繁殖，并不断从尿中排出，污染环境。人体接触被污染的环境，钩体可通过皮肤小创伤以及鼻、眼、口腔等黏膜处侵入，也可由饮用污染水或摄取污染食物经消化道感染。

钩体有较强的侵袭力，侵入人体后可进入血流，并大量繁殖引起钩体血症，随后侵入肝、肾、肺、脑膜等器官、组织，并在其中繁殖引起病变。一般经3～14天潜伏期，患者出现高热、乏力、头痛、腰痛、眼结膜充血、腓肠肌疼痛、淋巴结肿大和黄疸等临床症状。严重时患者可出现休克、微循环障碍、心肾功能不全及脑膜炎症状等。

吞噬细胞能清除侵入体内的钩体，补体可使之溶解，由此血中和内脏中的钩体逐步被清除。肾小管中钩体不易被清除，尿中可较长时间排出钩体。病后对同型钩体有持久免疫力，血清中特异性抗体可维持数年。

3. 微生物学检查法 发病第一周取血，一周后取尿，有脑膜刺激症状者取脑脊液。检材可直接用暗视野显微镜检查，或用直接免疫荧光法或免疫酶染色法检查，也可用镀银染色法检查。

培养较易成功，培养后可用血清学试验确定其群及型。

钩体血清学检查不仅用于诊断疾病，也可用于流行病学调查时测定人或动物血清中的抗体。常用的方法有凝集试验、间接荧光抗体试验、补体结合试验等。

4. 防治原则 钩体病的预防措施主要是搞好防鼠、灭鼠工作，加强带菌家畜的管理，注意保护水源；在水田中要避免直接接触污水；对流行区的群众及外来易感人员可进行甲醛灭活多价死疫苗接种，接种疫苗必须包括当地流行的血清型，以提高预防效果。

治疗首选青霉素。青霉素过敏者可用庆大霉素或多西环素等。

三、疏螺旋体属

疏螺旋体属对人、哺乳动物和禽类有致病作用，菌体呈波状不规则的螺旋，对人致病主要是伯氏疏螺旋体、回归热疏螺旋体。

（一）伯氏疏螺旋体

伯氏疏螺旋体是引起莱姆病的一种疏螺旋体。莱姆病是一种全球性自然疫源性疾病，因首先发现于美国康涅狄格州的莱姆镇而得名。伯氏疏螺旋体的主要宿主为小型野生脊椎动物、鸟类与家畜，通过蜱叮咬吸血而传播。近年来，世界各国报道患者数逐年增加，波及五大洲40多个国家。我国首次报道莱姆病是在 1986 年，迄今已有 19 个省、市、自治区发现了本病。

伯氏疏螺旋体细长，螺旋不规则，两端直而尖，螺旋体大小长短不一致，暗视野检查螺旋体扭曲、翻转，运动活泼。其为革兰阴性，但不易着色，营养要求高，微需氧，适宜生长温度为 35℃，可在含牛血清、兔血清等培养基中生长，生长速度慢，在液体培养基中 2～3 周可观察到生长情况。

人体被带螺旋体的蜱叮咬后而感染。感染后经 3～30 天潜伏期，在皮肤上可出现环状红斑性丘疹，中心部无病变。皮损渐渐扩大，2～3 周后皮损消失留有斑痕与色素沉着。患者症状主要有头痛、颈项强直、寒战、发热和乏力；也可并发关节炎、脑膜炎、心肌炎和游走性肌痛等。疾病常反复发作数年，最后能导致软骨或骨骼损伤，甚至致残。

由于莱姆病是累及多系统的疾病，临床表现非常复杂，不易与其他疾病区别，仅凭临床表现很难确诊，必须借助实验室方法予以诊断。

ELISA 是目前最常用的莱姆病的诊断试验，一般有条件的情况下可用蛋白印迹法对 ELISA 结果进行验证。PCR 用于诊断莱姆病敏感，但实验室检测结果必须结合临床进行判断。

本病以预防为主，注意避免蜱叮咬。治疗可用阿莫西林。

（二）回归热疏螺旋体

回归热疏螺旋体有两种：一是回归热疏螺旋体；二是杜通疏螺旋体。两种螺旋体在形态上极为相似，不易区别，有 3～10 个不规则螺旋，革兰染色呈阴性，吉姆萨染色呈紫红色（彩图26）。

虱传播型回归热借虱在人群中传播；蜱传播型回归热系因人被感染蜱叮咬时，螺旋体随蜱粪或唾液，污染咬破的皮肤创口侵入人体，从而使人感染。螺旋体侵入人体后经 3～7 天潜伏期，患者可突然高热，头、肌肉、关节疼痛，肝脾大，经 5～7 天后发热骤退，血中螺旋体消失，间歇 1～2 周后，可再次发热，血中又出现螺旋体，如此发作与缓和多次反复（3～10 次），每次发作病情可轻于前次，直至痊愈。病后不能获得持久免疫力，一般持续 2～6 个月，最长者为 2～5 年，以体液免疫为主。临床可取发热期患者血液检查螺旋体以进行诊断。

（杨志伟）

第二篇 真 菌 学

第17章 概 论

真菌（fungus）是一大类具有典型的细胞核和完整细胞器的真核细胞型微生物，不分根、叶、茎，不含叶绿素。

真菌在自然界中分布非常广泛，土壤、空气和水中，某些物体的表面，人和某些动物的皮肤表面以及与外界相通的腔道中都常有真菌存在。

真菌与人类的关系非常密切，如可利用真菌酿酒、制酱、生产抗生素等。茯苓、猪苓、冬虫夏草、灵芝等真菌还可入药。

真菌的种类很多，迄今已发现10万余种，其中约有400余种与医学有关，可引起人类感染性、中毒性及超敏反应性疾病等。近年来，由于滥用抗生素引起菌群失调、应用激素和免疫抑制剂导致免疫功能低下等因素的影响，某些真菌病的发病率有所升高，已引起医学界的广泛关注。

第一节 真菌的生物学性状

1. 形态与结构　真菌在大小、形态和结构等方面与其他微生物有很大差别，且因其种类不同也不一样。真菌的大小相差悬殊，小的需用显微镜才能看见（如白假丝酵母菌），大的直径可达20～30cm（如木耳、蘑菇）。

真菌细胞的最外层是一层坚硬的细胞壁，主要由多糖、蛋白质和脂质等成分构成，不同真菌细胞壁的结构和化学成分也有差别，但均不含肽聚糖，故其对青霉素和头孢菌素不敏感。其细胞内的微细结构与高等植物细胞基本相同，有较为典型的核结构和核糖体、线粒体、内质网、高尔基体等细胞器。真菌的形态因其种类不同差别很大，分单细胞真菌和多细胞真菌两大类。

（1）单细胞真菌：菌体由一个细胞构成。其形态为球形、椭圆形、圆筒形等。菌细胞大小不一，直径一般为3～15μm。有的菌种有荚膜（如新生隐球菌）。多数单细胞真菌由母细胞以芽生的方式进行繁殖，也有的可以二分裂或其他方式繁殖。某些单细胞真菌以芽生方式繁殖后，其子细胞在母细胞顶端延长，并作为母细胞再产生子细胞，如此反复繁殖，形成的"丝状"结构称为假菌丝。通常把不产生菌丝的单细胞真菌称为酵母型真菌，而将能产生假菌丝的真菌称为类酵母型真菌。能引起人类疾病的单细胞真菌有新生隐球菌、白假丝酵母菌等。

（2）多细胞真菌：菌体由多个细胞构成。其基本结构分为菌丝和孢子两大部分。不同种类真菌的菌丝和孢子形态是鉴别真菌的重要依据之一。

1）菌丝（hypha）：多数真菌能形成菌丝。菌丝是由孢子长出芽管，芽管逐渐延长所形成的丝状结构。其长度差别较大，宽度一般为2～10μm。菌丝又可长出许多分枝，交织成团，称为菌丝体（mycelium）。有的菌丝在一定的间距形成横膈，称为隔膜（septum）。把有隔膜的菌丝称为有隔菌丝（septate hypha），隔膜把菌丝分成一连串若干个细胞；无隔膜的菌丝称为无隔菌丝（nonseptate hypha），内有多个核，整条菌丝就是一个多核单细胞。把伸入到培养基等基质中的菌丝称为营养菌丝或基内菌丝；暴露于空气中的菌丝称为气中菌丝或气生菌丝；产生孢子的气生菌丝称为生殖菌丝。

菌丝的形态多种多样，多数为丝状或管状，也有的为螺旋状、球拍状、鹿角状、结节状、梳状等（图2-17-1）。

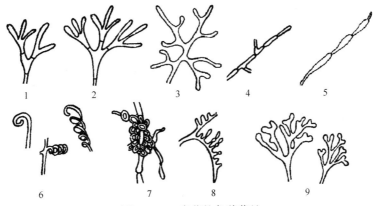

图 2-17-1 真菌的各种菌丝

1、2.分枝菌丝；3.无隔菌丝；4.有隔菌丝；5.球拍状菌丝；6.螺旋状菌丝；7.结节菌丝；8.梳状菌线；
9.鹿角状菌丝

2）孢子（spore）：是真菌的繁殖结构。一个真菌细胞可产生多个孢子，孢子又可发育成菌丝。真菌的孢子分为无性孢子和有性孢子两类。

A. 无性孢子：指不经过两性细胞的配合而形成的孢子，主要有三种类型（图 2-17-2）。

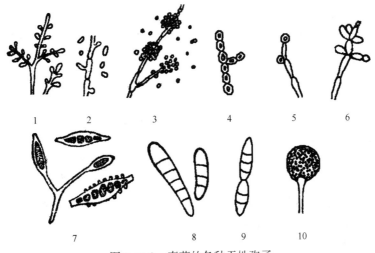

图 2-17-2 真菌的各种无性孢子

1～3.小分生孢子；4.关节孢子；5.厚膜孢子；6.芽生孢子；7～9.大分生孢子；10.孢子囊孢子

a. 叶状孢子（thallospore）：由真菌菌丝或菌细胞直接形成的孢子称为叶状孢子。按形成方式不同可分为：
①芽生孢子（blastospore）：由真菌细胞以发芽的方式形成孢子。发育到一定程度后，孢子可从母细胞脱落。
②关节孢子（arthrospore）：由某些菌丝细胞分化形成隔膜并断裂成长方形的几个节段而成，胞壁稍增厚。
③厚膜孢子（chlamydospore）：又称为厚壁孢子。某些真菌在一定条件下，菌丝末端或中间的细胞质浓缩，胞壁增厚所形成的圆形或近圆形的孢子。厚膜孢子是真菌的一种休眠形态，在适宜的条件下可生长繁殖。

b. 分生孢子（conidium）：在生殖菌丝末端或侧缘形成的单个、成簇或链状的孢子称为分生孢子，是最常见的无性孢子，可分为大分生孢子和小分生孢子两种：①大分生孢子（macroconidium）：体积较大，由多个细胞构成。其可呈梭状、棍棒状等多种形态。②小分生孢子（microconidium）：体积较小，由单个细胞构成。其有球形、卵圆形、梨形、棍棒状等。

c. 孢子囊孢子（sporangiospore）：某些真菌于菌丝末端膨大呈囊状称为孢子囊，在孢子囊内形成的孢子称为孢子囊孢子。

B. 有性孢子：指由同一菌体或不同菌体的两个细胞或性器官融合，经减数分裂后所产生的孢子。其主要有卵孢子（oospore）、接合孢子（zygospore）、子囊孢子（ascospore）和担（子）孢子（basidiospore）。

大多数病原性真菌只形成无性孢子，部分还能形成有性孢子。

（3）双相型真菌：又称为两形性真菌。有些真菌在普通培养基上，22～28℃培养时呈菌丝型；而在动物体内或在特殊培养基上，37℃培养则呈酵母型，把这类真菌称为双相型真菌，如申克孢子丝菌、荚膜组织胞浆菌等。

2. 繁殖与培养特性　绝大多数真菌对营养要求不高，常用的培养基为沙保弱培养基（Sabouraud's medium，主要成分为葡萄糖和蛋白胨等）。真菌最适酸碱度为 pH 4.0～6.0，最适生长温度多为 22～28℃，但部分深部感染真菌的最适生长温度为 37℃。真菌的繁殖方式比其他微生物复杂，除有性繁殖外，还以芽生、裂殖、隔殖、菌丝断裂等方式进行无性繁殖。繁殖的速度随菌种不同而异。一般单细胞真菌繁殖的速度较快，经 24～48 小时多可形成菌落；多数丝状真菌的繁殖速度较慢，需经 1～4 周才能形成典型的菌落。由于真菌种类不同，其菌落的形态、颜色等也不一样，常作为鉴定真菌的依据之一。真菌的菌落有三种类型：

（1）酵母型菌落：是单细胞真菌繁殖后形成的菌落。外观与一般细菌菌落类似，表面光滑、湿润、柔软而致密，颜色多样。镜下均为单细胞真菌或其所形成的孢子，无菌丝和假菌丝。

（2）类酵母型菌落：有些单细胞真菌形成假菌丝后，假菌丝向下生长，伸入培养基内，称为类酵母型菌落。外观与酵母型菌落相似，但显微镜下可见到假菌丝。

（3）丝状型菌落：是多细胞真菌的菌落形式，由许多疏松的菌丝体所组成。由于一部分菌丝向空中生长，从而使菌落呈棉絮状、绒毛状或粉末状等，菌落正反两面可呈现出不同颜色。

3. 变异性与抵抗力　真菌很容易发生变异，如在人工培养基上多次移种，可发生形态、结构、菌落性状、产色素能力及各种生理性状（包括毒力）的改变。

真菌对干燥、日光、紫外线的抵抗力较强，但对热较敏感，一般经 60℃ 1 小时即可被杀死。对多数抗细菌的抗生素和化学合成药物不敏感，但两性霉素 B、灰黄霉素、制霉菌素、氟康唑、克霉唑、伊曲康唑等抗真菌药物对多数真菌有杀灭或抑制作用。对 10～30g/L 苯酚、25g/L 碘酊及 10% 甲醛溶液较敏感。

第二节　真菌的致病性与免疫性

1. 真菌的致病性　真菌的致病物质目前尚不十分清楚，且不同真菌的致病物质不尽相同，可能与某些真菌的毒素或毒素样物质、真菌的黏附及其荚膜的抗吞噬能力、对免疫功能的抑制作用、某些酶类和菌体成分有关。真菌引起人类的疾病主要有三个方面：

（1）真菌感染：真菌的种类很多，仅有一小部分能引起人类感染。真菌可从皮肤、黏膜、呼吸道、消化道、伤口等多种途径侵入机体，在体内繁殖以后，受致病性强弱及机体抵抗力等多种因素的影响，临床表现各有不同，既可引起局限性感染，也可通过血液或淋巴扩散到全身，引起全身性感染。在病灶中常检出菌体成分，如假丝酵母菌病常可检出假菌丝和芽生孢子。根据感染部位的不同，可把真菌引起的感染分为两大类。

1）浅部真菌感染：主要侵犯皮肤、毛发和指（趾）甲。其多为外源性感染，有传染性，一般临床症状较轻。

2）深部真菌感染：主要侵犯深部组织、内脏及中枢神经系统。

（2）真菌超敏反应性疾病：真菌是常见的变应原，某些人吸入、食入或皮肤黏膜接触真菌的孢子或菌丝后，可引发支气管哮喘、过敏性鼻炎、过敏性皮炎、荨麻疹等 I 型超敏反应性疾病。另外，在病原性真菌感染过程中，也可引起 IV 型传染性超敏反应，它常与真菌病的发生和发展有密切关系。

（3）真菌中毒

1）有毒菌类中毒：某些有毒菌类 [如白毒伞菌（Amanita verna）]，若误食可引起呕吐、腹泻等消化道症状，严重者可损害肝、肾、心等重要器官并可致死。

2) 真菌毒素中毒：真菌极易污染农作物、食物或饲料。某些真菌可产生真菌毒素（mycotoxins），人或动物食入含有真菌毒素的食物后，可引起急、慢性中毒，称为真菌中毒症（mycotoxicosis）。真菌毒素中毒多与细菌毒素中毒不同，其临床表现多样，多易引起肝、肾、神经系统功能障碍或造血功能损伤。

有些真菌毒素与肿瘤发病的关系已引起医学界的高度重视，其中研究较多的是黄曲霉毒素（aflatoxin）。该毒素是一种双呋喃氧杂萘邻酮衍化物，有 B1、B2、B2a、B3 等 20 余种，其中 B1 的致癌性最强，对实验动物的毒性主要表现为肝毒性，大鼠饲料中含有 0.015ppm 即可诱发肝癌。此外，动物实验证明，赭曲霉产生的黄褐毒素，镰刀菌产生的 T-2 毒素等多种真菌毒素均可诱发某些肿瘤。

2. 机体对真菌的免疫性 机体对真菌具有较强的免疫防御作用。免疫功能正常者一般不易发生深部真菌感染。机体对真菌产生的免疫功能也体现在固有免疫和适应性免疫两个方面。

（1）固有免疫：机体体表的物理、化学和微生物屏障均有防御真菌侵袭的作用。巨噬细胞和中性粒细胞也能吞噬、杀灭某些真菌；但有些真菌可在吞噬细胞内繁殖，刺激组织增生，引起细胞浸润形成肉芽肿，也可随吞噬细胞扩散到其他部位引起感染。正常体液中的补体以及 IFN-γ、TNF 等细胞因子在抗真菌感染中也有一定作用。

（2）适应性免疫

1）细胞免疫：在适应性抗真菌免疫中，细胞免疫起主导作用。细胞免疫功能受损或低下，易发生严重的真菌感染，如艾滋病患者由于 HIV 破坏 CD4⁺T 细胞，导致机体免疫功能缺陷和失调，常发生致死性真菌感染。特异性细胞免疫的抗真菌机制尚不十分清楚。有研究证实，Th1 反应优势的细胞免疫应答在抗白假丝酵母菌、新生隐球菌等所致的深部真菌感染中起重要作用。Th1 细胞分泌的 IFN-γ、IL-2 等可激活巨噬细胞，加强呼吸爆发作用，从而增强其对真菌的杀伤力。Th17 细胞分泌的 IL-17 等使多种细胞分泌大量炎性细胞因子和趋化因子，募集和激活中性粒细胞，吞噬杀伤真菌。某些真菌感染后机体可发生皮肤Ⅳ型超敏反应（如癣菌疹），对某些真菌感染者进行皮肤试验有助于诊断或流行病学调查。

2）体液免疫：绝大多数深部真菌感染机体都能产生特异性抗体，但抗体在抗真菌感染中的作用尚不明确。有研究表明，白假丝酵母菌性阴道炎患者血液及阴道分泌物中的特异性 IgG 和 IgA 并不能抑制其感染，但抗白假丝酵母菌黏附素抗体能阻止其黏附于宿主细胞；抗新生隐球菌荚膜特异性 IgG 有调理吞噬作用。检测特异性抗体对某些深部真菌病具有辅助诊断价值。浅部真菌感染机体产生的抗体水平较低，且易出现交叉反应。真菌感染后一般不能获得持久免疫力。

第三节 真菌感染的微生物学检查

真菌感染的微生物学检查原则与细菌感染的检查原则基本相同，但由于真菌的形态有一定的特殊性，故常通过直接镜检和培养进行鉴定。另外，近年来通过检测真菌的 DNA 等新技术发展也非常迅速。

1. 标本的采集 根据疾病种类和检查目的不同而采取不同标本。浅部真菌感染可取皮屑、毛发、指（趾）甲屑等标本；深部真菌感染可采集脓汁、渗出物、分泌物、痰、脑脊液、血液、尿、粪便等。标本采集后，应尽快送检，特别是深部感染标本，以防止检材污染杂菌或真菌死亡。

2. 病原菌的检查与鉴定

（1）直接镜检：将含角质的甲屑、皮屑、毛发等标本置于载玻片上，滴加少许 10% KOH，盖盖玻片，并在火焰上微加热，使被检组织中的角质软化；再轻压盖玻片，使标本变薄变透明，于显微镜下检查。若见到菌丝或孢子，即可初步诊断为真菌感染。脑脊液、尿液等体液标本，应离心后取沉淀物涂片镜检或染色后镜检。若怀疑隐球菌感染，可用墨汁做负染色后镜检。

（2）分离培养：直接镜检不能确诊时，常需进行分离培养。常用含抗生素和放线菌酮（抑制细菌、放线菌生长）的沙保弱培养基，根据需要也可选用其他培养基。接种真菌后，置于25℃（丝状真菌）或37℃（酵母型或类酵母型真菌）环境中培养。丝状菌形成菌落后，用乳酸酚棉兰染色，镜下观察菌丝、孢子并结合菌落的特征做出鉴定。必要时应做真菌小培养进行鉴定。

（3）显色鉴别培养：目前临床主要用于假丝酵母菌的检测。不同真菌生化反应特点不同，繁殖后分解培养基中的底物所形成菌落的颜色也不一致，根据菌落的颜色进行鉴定。

（4）血清学检查：检测真菌抗原或机体感染真菌后产生的抗体，可对真菌性疾病进行辅助诊断。例如，用ELISA法检测患者血清或脑脊液中的特异性抗体或抗原，用对流免疫电泳法检测内脏真菌感染的沉淀素，用荧光抗体染色法对标本中的抗原进行鉴定和定位等。

（5）核酸检测：应用分子生物学技术进行核酸G+Cmol%测定、限制性片段长度多态性（RFLP）分析、DNA特殊片段测序等，可对真菌快速做出鉴定。

第四节 真菌性疾病的防治原则

对真菌感染目前尚无特异性预防方法。预防皮肤癣菌感染主要是注意清洁卫生，避免直接或间接与患者污染的物品接触；预防足癣还应经常保持鞋袜干燥，以防止皮肤癣菌孳生。预防机会致病性真菌所致的深部真菌感染主要是提高机体免疫力和除去各种诱生因素。应用免疫抑制剂或广谱抗生素时，更要注意防止并发真菌感染。预防真菌毒素中毒应加强粮食和饲料的管理，注意食品卫生，严禁销售和食用发霉变质的食品。

浅部真菌感染的治疗可局部外用抗真菌霜剂或软膏等，并应注意彻底治愈，避免复发。深部真菌感染的治疗应根据病原真菌种类不同选用两性霉素B、氟胞嘧啶、氟康唑、酮康唑、伊曲康唑等，但有些药物不良反应较大。

第五节 真菌与中药

真菌与中药生产关系密切。有的真菌可直接入药，称为药用真菌，达120余种；还可利用某些真菌生产一些药物和保健类制剂；也有些真菌易污染中药材，若保存不好，易导致中药材的腐烂变质。

一、常用的药用真菌

1. 灵芝 属担子菌纲，为多孔菌科的多年生高等真菌紫芝 [*Ganoderma japonicum*（Fr.）Lloyd] 和赤芝 [*Ganoderma lucidum*（Leyss ex Fr.）Karst] 的子实体，原系野生，现已能人工栽培。

灵芝有补中益气、养血安神、止咳平喘等功效，可用灵芝及其制剂（水煎剂、酊剂、糖浆、片剂、灵芝酒等）治疗虚劳、咳嗽、气喘、神经衰弱、失眠、消化不良等病证。从灵芝中提取的灵芝多糖能增强机体的免疫功能。

2. 茯苓 [*Poria cocos*（schw.）wolf] 属担子菌纲，为多孔菌科真菌茯苓的菌核，多呈球形、椭圆形或不规则的形态，表皮黑褐色、多皱。其外皮为"茯苓皮"，皮下的淡红色部分为"赤茯苓"，内部的白色部分即为"茯苓"，苓块中穿有松根部分者称为茯神。

茯苓有利水渗湿、健脾补中、宁心安神等功效，常用其治疗各种水肿、痰饮、脾胃虚弱、消化不良、心悸、失眠、健忘等症。从茯苓中提取的茯苓多糖具有增强免疫功能、抗肿瘤和抗炎等作用。

3. 猪苓 [*Polyporus umbellatus*（pers.）Fr.] 属担子菌纲，为多孔菌科真菌猪苓的干燥菌核。其形态不规则，表面凹凸不平，呈棕黑色或黑褐色。子实体从地下菌核内生出，菌柄常有多个分枝，每枝顶端有一圆形菌盖。

猪苓能利水渗湿，可治小便不利、水肿、湿盛泄泻、湿热淋浊等证。猪苓多糖能增强机体的免疫功能，可用于原发性肺癌、肝癌、子宫颈癌和白血病等放化疗的辅助治疗等。

4. 冬虫夏草 属子囊菌纲，为麦角菌科真菌冬虫夏草 [*Cordyceps sinensis*（Berk.）Sacc] 的子座及其寄主昆虫幼虫尸体的复合体。其寄主多为蝙蝠蛾科的昆虫，冬季菌丝侵入蛰居于土壤中的幼虫体内，并不断生长发育，最终菌丝充满整个虫体而导致其僵死。夏季从幼虫尸体的头部长出细长如棒球棍状的子实体，长

4～11cm，其顶部稍膨大，内有许多卵圆形的子囊壳，壳内有数个细长的子囊，每个子囊内有 2 个子囊孢子。由于其子实体露出地面，外形似草，而充满菌丝的虫体在土壤中与子实体相连，夏季采收其子实体和虫体，故称之为冬虫夏草。

冬虫夏草能补虚损、益精气、实腠理，为滋养肺肾之要药。常用其治疗肺虚或肺肾两虚之咳喘短气、劳嗽痰血、阳痿遗精、病后虚损不复等证。

5. 银耳（*Tremella fuciformis* Berk）　又称为白木耳，为担子菌纲一种真菌的子实体，由多个呈鸡冠状的子实体瓣片构成，白色半透明，干燥后呈淡黄色。

银耳具有滋阴、润肺、养胃、生津等功效。可用其治疗虚劳咳嗽、虚热口渴等病证。从银耳中提取的银耳多糖能增强机体的免疫功能，并能拮抗环磷酰胺等免疫抑制剂所致的免疫功能低下。

二、易引起中药霉变的真菌

真菌在自然界的分布非常广泛，且适应环境的能力较强，较易污染中药的生药药材及其某些制剂，在适宜的条件下即可生长繁殖而导致中药变质。

根茎类中药材带有土壤中的真菌、放线菌等微生物；花、叶、茎、果实类药材的表面，动物性药材以及以中药材为原料制成的丸、散、片、糖浆、水煎剂等制剂中也多染有真菌、细菌等多种微生物。由于中药中含有糖、蛋白质等营养成分，在温度为 20～35℃，相对湿度大于 70%，中药吸收水分使其含水量超过 10%～15% 时（尤其是夏秋季节），其中的微生物即可生长繁殖而导致中药变质。常见的易引起中药变质的真菌有以下几种。

1. 毛霉属（*Mucor*）　毛霉属真菌在自然界的分布非常广泛，空气和土壤中都存在。毛霉的繁殖能力强，繁殖速度快，易引起蔬菜、果品、药材等霉变。有的菌株分解蛋白质的能力较强，可分解蛋白质产生芳香的物质，故可用其制造豆腐乳和中药淡豆豉。

2. 根霉属（*Rhizopus*）　根霉属真菌在自然界的分布较广，尤其是其孢子囊成熟释放的孢子囊孢子可随风飘散污染环境。根霉分解淀粉的能力较强，易引起含淀粉较多中药材的霉变。其菌丝无隔，在培养基上繁殖的速度较快，部分菌丝呈弧形在培养基的表面生长，称为匍匐菌丝。匍匐菌丝在接触培养基处伸入培养基内呈分枝的根状，称为假根，此为根霉的重要特征。从假根的相反方向长出数根直立的孢子囊柄，其顶端膨大成球形的孢子囊，囊内有大量球形的孢子囊孢子。

3. 犁头霉属（*Absidia*）　犁头霉属真菌广泛分布于土壤、空气和酒曲中。其菌丝体与根霉相似，也可形成弧形的匍匐菌丝和假根。与根霉的主要区别是，犁头霉的孢子囊柄散生于匍匐菌丝中间，而不是从假根处长出。

4. 曲霉属（*Aspergillus*）　曲霉属真菌种类较多，有些菌种是酿造工业的重要真菌，我国在很早以前就能利用曲霉酿酒制酱。曲霉广泛分布于空气、土壤和谷物中，易引起粮食、中药材霉变和实验室污染。少部分菌株能产生毒素。

5. 青霉属（*Penicillium*）　青霉属真菌的种类繁多，在自然界分布极为广泛，易引起中药霉变和实验室污染。本属中的产黄青霉（*P. chrysogenum*）是青霉素的产生菌，有些菌株能产生毒素。

青霉菌丝分隔，分生孢子柄从营养菌丝或气中菌丝长出，其顶端不膨大，也不形成顶囊，但有多次分枝，形成一轮至数轮分叉，在小梗的顶端长出一串串小分生孢子，形如扫帚，称为帚状枝（彩图 27）。

6. 木霉属（*Trichoderma*）　木霉属真菌广泛分布于自然界，能引起木材腐烂和中药霉变。

木霉生长较快，菌落开始为白色羊毛状或棉花状，以后表面有不同程度的绿色。菌丝分隔，从菌丝直立长出分生孢子柄，柄上再长出两两对称的侧枝，侧枝上再长出小梗，小梗上长出分生孢子穗，每穗有 10～20 个球形的小分生孢子。

（雷　萍）

第18章　常见病原性真菌

常见病原性真菌根据主要侵犯部位分为皮肤感染真菌、皮下组织感染真菌、深部感染真菌。

第一节　皮肤感染真菌

皮肤感染真菌是指侵犯人或动物体表角蛋白组织（表皮角质层、毛发、甲板）的真菌。这类真菌一般不侵犯皮下组织和内脏，可分为皮肤癣菌和角层癣菌两大类。

一、皮肤癣菌

皮肤癣菌又称为皮肤丝状菌，有嗜角质蛋白的特性，一般只侵犯角化的表皮、毛发和指（趾）甲，引起头癣、体癣、股癣、手（足）癣、甲癣等。皮肤癣菌分表皮癣菌属（*Epidermophyton*）、毛癣菌属（*Trichophyton*）和小孢子菌属（*Microsporum*）三个属。

1. 生物学性状

（1）表皮癣菌属：该菌在沙保弱固体培养基上，菌落开始如蜡状，上盖一层菌丝；继而呈短绒毛状或粉末状，颜色渐变为淡黄绿色。长时间培养菌落可出现不规则皱褶。镜下菌丝较细，有隔，无小分生孢子。大分生孢子呈棒状，游离端呈钝圆形，壁薄，常3～5个成群排列呈香蕉束状。长时间培养可形成厚膜孢子。有时可见到球拍状菌丝、结节菌丝。

（2）毛癣菌属：在沙保弱固体培养基上生长繁殖后，根据菌种不同，其菌落形态也不一样，同一种真菌的不同菌株也常有差异。菌落可呈绒毛状、粉末状、颗粒状、光滑蜡样及脑回状等。颜色可呈白色、奶油色、黄色、橙黄色、淡红色、红色或紫色等。镜下可见有隔菌丝；小分生孢子侧生，多数散在，也可聚集呈葡萄状；大分生孢子壁薄，多细长呈棒状。

（3）小孢子菌属：在沙保弱固体培养基上生长繁殖后，菌落多呈绒毛状或粉末状，表面较粗糙。菌落颜色可呈灰色、棕黄色、橘红色等。镜下大分生孢子呈梭形，壁厚，卵圆形的小分生孢子沿菌丝侧壁产生，菌丝有隔，并可见结节状菌丝、梳状菌丝和球拍状菌丝。

2. 致病性　表皮癣菌属中对人有致病性的只有絮状表皮癣菌（*E. floccosum*）一种。毛癣菌属有20余种真菌，其中13种对人有致病性。在我国较常见的有红色毛癣菌（*T. rubrum*）、须癣毛癣菌（*T. mentagrophytes*）等。小孢子菌属已发现15种真菌，其中奥杜盎小孢子菌（*M. audouinii*）、石膏样小孢子菌（*M. gypseum*）、犬小孢子菌（*M. canis*）等是我国的常见病原菌。

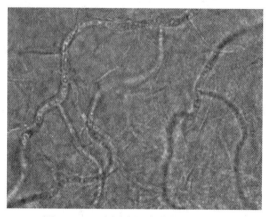

一种皮肤癣菌可侵犯不同部位，同一部位的皮癣也可由不同的皮肤癣菌所引起。三个菌属的真菌均可感染皮肤，引起体癣、股癣和手足癣等；毛癣菌属和小孢子菌属的真菌还可侵犯毛发，引起头癣、须癣等；絮状表皮癣菌和毛癣菌属的真菌尚能侵犯指（趾）甲，使其增厚变形，失去光泽而导致甲癣。

3. 微生物学检查法　采取病变部位的皮屑、甲屑和毛发，用10% KOH处理并在火焰上微微加温后镜检，如在标本中查到菌丝或孢子即可初步诊断（图2-18-1），也可接种到沙保弱培养基上分离培养以鉴定菌种。

图2-18-1　皮屑中的真菌菌丝和孢子

二、角层癣菌

角层癣菌指只寄生于人体皮肤的最表层（角质层）和毛干上的真菌。这类真菌因不接触组织细胞，一般不引起组织炎症反应。常见的病原性真菌主要是糠秕孢马拉色菌（*Malassezia furfur*）和何德毛结节菌（*Piedraia hortae*）。糠秕孢马拉色菌可引起皮肤表面呈黄褐色的花斑癣，俗称"汗斑"，好发于青壮年的颈部、躯干以及婴幼儿的颜面等部位，一般没有自觉症状。何德毛结节菌主要侵犯头发，在毛干上形成坚硬的砂粒状结节，黏在发干上，故又称为砂毛。

第二节　皮下组织感染真菌

引起皮下组织感染的真菌主要为着色真菌和孢子丝菌，多由外伤侵入皮下引起感染。感染一般局限于局部，但也可缓慢扩散到周围组织。

一、着色真菌

着色真菌是一些在分类上接近，菌落多为棕褐色，所致疾病症状相似的真菌的总称，多属于腐生菌，常存在于树木、树皮、木片及土壤中。主要致病性真菌有卡氏枝孢霉（*Cladosporium carrionii*）、裴氏丰萨卡菌（*Fonsecaea pedrosoi*）（又称为裴氏着色霉）、紧密丰萨卡菌（*Fonsecaea compacta*）、疣状瓶霉（*Phialophora verrucosa*）、甄氏外瓶霉（*Exophiala jeanselmei*）等。

这类真菌生长缓慢，菌落多为棕褐色，表面有短绒毛状菌丝。镜下菌丝多为棕色，有隔和分枝。在菌丝侧面或顶端形成花瓶型、剑顶型、树枝型等不同类型的分生孢子梗，在分生孢子梗上形成棕色、圆形或卵圆形的小分生孢子。

着色真菌多因外伤侵入机体，多发生于下肢、颜面、臀部等暴露部位。病灶处皮肤呈暗红色或黑色，故称之为着色真菌病（chromomycosis）。早期皮肤伤处出现丘疹、结节，结节可融合呈疣状或菜花状。随着病情的进展，老病灶结瘢愈合，新病灶又在四周产生。日久瘢痕增多，若影响淋巴回流，可形成肢体象皮肿。在全身免疫功能低下时亦可侵犯中枢神经系统或经血行扩散。

二、申克孢子丝菌

申克孢子丝菌（*Sporothrix schenckii*）是孢子丝菌中主要的病原菌。该菌广泛分布于自然界，从土壤、朽木、植物表面可分离出来。

该菌为双相型真菌，27℃培养发育较快，菌落呈灰褐色膜状，有皱褶。镜下菌丝细长，有隔和分枝；由菌丝分化出短小的分生孢子梗，之上着生梨形的小分生孢子。在含动物蛋白的培养基上37℃培养，形成灰白色的类酵母型菌落，镜下可见球形、卵圆形的菌细胞。

人类感染该菌主要是由于被带菌的植物刺伤或破损的皮肤接触了带菌的土壤、植物等而引起。申克孢子丝菌侵入皮下组织、淋巴管，形成结节性或溃疡性病变。病变常沿淋巴管分布，使淋巴管出现链状硬结，称为孢子丝菌性下疳。该菌也可经呼吸道或消化道侵入机体，随后经血行扩散到其他部位引起病变。

第三节　深部感染真菌

侵犯机体深部组织、内脏，甚至引起全身感染的真菌称为深部感染真菌，所致的疾病统称为深部真菌病。根据其致病性及所致疾病流行特点的不同，可将其分为机会致病性真菌和地方流行性真菌两类。地方流行性真菌是指在南北美洲等某些局部地区流行的荚膜组织胞浆菌、粗球孢子菌、皮炎芽生菌等，在我国较为少见。近年来，由于抗生素、皮质类固醇激素、免疫抑制剂的广泛应用以及其他某些因素的影响，机会致病性真菌所致的深部真菌病的发病率有上升趋势，且常导致致死性后果。

一、机会致病性真菌

（一）白假丝酵母菌

白假丝酵母菌（*Candida albicans*）又称为白色念珠菌，属于条件致病菌，可寄生于人的口腔、阴道、肠道等处，与机体处于共生状态。当机体免疫功能下降或菌群失调时，易引起疾病。

1. 生物学性状

（1）形态与结构：白假丝酵母菌呈圆形或卵圆形，直径为 3 ～ 6μm，可形成芽管、假菌丝和厚膜孢子。厚膜孢子多见于假菌丝的中间或顶端（彩图 28）。在机体内易形成假菌丝，可能是其致病因素之一。革兰染色阳性，但着色不均匀。

（2）培养：在沙保弱固体培养基上 37℃或室温培养 2 ～ 3 天，菌落为灰白色或奶油色，柔软而光滑；培养稍久，颜色略为变深，菌落变硬或有皱褶。在动物血清中 37℃孵育 1 ～ 3 小时可形成芽管。在米粉琼脂或玉米粉吐温琼脂中室温培养可形成厚膜孢子。

2. 致病性　白假丝酵母菌的致病物质尚不完全清楚，可能与其侵袭力、毒素和某些酶类有关。所致疾病主要有下列几种：

（1）皮肤、黏膜感染：皮肤感染好发于皮肤潮湿处，如腋窝、腹股沟、乳房下、肛门周围、会阴部及指（趾）间等有皱褶的部位，可引起指（趾）间糜烂、甲沟炎、肛门周围瘙痒症、肛门周围湿疹、尿布疹等。黏膜感染好发于口腔、阴道等处，引起鹅口疮、口角糜烂症、外阴与阴道炎、龟头包皮炎等。

（2）深部或全身性感染：机体免疫功能低下时易发生深部或全身性白假丝酵母菌感染，如白血病、恶性肿瘤和 AIDS 的后期及肾移植术后等。①呼吸系统感染：临床表现与普通支气管肺炎相似，但咳嗽较顽固，并常有血痰。②泌尿系统感染：白假丝酵母菌可由尿道口上行性感染或由肾盂下行性感染，引起膀胱、尿道、肾盂等处炎症。③消化道感染：食管常形成白色假膜，患者可出现疼痛、吞咽困难、吐血、便血等。④中枢神经系统感染：多由原发病灶转移而来，可引起脑膜炎、脑膜脑炎、脑脓肿等。此外，还可引起败血症、角膜感染等。

3. 微生物学检查法

（1）直接镜检：阴道分泌物、痰、脓汁等标本可直接涂片，革兰染色后镜检；皮屑等标本先用 10% KOH 处理后再镜检。镜下可见卵圆形出芽的酵母菌及假菌丝。

（2）分离培养与鉴定：将检材接种到沙保弱培养基上，分离出可疑菌后，再用芽管形成试验、厚膜孢子形成试验或采用生化试验、血清学方法等进行鉴定。

（3）PCR：用 PCR 检测标本中白假丝酵母菌的核酸，可用于早期诊断。

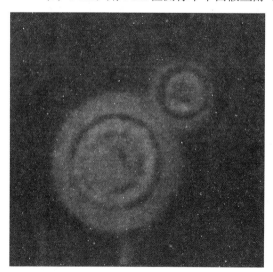

从某些正常标本中也可检出白假丝酵母菌，判断结果时应结合临床表现等综合分析。

4. 防治原则　预防白假丝酵母菌感染除应注意增强患者的抵抗力外，还应注意避免由应用广谱抗生素、免疫抑制剂等导致的医源性感染。治疗应根据病情选用两性霉素 B、氟康唑等。

（二）新生隐球菌

新生隐球菌（*Cryptococcus neoformans*）又称为新型隐球菌，分布广泛，尤其鸽粪中较多。

1. 生物学性状

（1）形态与结构：新生隐球菌呈球形，直径为 4 ～ 12μm，外周有一层较厚的荚膜。本菌以芽生方式繁殖，一个菌体可同时产生一个或多个芽生孢子，芽颈较细，不能形成假菌丝（图 2-18-2）。

图 2-18-2　新生隐球菌（脑脊液标本墨汁染色）

（2）分型：根据其荚膜多糖抗原性的不同，可把新生隐球菌分为 A、B、C、D 四个血清型。从临床上分离的菌株多为 A 型（约 70%），有时也可分离到 D 型。

（3）培养特性：在室温及 37℃均能生长。在沙保弱固体培养基上繁殖后，菌落开始为白色、光滑、湿润、透明发亮，继续培养则逐渐变为黄色、黄棕色。

2. 致病性　荚膜多糖是新生隐球菌重要的致病物质，具有抵抗吞噬等作用。该菌主要经呼吸道侵入机体，引起肺、中枢神经系统等感染。

（1）肺隐球菌病：在肺部可形成肉芽肿性结节，多数患者无自觉症状而自然痊愈。仅有部分患者有微热、咳嗽、乏力、咳黏性痰或血性痰、胸痛等表现。

（2）中枢神经系统隐球菌病：约半数以上患者继发于白血病、霍奇金病、AIDS、糖尿病或应用免疫抑制剂之后发病。其主要表现为亚急性或慢性脑膜炎或脑膜脑炎，临床表现类似结核性脑膜炎，病死率较高。

（3）皮肤隐球菌病：可原发或继发。皮肤出现粉刺样丘疹、囊肿样结节或蜂窝织炎，可破溃形成溃疡。

3. 微生物学检查法

（1）直接镜检：取少量痰、脓汁或脑脊液离心沉淀物等标本在载玻片上加一小滴印度墨汁做负染色后镜检。若见有球形菌体，外周有宽厚透明的荚膜，即可初步诊断。

（2）分离培养与鉴定：将标本接种到沙保弱培养基上置 37℃培养，分离出可疑真菌后，再用生化试验或免疫学方法进行鉴定。

此外，还可应用 ELISA、胶乳凝集试验等方法检测标本中新生隐球菌的荚膜多糖抗原以辅助诊断。

4. 防治原则　减少鸽子数量或及时对鸽粪进行消毒处理，可在某种程度上降低隐球菌病的发病率。治疗肺、中枢神经系统或全身隐球菌病，两性霉素 B 与氟胞嘧啶并用效果较好。为减轻两性霉素 B 的不良反应，肺和中枢神经系统隐球菌病可分别雾化吸入或鞘内注射两性霉素 B。此外，还可选用氟康唑、酮康唑等。

（三）曲霉属

曲霉属（*Aspergillus*）真菌在自然界分布非常广泛，种类多。曲霉一般不致病，只有少数属于机会致病菌。其主要致病菌有烟曲霉（*A. fumigatus*）、黄曲霉（*A. flavus*）、黑曲霉（*A. niger*）、土曲霉（*A. terreus*）、构巢曲霉（*A. nidulans*）等，其中最常见的为烟曲霉。曲霉可引起感染性疾病、超敏反应和毒素中毒等。

1. 生物学性状

（1）形态与结构：曲霉的基本结构是菌丝和分生孢子头。菌丝有隔和分枝。部分菌丝分化成足细胞，从其侧壁长出伸向空气中的分生孢子梗，分生孢子梗比菌丝粗，壁厚。分生孢子梗顶端膨大，形成半球形或椭圆形的顶囊；从顶囊上长出一层或两层辐射状小梗；小梗顶端形成一串分生孢子。分生孢子为球形或卵圆形，可呈黄色、黑色等颜色。顶囊、小梗和分生孢子穗组合一起形成一个菊花状结构，称为分生孢子头（彩图 29）。

（2）培养特性：在室温、37℃甚至 45℃均能生长。在沙保弱培养基上繁殖后，可形成绒毛状或絮状菌落。菌落开始为白色，随着孢子的产生，不同菌种可呈现不同的颜色。

2. 致病性　曲霉能侵犯机体的许多部位引起疾病，称为曲霉病。

（1）呼吸系统曲霉病：有三种类型，①真菌球型肺曲霉病：多在肺部有空腔（结核性肺空洞、肺气肿性囊泡、肺脓肿病损等）的基础上发生。曲霉侵入腔内并大量繁殖，菌丝交织在一起形成团块，称为菌球，菌球可逐渐扩大。②肺炎型曲霉病：多在白血病等血液疾患、恶性肿瘤等疾病的晚期和长期应用免疫抑制剂等药物之后发生。曲霉在肺实质内繁殖，引起组织坏死性肺炎，也可形成脓肿或空洞。患者出现发热、咳嗽、咳痰、胸痛、血痰及咯血等症状。③过敏性支气管肺曲霉病：是曲霉引起的 I 型或Ⅲ型超敏反应。患者哮喘反复发作，有时伴有微热，痰中常带有褐色物质（含有菌体成分）。

（2）全身性（系统性）曲霉病：多见于某些严重疾病的晚期，由于机体抵抗力下降而造成全身感染。原发病灶主要是肺，消化道少见。肺炎型曲霉病约有 1/3 可转化为全身性曲霉病。曲霉在原发病灶繁殖后，可侵犯血管壁，并随血行扩散到脑、肾、心、肝、脾等脏器引起全身感染。患者迅速出现败血症的临床表现，病死率很高。此外，曲霉还能引起外耳道、角膜等部位感染。

（3）曲霉毒素中毒：曲霉常污染粮食和饲料，有些曲霉在其中繁殖产生毒素，人或动物食入含有毒素的食物后，毒素可损伤肝、肾、神经等组织，引起急性或慢性中毒。部分黄曲霉产生的黄曲霉毒素具有致癌作用。黄曲霉毒素及其衍生物有 20 多种，其中以黄曲霉毒素 B_1 的致癌作用最强，小剂量就能诱发动物癌症。

3. 微生物学检查法　取痰、脓汁等标本直接涂片，镜下可见有隔和分枝的菌丝；与外界相通腔道的标本有时可见分生孢子头。同时，应把标本接种到培养基上置室温培养，根据菌落及镜下形态特征等进行鉴定。曲霉可在空气中存在，也可为上呼吸道的过路菌，所以微生物学检查结果应密切结合临床，慎重分析。此外，还可应用免疫学方法检测患者血清中的特异性抗体进行辅助诊断。

4. 治疗原则　呼吸系统曲霉病可静脉滴注或雾化吸入两性霉素 B；真菌球型肺曲霉病还可用两性霉素 B 或氟胞嘧啶进行气管内注入。全身性曲霉病可选用两性霉素 B、氟胞嘧啶、氟康唑等药物。也有人主张两性霉素 B 与氟胞嘧啶联合应用。

（四）毛霉属

毛霉属（*Mucor*）真菌广泛分布于自然界，是引起粮食和食品霉变、实验室污染的重要微生物。毛霉属于机会致病性真菌，在机体免疫功能低下时可引起疾病，称为毛霉病。

菌丝粗大，壁薄，无隔或极少有隔，从菌丝直接长出孢子囊梗，单生或分枝。孢子囊梗顶端着生球形或近球形的孢子囊，孢子囊内有大量孢子囊孢子。毛霉生长较快，形成松散棉花状菌落。菌落开始为灰白色，逐渐转为灰色至灰褐色，培养 4～5 天可充满平皿空间。

毛霉病多发生于白血病、重症糖尿病等免疫功能低下的患者。毛霉侵入机体后，在病灶内大量繁殖，形成粗大菌丝，导致组织损伤或坏死。本菌侵袭力强，可破坏血管和淋巴管，并进入血液中繁殖，导致血管栓塞或出血。临床常见的毛霉病有：①全身性毛霉病，毛霉主要经呼吸道侵入机体，先在肺部繁殖形成病灶，然后经血或淋巴扩散到全身，引起全身感染。②鼻脑毛霉病，毛霉侵入鼻腔，在鼻旁窦等部位繁殖，引起鼻窦炎或眼眶蜂窝织炎，真菌可破坏附近动脉血管壁进入血流，然后随血液循环进入脑组织形成病灶。全身性毛霉病和鼻脑毛霉病病死率极高。此外，毛霉还可侵犯胃肠、皮肤及皮下等部位引起感染。

微生物学检查可取痰、脓汁、痂皮、组织标本等直接镜检，如发现不规则、粗大（宽 3～18μm）、分枝较少的无隔菌丝，即可怀疑为毛霉病，并应进一步培养鉴定。治疗毛霉病可用两性霉素 B 等抗真菌药物。如有糖尿病等原发疾病，也应采取措施进行控制。

（五）肺孢子菌属

肺孢子菌属（*Pneumocystis*）真菌分布于自然界、人和多种哺乳动物的肺内，曾被认为是原虫，称为肺孢子虫。当机体免疫功能低下时引起机会感染，即肺孢子菌肺炎。最常见的为卡氏肺孢子菌（*P. carinii*），又称为肺囊菌。

卡氏肺孢子菌生活史分滋养体和孢子囊等阶段。滋养体呈多态形，大小为 2～5μm，多为单核，偶见双核；在适宜的条件下逐渐发育成熟为孢子囊。孢子囊呈圆形或椭圆形，直径为 4～6μm，内含 8 个球状、卵圆形或梭状的孢子，孢子囊成熟后释放出孢子，孢子再逐渐发育成滋养体。

卡氏肺孢子菌在自然界分布广泛，其传播途径尚不完全清楚，可能与吸入孢子囊孢子有关。健康人多为隐性感染。但一些先天免疫缺陷或由于患某些疾病、应用免疫抑制剂等因素导致免疫功能低下者感染该菌后可发生间质性肺炎。艾滋病患者的晚期，80% 以上可并发此感染。该菌对多种抗真菌药物不敏感，治疗首选复方磺胺甲噁唑，喷他脒气雾吸入效果也较好。

二、地方流行性真菌

地方流行性真菌主要包括荚膜组织胞浆菌（*Histoplasma capsulatum*）、粗球孢子菌（*Coccidioides immites*）和皮炎芽生菌（*Blastomyces dermatitides*）等。这些真菌均为双相型真菌，致病作用多比其他真菌强。

1. 荚膜组织胞浆菌　该菌可引起组织胞浆菌病。本菌多经呼吸道侵入机体，引起肺部感染，多数患者可自愈，少数患者能扩散到全身。全世界约 30 多个国家报道过本病，以美国、中南美洲居多。

2. 粗球孢子菌　该菌所致的粗球孢子菌病多流行于美国的西南部、墨西哥和中南美洲等地。多由呼吸道吸入粗球孢子菌的孢子所致。除可引起原发性的肺部感染外，少数患者还可扩散到全身，侵犯皮肤、皮下组织、骨、关节、肝、脾等部位。全身感染病死率较高。

3. 皮炎芽生菌　该菌主要分布于北美的密西西比河东岸，可能是土壤和木材的腐生菌。皮炎芽生菌所致的皮炎芽生菌病是一种慢性感染性疾病，以化脓或肉芽肿性病变为其特征，好发于肺和皮肤，也可扩散至全身。

（韩晓伟）

第三篇　病毒学

第19章　病毒的基本性状

病毒（virus）是非细胞型微生物。主要特征有：个体极小，能通过除菌滤器，借助电子显微镜才能看见；构造简单，不具有细胞结构；一种病毒只含一种核酸，即 DNA 或 RNA；严格的寄生性，必须在易感的活细胞内进行增殖。

病毒引起的人类疾病远远超过其他微生物所引起的疾病，约占传染病的 75%。许多病毒性疾病不仅传染性强，而且病死率高，某些病毒感染与肿瘤、免疫缺陷、自身免疫病、神经系统疾病和先天性畸形等密切相关。目前，对于病毒性疾病缺乏特效药物。因此，其预防显得极为重要。

第一节　病毒的形态与化学组成

1. **病毒的大小与形态**　病毒的大小以纳米（nanometer, nm; 1nm=10^{-3}μm）作为测量单位。不同病毒的大小差距很大，大的如痘类病毒直径可达 300nm，小的如脊髓灰质炎病毒直径只有 27～30nm，绝大多数人类病毒的直径在 100nm 左右。

病毒的形态因种而异。大多数人类病毒呈球形，也有的呈弹头状或呈砖块形（图 2-19-1）；植物病毒多为杆状；细菌病毒（噬菌体）多呈蝌蚪状。

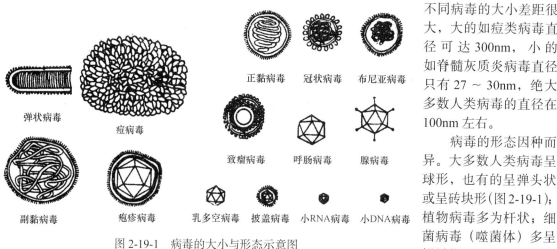

弹状病毒　　痘病毒　　正黏病毒　冠状病毒　布尼亚病毒

副黏病毒　　疱疹病毒　　致瘤病毒　呼肠病毒　腺病毒

乳多空病毒　披盖病毒　小RNA病毒　小DNA病毒

图 2-19-1　病毒的大小与形态示意图

2. **病毒的结构与化学组成**　病毒的基本结构为由核心（core）和衣壳（capsid）构成的核衣壳（nucleocapsid）。有的病毒（如腺病毒）在衣壳上还具有纤维突起（fiber protruding），又称为触须纤维（antennal fiber）。较复杂的病毒在核衣壳外还有一层包膜（envelope），这类病毒又称为包膜病毒（图 2-19-2）。

（1）**核心**：主要成分为核酸（RNA 或 DNA）。核酸是病毒的遗传物质，包含遗传基因，决定病毒的遗传特性。根据一种病毒只含一种核酸，将病毒分为 DNA 病毒和 RNA 病毒。DNA 病毒中除微小病毒外，均为双股（双链、ds）结构，呈线状或环状；RNA 病毒的 RNA 是自然界唯一能携带遗传信息的 RNA，基因组有的是双股，有的是单股（单链、ss）。其中，有些病毒的基因是单一分子，有些则是分节段的。所有 RNA 病毒均呈线状，没有环状结构。不同种的病毒其核酸含量有差异，如流感病毒的核酸含量为 1%，而某些细菌病毒的核酸含量高达 50%。有些病毒的核酸单独具有传染性，称为传染性核酸。传染性核酸进入易感细胞内可以产生子代病毒。

病毒核心除核酸外，还含有一些酶蛋白，如聚合酶、转录酶等。

（2）衣壳：为包裹在核酸外面的蛋白质，由许多蛋白质亚单位 [即由多肽构成的壳粒（capsomer）] 组成。各壳粒之间按一定的方式排列成不同的对称类型。①螺旋对称型：衣壳通常由单一的壳粒沿着盘旋的病毒核酸呈螺旋对称性排列，如流感病毒。②立体对称型：病毒体衣壳上的壳粒立体对称排列，呈有规则的多面体形。通常为 12 个顶、30 个棱、20 个等边三角形形成的正 20 面体。不同病毒的 20 面体所含的壳粒数按结晶学定律有差别，可作为病毒鉴别依据之一。③复合对称型：指同一病毒壳粒的排列，既有立体对称，又有螺旋对称，如噬菌体的头部是立体对称，尾部是螺旋对称。

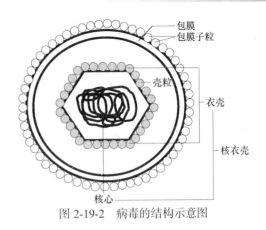

图 2-19-2　病毒的结构示意图

病毒衣壳的形状和空间构型取决于壳粒的特征。螺旋对称型的衣壳还与该病毒核酸的长度有关。衣壳蛋白由病毒基因编码，其主要功能是保护病毒核酸免受核酸酶或其他有害因素的破坏，并能与易感细胞受体结合，辅助病毒对易感细胞的感染。衣壳蛋白具有抗原性，能使机体发生特异性免疫应答。

（3）包膜：又称为囊膜，为包绕在核衣壳外面的一层膜样结构，包膜病毒所具有。它是在病毒核衣壳装配后，从感染细胞释放过程中形成的，除含有病毒基因编码的特异蛋白外，还含有宿主细胞膜的类脂和多糖成分。其中，包膜蛋白具有抗原特异性。包膜对病毒核衣壳有保护作用，并能吸附或融合易感细胞，与病毒感染细胞有关。有人认为某些包膜病毒（如流感病毒、虫媒病毒）的包膜成分还具有致热原的作用。

有些病毒包膜表面具有呈放射状排列的突起，称为包膜子粒（peplomeres）或刺突（spike）。例如，流感病毒包膜上有两种突起：一种呈棒状的称为血凝素；另一种呈哑铃状的称为神经氨酸酶。包膜子粒具有特定的生物学性质，如流感病毒的血凝素能吸附宿主细胞并凝集某些动物红细胞，神经氨酸酶与病毒从宿主细胞释放有关。

包膜病毒对脂溶剂、胆盐等敏感，有助于和无包膜的病毒相鉴别（后者又称为裸露病毒）。

（4）病毒蛋白：根据功能分为结构蛋白、酶蛋白或两者兼之蛋白。结构蛋白包括衣壳蛋白、包膜蛋白和与核酸紧密结合在一起的病毒内部蛋白（或称为核心蛋白）。许多病毒含有酶蛋白，在病毒的复制中起重要作用，如依赖 DNA 的 RNA 或 DNA 聚合酶、dsRNA 或 ssRNA 转录酶、RNA 或 DNA 内切酶、DNA 外切酶、核苷酸磷酸水解酶、tRNA 氨基酰酶等。

不同的病毒其蛋白种类不同，有的只有 2 ~ 3 种，有的达 100 多种。同一种病毒不同部位，甚至同是衣壳蛋白，其多肽也有可能不同。例如，20 面体衣壳蛋白的每一个壳粒，通常由同种多肽（同聚物）组成，但有的也可由不同的多肽（杂聚物）组成。包膜多肽为糖蛋白多肽。病毒蛋白（尤其病毒体表面蛋白）除具有抗原性外，有些病毒蛋白对机体还具有毒性作用，如流感病毒蛋白能使感染机体发生毒性反应，出现全身不适、发热等。

第二节　病毒的增殖和培养

1.病毒的增殖周期　病毒缺乏完整的酶系统，只有其核酸进入宿主细胞后生物活性才能启动。表现在病毒核酸指令控制宿主细胞，提供原料、能量、某些酶类和合成场所等，按一定的程序复制和合成子代病毒所需要的核酸和蛋白质，然后组装并释放子代病毒。

病毒以复制方式增殖，其过程大致分为吸附、穿入、脱壳、生物合成、装配与释放五个相互联系的阶段。其周期的长短因病毒种类、核酸类型、宿主细胞及所处环境等有所差异。增殖过程中任何一个环节发生障碍都可能影响病毒的增殖。认识病毒的增殖过程，有助于了解病毒的致病机制和研究抗病毒药物。

（1）吸附（adsorption）：是指在一定条件下病毒与易感细胞接触并通过其表面的吸附点与易感细胞膜上的相应受体相互结合的过程。例如，正黏病毒通过其包膜上的血凝素结合到呼吸道上皮细胞表面的糖蛋白或糖脂受体上；脊髓灰质炎病毒只感染灵长类动物细胞，而不感染非灵长类动物细胞，因为非灵长类动物细胞不具有脊髓灰质炎病毒衣壳蛋白的相应受体；腺病毒通过其五邻体纤维实现与易感细胞的吸附。非易感细胞（抗性细胞）由于缺乏或失去该病毒受体，则不能实现吸附。细胞上有无某种或某些病毒的受体，除与细胞本身遗传特征有关外，还与其生理状态有关。多种因素可影响吸附或使吸附的病毒脱离细胞，如去垢剂、低 pH、高渗可使吸附的脊髓灰质炎病毒脱离，神经氨酸酶可使吸附的流感病毒脱离。

（2）穿入（penetration）：病毒吸附于易感细胞后，穿入方式随病毒种类而异。无包膜的病毒，有的直接穿透细胞膜而进入胞质，有的经细胞膜内陷吞入；包膜病毒大多数依赖包膜中的特异蛋白与宿主细胞膜发生融合并脱去包膜，使核衣壳进入细胞。

（3）脱壳（uncoating）：一般紧接穿入后，甚至与穿入同时发生，表现为去除衣壳，游离核酸。其机制因病毒有别，如有的小 RNA 病毒在吸附过程中衣壳蛋白成分发生形态学的改变或丢失，导致病毒衣壳对蛋白酶敏感或衣壳破裂，使病毒核酸释放到宿主胞质内；有些包膜病毒（如流感病毒），其包膜与易感细胞膜融合时被除去，衣壳则被宿主细胞溶酶体酶降解而消除；痘类病毒进入宿主细胞后，先经溶酶体酶的作用立即脱去外层衣壳，再通过脱壳酶脱去内层衣壳。

（4）生物合成（biosynthesis）：包括子代病毒核酸的复制与蛋白质的合成。在这个阶段，由于细胞内找不到任何病毒颗粒，称为隐蔽期（eclipse period）。此时病毒核酸调控指令宿主细胞首先合成功能蛋白，然后复制子代病毒核酸，合成子代病毒结构蛋白。功能蛋白主要是有关的酶类，如转录酶、聚合酶、内切酶、连接酶等。这些酶类有的是由病毒基因编码，也有的由病毒诱导宿主细胞基因编码或直接来源于宿主细胞。不同病毒由于核酸类型的不同，其核酸复制和蛋白质合成的部位和过程不尽相同。例如，动物病毒中的 dsDNA 病毒，其 DNA 在宿主细胞核内合成，病毒蛋白则在细胞质内合成。痘类病毒的核酸和蛋白质，则均在细胞质内合成。

DNA 病毒（如单纯疱疹病毒）的生物合成，首先利用宿主细胞核内含有的依赖于 DNA 的 RNA 聚合酶转录出早期 mRNA，在细胞质的核糖体上翻译出早期蛋白（包括依赖于 DNA 的 DNA 聚合酶，脱氧胸腺嘧啶激酶和其他一些功能蛋白），在此基础上，在 DNA 聚合酶等作用下复制出子代 DNA，并以子代 DNA 分子为模板转录晚期 mRNA，在细胞质翻译出病毒晚期蛋白（主要为子代病毒的结构蛋白）（图 2-19-3）。dsDNA 病毒的 DNA 按半保留方式复制，即 dsDNA 首先由解链酶解为 DNA 正链和 DNA 负链两个单链，然后在 DNA 聚合酶作用下分别在被解开的单链上复制出互补的 DNA 负链和 DNA 正链，从而形成两个新的双链 DNA 分子，即子代 DNA 分子。

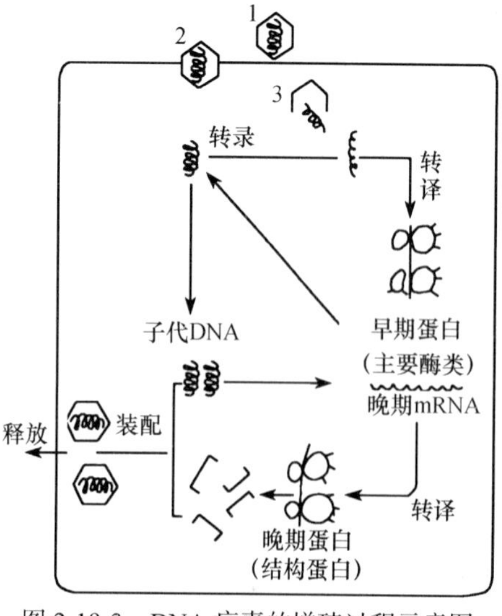

RNA 病毒绝大多数都在宿主细胞质内合成病毒全部成分。少数（如正黏病毒、某些副黏病毒的 RNA）是在核内合成。RNA 病毒的核酸类型大多为 ssRNA。正 ssRNA 病毒的核酸本身具有 mRNA 功能，可以转译早期蛋白（主要是依赖于 RNA 的 RNA 聚合酶），然后以病毒 RNA 为模板，依靠早期蛋白复制出子代病毒核酸，如小 RNA 披盖病毒。负 ssRNA 病毒的 RNA 不具有 mRNA 功能，但本身含有依赖于 RNA 的 RNA 聚合酶，如流感病毒、狂犬病毒等。这些病毒依赖这些酶首先复制出互补的正股 RNA 作为 mRNA，再转译出早期蛋白，继而复制子代病毒核酸。

反转录病毒的 RNA 亦为正单股，但本身含有依赖于 RNA 的 DNA 聚合酶（反转录酶），在宿主细胞内依靠这种酶进行反转录。首先形成杂交中间体（RNA：DNA），然后转变为 dsDNA，并整合于宿主细胞的 DNA 中，再转录复制

图 2-19-3　DNA 病毒的增殖过程示意图

1. 吸附；2. 穿入；3. 脱壳

出子代病毒核酸，如人类嗜 T 细胞病毒、人类免疫缺陷病毒等。

（5）装配（assembly）与释放（release）：病毒子代核酸和结构蛋白合成后，DNA 病毒（除痘病毒外）在宿主细胞核内装配，RNA 病毒和痘病毒在胞质内装配。包膜病毒的装配在核衣壳形成后在核膜或胞质膜上完成。如疱疹病毒在胞核内组装成核衣壳后，通过核膜进入胞质时形成内包膜，由胞质向胞外释放时再形成外包膜。

成熟病毒从宿主细胞释放的方式依病毒不同而异。有的病毒以出芽方式不断从细胞膜释放，如流感病毒、疱疹病毒等；有的使宿主细胞破坏而释放出来，如腺病毒、脊髓灰质炎病毒；也有的通过细胞间桥或细胞融合在细胞间传播，如巨细胞病毒；有些肿瘤病毒的基因则整合到宿主细胞基因上，随宿主细胞分裂而传代。

2. 病毒的培养　由于病毒只能在易感的活细胞内复制增殖，因此将待检标本接种到活细胞中培养，通过观察感染指标鉴定是否培养成功。

病毒培养包括三种方法：细胞培养、鸡胚接种和动物接种。

（1）细胞培养：用人工方法将人或动物的组织或分散的细胞（包括细胞株）培养于一定的容器内，称为组织培养或细胞培养。此类方法是目前分离和鉴定病毒最常用的方法。多数病毒在细胞培养中增殖后能引起普通光学显微镜下可见的细胞病变效应，如腺病毒引起细胞变圆、堆积或呈葡萄串状；麻疹病毒表现为细胞融合并形成多核巨细胞，胞内出现包涵体等。有些病毒感染的细胞不出现病变或失去生长控制，出现转化。亦可采用其他方法测定病毒是否增殖，如红细胞吸附试验、干扰现象、免疫荧光、免疫酶标、核酸探针等。

（2）鸡胚接种：根据病毒种类选择鸡胚日龄和一定的部位接种，如牛痘病毒、单纯疱疹病毒（HSV）接种于绒毛尿囊膜上，流感病毒接种于 10 天左右羊膜腔或尿囊腔上，某些嗜神经病毒可选用卵黄囊。鸡胚接种后继续孵育，以鸡胚发育异常变化作为病毒感染的指标，如绒毛尿囊膜上出现斑点或胚胎出血甚至死亡，有的在羊水或尿囊液出现血凝素等。

（3）动物接种：根据病毒特性选择动物种类、年龄与接种途径，如疑是柯萨奇病毒，应选择乳鼠腹腔接种，乙型脑炎病毒则用乳鼠颅内接种，接种后通常以发病、死亡或通过病理学变化作为感染指标。

第三节　病毒的遗传与变异

病毒的遗传物质为 DNA 或 RNA。遗传单位是 DNA 或 RNA 的核苷酸碱基对所构成的基因。不同病毒所含的基因数不同，如多瘤病毒不到 10 个基因，而痘类病毒可达 267 个基因。大多数病毒具有明显的遗传稳定性，但由于病毒结构简单，又缺乏自身独立的酶系统，更易受到周围环境因素，尤其是宿主细胞内环境的影响而发生变异。病毒在自然条件下基因组可发生突变。人工诱导可增加病毒的突变率，如改变宿主细胞或给予理化因素（如温度、紫外线和氟尿嘧啶等）的影响等。

病毒的变异包括毒力变异、耐药性变异、抗原性变异、温度敏感性变异等，并且彼此相互关联。如毒力不同的病毒株在细胞培养中形成的蚀斑形状有很大变化，其抗原性也有差异。

两种不同而有亲缘关系的病毒在感染同一细胞时，病毒之间发生基因的交换，称为基因重组（recombination），其子代称为重组体（recombinant），含有来自两个亲代病毒的核苷酸序列，具有两个亲代病毒所没有的特性。

基因重组可在自然条件下自发发生，也可用人工方法，即所谓基因工程进行。基因组在分段的病毒间的重组，称为分子间重组，是由于两种病毒核酸分子中核苷酸顺序的重新排列，如流感病毒的基因重组。这种由于分开的核酸分子的相互交换、重新排列所产生的重组体称为重排体（reassortants），这种重组亦称为基因重排。

基因重组可发生于两种有活性（有感染性）病毒之间，亦可发生在两种灭活病毒之间，即两个或两个以上的同种灭活病毒感染同一细胞，可产生感染性病毒，这种现象称为多重复活（multiple reactivation）。这些灭活病毒可能是在不同的基因上受到损伤，经过基因重组而复活。例如，紫外线照射过的 12 型腺病毒和 SV40 均可发生多重复活。或发生在一种有活性病毒与另一株有联系而基因型有区别的灭活病毒之间,通过这种重组可发生交叉复活(cross reactivation)或标记拯救(marker rescue)。可利用交叉复活获得产生灭活亲代病毒的一个或多个遗传特征的有活力的子代,用于生产疫苗。

病毒除在病毒间发生基因重组外,某些病毒还可能与宿主细胞的基因组之间发生基因重组。现已证明,许多 DNA 病毒(如疱疹病毒、腺病毒和多瘤病毒)的 DNA 都能整合到细胞基因组中。

第四节 病毒的分类

病毒种类繁多,分类方法有多种。传统上,根据感染途径及临床特征可将其分为呼吸道感染病毒、消化道感染病毒、虫媒病毒、性接触传播病毒、肝炎病毒、嗜神经病毒、肿瘤病毒等;根据宿主的不同则分为细菌病毒、真菌病毒、植物病毒、无脊椎动物病毒和脊椎动物病毒五大类。

近年来,病毒的分类学成为一个独立系统,由国际病毒分类委员会(ICTV)对病毒的分类制定标准和方法,并定期进行修订。2011 年,ICTV 出版了《病毒分类:国际病毒分类委员会第九次报告》(*Virus Taxonomy: Ninth Report of the International Committee on Taxonomy of Virus*,ISBN 0123846846)。该报告对目前已知的众多病毒进行分类,旨在将其纳入一个单一的分类体系并反映出它们的进化关系,总体上把病毒分为病毒(virus)和亚病毒因子(subviral agents)。报告中把当前发现的 6000 多株病毒归为 6 个病毒目、87 个病毒科、19 个病毒亚科、349 个病毒属、2285 个病毒种。有些病毒无法归类,放在暂定种未定病毒一组中。同时,将亚病毒因子分为卫星病毒、类病毒和朊粒三个类别。

实际应用中则依据巴尔的摩分类法将病毒分为三大类七个组(表 2-19-1),将上述各科依据基因组特征和复制方式分别归入七个组。

表 2-19-1 病毒的分类

病毒的类别	病毒的组别	举例
一、DNA 病毒	Ⅰ组 :dsDNA 病毒	腺病毒、疱疹病毒、痘病毒
	Ⅱ组 :ssDNA 病毒	M13 噬菌体
二、RNA 病毒	Ⅲ组 :dsRNA 病毒	轮状病毒
	Ⅳ组 : + ssRNA 病毒	SARS 病毒、甲肝病毒
	Ⅴ组 : − ssRNA 病毒	流感病毒,麻疹病毒
三、DNA/RNA 逆转录病毒	Ⅵ组 :RNA 类逆转录病毒	人类免疫缺陷病毒
	Ⅶ组 :DNA 类逆转录病毒	乙肝病毒

卫星病毒和类病毒属亚病毒(subvirus),朊粒在分类学上暂归亚病毒。

卫星病毒(satellite virus)是一类基因组缺损、需要依赖辅助病毒才能复制和表达基因、完成增殖的亚病毒,不单独存在,常伴随其他病毒一起出现,如丁型肝炎病毒(HDV)必须利用乙型肝炎病毒的包膜蛋白才能完成复制周期。卫星病毒多属植物病毒,少数与噬菌体和动物病毒有关,常见的卫星病毒还有腺病毒相关卫星病毒(AAV)、烟草花叶病毒卫星病毒(STMV)等。

类病毒(viroid)不含蛋白质,无包膜和衣壳,只有裸露的单链环状 RNA 分子,主要使植物致病,与人类疾病关系不甚明了。

朊粒(prion)仅由一种耐蛋白酶 K 的蛋白质分子组成,无核酸成分,具有传染性。"prion"一词由传染性蛋白粒子(proteinaceous infectious particles)的字头变化而来,由于它仅含朊粒蛋白(PrP),不少学者认为不宜列入病毒范畴。目前发现动物和人类中枢神经系统慢性进行性传染病如库鲁病、疯牛病等均与朊粒感染有关(详见 28 章)。

(谢小梅)

第20章 病毒的感染与免疫

病毒的致病性在于病毒通过一定的途径感染机体，侵入机体易感细胞。病毒感染机体可诱导固有免疫及适应性免疫。

第一节 病毒的致病作用

病毒侵入机体易感细胞，可释放其核酸，并在细胞内增殖，导致宿主细胞发生病理变化或遗传性改变。

一、病毒感染的传播方式与播散过程

病毒感染的传播方式分水平传播与垂直传播。水平传播指病毒在人群个体之间的传播，即病毒通过呼吸道、消化道或皮肤、黏膜（眼结膜、泌尿生殖道黏膜）接触从某一个体传给另一易感者；输血、注射、机械损伤和昆虫叮咬也属于水平传播。水平传播导致水平感染。垂直传播指某些病毒从宿主亲代向子代传播的方式，主要发生在胎儿期、分娩过程和出生后的哺乳期。垂直传播造成的感染称垂直感染。常见引起垂直感染的病毒有风疹病毒、乙肝病毒、巨细胞病毒及人类免疫缺陷病毒等。

病毒在体内的播散，从细胞水平分为细胞外播散、细胞间播散和细胞核播散。细胞外播散系病毒在易感细胞内增殖、裂解细胞后，大量病毒释放于细胞外，并立即吸附进入其他易感细胞内增殖的过程，如肠道病毒；细胞间播散为病毒通过细胞间桥或细胞融合从感染细胞到另一易感细胞的过程，无胞外过程，如疱疹病毒；所谓细胞核播散，指病毒核酸整合到宿主细胞染色体上，随宿主细胞分裂而传至子代细胞的过程。胞内和核内播散的病毒不易受抗体等免疫分子的影响。

从整体水平看，病毒的播散只限于局部靶细胞的称为局部感染，如鼻病毒；而许多病毒（如麻疹病毒、脊髓灰质炎病毒等）经特定途径侵入人体并在感染局部及其所属淋巴结中增殖后，通过血流 [引起病毒血症（viremia）] 或神经系统播散至相应靶器官，引起全身感染，称为播散性感染。

二、感染与致病机制

感染是致病的基础。感染的发生与病毒表面的吸附性蛋白（virus absorption protein，VAP）有关。只有 VAP 与易感细胞的相应受体相互作用才能引起感染，若病毒缺乏 VAP 或细胞表面缺乏 VAP 受体，一般不会引起感染。

VAP 的化学性质随病毒种类而不同，它们与病毒的识别、吸附和穿入易感细胞及致病作用等密切相关；而细胞表面相应 VAP 受体的存在，影响到病毒对宿主的感染范围和对组织器官的亲嗜性。有些病毒的 VAP 受体只限于人类和灵长类动物细胞表面，故其自然感染的宿主范围较局限，如脊髓灰质炎病毒。$CD4^+T$ 细胞具有人类免疫缺陷病毒（HIV）的受体 CD4 分子，HIV 可感染和破坏 $CD4^+$ T 细胞而造成机体免疫功能低下，引起获得性免疫缺陷综合征（AIDS）。再如肝炎病毒对肝脏组织有亲嗜性，脊髓灰质炎病毒对脊髓前角运动神经细胞有亲嗜性。病毒对不同组织器官的亲嗜性造成了对特定组织器官的损伤，也是不同病毒感染造成不同临床疾病的原因。

病毒感染人体后，其致病作用表现在细胞和机体两个水平上。

（一）病毒感染对宿主细胞的致病作用

不同种类的病毒与宿主细胞相互作用，可产生不同的结果。

1. 杀细胞感染　病毒在感染细胞内增殖，引起细胞溶解死亡的作用，称为杀细胞效应。能引

起杀细胞效应的病毒称为杀细胞病毒或溶细胞型病毒，多为无包膜、杀伤性强的病毒，多数引起急性感染。由杀细胞病毒引起的感染称为杀细胞感染，其机制主要是病毒编码的蛋白，尤其是早期蛋白阻断了宿主细胞蛋白质合成和核酸的复制或者病毒结构蛋白对宿主细胞的直接毒性作用，导致细胞死亡；或由于细胞膜通透性或溶酶体膜功能改变，在早期引起细胞"混浊肿胀"，在晚期出现溶酶体外漏，导致细胞自溶，故又称为溶细胞感染。杀细胞病毒的抗原成分也可插入细胞膜表面，引起抗原改变，造成细胞融合或引起免疫性细胞损伤。

杀细胞效应所引起的组织学病理变化（称为细胞病变）在光学显微镜下可查见。在单层细胞培养上形成细胞病变效应（cytopathic effect，CPE），可见细胞变圆、聚集、融合和坏死脱落等表现。

2. 稳定状态感染　有些病毒（多数为包膜病毒）在感染细胞内增殖，对细胞代谢、溶酶体膜影响不大，由于以出芽方式释放子代病毒，过程缓慢，短时间内不引起细胞溶解死亡，称为稳定状态感染。稳定状态感染可造成宿主细胞膜的改变或导致感染细胞与邻近细胞融合形成多核巨细胞（如麻疹病毒感染的细胞），或使感染细胞的膜上出现病毒抗原成分（如流感病毒感染），诱发机体免疫应答，导致宿主细胞损伤。稳定状态感染的细胞因不断大量释放子代病毒以及机体的免疫细胞和抗体的作用，最终仍会死亡。

3. 感染细胞出现包涵体　有些病毒感染细胞后，细胞内出现具有一定形态学特征的、经染色后光学显微镜下可见的斑块，称为病毒包涵体。其大小、数目、染色性及分布部位，因病毒不同而有差异，有助于病毒感染的诊断。如狂犬病病毒感染脑神经细胞，其胞质内可出现嗜酸性包涵体（又称为内基小体）。包涵体是病毒合成的场所，也可能是病毒颗粒的堆积或细胞对病毒感染的反应产物。包涵体破坏细胞的正常结构和功能，有时引起细胞死亡。

4. 感染细胞染色体变化或基因表达异常　有些病毒感染在一定条件下可引起宿主细胞染色体变化（如断裂、易位甚至粉碎等），这些变化与病毒的致畸、致突变和致癌作用有密切关系（如风疹病毒通过垂直感染胎儿，影响胎儿染色体，引起胎儿死亡或畸形）。有些病毒的 DNA 或 RNA 的互补 DNA 整合于宿主细胞染色体 DNA 中，随细胞分裂而进入子代细胞中，称为整合感染（integrated infection）。整合感染可影响宿主细胞基因组表达的调节，如感染乳多空病毒后脱氧嘧啶激酶等活性显著升高；或通过产生病毒基因编码的转化蛋白使细胞恶性转化为肿瘤细胞。

整合感染可用核酸分子杂交技术，即分子探针从感染细胞中检出其同源的病毒核酸。

5. 细胞凋亡　研究证实，有些病毒感染细胞后（如腺病毒、HPV、HIV 等）可直接或由病毒基因编码的蛋白因子的间接作用而诱发细胞凋亡。

（二）病毒感染对机体的致病作用

1. 病毒对免疫系统的直接损伤　多种病毒感染机体后，可能通过直接侵犯免疫细胞而影响免疫功能，引起机体免疫应答能力降低或暂时性免疫抑制，如麻疹病毒、EB 病毒、风疹病毒等。HIV 感染机体后，对 CD4+T 细胞和巨噬细胞具有极强的亲嗜性和杀伤性，使其数量大量减少，从而使机体发生不可逆的免疫功能损伤。

2. 病毒感染造成的免疫病理损伤

（1）由体液免疫造成的损伤：许多病毒（尤其是包膜病毒）能诱使细胞表面出现新抗原，当特异性抗体与这些抗原结合后，激活补体并引起感染细胞的破坏（Ⅱ型超敏反应）。例如，登革病毒在体内与相应抗体在红细胞和血小板表面结合，激活补体，导致血细胞和血小板破坏，出现出血和休克综合征。有些病毒抗原与相应抗体结合成免疫复合物，可沉积于某些组织器官，激活补体并引起Ⅲ型超敏反应，造成局部损伤和炎症。如沉积在肾毛细血管的基膜上可造成肾损伤（蛋白尿、血尿），沉积在关节滑膜上导致关节炎等。某些病毒如登革病毒再次感染机体后，同体内已存在的非中和类 IgG 抗体形成复合物，通过单核/巨噬细胞表面的 Fc 受体，增强了病毒对该类细胞的吸附和感染作用，并进一步造成严重的病理损伤。此即"抗体依赖的感染增强（ADE）作用"假说。

（2）由细胞免疫造成的损伤：细胞免疫在发挥抗病毒感染的同时，特异性细胞毒 T 细胞（CTL）也对病毒感染细胞（出现新抗原）造成损伤。例如，受乙肝病毒感染的肝细胞表面表达乙肝病毒基因编码的抗原（如 HBcAg），CTL 对肝细胞的效应既可清除病毒，又可引起肝细胞损伤，因而细胞免疫应答的强弱与临床过程的轻重与转归有密切关系。此外，病毒蛋白与宿主细胞蛋白之间可以存在共同抗原而导致自身免疫应答。

总之，病毒对宿主细胞的直接作用导致其结构损伤和功能障碍，同时激发机体对病毒及病毒感染细胞的免疫应答，导致免疫病理损伤。

三、感染类型

病毒感染机体后，机体表现出不同的临床类型。依据有无症状，可分为显性感染和隐性感染。

1. 隐性感染　指无明显临床症状的短暂病毒感染。隐性感染可使机体获得一定的免疫力。人类病毒感染大多属此类型。隐性感染者也称为病毒携带者，病毒可在体内增殖并向体外排出，成为重要的传染源。

2. 显性感染　指病毒进入机体感染靶细胞后，大量增殖造成细胞结构和功能损伤，致使机体出现临床症状的感染类型。按症状出现早晚和持续时间长短又分急性感染和持续性感染。

（1）急性感染：病毒侵入机体后，潜伏期短、发病急，病程数天或数周，恢复后机体内不再有病毒并常获得特异性免疫。急性感染又称为病原消灭型感染，机体产生的特异性抗体可作为感染证据，如流感病毒等的感染。

（2）持续性感染：病毒感染后在体内可持续存在数月、数年甚至终身带毒。可出现症状，也可不出现症状。体内病毒长期存在，成为长期带毒者，是重要的传染源，也可引起慢性进行性疾病。病毒持续感染是病毒感染的重要类型。依据患者疾病过程和病毒在细胞或实验动物中的表现，大致可分为三种情况。

1）慢性感染（chronic infection）：有一定临床症状，病程可达数月至数年，体内持续存在病毒，并可不断排出体外的慢性进行性感染，如慢性乙型肝炎、传染性软疣等。

2）潜伏感染（latent infection）：某些病毒在急性感染后，病毒潜伏于机体某些细胞内，以后在一定诱因下可再复发，呈急性过程。间隔期称为潜伏期，时间可为数月、数年甚至数十年，其间不表现临床症状，亦不能用一般方法分离出病毒或查出细胞病变。例如，单纯疱疹病毒急性感染后长期潜伏于神经节细胞内，当机体抵抗力降低时再次发作引起复发性局部疱疹等。

3）慢病毒感染（slow virus infection）：亦称为慢发感染（slow infection）或迟发感染（delayed infection），即病毒感染后，潜伏期长达数年甚至数十年，多侵犯中枢神经系统，缓慢发病，一旦出现症状，多为亚急性、进行性，最后导致死亡。例如，有的儿童感染麻疹病毒后，病毒在大脑神经细胞中缓慢增殖，最终引起亚急性硬化性全脑炎（subacute sclerosing panencephalitis, SSPE）而死亡。由朊粒感染引起的人类和动物中枢神经系统慢性进行性传染病如库鲁病、克 - 雅病、疯牛病等类似于慢病毒感染。

有些病毒（如单纯疱疹病毒、巨细胞病毒和 EB 病毒）既有潜伏感染型，也有慢性感染型；有的病毒（如麻疹病毒）既有急性感染型，也有慢病毒感染型。

第二节　抗病毒感染免疫

病毒感染机体可诱导固有免疫及适应性免疫。固有免疫在病毒感染早期发挥干扰病毒复制、限制病毒扩散的作用，适应性免疫在清除病毒和防止再感染中发挥重要作用。

1. 固有免疫　主要由干扰素与 NK 细胞起作用。

（1）干扰素（interferon，IFN）：细胞受病毒感染或某些其他物质作用，细胞干扰素基因活化，编码产生一种具有多种生物活性的蛋白质，称为干扰素。由于干扰素的抗病毒等活性，需要通过细胞另一组基因的表达或调控，因此可称之为干扰素系统。

1) 干扰素的诱生机制：细胞本身具有产生干扰素的基因（位于第 9 或第 12 对染色体上，少数位于第 2、第 5 对染色体上），在正常情况下，其表达受控于一种抑制蛋白而处于抑制状态，不产生干扰素。当病毒或其他某些物质进入细胞后，能诱生一种抑制蛋白灭活因子，解除抑制蛋白对干扰素基因的控制，使干扰素基因活化、转录、翻译出干扰素。例如，类浆细胞树突状细胞（pDC）内的模式识别受体（TLR3，7，8；RIG-I 等）识别病毒的 RNA 或 DNA 后，启动细胞内信号转导，细胞合成并分泌 I 型干扰素（IFN-α 和 IFN-β）。

能使细胞的干扰素基因去抑制而表达诱生干扰素的物质，称为干扰素诱生剂。其包括病毒，某些中草药，人工合成的多聚核苷酸，立克次体、结核杆菌等胞内寄生的微生物，促有丝分裂原（PHA、Con-A）等。

干扰素种类多，主要有属 I 型的 IFN-α 和 IFN-β 及属 II 型的 IFN-γ，发挥抗病毒作用的以 I 型干扰素为主。基因工程生产的干扰素称为重组干扰素（recombinant IFN，rIFN）。人的 IFN 及其亚型基因都已获得克隆，并能在细菌、酵母菌或哺乳动物细胞中获得高效表达。rIFN 具有与天然干扰素（natural IFN，nIFN）相同的抗病毒、抗肿瘤生长和免疫调节活性，目前已用于临床防治病毒性疾病等。

2) 干扰素抗病毒作用机制：IFN 并非直接灭活病毒，而是作用于细胞，诱生一组抗病毒蛋白（antiviral protein，AVP），后者能抑制病毒蛋白在细胞内的合成。细胞本身具有抗病毒蛋白的基因，正常情况下处于静止状态，当干扰素作用于细胞膜上的干扰素受体时，编码抗病毒蛋白的基因活化，继而合成抗病毒蛋白，使细胞处于抗病毒状态。抗病毒蛋白包括蛋白激酶和磷酸二酯酶等。它们主要使病毒 mRNA 降解或抑制病毒蛋白的合成，从而达到抗病毒作用。抗病毒蛋白只影响病毒蛋白的合成，不影响宿主细胞蛋白质的合成。在生理条件下，干扰素浓度 ≥ 10U/ml，只需 5 分钟就能使细胞处于抗病毒状态。

干扰素诱导抗病毒活性具有动物种属特异性（与细胞膜干扰素受体有关），但其激活细胞产生的抗病毒蛋白的抗病毒作用，对同种动物没有病毒特异性，因此具有广泛的抗病毒作用，但不同病毒对干扰素的敏感性有一定差异。细胞在感染病毒的同时即产生干扰素，早于特异性抗体的出现，并使细胞迅速处于抗病毒状态。因此，它既能终止受病毒感染细胞中的病毒复制，又能限制病毒的扩散。

3) 干扰素的生物学活性：干扰素除了抗病毒活性外，尚有其他活性，如免疫调节（包括对 T 细胞、B 细胞、NK 细胞和 Mφ 等的调节）、抗细胞分裂、抗肿瘤以及抑制某些非病毒微生物的作用等。

（2）NK 细胞：具有杀伤感染病毒靶细胞的作用。NK 细胞的杀伤作用不依赖抗体，也不受 MHC 限制，它可被干扰素活化，释放穿孔素（perforin，或称为 NK 细胞毒因子，NKCF）；或者改变环核苷酸水平，影响溶酶体分泌并释放蛋白酶和中性丝氨酸蛋白酶；或影响靶细胞膜直接破坏或融合靶细胞，发挥抗病毒作用。此外，NK 细胞在体内还可被 IL-2、某些中药（如黄芪）和某些细胞成分活化。

2. 适应性免疫　病毒感染后，能刺激机体产生特异性的体液和细胞免疫应答。无包膜病毒感染后以体液免疫为主，有包膜病毒感染后以细胞免疫为主。患丙种球蛋白缺乏症（即抗体缺陷）者，脊髓灰质炎和 ECHO 病毒所致的中枢神经系统感染严重，排毒时间长，病死率高。相反，当细胞免疫有缺陷时，接种牛痘苗后常发生坏疽痘而死亡。有包膜病毒侵犯细胞后，病毒包膜抗原出现在受染细胞表面，此时感染细胞成为靶细胞，能被 T 细胞识别和攻击。靶细胞的破坏使病毒繁殖基地被清除。

（1）体液免疫：受病毒感染后，机体产生特异性抗体。抗体能保护机体抗病毒感染，如麻疹病毒、甲肝病毒感染后机体可获持久性免疫力。抗体能结合游离的病毒，使其失去感染性，即中和抗体（neutralizing antibody）。在血清和体液中 IgG 和 IgM 能中和病毒。sIgA 主要在黏膜表面起类似作用。抗体不能进入细胞内，对潜伏感染的病毒及细胞间播散的病毒无效。体液免疫在预防病毒感染及再感染中起重要作用。

（2）细胞免疫：在抗病毒感染中起着极为重要的作用。T 细胞通过其表面的特异性 TCR 识别与 MHC 分子结合并表达于细胞表面的病毒抗原肽片段后活化并分化为效应 T 细胞。细胞免疫的杀伤作用主要是特异性 CTL 与靶细胞直接接触，对病毒感染的靶细胞产生杀伤效应，而 CTL 本身不受影响，随后可再杀伤靶细胞。CD4$^+$ Th1 细胞活化后可释放 IFN-γ、TNF 等多种细胞因子，通过激活巨噬细胞和 NK 细胞，促进 CTL 的增殖与分化，诱发炎症反应等发挥抗病毒感染作用。

3. **病毒的免疫逃逸作用**　　在宿主和病毒的长期共同进化过程中，病毒发展了各种免疫逃逸机制以逃避宿主的免疫应答，这些机制包括逃避免疫监视、防止免疫激活及阻止免疫反应发生等方式。例如，多种病毒通过细胞间播散的方式逃避抗体、补体等多种体液物质的作用；HBV 可抑制干扰素基因的转录、阻断抗病毒蛋白的表达；HIV、流感病毒等基因组的高频突变常导致抗原变异致免疫应答滞后。此外，腺病毒、巨细胞病毒等可抑制 MHC Ⅰ类分子表达，影响抗原提呈从而干扰免疫应答。

（谢小梅）

第21章 病毒感染的检查方法与防治原则

正确的病毒感染的检查方法有助于指导临床的防治，病毒性疾病的防治可分为特异性防治与非特异性防治。

第一节 病毒感染的检查方法

病毒感染的检查方法主要包括标本的采集与送检、病毒的分离与鉴定及病毒感染的诊断。

一、标本采集与送检

1. 采集标本 根据临床症状、病期和目的的不同，采集不同标本。呼吸道感染一般采取鼻咽液或痰液，肠道感染可取粪便，脑内感染取脑脊液，病毒血症取血液。用于病毒分离或抗原检查的标本，应在发病初期或急性期采集。

2. 标本处理与送检 标本采取应遵守无菌操作。对于本身带有杂菌的标本（如粪便、鼻咽液或痰液），应加抗生素处理并及时送检。若不能就地检验，应置含抗生素的50%甘油缓冲溶液中保存、冷藏送检。暂不能检验的标本，应置 –70℃冰箱内保存。

血清学检查的标本，应采取双份血清，即在发病初期和病后 2 ~ 3 周分别各采取一份。

二、病毒的分离培养与鉴定

由于病毒只能在易感的活细胞内复制增殖，因此首先要保证有活细胞及其生长条件，然后将待检标本接种到细胞中继续培养，通过观察感染指标进行鉴定。

1. 病毒的分离培养 病毒培养包括三种方法：即动物接种、鸡胚接种和细胞培养。

2. 病毒的鉴定 根据病毒的细胞嗜性，选择适当的细胞。人类病毒常用的培养细胞有人胚肾细胞、地鼠肾细胞、猴肾细胞、鸡胚细胞等原代细胞；传代细胞常用 HeLa、Vero、Hep-2 等。病毒在培养细胞中增殖的鉴定指标有细胞病变、红细胞吸附、病毒干扰作用等。对于已增殖的病毒，必须进行感染性和数量的测定。

从标本中新分离到的病毒，需做进一步鉴定，以确定种属和型别，包括用已知病毒抗体（最好用 McAb）做血清学鉴定（如血凝抑制试验、中和试验、补体结合试验、ELISA 等），以及生物学与理化性状试验（如干扰试验、核酸抑制试验、耐酸耐醚试验、基因分析等）。

三、病毒感染的诊断

1. 形态学检查

（1）电镜和免疫电镜检查：含有高浓度病毒颗粒的样本，可应用电镜技术直接观察病毒颗粒。对含低浓度病毒颗粒的样本，可用免疫电镜技术观察。

（2）光学显微镜检查：用光学显微镜观察宿主细胞内包涵体，对病毒的感染诊断有一定价值。

2. 血清学检测 病毒性疾病可采用已知病毒抗原测定患者体内特异性抗体。常用方法有中和试验、补体结合试验、血凝抑制试验或间接血凝试验、免疫沉淀试验和免疫酶标试验等。标本主要采取患者双份血清（急性期和恢复期各一份）。当恢复期血清抗体水平超过急性期抗体水平 4 倍以上时有诊断意义，这种血清学方法对于病程较短的病毒性疾病（如流感），一般只能起回顾性诊断。在单份（或早期）血清中若能测出 IgM，则具有早期诊断意义。

3. 病毒成分的检测

（1）病毒蛋白抗原的检测：可采用免疫学标记技术直接检测标本中病毒抗原进行早期诊断。目前常用的免疫标记技术包括放射性核素标记（放射免疫法）、免疫荧光法和免疫酶标记技术。免疫酶技术已成为病毒诊断的主要方法之一，并仍在发展改良之中，包括化学发光酶联免疫吸附试验（C-ELISA）、斑点酶联免疫吸附试验（Dot-ELISA）、亲和素 - 生物素系统酶联免疫吸附试验（ABC-ELISA）和葡萄球菌 A 蛋白酶联免疫吸附试验（SPA-ELISA）等。

（2）病毒核酸检测

1）核酸杂交技术：是近年来应用于病原微生物鉴定的一种新技术，具有快速、敏感、特异且只需极少量标本等优点。目前主要用于病毒等难于培养的微生物，能检出 1 ～ 10pg 的病毒 DNA。常用的杂交方法有：斑点杂交、原位杂交、DNA 印迹杂交、RNA 印迹杂交等。

2）寡核苷酸指纹图技术（oligonucleotide finger printing of viral genomes, OFVG）：其主要程序为病毒RNA 纯化、标记、RNA 键的断裂，用 RNA 酶切割，使 RNA 降解为大小不等的寡核苷酸片段，通过聚丙烯酰胺凝胶电泳，进行放射自显影产生指纹图谱。

3）聚合酶链反应（PCR）技术：PCR 具有灵敏、特异、快速、简便等优点，已广泛用于病毒性疾病的诊断。但本法仅限用于已知核苷酸序列者。现已用于 HIV（人类免疫缺陷病病毒）、HBV（乙型肝炎病毒）等病原体的检测。常用技术有：巢式 PCR、半巢式 PCR、反转录 PCR（RT-PCR）、多重 PCR、原位 PCR、定量 PCR、RNA 捕获、免疫 PCR 等。

第二节　病毒感染的防治

一、病毒感染的免疫预防

1. 人工主动免疫　通过人工主动免疫预防病毒性疾病已取得显著成绩，如普遍接种牛痘苗已使天花从地球上绝迹。人工主动免疫是给人体接种疫苗，以提高抗病毒能力，常用的有活疫苗和死疫苗。用于人工主动免疫的活疫苗除牛痘苗外，还有脊髓灰质炎、麻疹、风疹、腮腺炎、黄热病等病毒活疫苗。乙型脑炎病毒活疫苗我国亦已研制成功。活疫苗多半是弱毒型变异株。死疫苗（灭活疫苗）有狂犬病、乙型脑炎、流感等病毒疫苗。随着分子生物学技术的发展，亚单位疫苗、基因工程疫苗或重组减毒活疫苗等不断研制与问世。

2. 人工被动免疫　主要用于麻疹、脊髓灰质炎、甲型肝炎等的紧急预防，常用制剂有含特异抗体的免疫血清、胎盘球蛋白、丙种球蛋白以及与细胞免疫有关的细胞因子，如干扰素、IL-2、IL-6 等。

二、病毒感染的治疗

1. 抗病毒化学药物　病毒复制周期的各环节均为抗病毒药物作用的靶点。例如，金刚烷胺（amantadine）可抑制甲型流感病毒吸附易感细胞及脱衣壳。奥司他韦（oseltamivir，另名达菲）为神经氨酸酶抑制剂，通过干扰病毒从宿主细胞中释放而减少流感病毒的扩散。核苷类药物如碘苷（idoxuridine，IDU；疱疹净）、阿昔洛韦（acyclovir，无环鸟苷）选择性阻抑疱疹病毒基因的复制与表达，从而抑制病毒增殖；齐多夫定（zidovudine）抑制 HIV 病毒反转录酶活性；拉米夫定（双脱氧 -3 硫代胸嘧啶核苷，3TC）可抑制乙肝病毒和 HIV 的复制。非核苷类似物如奈韦拉平（nevirapine）、苷拉韦定（delavirdine mesylate）为反转录酶抑制剂，抑制反转录病毒的复制。蛋白酶抑制剂如萨奎那韦（saquinavir）、茚地那韦（indinavir）使 HIV 前体多聚蛋白不被酶解，感染细胞只能产生非感染性病毒颗粒。反义寡核苷酸、干扰 RNA 等基因治疗剂可抑制病毒基因的复制与转录。

迄今理想的抗病毒药物并不多，有些具有较大的不良反应。

2. 干扰素和干扰素诱生剂　干扰素具有广谱抗病毒作用，主要用于慢性病毒性肝炎（乙型和丙型）、疱疹病毒性角膜炎、生殖器疱疹、尖锐湿疣等感染的治疗。多聚肌苷酸胞苷酸（poly I：C）、猪苓多糖、灵芝多糖等干扰素诱生剂可诱导机体产生内源性干扰素。

3. **中草药** 根据中医理论对病毒感染性疾病辨证论治有较好的疗效。中药可直接抗病毒或通过免疫增强或免疫调节发挥治疗作用,其药理机制尚待深入研究。已发现某些中药(如黄芪、刺五加、石斛、丹参、降香、龙胆草、丝瓜、瓜蒌皮等)能诱导机体产生干扰素;某些中药(如板蓝根、大青叶、满山香、金银花、连翘、柴胡、紫草、香薷草、藿香、贯众、莲心、灵芝、大黄等)对某种或某几种病毒有一定的抑制作用。

(杨志伟)

第22章 呼吸道感染病毒

呼吸道感染病毒指通过呼吸道感染，并在呼吸道黏膜增殖引起疾病或以呼吸道黏膜为原发病灶，通过淋巴或血流扩散至其他器官，引起疾病的病毒。常见的呼吸道感染病毒见表2-22-1。

表 2-22-1　呼吸道感染病毒及其引起的主要疾病

核酸型	病毒科	病毒和型	引起的主要疾病
RNA	正黏病毒	流感病毒（甲、乙、丙）	流行性感冒
	副黏病毒	副流感病毒（I～V型）	普通感冒、支气管炎
		呼吸道合胞病毒（A型、B型）	细支气管炎、肺炎
		麻疹病毒	麻疹
		腮腺炎病毒	流行性腮腺炎
	微小RNA病毒	鼻病毒（＞115型）	普通感冒、支气管炎
	披盖病毒	风疹病毒	风疹、先天性风疹综合征
	冠状病毒	人冠状病毒（＞3型）	普通感冒、咽炎、严重急性呼吸综合征
DNA	腺病毒	人腺病毒（＞49型，主要为3型、4型、7型、21型）	扁桃体炎、咽炎、支气管炎、细支气管炎、肺炎、结膜炎、普通感冒

此外，肠道病毒中的柯萨奇病毒、埃可病毒及呼肠病毒的某些型别以及单纯疱疹病毒1型和巨细胞病毒等也能引起呼吸道感染。

第一节　流行性感冒病毒

流行性感冒病毒（influenza virus）简称流感病毒，归正黏病毒科（Orthomyxoviridae），除引起人流行性感冒外，还可引起猪、马、海洋哺乳动物、禽类等动物感染。

1. 生物学性状

（1）形态与构造：病毒呈球形，直径为80～120nm，新分离的病毒多呈丝状，长短不一，有时可达4000nm左右。本病毒由核衣壳和包膜构成。核衣壳由病毒RNA、RNA聚合酶和核蛋白（nucleoprotein，NP）组成。病毒的RNA为分节段的负单股，甲型和乙型流感病毒有八个节段，丙型流感病毒只有七个节段。多数情况下每个节段即为一个基因，可编码单个的病毒蛋白。甲型流感病毒的基因容易发生重组，使病毒遗传特性出现变异。核蛋白盘旋包绕病毒RNA呈螺旋对称排列，与RNA聚合酶一起构成核糖核蛋白（ribonucleoprotein，RNP）。包膜由基质蛋白、双层类脂膜和刺突组成。基质蛋白又称为内膜（M）蛋白，其中M1介于核衣壳和双层类脂膜之间，具有保护核心和维持病毒形态的作用，M2为嵌于包膜中的蛋白，有离子通道的作用。刺突有两种，镶嵌于双层类脂膜中并突出于其表面，一种呈柱状的称为血凝素（hemagglutinin，HA），另一种呈蘑菇状，称为神经氨酸酶（neuraminidase，NA），两者数量的比例为（4～5）：1（图2-22-1）。

HA与NA由病毒基因编码。HA经蛋白酶裂解后，形成有活性的HA_1和HA_2两个亚单位。这种蛋白酶只存在于呼吸道，

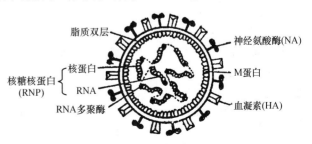

图 2-22-1　流感病毒结构示意图

从而决定了流感病毒的感染部位。HA_1 可与宿主细胞表面糖蛋白末端的受体（N-乙酰神经氨酸，即唾液酸）结合，介导病毒对细胞的吸附；HA_2 具有膜融合活性，与病毒侵入宿主细胞有关。HA能与鸡等多种动物和人红细胞表面的 N-乙酰神经氨酸结合，引起红细胞凝集（简称血凝），可通过血凝试验检测流感病毒的存在。NA 具有酶活性，能水解宿主细胞表面的 N-乙酰神经氨酸，破坏受体结构，使宿主细胞与病毒颗粒解离，有利于成熟病毒的释放。

（2）抗原与分型

1）内部抗原：包括内膜（M）蛋白、核蛋白（NP）和三种具有 RNA 聚合酶活性的蛋白（PB1、PB2、PA），抗原性稳定，具有型特异性，根据 NP 和 M 蛋白抗原性的不同，可将流感病毒分为甲（A）、乙（B）、丙（C）三型。

2）表面抗原：有血凝素（HA）和神经氨酸酶（NA）。甲型流感病毒表面抗原不稳定，容易发生变异。根据表面抗原，甲型流感病毒又可分为若干亚型。目前已鉴定出甲型流感病毒 16 个 HA 亚型（H1 ~ H16），9 个 NA 亚型（N1 ~ N9），在人间流行的主要有 H1、H2、H3 和 N1、N2 几个亚型。乙型流感病毒虽有变异，但尚不能划分亚型。丙型流感病毒抗原性较稳定。

（3）变异性与流感流行的关系：甲型流感病毒除基因内部可发生突变外，还因为核酸分节段，容易发生基因重排（gene reassortment）。病毒抗原变异幅度的大小，直接影响到流感流行的规模。若变异幅度小，属于量变，称为抗原漂移（antigen drift），产生病毒的新株（亚型内变异），可引起中小型流行。如果抗原变异幅度大，属于质变，称为抗原转变（antigen shift），形成新的亚型，此时人群普遍缺乏对它的免疫力，往往引起较大范围的流行，甚至世界性流行。乙型和丙型流感病毒的抗原性较稳定，较少发生变异，不易引起流感的大流行。

世界卫生组织（WHO）规定，根据流感病毒的 HA 与 NA 的抗原性来确定其亚型，命名法为型别 / 宿主 / 分离地点 / 毒株序号 / 分离年代（H·N）。根据上述规定，通过对过去流行的甲型流感病毒 HA 与 NA 的抗原性的测定，认为甲型流感病毒经历了数次亚型的转变——质变（表 2-22-2）。

表 2-22-2　甲型流感病毒抗原转变与流行年代

亚型（别名）	代表株（我国代表株）	HA	NA	流行年代
H1N1（甲 1 型，原甲型）	A/PR/8/34（A/ 京生 /7/53）	H1	N1	1918 ~ 1957
H2N2（甲 2 型，亚洲甲型）	A/Singapore/1/57（A/ 黔防 /1/57）	H2	N2	1957 ~ 1968
H3N2（甲 3 型，香港型）	A/Hong Kong/1/68（A/ 京科 /1/68）	H3	N2	1968 ~
H1N1（新甲 1 型）	A/USSR/90/77（A/ 津防 /78/77）	H1	N1	1977 ~
甲型 H1N1	？	H1	N1	2009 ~

从表 2-22-2 中看出，自 1977 年起在世界上除 H3N2 继续流行外，同时出现了 1957 年以前流行的 H1N1 型的流行，因此有人提出，甲型流感病毒的流行除了可由自然变异产生的新亚型引起外，也可能由保存在动物中的毒株再次传给人，引起流行，即动物是该病毒的储存宿主。

（4）培养特性：分离培养流感病毒目前最常用的是鸡胚羊膜腔（初次接种）或尿囊腔（传代培养）接种，用血凝试验可测定病毒效价；也可在原代猴肾细胞（PMK）或传代狗肾细胞（MDCK）中增殖，细胞病变不明显，可用红细胞吸附试验测定。

（5）抵抗力：较弱，56℃ 30 分钟被灭活，0 ~ 4℃能保存数周，–70℃以下可长期保存；对干燥、紫外线、乙醚、甲醛等敏感。

2. 致病性与免疫性

（1）致病性：患者为主要传染源，发病前后 2 ~ 3 天呼吸道分泌物中含有大量病毒，其次是隐性感染者，部分动物（特别是猪）也是传染源。病毒通过飞沫、气溶胶或污染的手、用具等传播，传染性很强，在人群中可迅速蔓延造成流行。流感病毒侵入易感者呼吸道，在局部黏膜细胞内增殖，经过 1 ~ 2 天潜伏期，引起细胞变性、坏死、脱落等上呼吸道局部炎症。病毒一般不入血流，但可诱导机体产生干扰素和其他细胞因子，它们和局部坏死细胞产物可进入血流。因此，流感一般全身症状较重，表现为发热、头痛、肌肉酸痛等，伴有鼻塞、流涕、咳嗽等呼吸道症状，呕吐、腹痛、腹泻等消化道症状也较常见。发热可达 38 ～ 40℃，持续 1 ～ 5 天。小儿发热温度比成人高，可导致抽搐或谵妄。对少数患者，病毒可侵犯下呼吸道，甚至引起肺炎。由于流感病毒能抑制机体 T 细胞和巨噬细胞的功能，尤其对机体抵抗力较差的年老体弱者，常继发严重细菌性感染，病死率较高。

（2）免疫性：人类对流感病毒普遍易感，感染后可获得对同型病毒的免疫力，体液免疫主要是呼吸道局部的 sIgA，一般维持 1 ～ 2 年，其中抗 HA 抗体能影响病毒的吸附和穿入，抗 NA 抗体能限制病毒释放和扩散。血液中出现的 IgM 和 IgG 能起到中和病毒的作用。细胞免疫主要靠 CTL 细胞对感染病毒的靶细胞的杀伤，这种杀伤通过识别受感染细胞表面的流感病毒抗原，无需抗体与补体参与，但有 MHC 限制性。同时，在感染的过程中细胞可产生干扰素，阻止病毒的增殖和进一步扩散。

新生儿可获得自然被动免疫，但在出生第 2 个月后显著下降，至第 7 个月完全消失。同时，由于不同年龄组母体接触病毒的型别不同，保护作用也有明显差别。

3.微生物学检查法

（1）分离病毒：取患者鼻咽分泌物经抗生素处理，接种于鸡胚或细胞培养管，培养后取鸡胚尿囊腔液或羊水做血凝试验或取培养细胞做红细胞吸附试验检测有无病毒。若阳性，用已知免疫血清做血凝抑制试验或红细胞吸附抑制试验，确定病毒型别。

（2）测定抗体：取患者急性期和恢复期双份血清，测定其血凝抑制抗体效价，如后一份效价增长 4 倍或 4 倍以上，有诊断价值。

（3）快速诊断：采用单克隆抗体间接免疫荧光法或 ELISA 法直接检查呼吸道脱落上皮细胞内的病毒抗原，也可用 RT-PCR、核酸杂交等方法检测病毒核酸。

4.防治原则

（1）建立流感监测站，及时发现与隔离患者。

（2）预防接种：接种流感疫苗是最有效的预防方法，用当时流行的毒株所制备的疫苗效果好。目前有灭活和减毒活疫苗，正在研制的有 HA 和 NA 亚单位疫苗及基因工程疫苗等。我国目前使用的为三价灭活疫苗，包括甲型两个亚型和乙型一个病毒株。

（3）中药与化学疗法防治：中医对流感的防治有丰富的临床经验。实验与临床研究报道，贯众、山腊梅、满山香、连翘、黄芪、黄芩等中草药和桑菊饮、银翘散、玉屏风散等方剂对流感均有防治作用。化学疗法中，常用的金刚烷胺（amantadine）和金刚乙胺（rimantadine），为 M2 蛋白抑制剂，可阻止病毒的穿入和脱壳，但仅对甲型流感病毒有效；奥司他韦（oseltamivir）和扎那米韦（zanamivir）是神经氨酸酶抑制剂，对甲型和乙型流感病毒均有效。

附：禽流感病毒

禽流感病毒属甲型流感病毒，主要感染禽类（少数情况下也可感染猪），引起禽流感。甲型流感病毒的 16 个 H 亚型（H1 ～ H16）和 9 个 N 亚型（N1 ～ N9）均可在禽流感病毒中检出，因此禽类被视为流感病毒的储存库。水禽虽感染流感病毒型别众多，但一般为隐性感染，家禽一旦感染却可导致严重病情。通常认为野生迁徙的水禽，特别是野鸭是禽流感病毒的自然宿主，能将病毒传播给家养和贩卖的禽群。由 H5 和 H7 亚型毒株（以 H5N1 和 H7N7 为代表）所引起的禽流感称为高致病性禽流感（highly pathogenic avian influenza，HPAI），家禽的发病率和病死率都很高，危害极大，在畜牧业中属于烈性传染病。

1997 年，香港报告了首例禽流感病毒感染人的病例，之后，类似报告逐渐增多，涉及的病毒亚型包括 H5N1、H7N7 和 H9N2 以及 2013 年 2 月首先在我国华东地区出现的 H7N9，由此打破了禽流感病毒不感染人的传统观念。传染源主要为患禽流感或携带禽流感病毒的鸡、鸭、鹅等家禽，特别是鸡。禽的分泌物和排泄物、组织器官、蛋中均可带有病毒，可以通过密切接触感染的禽类及其分泌物、排泄物、受病毒污染的水以及直接接触病毒株被感染。目前认为感染人的禽流感病毒还只能通过与病禽接触而受染，但不排除通过基因重排形成可在人与人之间直接传播的新病毒株的可能性。由于人类对大多数禽流感病毒的 H 和 N 亚型没有免疫力，因此禽流感病毒具有引起人类新的流感大流行的潜在危险。

对禽流感病毒，任何年龄的人均具易感性，但 12 岁以下儿童及患有基础性疾病的成人发病率较高，病情较重。禽流感病情进展快、预后差，病死率高，可出现急性呼吸窘迫综合征、肺出血、胸腔积液、全血细胞减少、肾衰竭、败血症、休克及 Reye 综合征等多种并发症。患者常死于严重呼吸衰竭。

第二节 副黏病毒

一、麻疹病毒

1. 生物学性状　麻疹病毒（measles virus）归副黏病毒科（Paramyxoviridae），呈球形，直径约为 140nm。核心为负单股 RNA，不分节段。衣壳包绕核酸，呈螺旋对称。本病毒有包膜，包膜上有能凝集猴红细胞的血凝素（H）和具有溶血及促细胞融合的融合因子 F（又称为溶血素），能在人胚肾细胞、人羊膜细胞或猴肾细胞中增殖，并有致细胞病变效应，使细胞互相融合形成多核巨细胞，核内和胞质内形成嗜酸性包涵体。麻疹病毒抗原性较稳定，只有一个血清型，但近年来有关于其抗原性变异的报告，需引起注意。对外界的抵抗力较弱，对热、紫外线和一般消毒剂均敏感，但耐低温。

2. 致病性与免疫性　人是麻疹病毒的唯一自然宿主，患者是传染源，从潜伏期到出疹期都有传染性。冬春季发病率高，病毒存在于患者鼻咽和眼分泌物中，主要通过含有病毒的飞沫进入易感者呼吸道，也可通过眼结膜侵入机体。CD46 是麻疹病毒受体，广泛分布于红细胞以外的大多数人体组织细胞表面。病毒先在局部上皮细胞中增殖，随后进入血流，出现第一次病毒血症，并侵入单核巨噬细胞系统和淋巴组织细胞中进一步增殖。当其增殖到一定程度时，再次进入血流，出现第二次病毒血症，病毒侵犯机体皮肤、黏膜和呼吸系统，有时可侵犯中枢神经系统。麻疹潜伏期为 9 ~ 12 天，患病初期有发热、流涕、咳嗽、眼结膜充血、流泪、畏光等症状，2 ~ 3 天后大多数患者口腔颊部黏膜上出现灰白色、外绕红晕的黏膜斑（Koplik 斑），有助于早期诊断。发热 3 ~ 5 天后，从耳后开始，全身皮肤相继出现皮疹。皮疹为红色针尖大小的斑丘疹，一般认为是由于病毒对血管内皮细胞的直接作用和机体免疫系统对局部病毒抗原产生的 III 型和 IV 型超敏反应所致。在患病过程中，由于麻疹病毒可引起暂时性免疫抑制，机体抵抗力降低，易继发细菌性感染，如并发支气管炎、肺炎、中耳炎等。约有 0.1% 的患者可因超敏反应发生麻疹后脑炎。极个别患者，麻疹病毒长期（平均 7 年）存在于中枢神经系统内，呈慢病毒感染，最终引起亚急性硬化性全脑炎（subacute sclerosing panencephalitis，SSPE）。

麻疹病毒有较强的免疫原性，感染后第二周体内适应性免疫功能已经形成，出疹后 1 ~ 3 天就可检出血凝抑制抗体和抗 F 蛋白抗体，这些抗体都有中和病毒的作用。细胞内病毒可被 NK 细胞和 CTL 细胞的细胞毒作用破坏，这有利于患者的康复和防止病毒的再感染。麻疹病愈后可获得牢固免疫力，一般很少再感染。婴儿从母体获得的被动免疫可维持 6 ~ 12 个月。麻疹的恢复主要依靠细胞免疫，细胞免疫缺陷者会发生麻疹严重感染，甚至导致死亡。

3. 微生物学检查法　一般根据临床症状即可做出诊断，无需进行实验室检查，如有必要，可检测血清中的抗病毒抗体。取患者急性期和恢复期双份血清，恢复期血清抗体效价比急性期增高 4 倍或 4 倍以上有诊断意义。

4. 防治原则　预防主要采用麻疹减毒活疫苗。我国计划免疫的初次免疫为 8 月龄，7 岁时复种，成功者可获得 10 ~ 15 年的免疫力。对易感者，尤其是体弱易感者，在密切接触麻疹患者后 5 天内肌内注射丙种球蛋白，可阻止发病或减轻发病症状和减少并发症的发生。中医防治麻疹有丰富经验，根据病情辨证施治，能使疾病早日痊愈，常用竹叶牛蒡汤、紫草甘草汤等。

二、腮腺炎病毒

腮腺炎病毒（mumps virus）归副黏病毒属，形态呈球形，直径为 80 ~ 240nm，RNA 为负单股，不分节段。

衣壳呈螺旋对称，包膜上有血凝素 / 神经氨酸酶（HN）和融合因子（F）两种刺突，能凝集多种禽类红细胞。能在鸡胚羊膜腔和原代人胚或猴肾细胞内增殖，引起细胞融合致多核巨细胞病变，胞质内出现嗜酸性包涵体。本病毒只有 1 个血清型。人是唯一的自然宿主。病毒随患者唾液和呼吸道分泌物排出，通过直接接触或飞沫传播。感染后先在呼吸道上皮和颈淋巴结细胞内增殖，通过病毒血症，最后定位于腮腺及其他器官，如睾丸、卵巢、胰腺、肾脏、中枢神经系统等，主要引起腮腺炎，中医称为"痄腮"。本病多流行于冬春季，潜伏期为 2 ～ 3 周，以发热、一侧或双侧腮腺肿大疼痛为主要症状，一般经 7 ～ 10 天肿消自愈，多见于儿童。青壮年发病大多较重，易并发睾丸炎、卵巢炎或胰腺炎，有时引起脑膜炎，偶尔引起肌无力或麻痹。病后或隐性感染可获较牢固免疫力。临床诊断不困难，一般不进行实验室检查。预防可接种减毒活疫苗，流行期间可注射丙种球蛋白。中医常用普济消毒饮或银翘败毒散等加减治疗，局部可用生仙人掌外敷。

三、副流感病毒

　　副流感病毒（parainfluenza virus）归副黏病毒属。其形态多呈球形，直径为 100 ～ 250nm，RNA 为正单股，不分节段。衣壳呈螺旋对称，外有包膜，包膜由两层蛋白质组成，内层为基质或称为膜蛋白，外层为磷脂蛋白。其有两种刺突：一是 HN，具有血凝素和神经氨酸酶的活性；另一种是 F，具有促细胞融合和溶解红细胞的作用。根据血清学试验副流感病毒分为五个血清型（Ⅰ ～ Ⅴ）。前四个型别的副流感病毒可引起人呼吸道感染，尤其是引起婴幼儿急性呼吸道感染的重要病原，发病仅次于呼吸道合胞病毒。副流感病毒 Ⅴ 型经常被发现在猴肾组织培养中，对人的致病性不详。病毒主要经飞沫或人与人接触传播，成人以上呼吸道感染多见，而 2 岁以下婴幼儿易引起下呼吸道感染。机体感染副流感病毒后，呼吸道局部产生 sIgA，对同型病毒有一定免疫力，但持续时间短，再次感染常见。

四、呼吸道合胞病毒

　　呼吸道合胞病毒（respiratory syncytial virus，RSV）归肺炎病毒属。其形态呈多形性，直径为 80 ～ 150nm，RNA 为负单股，不分节段。衣壳呈螺旋对称，有包膜，包膜上有刺突蛋白 F，能使病毒包膜与细胞膜融合，也能使受感染细胞互相融合，有利于病毒的增殖。根据 RSV 对单克隆抗体反应的不同，分为 A、B 两个抗原型。型内又可进一步分为多个亚型。用补体结合试验可与其他副黏病毒区别。

　　RSV 不具有血凝和神经氨酸酶活性，能在人或猴肾原代细胞及人子宫颈癌细胞（HeLa）、人喉癌上皮细胞（Hep-2）等传代细胞内增殖，并形成多核巨细胞病变，胞质内出现嗜酸性包涵体。RSV 对理化因素抵抗力很弱，4℃仅能保存数小时，只有及时悬浮于保护剂（如甘油）中，快速冷冻或冷冻真空干燥才能保存较久。

　　RSV 是引起婴幼儿急性下呼吸道感染的重要病原，通过飞沫传播，流行主要发生于晚秋至早春季节。病毒感染后在呼吸道黏膜细胞内增殖，引起呼吸道症状，年龄越小，症状越重，表现为具有特征性的喘息性细支气管炎。其机制为婴幼儿呼吸道缺乏 sIgA，感染后病毒易侵入下呼吸道，并能与来自母体或自身感染后产生的血清中的 IgG 结合，形成免疫复合物，并沉积在肺毛细血管壁基膜上，激活组织细胞的花生四烯酸代谢途径，产生血栓素和各种白三烯，引起支气管强烈收缩。此外，机体感染病毒后，还产生特异性 IgE，导致局部 Ⅰ 型超敏反应而参与发病。

　　微生物学诊断可分离病毒，也可采用免疫荧光抗体或免疫酶标法检测早期抗原，目前尚无特效防治措施，主要是对症处理。

第三节　其他呼吸道感染病毒

一、SARS 冠状病毒

　　严重急性呼吸综合征（severe acute respiratory syndrome，SARS）又称为传染性非典型肺炎，是一种急性呼吸道传染病。2002 年 11 月，我国广东佛山报道首例 SARS 病例，截至 2003 年 8 月 7 日，SARS 波及了世界32个国家和地区，总发病8465例，死亡919例，引起了全世界的高度关注。经鉴定SARS的病原体是冠状病毒科中冠状病毒属的一个新种——SARS冠状病毒（SARS coronavirus，SARS-CoV），它与冠状病毒属中其他已知的成员都不同，是一种新型冠状病毒。

1. 生物学性状　冠状病毒（coronavirus）是一个很大的RNA病毒家族，是引起普通感冒最重要的病毒之一，仅次于鼻病毒，也可引起婴儿胃肠炎。1965年从普通感冒患者鼻洗液中首次分离。电子显微镜观察发现这些病毒的包膜上有形状类似日冕的刺突，故命名为冠状病毒，归冠状病毒科（Coronaviridae）。

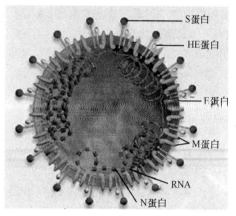

图2-22-2　SARS冠状病毒结构示意图

冠状病毒的颗粒呈球状，但具有多形性，直径为100～140nm，有包膜，衣壳呈螺旋对称，基因组为正单股RNA。

冠状病毒的核心有核蛋白[N蛋白（nucleoprotein）]，与病毒基因组RNA结合形成核衣壳。包膜上主要有三种糖蛋白（S蛋白、E蛋白和M蛋白），呈花瓣状突起。有的毒株还有一种糖蛋白，称为血凝素酯酶（hemagglutinin esterase，HE）（图2-22-2）。

S蛋白（spike protein）构成杆状刺突，在病毒与宿主细胞表面受体结合及进入细胞的过程中起关键作用。E蛋白（envelope protein）较小，为包膜相关的蛋白。M蛋白（membrane protein）与病毒的出芽和包膜形成有关。HE蛋白构成病毒包膜的短突起，与病毒早期吸附细胞有关。

冠状病毒可在人胚肾或肺原代细胞中培养，培养SARS冠状病毒常用非洲绿猴肾细胞（Vero E6）及恒河猴胚肾细胞（FRhK 4）。

SARS冠状病毒在粪便和尿液里至少能保持感染性12天，在腹泻患者的粪便里（它的pH比正常粪便高）能保持感染性4天以上，在塑料的表面可以保持感染性24小时。56℃30分钟被灭活。对常用的消毒剂及紫外线敏感。

2. 致病性和免疫性　目前对于SARS的流行病学特征尚未完全清楚，传染源主要是患者，传播途径以近距离飞沫传播为主，同时可以通过手接触呼吸道分泌物经口、鼻、眼传播，还存在粪-口传播的可能。该病在密闭的环境中易于传播，在家庭和医院中具有明显的聚集现象。

SARS冠状病毒感染的潜伏期一般为2～7天。患者通常有高热（>38℃），伴有寒战、头痛、倦怠和肌痛，少数有腹泻。3～7天以后，病程进入下呼吸道期，患者出现无痰干咳，呼吸困难，甚至低氧血症（发绀，缺氧，早期心动过速，血压升高，严重时出现心动过缓，血压下降甚至休克），通常都需要气管插管或者呼吸机维持。患者白细胞计数正常或减少，血小板减少。胸部X线表现为弥漫的斑片状间质性渗出，肺泡弥漫性损害。形态学改变有支气管上皮脱落、纤毛丧失，晚期有肺实变。

机体感染SARS冠状病毒后可产生针对病毒的抗体，这种抗体对疾病的诊断和治疗均有意义。病毒感染可诱导T细胞活化，产生大量细胞因子，具有保护作用。但有些细胞因子[如IL-1β，IL-6，IL-8，TNF-α，单核细胞趋化蛋白（MCP）]可介导机体局部和全身的炎症反应，引起细胞凋亡、炎性细胞的聚集。炎性细胞的大量聚集又可以释放过量的蛋白酶，促进组织的损伤，这被认为是SARS患者急性肺损伤的可能机制之一。

3. 微生物学检查法

（1）病毒的分离培养：将SARS患者的样本（如呼吸道分泌物、血液或者粪便）接种于Vero E6细胞，一般在接种后5天出现细胞病变效应（cytopathic effect，CPE）。CPE呈灶性，感染的细胞变圆，很快细胞脱落。在随后的24～48小时，CPE扩散到整个单层细胞。

（2）免疫学方法：应用间接免疫荧光或ELISA法，检测患者或疑似患者血清中的抗体。一般在发病后7天左右出现IgM抗体，10天达到高峰，15天左右下降。IgG抗体在10天后产生，20天左右达到高峰。

（3）分子生物学检查：RT-PCR可以检测出在各种标本（血液、粪便、呼吸道分泌物、组织切片）中的

SARS 冠状病毒 RNA。目前所用的 PCR 检测主要是实时定量荧光 PCR 或巢式 RT-PCR。

4. 防治原则　隔离与防护包括通风、戴口罩、戴手套、洗手、穿隔离衣、戴眼罩等，是目前预防 SARS 传播的最好措施。由于大多数患者的大、小便和鼻咽分泌物中都有 SARS 冠状病毒，并可较长时间保持感染性，因此应特别注意水、排泄物和分泌物的消毒和防污染。

目前对 SARS 的治疗包括干扰素等抗病毒治疗、用激素降低对肺的损伤、用抗生素治疗细菌感染、中西医结合治疗、呼吸机的应用以及其他对症支持治疗。疫苗正在研制之中。

二、腺病毒

腺病毒（adenovirus）归腺病毒科（Adenoviridae），是一群侵犯呼吸道、眼结膜和淋巴组织的病毒，无包膜，直径为 70 ～ 90nm，核心为双链 DNA。衣壳有 252 个壳粒，呈 20 面体对称排列，其中 240 个壳粒各自与 6 个壳粒相邻，称为六邻体（hexon），20 面体的 12 个顶角的壳粒各自与 5 个壳粒相邻，称为五邻体（penton）。每个顶角壳粒的基底伸出一根末端有顶球的纤维，称为纤维突起。腺病毒主要有两种抗原：一种是群（组）特异性抗原（α 抗原），能用补体结合试验检测；另一种为型特异性抗原（ε 抗原），可用中和试验检测。人类腺病毒可分为 A ～ F 六个亚属，至少 49 个血清型。人类腺病毒只能在人源性组织细胞培养中增殖，引起细胞肿胀、变圆、集聚成葡萄串状等典型细胞病变，并在受染细胞核中形成圆形的嗜碱性包涵体。腺病毒主要经呼吸道和眼结膜感染人类。感染后在咽部和眼结膜易感细胞中增殖，亦可入血流形成病毒血症，尚可通过胃进入肠道，并随粪便排出。其主要引起急性呼吸道感染，是婴幼儿肺炎的主要病原之一。因型别不同，引起严重程度不一的多种临床病症：从轻度的上呼吸道感染到严重的肺炎；从滤泡性结膜炎到流行性角膜结膜炎；也可引起流行性胃肠炎、急性出血性膀胱炎以及女性的宫颈损害和男性尿道炎等。

三、风疹病毒

风疹病毒（rubella virus，RV）归披盖病毒科（Togaviridae），是人类重要致畸病毒之一，呈球形，直径为 50 ～ 70nm，核心为正单股 RNA。衣壳呈 20 面体对称，外被包膜，包膜上有刺突，具有血凝和溶血活性。能在人羊膜、原代兔肾、非洲绿猴肾等细胞中增殖，致细胞脱落，胞质内出现嗜酸性包涵体。本病毒只有一个血清型，人是唯一自然宿主，主要侵犯 15 岁以下儿童，经呼吸道感染，先在呼吸道局部细胞内增殖，然后进入血流，扩散至全身，引起风疹。潜伏期为 12 ～ 14 天，前驱症状有发热、不适、咽痛、咳嗽等，耳后和枕骨下淋巴结有明显压痛，继而在面部出现浅红色的斑丘疹，并迅速波及全身。病后或隐性感染可获得免疫力。妇女妊娠早期感染风疹病毒，病毒可经胎盘感染胎儿，引起胎儿畸形（先天性风疹综合征）。妊娠月龄越小，发生畸形的可能性越大，危害越严重。常见畸形有先天性心脏病、耳聋、失明、智力发育不全等，有的引起流产或死胎。妊娠妇女的风疹早期诊断对优生优育很重要，常用的方法是检测妊娠妇女血清中特异性 IgM，阳性可认为是近期感染。预防可接种风疹减毒活疫苗，接种重点为非孕期未患过风疹的育龄妇女。

四、鼻病毒

鼻病毒（rhinovirus）归微小 RNA 病毒科（Picornaviridae），呈球形，直径为 15 ～ 30nm，核心为正单股 RNA，衣壳呈 20 面体对称，无包膜，已知超过 115 个血清型。本病毒最适温度为 33℃，相当于人体鼻咽部的温度。其耐醚而不耐酸，pH 3.0 时迅速被灭活，此点不同于肠道病毒。鼻病毒主要引起普通感冒（common cold），也可引起急性咽炎，有时引起婴幼儿支气管炎或毛细支气管肺炎。机体感染后可产生对同型病毒的免疫力，主要靠鼻分泌物中的 sIgA，但由于鼻病毒型别多，且免疫力持续的时间较短暂，常再次发病。

（贾　翎）

第23章　胃肠道病毒

胃肠道病毒包括肠道病毒和急性胃肠炎病毒。

第一节　肠道病毒

肠道病毒（Enterovirus）是小核糖核酸病毒科（Picornaviridae）的一个属。它们在人类消化道细胞内增殖，然后通过血液侵犯其他器官，引起各种临床综合病症。肠道病毒包括：①脊髓灰质炎病毒（poliovirus），分为1～3型。②柯萨奇病毒（coxsackie virus），分为A、B两组。A组包括1～22，24型；B组包括1～6型。③埃可病毒（enteric cytopathogenic human orphan virus，简称ECHO病毒），包括1～9型，11～27型，29～33型。1969年后陆续分离出的新型肠道病毒统一编号为68型、69型、70型、71型。

一、脊髓灰质炎病毒

脊髓灰质炎病毒是脊髓灰质炎（poliomyelitis）的病原体。脊髓灰质炎又称为"小儿麻痹症"，是由脊髓灰质炎病毒引起的急性传染病。临床以发热、上呼吸道症状、肢体疼痛，少数病例出现肢体弛缓性瘫痪为特征。

我国在明、清两代有类似本病的记载，称为"小儿惊瘫"。近年来普遍采用疫苗预防后，发病率已显著下降。

1. 生物学性状　脊髓灰质炎病毒属于小核糖核酸病毒科肠道病毒属，直径为20～30nm，内含单链的核糖核酸，无包膜。在电子显微镜下呈圆形颗粒状。大量存在于患者的脊髓和脑部，在鼻咽部、肠道黏膜与淋巴结内亦可查到。按其抗原性不同，可分为Ⅰ型、Ⅱ型、Ⅲ型三个血清型，型间偶有交叉免疫。病毒可用人胚肾、猴肾及HeLa细胞等培养。

脊髓灰质炎病毒耐寒，低温（-70℃）可保存活力达8年之久，在水中、粪便和牛奶中可生存数月，在4℃冰箱中可保存数周，但对干燥很敏感，故不宜用冷冻干燥法保存。其不耐热，60℃30分钟可使之灭活，煮沸和紫外线照射可迅速将其灭活。其能耐受一般浓度的化学消毒剂，如70%乙醇及5%甲酚溶液，但对高锰酸钾、过氧化氢、含氯石灰等敏感，可将其迅速灭活。目前对脊髓灰质炎病毒已采用新的命名方法。病毒鉴定应包括型别、国家（或城市）、毒株号码及分离年限（如P1中国/112/88）。

2. 致病性与免疫性　人类是脊髓灰质炎唯一的传染源，患者自潜伏期末可以从鼻咽分泌物中排毒，粪便的排毒期自发病前10天至病后4周，少数可达4个月。至少90%的感染者表现为隐性感染，因而无症状带病毒者是最重要的传染源。其主要通过粪-口途径传播，而日常生活接触是主要传播方式，被污染的手、食物、用品、衣物、玩具都可传播本病毒。少数情况下可通过空气飞沫传播。脊髓灰质炎病毒经口进入人体后，即侵入咽部和肠道的淋巴组织，包括扁桃体、回肠集合淋巴结、颈部深层淋巴结及肠系膜淋巴结，并在其中增殖，如此时人体产生特异性抗体，局部感染得到控制，则形成隐性感染；当人体抵抗力低下时，病毒则进入血液循环，引起病毒血症。病毒通过血流到达全身单核吞噬细胞系统，在其中进一步增殖，然后再度进入血液循环，导致第二次病毒血症，如数天内血液循环中的特异性抗体足以将病毒中和，则疾病发展至此停止，此阶段在临床上相当于本病的前驱期；若机体缺乏免疫力，病毒随血流突破血脑屏障侵入中枢神经系统，并沿神经纤维扩散，引起无瘫痪期症状；如果运动神经元受损严重，则导致肌肉瘫痪，引起瘫痪期症状。

人体感染后依病毒毒力强弱与机体免疫力的高低，可表现为隐性感染（无症状型）、顿挫型（轻型)、无瘫痪型及瘫痪型等不同临床类型。此外,受凉、疲劳、局部损伤、扁桃体摘除、注射刺激、免疫缺陷、妊娠、遗传因素等对瘫痪的发生和发展均有一定影响。人的第 19 对染色体中携带着对脊髓灰质炎的易感基因,HLA3 和 HLA7 与瘫痪发生率升高有关。

4 个月以下婴儿很少患此病,1 ～ 5 岁小儿发病者最多。近年来,小儿普遍服用疫苗,故发病年龄有增高趋势。机体感染脊髓灰质炎病毒后,血清中最早出现特异性 IgM,两周后出现 IgG 和 IgA,为保护性中和抗体,可维持终身。病后对同型病毒有持久免疫力,二次发病者罕见。

3. 微生物学检查法 ①病毒分离:起病一周内可从咽部及粪便内分离出病毒,可用咽拭子及肛门拭子采集标本并保存于含有抗生素的 Hanks 液内,多次送检可增加阳性检出率。早期从血液或脑脊液中也可分离出病毒,其意义更大,但分离出的机会较小,尸检时由脊髓或脑组织分离出病毒,则可确诊。分离病毒常采用组织培养法。②血清学检查:特异性抗体第 1 周末可达高峰,尤以特异性 IgM 上升为快,阳性者可做出早期诊断。中和抗体在起病时开始出现,持续时间长,并可保持终身,双份血清效价 4 倍以上增长者可确诊。近年来,采用已知抗原的免疫荧光法检测抗体,有快速诊断价值。

4. 防治原则 自从 20 世纪 50 年代中期和 60 年代初期灭活脊髓灰质炎疫苗(IPV,Salk 苗)和口服脊髓灰质炎减毒活疫苗(OPV,Sabin 苗)问世并广泛应用以来,脊髓灰质炎发病率急剧下降,绝大多数发达国家已消灭了脊髓灰质炎野毒株,但在非洲、中东和亚洲发展中国家仍有野毒株的存在,因此疫苗主动免疫应继续加强。

IPV 和 OPV 都是三价混合疫苗(TIPV 或 TOPV),免疫后都可获得抗三个血清型脊髓灰质炎病毒的免疫力。我国推行的 OPV 口服免疫类似自然感染,既可诱发血清抗体,预防麻痹型脊髓灰质炎的产生,又可刺激肠道局部产生 sIgA,阻止野毒株在肠道的增殖和人群中的流行。此外,服苗后 OPV 在咽部存留 1 ～ 2 周,从粪便中排出达数周,因而疫苗病毒的传播使接触者形成间接免疫,进而扩大免疫范围。

二、柯萨奇病毒、埃可病毒与新型肠道病毒

柯萨奇病毒、埃可病毒及新型肠道病毒分布广泛。依病毒亚群和血清型的不同或对不同组织的亲嗜性不同(受体的差异),可引起各种不同的疾病。

1. 病毒型别与抗原性

(1)柯萨奇病毒:对乳鼠的敏感性很高,根据它们感染乳鼠产生的病灶,柯萨奇病毒可以分为 A、B 两组。A 组有 23 型病毒,B 组有 6 型病毒。通过型特异性抗原,经中和试验、ELISA 方法等可以对各型进行鉴定。所有的 B 组及 A 组的第 9 型有共同的组特异性抗原,在 B 组内病毒之间有交叉反应,但是 A 组病毒没有共同的组特异性抗原。A 组某些型别的型特异性抗原可在 37℃引起人类 O 型红细胞凝集反应。

(2)埃可病毒:称为人类肠道致细胞病变孤儿病毒。目前共有 31 个血清型。各型的差异在于其衣壳上的特异性抗原,可用中和试验加以区别。埃可病毒没有属特异抗原,但有异型交叉反应。在埃可病毒 31 个型中,有 12 个型具有凝集人类 O 型红细胞的能力。

(3)新型肠道病毒:新分离的肠道病毒从 68 号开始编号命名,目前已到 72 型,第 72 型是甲型肝炎病毒。

2. 致病性 柯萨奇病毒、埃可病毒、新型肠道病毒引起的一些重要临床病症有:

(1)手足口病(hand-foot-mouth disease,HFMD):主要由柯萨奇病毒 A16 和新肠道病毒 71 型(EV71)引起,EV71 曾引起多次大流行。HFMD 是一种急性传染病,传染源为患者和隐性感染者,通过消化道、呼吸道和密切接触等途径传播。本病好发于 3 岁以下幼儿,潜伏期为 2 ～ 7 天,主要临床表现为发热,患儿口腔内颊部、软硬腭、舌等出现疱疹、溃疡,继之手足心、肘、膝、臀部出现小米粒状红色丘疹。严重病例可伴心肌炎、脑膜炎、肺水肿等致死性并发症。目前尚无安全有效的疫苗预防手足口病,已成为我国严重的公共卫生问题,被列为丙类传染病。

(2)无菌性脑膜炎:是肠道病毒感染中极为常见的一种综合病症。在夏季流行时,不易与轻

型的流行性乙型脑炎相区别。其发病特点为短暂的发热，类似感冒，继而出现头痛、咽痛、恶心、呕吐和腹泻。进一步发展可出现颈项强直，嗜睡，脑脊液细胞数和蛋白质含量增加，病程为 1～2 周。

（3）疱疹性咽峡炎：是一种发生于儿童的急性传染病，主要由柯萨奇 A 组病毒引起，常流行于春末和夏初。患者突然发热、咽痛畏食、吞咽困难。在咽腭弓、咽部、扁桃体及软腭边缘出现散在性小疱疹，破溃后形成小溃疡。

（4）心肌炎和心包炎：在新生儿表现为皮肤青紫、呼吸困难；在儿童和成人表现为呼吸道感染症状，心动过速、心电图表现异常等，预后不良。

（5）肌痛或肌无力：患者常有发热、头痛和肌肉酸痛。有的病例表现为肌无力。恢复后疼痛消失，预后良好。

（6）急性出血性结膜炎：常发生于成年人，俗称"红眼病"。本病潜伏期短，起病急、侵犯双眼，引起眼睑水肿、结膜下严重出血。人群对此病毒普遍易感，发病率高，但预后良好。

肠道病毒血清型别繁多，不同型别病毒可以引起相同的病症，而同型别的病毒在不同条件下也可引起不同的临床病症，因此确定病原较为困难。

第二节　急性胃肠炎病毒

胃肠炎是人类最常见的一种疾病，除细菌、寄生虫等病原体外，大多数胃肠炎由病毒引起。这些病毒分别属于四个不同的病毒科：呼肠病毒科的轮状病毒(rotavirus)，杯状病毒科(Caliciviridae)的 SRSV 和"典型"人类杯状病毒（calicivirus），腺病毒科的肠道腺病毒 40、41、42 和星状病毒科（Astroviridae）的星状病毒（astrovirus）。它们所致的胃肠炎临床表现相似，主要为腹泻与呕吐，但流行方式却明显分为两种：5 岁以内的小儿腹泻和与年龄无关的暴发流行。

一、轮状病毒

轮状病毒归类于呼肠病毒科（Reoviridae）轮状病毒属，是婴幼儿腹泻的主要病原体。全世界因急性胃肠炎而住院的儿童中，有 40%～50% 为轮状病毒所引起。

1. 生物学性状

（1）形态结构：病毒体呈圆球形，有双层衣壳，每层衣壳均呈 20 面体对称。内衣壳的壳粒沿着病毒体边缘呈放射状排列，形同车轮辐条。完整病毒大小为 70～75nm，无外衣壳的粗糙型颗粒为 50～60nm。具双层衣壳的病毒体有传染性。病毒体的核心为双股 RNA，由 11 个不连续的节段组成。

（2）抗原与分型：在轮状病毒外衣壳上具有型特异性抗原，在内衣壳上为共同抗原。根据病毒表面结构蛋白 VP6 的抗原性可将人轮状病毒分为 A～G 共 7 组。引起人类腹泻的主要是 A 组和 B 组。

（3）病毒培养：轮状病毒常选用恒河猴胚肾细胞 MA104 株和非洲绿猴肾传代细胞 CV1 株培养。培养前应先用胰酶处理病毒，以降解病毒多肽 VP3，该多肽能限制病毒在细胞中的增殖。在培养时细胞维持液中也应含有一定浓度的胰蛋白酶。

（4）抵抗力：轮状病毒对理化因素有较强的抵抗力。病毒经乙醚、氯仿、反复冻融、超声、37℃ 1 小时或室温（25℃）24 小时等处理，仍具有感染性。该病毒耐酸、碱，在 pH 为 3.5～10.0时都具有感染性。95% 的乙醇是最有效的病毒灭活剂，56℃ 加热 30 分钟也可灭活病毒。

2. 致病性与免疫性　人类轮状病毒感染常见于 6 个月至 2 岁的婴幼儿，主要在冬季流行，一般通过粪 - 口途径传播。病毒侵犯小肠细胞的绒毛，潜伏期为 2～4 天。病毒在胞质内增殖，受损细胞可脱落至肠腔而释放大量病毒，并随粪便排出。患者最主要的症状是腹泻，其原因可能是病毒增殖影响了细胞的转运功能，妨碍钠和葡萄糖的吸收。严重时可导致脱水和电解质平衡紊乱，如不及时治疗，可能危及生命。感染后血液中很快出现特异性 IgM、IgG 抗体，肠道局部出现分泌型 IgA，可中和病毒，预防同型病毒感染。一般病例病程为 3～5 天，可完全恢复。隐性感染可产生特异性抗体。

3. **微生物学检查法和防治原则**　世界卫生组织已将 ELISA 双抗体夹心法（检测病毒抗原）列为诊断轮状病毒感染的标准方法，目前国内外均有相应试剂盒出售。此外核酸电泳和核酸杂交已渐成常规技术，在诊断、鉴别诊断及分子流行病学研究中发挥重要作用。

重视饮用水卫生，并注意防止医源性传播，医院内应严格做好婴儿病区及产房的婴儿室消毒工作。目前尚无特异有效治疗药物，主要是补液，维持机体电解质平衡。轮状病毒减毒活疫苗已研制成功。接种对象主要为 6 个月～5 岁的婴幼儿。

二、肠道腺病毒、杯状病毒、星状病毒

1. **肠道腺病毒**（enteric adenovirus，EAd）　40、41、42 三型已证实是引起婴儿病毒性腹泻的第 2 位病原体。根据 DNA 同源性和血凝格局，它们归属于人类腺病毒 F 组。其形态结构、基因组成、复制特点、致病和免疫与其他腺病毒基本一致。世界各地均有小儿腺病毒肠胃炎报告，主要经粪-口途径传播，四季均可发病，以夏季多见。其主要侵犯 5 岁以下小儿，引起腹泻，很少有发热或呼吸道症状。

2. **杯状病毒**（calicivirus）　属杯状病毒科，呈球形，大小约 27nm，无包膜，单正链 RNA 病毒。人杯状病毒（HuCV）包括诺如病毒和沙波病毒两个属，诺如病毒原称小圆形结构化病毒（small round structured virus，SRSV），其原型病毒为 1972 年在美国 Norwalk 一所小学流行性胃肠炎暴发中发现的诺瓦克病毒（Norwalk virus），是世界上引起非细菌性胃肠炎暴发流行最重要的病原体，我国近年来也有暴发流行。流行季节为秋冬季，可累及任何年龄组，学校、家庭、医院、度假村等集体机构均可发生流行。患者、隐性感染者、健康带毒者为传染源。粪-口为主要传播途径，其次为呼吸道。本病毒传染性强。污染的水源和食物，尤其是海产品是引起流行的重要原因。潜伏期约 24 小时，患者突然发病，恶心、呕吐、腹痛和轻度腹泻，呈自限性，无死亡发生。感染后可产生相应抗体，抗体保护作用不明确。

3. **星状病毒属**　包括人、哺乳动物和鸟类星状病毒。人星状病毒于 1975 年从腹泻婴儿粪便中分离得到，呈球形，大小为 28～30nm，无包膜，电镜下表面结构呈星形。核酸为单正链 RNA。在有胰酶存在下星状病毒可在某些培养细胞（如大肠癌细胞）中生长并产生 CPE。该病毒呈世界性分布，经粪-口途径传播，易感者为 5 岁以下婴幼儿，其中 5%～20% 为隐性感染。在温带地区，冬季为流行季节，但发病率只占病毒性腹泻的 2.8%。病毒侵犯十二指肠黏膜细胞，并在其中大量增殖，造成细胞死亡，释放病毒于肠腔中。在急性期，粪中病毒可达 10^{10} 病毒体/g，是医院内感染的主要病原体。潜伏期为 3～4 天，症状包括发热、头痛、恶心、腹泻，后者可持续 2～3 天，甚至更长。感染后可产生抗体，3～4 岁的儿童抗体阳性率为 64%，5～10 岁可达 87%，抗体有保护作用，免疫力较牢固。

（叶荷平）

第24章 肝炎病毒

肝炎病毒（hepatitis virus）是引起病毒性肝炎的病原体。病毒性肝炎是当前严重危害人类健康的疾病之一。目前公认的病毒性肝炎病原体至少有五种，包括甲型肝炎病毒（HAV）、乙型肝炎病毒（HBV）、丙型肝炎病毒（HCV）、丁型肝炎病毒（HDV）和戊型肝炎病毒（HEV），它们的特性、传播途径、临床表现均不完全相同，但它们均能引起肝炎病变。近年来，还在输血后肝炎的患者血清中发现 GBV-C/HGV 和 TT 病毒（TTV）等，但这些病毒在正常人群中的感染率高，与病毒性肝炎的关系尚不能确定。

第一节 甲型肝炎病毒

1973 年，Feinstone 首先用免疫电镜技术在急性期患者的粪便中发现甲型肝炎病毒（hepatitis A virus，HAV）。HAV 属微小 RNA 病毒科，为新型肠道病毒 72 型。人类感染 HAV 后，大多表现为亚临床或隐性感染，仅少数人表现为急性甲型肝炎。一般可完全恢复，不转为慢性肝炎，亦无慢性病毒携带者。

1. 生物学性状

（1）形态与结构：病毒呈球形，直径约为 27nm，无包膜。衣壳由 60 个壳粒组成，呈 20 面体立体对称，有 HAV 的特异性抗原（HAV Ag），每一壳粒由四种不同的多肽（即 VP1、VP2、VP3 和 VP4）组成（图 2-24-1）。病毒的核心部位为正单链 RNA，除决定病毒的遗传特性外，兼具信使 RNA 的功能，并有传染性。HAV 的

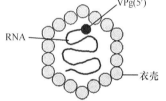

图 2-24-1 甲型肝炎病毒结构示意图

单链 RNA 的长度相当于 7400 个核苷酸。在 RNA 的 3′ 末端有多聚的腺苷序列，在 5′ 末端以共价形式连接一由病毒基因编码的细小蛋白质，称为病毒基因组连接蛋白。其在病毒复制过程中能使病毒核酸附着于宿主细胞的核蛋白体上进行病毒蛋白质的生物合成。

（2）病毒感染模型与培养：黑猩猩和狨猴对 HAV 易感，且能传代，经口或静脉注射可使动物发生肝炎，并能在肝细胞中检出 HAV。在潜伏期和急性期的早期，HAV 可随粪便排出。恢复期血清中能检出 HAV 的相应抗体。

1979 年，Provost 等首次成功地将已适应在狨猴传代的毒株培养于原代狨猴肝细胞或传代恒河猴胚肾细胞 FPhK6 株中。我国学者也先后成功地使 HAV 在肝癌细胞株中增殖。病毒在组织培养细胞中虽可增殖，但不引起细胞病变，且增殖与细胞释放均甚缓慢。应用免疫荧光试验可检出组织细胞中的 HAV，亦可用放射免疫方法自细胞溶解物中检出 HAV。

（3）抵抗力：HAV 对乙醚、60℃ 加热 1 小时及 pH 为 3 的作用均有抵抗力，在 4℃ 可存活数月，在淡水、海水和毛蚶等水生贝类中可存活数天至数月。但加热 100℃ 5 分钟或用甲醛溶液、氯等处理可使之灭活。

2. 致病性与免疫性

（1）传染源与传播途径：HAV 主要通过粪 - 口途径传播，传染源多为患者。潜伏期为 15～45 天，平均 30 天，病毒常在患者氨基转移酶升高前的 5～6 天就存在于患者的血液和粪便中。发病 2～3 周后，随着血清中特异性抗体的产生，血液和粪便的传染性也逐渐消失。长期携带病毒者极罕见。

HAV 随患者粪便排出体外，通过污染水源、食物、海产品（如毛蚶）、食具等传播，可造成散发、流行或大流行。也可通过输血或注射方式传播，但由于 HAV 在患者血液中持续时间较短，此种传播方式较为少见。

（2）致病机制与免疫：HAV 多侵犯儿童及青年，发病率随年龄增长而递减。临床表现为发热、

疲乏和食欲缺乏，继而出现肝大、压痛、肝功能损害，部分患者可出现黄疸。但大流行时黄疸型比例升高。40 岁以上成人中，80% 左右均有抗 HAV 抗体。HAV 经粪 - 口途径侵入人体后，先在肠黏膜和局部淋巴结增殖，继而进入血流，形成病毒血症，最终侵入靶器官肝脏，在肝细胞内增殖。由于在组织培养细胞中增殖缓慢并不直接引起细胞损害，故推测其致病机制除病毒的直接作用外，机体的免疫应答在导致肝细胞损害上起一定的作用。

在甲型肝炎的显性感染或隐性感染过程中，机体都可产生抗 HAV 的 IgM 和 IgG 抗体，并可维持多年，对再感染有免疫力。另外，激活的 NK 细胞、特异性细胞毒 T 细胞（CD8+CTL）在消灭病毒、控制 HAV 感染中亦很重要。

3. 微生物学检查法　以检查 HAV 的抗原和抗体为主。应用的方法包括免疫电镜、补体结合试验、免疫黏附血凝试验、固相放射免疫和酶联免疫吸附试验、聚合酶链反应、cDNA-RNA 分子杂交技术等。抗 HAV IgM 具有出现早、短期达高峰与消失快的特点，故它是甲型肝炎新近感染的标志。抗 HAV IgG 的检测有助于流行病学调查。

4. 防治原则　做好卫生宣教工作，搞好饮食卫生，保护水源，加强粪便管理，是预防甲型肝炎的重要环节。注射丙种球蛋白及胎盘球蛋白对紧急预防甲型肝炎有一定效果。我国生产的甲肝减毒活疫苗注射一次即可获得较好免疫力。现已有甲肝灭活疫苗在临床使用。

第二节　乙型肝炎病毒

1963 年，Blumberg 在两名多次接受输血治疗的患者血清中发现一种异常的抗体，它能与一名澳大利亚土著人血清中的抗原起沉淀反应，故将这种抗原命名为澳大利亚抗原，简称澳抗。直到 1967 年才明确这种抗原与乙型肝炎有关。1970 年在电子显微镜下观察到乙型肝炎病毒（hepatitis B virus，HBV）的形态，1986 年将其列入嗜肝 DNA 病毒科（Hepadnaviridae）。HBV 在世界范围内传播，估计全世界有乙型肝炎患者及无症状病毒携带者约 3.5 亿，其中 1.2 亿在我国。乙肝在我国广泛流行，以往曾有报道 HBsAg 阳性率为 10% ～ 15%，近年来随着乙肝疫苗的使用和防治水平的提高，HBsAg 阳性率已明显下降，但仍然是当前危害人民健康最严重的传染病之一。

1. 生物学性状

（1）形态与结构：乙型肝炎患者的血清用电镜观察可以发现三种相关颗粒（图 2-24-2）。

1）大球形颗粒：亦称为 Dane 颗粒，它是由相当于包膜和一个含有 DNA 分子的核衣壳组成的病毒颗粒，直径约 42nm。核衣壳为 20 面体对称结构。游离的核衣壳只能在肝细胞核内观察到。血中 Dane 颗粒浓度以急性肝炎潜伏期后期为最高，在疾病起始后则迅速下降。Dane 颗粒表面含有 HBsAg，核心中还含有双股有缺口的 DNA 链和 DNA 多聚酶。目前认为 Dane 颗粒即完整的 HBV。

HBV DNA 的两链长短不一，长链（L）完整，为负链，长度恒定，约 3200 个核苷酸。短链（S）为正链，长度可变，为长链长度的 50% ～ 100%，链的延长按 5'-3' 顺序进行。在不同分子中短链 3' 端的位置是可变的，而短链和长链的 5' 端位置固定点为黏性末端，通过 250 ～ 300 个核苷酸碱基配对，以维持 DNA 分子的环状结构。在黏性末端两侧，两链 5' 端各有一个由 11 个 bp 组成的直接重复序列（direct repeat，DR）-5' TTCACCTCTCC，该 DR 位于第 1824 个核苷酸者称为 DR1，位于第 1590 个核苷酸者称为 DR2，在病毒复制中起作用。

2）小球形颗粒：直径约 22nm，是

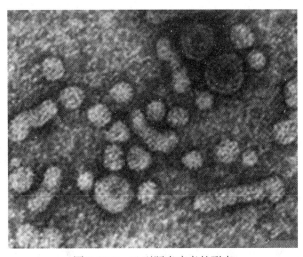

图 2-24-2　乙型肝炎病毒的形态

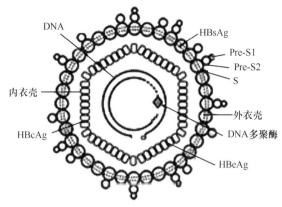

图 2-24-3 乙型肝炎病毒的结构及抗原组成示意图

HBV 感染后血液中最多见的一种，主要成分为 HBsAg。在此颗粒中未检测到病毒 DNA 和 DNA 多聚酶。目前认为 HBV 的小球形颗粒可能是由合成过剩的 HBsAg 装配而成，游离于血液循环中。

3）管形颗粒：直径约 22nm，长度为 50 ~ 700nm。实际上它是一串聚合起来的小球形颗粒，同样具有 HBsAg 的抗原性。

（2）HBV 的抗原组成（图 2-24-3）

1）乙肝病毒表面抗原（HBsAg）：是由 HBV 的基因组所编码的，为上述三种形态的颗粒所共有。广义的 HBsAg 由三种蛋白组成：①小分子蛋白（S 蛋白），由 S 基因编码的 226 个氨基酸组成；②中分子蛋白（M 蛋白），由前 S2（PreS2）、S 基因编码，在 S 蛋白的 N 端附加一个含 55 个氨基酸的 Pre S2 蛋白组成，共 281 个氨基酸；③大分子蛋白（L 蛋白），由 S、前 S1 和前 S2 基因编码，在中分子蛋白的 N 端附加一个含 119 个氨基酸的 PreS1 蛋白组成，共 400 个氨基酸。

S 蛋白即狭义 HBsAg，是 HBV 包膜表面抗原的主要成分。HBsAg 能刺激机体产生相应抗体抗 -HBs，它是 HBV 的中和抗体，具有免疫保护作用，因此 HBsAg 是制备乙肝疫苗的最主要成分。HBsAg 的检出是 HBV 感染的标志之一。

Pre S1 和 Pre S2 介导 HBV 吸附到肝细胞表面，最后经胞饮作用进入肝细胞内。如患者血清中检出 Pre S1、Pre S2，表示 HBV 在肝细胞中复制。Pre S1 和 Pre S2 均有良好的免疫原性，抗 -Pre S1 IgM 在 HBV 感染潜伏期，即在抗 HBV IgM 出现前已产生，故可作为 HBV 早期感染的特异性指标；而抗 -Pre S1 IgG 出现稍晚，在体内维持时间较长，具有中和作用。抗 -Pre S2 出现于急性感染恢复早期，比抗 HBs 出现早，而维持时间与抗 -HBs 一样。抗 -Pre S2 具有中和作用，可作为机体康复的指标之一。

HBsAg 的主要亚型有 adr、adw、ayr 及 ayw 四种。欧美各国以 adr 为主，我国汉族以 adr 居多，少数民族地区（西藏、新疆、内蒙古等）以 ayw 为主。

2）乙肝病毒核心抗原（HBcAg）：存在于 Dane 颗粒的衣壳和乙型肝炎患者的肝细胞内。在乙型肝炎的急性期、恢复期和 HBcAg 携带者的血清中常可测出抗 -HBc，而不能检出 HBcAg，因 HBcAg 被包膜覆盖，且一般不游离于血液循环中。抗 -HBc 对病毒无中和作用。体内如发现抗 -HBc，表示 HBV 在肝内持续复制。

3）乙肝病毒 e 抗原（HBeAg）：多数认为它潜藏于 Dane 颗粒的核心部分。HBeAg 是一种可溶性抗原，可游离存在于血液循环中。由于 HBeAg 与 DNA 多聚酶在血液中的消长相一致，故 HBeAg 的存在可作为体内有 HBV 复制及血清具有传染性的标记。血中 HBsAg 滴度越高，HBeAg 的检出率亦较高。有些患者可出现 HBe 抗体，是一种有保护作用的抗体。

4）乙肝病毒 X 抗原（HB$_X$Ag）：可激活细胞内的原癌基因、HBV 基因等，与肝癌的发生发展关系密切。

（3）HBV 的培养：黑猩猩是 HBV 的易感动物，被用以研究 HBV 的发病机制，检测主动免疫、被动免疫的效果以及 HBV 疫苗的安全性。鸭乙肝病毒感染鸭造成的肝炎模型是目前筛选抗乙肝病毒药物的常用模型。HBV 的体外细胞培养尚未成功，目前用 HBV 的 DNA 转染肝癌细胞株，使细胞可瞬时表达或长期稳定表达 HBV 抗原成分或产生 Dane 颗粒，用作体外研究病毒基因组表达或抗病毒药物筛选。

（4）抵抗力：HBV 对外界的抵抗力较强。对低温、干燥、紫外线和一般化学消毒剂均耐受。在 37℃ 活性能维持 7 天，在 -20℃ 可保存 20 年，100℃ 加热 10 分钟可使 HBV 失去传染性，但仍可保持表面抗原活性。HBV 对 0.5% 过氧乙酸、5% 次氯酸钠溶液和 3% 含氯石灰溶液敏感，是

HBV 常用消毒剂。

2. 致病性与免疫性

(1) 传染源与传播途径：乙肝的主要传染源是患者和无症状 HBsAg 携带者。在潜伏期、急性期或慢性活动初期，患者血清都具有传染性。HBsAg 携带者因无症状而不易被察觉，因此比患者作为传染源的危害性更大。

乙肝病毒存在于患者或病毒携带者的血液和体液（唾液、乳汁、羊水、精液和分泌物等）中，可直接或通过皮肤黏膜的微小损伤进入易感者的机体造成感染。其主要通过以下途径传播：①血液传播，极少量带病毒血液进入人体即可导致感染。输血、注射、手术、拔牙和针刺等均可传播。使用带有病毒的血液制品、污染的器械（如牙科、妇产科器械，内镜等）亦可致医源性传播。②母婴传播，主要是围生期和出生后的密切生活接触而传播。新生儿出生经过产道时，母体的病毒通过婴儿的微小伤口感染或通过哺乳感染。约有 10% 为胎儿在宫内受到感染。母婴传播在我国发生率较高。③性传播，在精液和阴道分泌物中可存在 HBV，因而性接触可导致 HBV 的传播。

此外，通过日常生活密切接触，可由带病毒的血液或体液引起传播，如共用剃刀、牙刷等。

(2) 致病机制与免疫：乙型肝炎的潜伏期为 30 ～ 160 天，平均 90 天，临床类型多种多样，如急性肝炎、慢性活动性肝炎、慢性迁延性肝炎、重症肝炎及 HBsAg 无症状携带者。HBV 的致病机制尚未完全了解，目前认为 HBV 的致病作用不是由于病毒在肝细胞内增殖而直接损害靶细胞，而是通过机体的免疫反应引起病变和症状。

1）细胞介导的免疫反应：目前认为 HBV 是非溶细胞性病毒，因此机体清除乙肝病毒主要依赖 CTL 细胞或通过 NK 细胞的 ADCC 作用来杀伤靶细胞，将病毒释放于体液中，再经抗体作用。但免疫反应清除病毒的同时又可导致肝细胞的损伤。乙型肝炎患者 T 细胞功能强弱可能与临床过程的轻重和转归有关。当 T 细胞免疫功能正常，受病毒感染的肝细胞不多时，乙肝病毒很快被细胞免疫配合体液免疫予以清除，由细胞免疫所造成的急性肝细胞损伤可完全恢复；如果 T 细胞免疫功能低下，免疫反应不足以完全破坏被病毒感染的肝细胞，持续存在于肝细胞内的病毒导致慢性持续性肝炎；如果机体对病毒完全缺乏免疫反应（免疫耐受），则既不能有效地清除病毒，亦不导致免疫病理反应，结果出现 HBsAg 无症状携带状态；如果 T 细胞免疫功能过强，病毒感染的细胞又过多，细胞免疫反应可迅速引起大量肝细胞坏死，临床上表现为急性重症肝炎。但上述学说尚未被完全证实，通过进一步的研究，多数人认为细胞免疫和体液免疫相互配合发挥免疫作用。因此，抗体介导的杀细胞作用已日益受到重视，并认为是杀伤靶细胞的重要免疫机制。

2）免疫复合物的损伤作用：在乙型肝炎患者血液循环中常可测出 HBsAg- 抗 -HBs 的免疫复合物。免疫复合物可引起Ⅲ型超敏反应，其中以关节炎和肾炎最为常见。在急性重型肝炎患者血中有时也可检测到 HBsAg- 抗 -HBs，大量免疫复合物沉着于肝内，致毛细血管栓塞，则可能引起急性重型肝炎而导致死亡。这种患者预后不良，病死率高。

3）自身免疫反应：HBV 感染肝细胞后，一方面可引起肝细胞表面抗原的改变，暴露出膜上的肝特异性蛋白（liver specific protein, LSP）抗原；另一方面可能因 HBsAg 含有与宿主肝细胞相同的抗原，从而诱导机体产生对肝细胞膜抗原成分的自身免疫反应。通过研究，发现确有部分乙型肝炎患者存在对 LSP 的特异抗体或细胞免疫反应。一般认为，如患者在病程中出现自身免疫反应，则可加重对肝细胞的损伤而发展成为慢性活动性肝炎。

4）乙肝病毒与原发性肝癌：乙型肝炎病毒感染与原发性肝癌之间的关系日益受到重视。国内外资料均提示乙肝病毒感染者的肝癌发病率比自然人群高，肝癌患者有 HBV 感染标志者也比自然人群高。因此，HBV 感染可能有致癌作用。

3. 微生物学检查法

(1) 乙肝病毒抗原与抗体的检查法：目前已建立了对 HBsAg（澳抗）、HBcAg 和 HBeAg 及其抗体系统的检测法。以放射免疫法及酶联免疫法最为敏感。

(2) 检测乙肝抗原抗体的实际意义：由于 HBV 感染的临床表现多种多样，各项检查结果也呈动态变化，临床必须对几项指标同时检查分析，才能进行正确判断（表 2-24-1）。

表 2-24-1 HBV 抗原抗体检测结果的实际意义

HBsAg	HBeAg	抗 HBs	抗 HBe	抗 HBcIgM	抗 HBcIgg	结果分析
+	−	−	−	−	−	HBV 无症状携带者
+	+	−	−	+	−	急性乙肝或慢性乙肝（俗称"大三阳"，传染性强）
+	−	−	+	−	+	急性感染趋向恢复（俗称"小三阳"）
+	+	−	+	−	+	急性乙肝或慢性乙肝或无症状携带者
−	−	+	+	−	+	乙肝恢复期
−	−	−	−	−	+	感染过 HBV
−	−	+	−	−	−	接种过乙肝疫苗或感染过 HBV 并已恢复

1）HBsAg 与抗 -HBs：血清中检测到 HBsAg，表示体内感染了 HBV。HBsAg 阳性见于：①急性乙型肝炎的潜伏期或急性期（大多短期阳性）；②HBV 所致慢性肝病、迁延性和慢性活动性肝炎、肝炎后肝硬化或原发性肝癌等；③无症状携带者。HBsAg 阴性并不能完全排除 HBV 感染。血清中检测到抗 -HBs，表示曾感染过 HBV，不论临床上有无肝炎症状表现，均已得到恢复，并且对 HBV 有免疫力。乙肝疫苗接种后，血清中亦可检测到抗 -HBs。

2）HBcAg 与抗 -HBc：HBcAg 主要存在于肝细胞核内，并仅存在于 Dane 颗粒中。因此，对患者血清不能检测 HBcAg，而只能检测抗 -HBc。血清内抗 -HBc IgM 阳性反应提示：新近有 HBV 感染，体内有 HBV 增殖，具有强的传染性。低滴度抗 -HBc IgG 提示既往感染，高滴度抗 -HBc IgG 提示急性感染。

3）HBeAg 与抗 -HBe：HBeAg 的存在常表示 HBV 复制活跃且患者血液有传染性，如转阴提示病毒复制减弱或停止。HBeAg 持续阳性提示患者肝脏可能有慢性损害，对预后判断有一定帮助。抗 -HBe 阳性表示机体获得一定的免疫力，病毒复制减少，传染性降低。但抗 -HBe 阳性也有病毒仍大量复制的情况，需进行其他检查以确定。

除以上抗原抗体外，必要时也可检测 PreS1Ag 和 PreS2 Ag 及相应抗体。PreS1Ag 和 PreS2 Ag 的检出说明病毒复制，抗 -Pre S1 和抗 -Pre S2 有中和作用，提示预后良好。

（3）血清 HBV DNA 检测：应用核酸杂交法检测血清中 HBV DNA，检出 HBV DNA 是病毒复制和具传染性的最可靠指标，也可作为药物疗效的评价指标。

4. 防治原则 一般预防措施指严格筛选供血员，加强对血液及血制品的管理。患者的血液、分泌物和排泄物及用过的物品，均需严格消毒。普及一次性注射器及输液器，医疗器械严格消毒，防止医源性感染。

对高危人群应采取如下特异性预防措施：①主动免疫，注射乙肝疫苗是最有效的预防方法。乙肝疫苗属国家免疫规划疫苗，目前使用的是编码 HBsAg 的重组基因工程疫苗。新生儿免疫 3 次（0、1、6 个月），可获得 90% 以上的抗 -HBs 阳性率。②被动免疫，针对已暴露了乙肝病毒的紧急情况以及 HBsAg、HBeAg 阳性母亲的新生儿，用含高效价抗 -HBs 的人血清免疫球蛋白（HBIG）进行被动免疫预防。前者暴露后 7 小时内及 1 个月后注射两次，后者出生后 24 小时内注射，并全程接种 HBV 疫苗。

乙型肝炎至今尚无根治方法。慢性乙型肝炎治疗主要包括抗病毒、免疫调节、抗炎、保肝等。其中，规范的抗病毒治疗是关键，临床用药包括核苷类药物（如拉米夫啶、阿德福韦酯）和 α 干扰素。目前我国正在进行治疗性乙肝疫苗的临床试验。某些中草药对 HBV 感染有一定治疗效果。

第三节 丙型肝炎病毒

1974 年，Golafield 首先报道输血后非甲非乙型肝炎。1989 年命名本病及其病毒为丙型肝炎（hepatitis C）和丙型肝炎病毒（HCV）。HCV 基因组在结构和表型特征上与人黄病毒相类似，故将其归为黄病毒科（Flaviviridae）。

1. **生物学性状** HCV 病毒体呈球形，直径小于 80nm（在肝细胞中为 36 ~ 40nm，在血液中为 36 ~ 62nm），为单股正链 RNA 病毒，在核衣壳外包绕包膜，包膜上有刺突。HCV 体外培养尚未找到敏感有效的细胞培养系统，但黑猩猩对 HCV 很敏感。

HCV 基因有高度变异性，变异导致病毒的免疫逃逸是病毒在体内持续存在并引起慢性感染的主要原因。根据 HCV 基因序列的差异，可将 HCV 分为不同的基因型。欧美国家多数为 HCV Ⅰ 型感染，而亚洲国家以 HCV Ⅱ 型为主，HCV Ⅲ 型次之。不同基因型感染引起临床过程和干扰素治疗反应亦表现不同，如 HCV Ⅲ 型感染临床症状较重，有引起严重肝病倾向；HCV Ⅱ 型感染对干扰素治疗不敏感效果差，HCV Ⅲ 型感染用干扰素治疗效果好。

2. **致病性与免疫性** 丙型肝炎的传染源主要为急性临床型和无症状的亚临床型患者、慢性患者和病毒携带者。一般患者发病前 12 天，其血液即有感染性，并可带毒 12 年以上。HCV 主要为血源传播，国外 30% ~ 90% 输血后肝炎为丙型肝炎，我国输血后肝炎中丙型肝炎占 1/3。此外还可通过其他方式传播，如母婴垂直传播、家庭日常接触和性传播等。

输入含 HCV 或 HCV RNA 的血浆或血液制品，一般经 6 ~ 7 周潜伏期后急性发病，临床表现为全身无力、肝区不适，1/3 患者有黄疸，谷丙转氨酶（GPT）升高，抗 -HCV 抗体阳性。临床丙型肝炎患者 50% 可发展为慢性肝炎，甚至部分患者会导致肝硬化及肝细胞癌变。

丙型肝炎发病机制仍未十分清楚。当 HCV 在肝细胞内复制引起肝细胞结构和功能改变或干扰肝细胞蛋白合成时，可造成肝细胞变性坏死，表明 HCV 在直接损害肝脏而导致发病中起一定作用。但多数学者认为细胞免疫病理反应可能起重要作用，发现丙型肝炎与乙型肝炎一样，其组织浸润细胞以 CD3$^+$ 为主，细胞毒 T 细胞特异性地攻击 HCV 感染的靶细胞，可引起肝细胞损伤。

3. **微生物学检查法**

（1）检测血清中抗 -HCV：HCV 感染后机体可对其结构蛋白和非结构蛋白产生抗体，故可通过 ELISA 法、放射免疫法检测血清中抗 HCV IgG 或 IgM。抗 HCV IgM 阳性有助于 HCV 感染的早期诊断。抗 HCV 的检测可用于筛选献血员、诊断丙型肝炎及疗效评价，是目前实验室诊断最常用的方法。

（2）检测 HCV RNA：用敏感性高的 PCR 方法可检测血清中微量 HCV RNA 含量，HCV RNA 是诊断 HCV 感染和传染性的可靠指标。HCV RNA 的定量检测还用于丙型肝炎患者的疗效评估。

4. **防治原则** 丙型肝炎的预防方法基本与乙型肝炎的相同。重点是对献血员的管理，加强消毒隔离制度，防止医源性传播。HCV 容易发生变异，给疫苗研制带来障碍，目前无疫苗用于预防。尚无特效药物，干扰素治疗丙型肝炎可缓解病情。

第四节　丁型肝炎病毒

1977 年，意大利学者 Rizzetto 用免疫荧光法在慢性乙型肝炎患者的肝细胞核内发现一种新的病毒抗原，并称为 δ 因子（delta agent）。它是一种缺陷病毒，必须在 HBV 或其他嗜肝 DNA 病毒的辅助下才能复制增殖，现已正式命名为丁型肝炎病毒（hepatitis D virus，HDV）。HDV 体形较小，直径为 35 ~ 37nm，核心含单股负链共价闭合的环状 RNA 和 HDV 抗原（HDAg），其外包以 HBV 的 HBsAg。经核酸分子杂交技术证明，HDV RNA 与 HBV DNA 无同源性，也不是宿主细胞的 RNA。HDV RNA 的相对分子质量很小，只有 5.5×10^5，这决定了 HDV 的缺陷性，不能独立复制增殖。

流行病学调查表明，HDV 感染呈世界性分布，但主要分布于意大利南部和中东等地区。其主要通过输血或使用血制品方式传播，也可通过密切接触与母婴间垂直感染等方式传播。高危人群包括药瘾者及多次受血者。动物实验与临床研究表明，HDV 的感染需同时或先有 HBV 或其他嗜 DNA 病毒感染的基础。HDV 与 HBV 的同时感染称为共同感染（coinfection）；发生在 HBV 感染基础上的 HDV 感染称为重叠感染（superinfection）。许多临床表明，HDV 感染常可导致 HBV 感染者的症状加重与病情恶化，因此在急性重型肝炎的发生中起着重要的作用。例如，HBsAg 携带者重叠 HDV 感染后，常可表现为急性发作，病情加重，且病死率高。

HDV 的致病机制与免疫性还不清楚。一般认为 HDV 对肝细胞有直接的致细胞病变作用。HDAg 主要存在于肝细胞核内，随后出现 HDAg 血症，可用免疫荧光、放射免疫或酶联免疫吸附试验及核酸杂交技术进行检测。但患者标本应先经去垢剂处理，除去表面的 HBsAg 以暴露出 HDAg 后才能检测到。HDAg 可刺激机体产生特异性抗 -HDV，先是 IgM 型，随后是 IgG 型抗体的出现。在慢性感染过程中所检出的抗体常以 IgG 为主。

对 HDV 感染尚无特效治疗药物，有报道称长疗程的干扰素治疗可改善患者的症状。切断 HDV 的传播途径是主要预防措施之一，如尽量避免反复输血或使用血制品，戒除药瘾，严格做好注射器、针头与针灸针的消毒，认真做好患者的早期诊断与隔离，患者排泄物与用品的消毒等。

第五节　戊型肝炎病毒

戊型肝炎（hepatitis E）是一种经粪 - 口传播的急性传染病。据世界卫生组织估计，全球每年大约有 2000 万人感染戊型肝炎，其中 5.66 万人因戊型肝炎而死亡。戊型肝炎主要在亚洲、非洲等经济欠发达地区流行，近年来在欧美和亚太地区的发达国家中也陆续有散发病例报告。我国属戊型肝炎高流行区，曾发生多次戊型肝炎的流行。HEV 是单股正链 RNA 病毒，呈球形，直径为 27 ~ 34nm，无包膜，核衣壳呈 20 面体立体对称。目前尚不能在体外组织培养，但黑猩猩、食蟹猴、恒河猴、非洲绿猴、须狨猴对 HEV 敏感，可用于分离病毒。HEV 在碱性环境中稳定，对高热敏感，煮沸可将其灭活。

HEV 随患者粪便排出，通过日常生活接触传播，并可经污染食物、水源引起散发或暴发流行，发病高峰多在雨季或洪水后。潜伏期为 2 ~ 11 周，平均 6 周，临床患者多为轻中型肝炎，常为自限性，不发展为慢性。HEV 主要侵犯青壮年，65% 以上发生于 16 ~ 19 岁年龄组，儿童感染表现亚临床型较多，成人病死率高于甲型肝炎，尤其妊娠妇女患戊型肝炎病情严重者，在妊娠的后 3 个月发生感染病死率达 20%。HEV 感染后可产生免疫保护作用，防止同株甚至不同株 HEV 再感染。

实验诊断可用 ELISA 法检查血清中抗 -HEV IgM、IgG 抗体等，通过电镜从粪便中找病毒颗粒，RT-PCR 检测粪便或胆汁中 HEV RNA。戊型肝炎的一般预防与甲型肝炎相同，用免疫球蛋白做紧急被动免疫无效。

（叶荷平）

第25章 虫媒病毒和出血热病毒

虫媒病毒（arbovirus）主要指通过吸血的节肢动物（蚊、蜱、白蛉等）传播的病毒。在我国，主要流行的虫媒病毒有乙型脑炎病毒、森林脑炎病毒和登革病毒以及新近在我国发现的基孔肯雅热病毒和引起发热伴血小板减少综合征的新布尼亚病毒。

虫媒病毒呈小球形，直径多数为 40～70nm。大多数是 20 面体立体对称的有包膜的 RNA 病毒。包膜上镶嵌有由糖蛋白构成的刺突。病毒均在细胞质内增殖，对热、脂溶剂和去氧胆酸钠敏感。节肢动物（蚊、蜱、白蛉等）是病毒的传播媒介，又是储存宿主。人、家畜、野生动物及鸟类等受其叮咬后均可受病毒感染。虫媒病毒感染人可呈多样化临床表现，主要包括：脑炎或脑脊髓炎、发热、皮疹、关节痛、出血热和休克等。

出血热（hemorrhagic fever）是一组疾病或一组综合征的统称。出血热以发热、皮肤和黏膜出现瘀点或瘀斑、不同脏器的损害、出血以及低血压和休克等为特征。引起出血热的病毒种类较多，目前在我国已发现的有汉坦病毒、新疆出血热病毒和登革病毒。自 1976 年以来已在非洲发生数次大流行的埃博拉病毒引起高致死性出血热，病死率为 50%～90%。

第一节 流行性乙型脑炎病毒

流行性乙型脑炎病毒（epidemic encephalitis B virus）简称乙脑病毒，亦称日本脑炎病毒（Japanese encephalitis virus，JEV），该病毒通过蚊子叮咬传播，引起流行性乙型脑炎，简称乙脑。乙脑是我国夏秋季流行的主要传染病之一，除新疆、西藏、青海外，全国各地均有病例发生，病死率约 10%，大约 15% 的患者留有不同程度的后遗症。

1. 生物学性状

（1）形态与结构：乙脑病毒为球形，直径 40nm，核酸为单正链 RNA，核衣壳呈 20 面立体对称，外有包膜。包膜表面有包膜糖蛋白（E）刺突，即病毒血凝素，包膜内尚有内膜蛋白（M），参与病毒的装配。乙脑病毒抗原性稳定，只有 1 个血清型。

（2）培养特性：乳鼠是最敏感的动物，BHK 细胞系、C6/36 细胞系及鸡胚成纤维细胞是最敏感的细胞，均可用于乙脑病毒的分离培养。

（3）抵抗力：乙脑病毒对热抵抗力弱，56℃ 30 分钟灭活，低温条件下可长期保存。若将感染病毒的脑组织加入 50% 甘油缓冲盐水中储存在 4℃ 条件下，其病毒活力可维持数月。乙醚、氯仿、1：1000 去氧胆酸钠及常用消毒剂均可灭活病毒。

2. 致病性与免疫性

（1）致病性：我国乙脑病毒的传播媒介主要为三带喙库蚊。蚊感染病毒后，先在肠管细胞中增殖，经病毒血症侵犯唾液腺和神经组织，并再次复制，终身带毒并可经卵传代，成为传播媒介和储存宿主。家畜和家禽在流行季节感染乙脑病毒，一般为隐性感染，但病毒在其体内可增殖，侵入血流，引起短暂的病毒血症，成为乙脑病毒的暂时储存宿主，经带病毒的蚊叮咬反复传播，成为人类的传染源。尤其幼猪是最为重要的传染源和储存宿主，构成猪 - 蚊 - 猪的传播环节，当带毒雌蚊叮咬人时，病毒随蚊虫唾液传入人体皮下。先在毛细血管内皮细胞及局部淋巴结等处的细胞中增殖，病毒入血形成第一次病毒血症。病毒随血液循环散到肝、脾等处的细胞中继续增殖，再次入血形成第二次病毒血症，引起发热、寒战及全身不适等症状，若不再继续发展者，即成为顿挫感染，数天后可自愈；但少数患者（0.1%）体内的病毒可通过血脑屏障进入脑内增殖，引起脑膜及脑组织病变。临床上表现为高热、意识障碍、抽搐、颅内压增高及脑膜刺激征。重症患者可死于呼吸循环衰竭，部分患者病后遗留失语、强直性痉挛、精神失常等后遗症。

（2）免疫性：人感染乙脑病毒后，大多数为隐性感染及部分顿挫感染，其后均可获得持久而稳定的免疫力。机体的免疫力来自于体液免疫所产生的具有中和作用的抗体 IgG 及血凝抑制抗体。此外，细胞免疫和血脑屏障也发挥着重要的作用。

3. 微生物学检查法　乙脑早期快速诊断通常用 ELISA 法检测急性期患者血清或脑脊液特异性 IgM；也可做 RT-PCR 检测标本中的病毒核酸片段；其次，常规血清学试验，如血凝抑制试验、补体结合试验、中和试验，需取双份血清，检测患者急性期和恢复期血清特异性抗体滴度，如恢复期抗体滴度比急性期 ≥ 4 倍时，有辅助诊断意义。

4. 防治原则　目前乙脑治疗无特效方法。防蚊灭蚊、动物宿主的管理和疫苗接种是预防本病的有效措施。流行区当年饲养的仔猪接种乙脑疫苗，以杜绝传染来源。我国从 1968 年起使用乙脑灭活疫苗对儿童进行计划免疫，控制了乙脑的流行。1988 年我国研制成功乙脑减毒活疫苗，安全有效，目前已广泛使用。

第二节　登革病毒与森林脑炎病毒

一、登革病毒

登革病毒（dengue virus）是登革热（dengue fever）的病原体。该病流行于热带、亚热带地区，特别是东南亚、西太平洋及中南美洲。我国于 1978 年在广东佛山首次发现本病，以后在海南岛及广西等地也有流行。登革病毒属于黄病毒科，病毒呈球形，为 17 ~ 25nm，依抗原性不同分为 1、2、3、4 四个血清型，各型病毒间抗原性有交叉。病毒在蚊体内以及白纹伊蚊传代细胞（C6/36 细胞）、猴肾、地鼠肾原代和传代细胞中能增殖，并产生明显的细胞病变。

登革病毒经蚊（主要是埃及伊蚊）传播。患者及隐性感染者是本病的主要传染源，人和灵长类动物是该病毒的自然宿主。人对登革病毒普遍易感。病毒感染人后，先在毛细血管内皮细胞及单核巨噬细胞系统中复制增殖，然后经血流扩散，引起发热、头痛、乏力，肌肉、骨骼和关节痛，皮疹或淋巴结肿大。部分患者可于发热 2 ~ 4 天后症状突然加重，发生出血和休克。临床根据上述症状可将登革热分为普通型和登革出血热/登革休克综合征两个类型。后者多发生于再次感染异型登革病毒后，其发病机制尚未完全清楚，多数学者普遍认为此与异常的免疫反应相关。

微生物学检查常采用 RT-PCR 技术检测登革病毒核酸；作为最常用的快速诊断技术 ELISA 捕捉法检测血清中特异性 IgM 抗体进行早期诊断。目前本病尚无特异防治办法，减少蚊虫孳生及防蚊、灭蚊是最主要的预防方法。疫苗 II 期临床试验成功，正进行 III 期临床试验。

二、森林脑炎病毒

森林脑炎病毒（简称森脑病毒）也称为俄国春夏脑炎病毒（Russian spring summer encephalitis virus）。本病毒由蜱传播，在春夏季节流行于俄罗斯及我国东北森林地带。森脑病毒形态结构、培养特性及抵抗力似乙脑病毒，但嗜神经性较强，主要侵犯中枢神经系统，临床上以发热、神经症状为特征，有时出现瘫痪后遗症。本病毒储存宿主为蝙蝠及刺猬、松鼠、野兔等，动物受染后为轻症感染或隐性感染，但病毒血症期限有长有短。蜱是森脑病毒传播媒介，又是长期宿主，当蜱叮咬感染的野生动物，吸血后病毒侵入蜱体内增殖，并可经卵传代。牛、马、狗、羊等家畜在自然疫源地受蜱叮咬而传染，并可把蜱带到居民点，成为人的传染源。另外，因喝生羊奶（羊感染时奶中有病毒或被蜱类污染）而被传染，经 8 ~ 14 天潜伏期后发生脑炎，出现肌肉麻痹、萎缩、昏迷致死，少数痊愈者也常遗留肌肉麻痹。一经感染，无论发病与否均可获得持久免疫力。目前森林脑炎尚无特效治疗方法，特异性预防方法是接种森林脑炎病毒活疫苗。

第三节　汉坦病毒

汉坦病毒属（Hantavirus）归入布尼亚病毒科（Bunyaviridae），目前已知包括 20 多个不同型别。汉坦病毒主要引起两种急性传染病,一为肾综合征出血热(haemorrhagic fever with renal syndrome,HFRS);另一为汉坦病毒肺综合征(hantavirus pulmonary syndrome,HPS)。我国是世界范围内 HFRS 疫情最严重的国家,流行广,发病率和病死率较高。迄今尚未发现 HPS。

1. 生物学性状

(1)形态结构:病毒体呈圆形或卵圆形,平均直径为 122nm,核酸为单股负链 RNA,分为 L(长)、M(中)、S(短)三个片段。核衣壳为螺旋对称。本病毒有包膜,包膜上有突起。

(2)培养特性:多种传代、原代及二倍体细胞均对汉坦病毒敏感,实验室常用非洲绿猴肾细胞(Vero E6)来分离培养该病毒。易感动物有多种,如黑线姬鼠、长爪沙鼠等,但除了小白鼠乳鼠感染后可发病及致死外,其余均无明显症状。

(3)抵抗力:汉坦病毒抵抗力不强,对酸(pH 3)和丙酮、氯仿、乙醚等脂溶剂敏感。一般消毒剂(如甲酚、苯扎溴铵等)也能灭活病毒。56 ~ 60℃ 1 小时和紫外线照射(50cm,30 分钟)均可灭活病毒。

2. 致病性与免疫性

(1)传染源和传播途径:HFRS 为多宿主的自然疫源性疾病,携带病毒的主要是多种鼠类,疫源地遍及世界五大洲。黑线姬鼠和褐家鼠是我国各疫区汉坦病毒的主要宿主动物和传染源。此病有明显的地区性和季节性。在我国,HFRS 一年四季均有发生,但高发期多在 10 ~ 12 月间。动物源性传播是主要传播途径,即携带病毒的动物通过唾液、尿、粪排出病毒污染环境,人或动物通过呼吸道、消化道摄入或直接接触感染动物受到传染。

(2)致病性:潜伏期一般为两周左右,起病急,发展快,以肾组织急性出血、坏死为主。临床有三大主症,即发热、出血和肾脏损害。临床经过分为发热期、低血压休克期、少尿期、多尿期和恢复期。HFRS 的发病机制很复杂,有些环节尚未完全搞清。一般认为病毒和免疫病理损伤均起重要作用。病毒感染造成病毒血症以及全身毛细血管和小血管损伤,引起高热、寒战、乏力、全身酸痛、皮肤和黏膜出现出血点或出血斑,重者还可有腔道或多脏器出血以及肾脏损害而出现血尿、蛋白尿,电解质紊乱。广泛的毛细血管和小血管损伤引起的出血、血浆渗出和微循环障碍等造成低血压或休克。在早期患者体内即可出现大量循环免疫复合物沉积在血管、肾小球基膜等处,通过Ⅲ型和Ⅱ型超敏反应造成的免疫病理损伤参与 HFRS 的致病。

(3)免疫性:人对汉坦病毒普遍易感。感染后抗体出现早,一般在第 2 天血清中即可检出抗体 IgM,3 ~ 4 天则可检出特异性抗体 IgG,IgG 抗体在体内可持续存在多年。因此,HFRS 病后可获持久免疫力,一般不会再次感染发病。

3. 微生物学检查法　临床常用 IFAT 和 ELISA 方法检测特异性 IgM 和 IgG 抗体,需检测双份血清(间隔至少一周),恢复期血清抗体滴度比急性期升高 4 倍以上可确诊;用 RT-PCR 技术检测汉坦病毒核酸。

4. 防治原则　主要采取灭鼠、防鼠、灭虫、消毒和个人防护等措施。目前我国使用的是细胞培养灭活双价疫苗,大量人群接种后,预防效果较好。对 HFRS 应坚持"三早一就"(早发现,早休息,早治疗,就近治疗)。目前尚无特效疗法,主要是采取以"液体疗法"为基础的综合治疗措施。有报道称利巴韦林和患者恢复期血清对早期患者有一定疗效。

第四节　新疆出血热病毒

新疆出血热病毒(Xinjiang hemorrhagic fever virus,XHFV)是新疆出血热的病原体,是从我国新疆塔里木地区出血热患者的血液,尸体的肝、脾、肾、淋巴结以及在疫区捕获的硬蜱中分离到的。其形态结构和抵抗力等与 HFRS 病毒相似,但抗原性不同。现已证实,该病毒与已知的克里米亚 - 刚果出血热病毒相同,属于布尼亚病毒科的内罗病毒属(*Nairovirus*)。

新疆出血热是一种自然疫源性疾病,主要分布于有硬蜱活动的荒漠和牧场,有明显的季节性。每年 4 ~ 5 月为流行高峰,与蜱在自然界的消长情况及牧区活动的繁忙季节相符合。牛、羊、马、骆驼等家畜及野兔、刺猬和狐狸等野生动物是储存宿主和传染源。传播媒介为亚洲璃眼蜱（*Hyalomma asiaticum*），蜱可经卵传递此病毒，因此蜱又是此病毒的储存宿主。人被带毒蜱叮咬或经破损的皮肤感染，潜伏期为 7 天左右，患者临床表现出发热、头痛、困倦乏力、呕吐等症状。严重患者有鼻出血、呕血、血尿、蛋白尿甚至休克等。病后免疫力持久。

预防：切断传播途径，防止蜱叮咬，对进入疫区的人员要加强防护等。目前我国研制的新疆出血热疫苗（为感染鼠脑精制而成），有预防效果。

（胥　冰）

第26章 疱疹病毒

疱疹病毒（herpes viruses）是一群中等大小，有包膜的双股 DNA 病毒，迄今已发现 130 余种，根据其理化性质分为 α、β、γ 三个亚科。α 疱疹病毒（如单纯疱疹病毒、水痘 - 带状疱疹病毒）增殖速度快，引起细胞病变；β 疱疹病毒（如巨细胞病毒）生长周期长，感染细胞形成巨细胞；γ 疱疹病毒（如 EB 病毒）感染的靶细胞是淋巴样细胞，可引起淋巴增生。疱疹病毒感染的宿主范围广泛，可感染人类和其他脊椎动物。引起人类疾病的疱疹病毒有 8 种（表 2-26-1）。疱疹病毒主要侵犯外胚层来源的组织，包括皮肤、黏膜和神经组织。感染部位和引起的疾病多种多样，并有潜伏感染的趋势，严重威胁人类健康。1960 年动物学家 Walter Plowright 从角马体内首次成功分离第一株疱疹病毒。

表 2-26-1 感染人类的主要疱疹病毒

病毒	亚型	主要感染细胞	传播途径	所致疾病
单纯疱疹病毒 -1（HSV-1）	α	黏膜内皮细胞	密切接触	唇疱疹、口龈炎、角结膜炎等
单纯疱疹病毒 -2（HSV-2）	α	黏膜内皮细胞	密切接触	生殖系统疱疹
水痘 - 带状疱疹病毒（HSV-3）	α	黏膜内皮细胞	呼吸、密切接触	水痘、带状疱疹
EB 病毒（HSV-4）	γ	B 细胞 & 内皮细胞	密切接触、组织移植、性接触	传染性单核细胞增多症、Burkitt 淋巴瘤、鼻咽癌
巨细胞病毒（HSV-5）	β	单核细胞、淋巴细胞、内皮细胞	唾液、尿液、乳汁	传染性单核细胞增多症、眼、肾、脑感染和先天感染
HSV-6	β	T 细胞及？	呼吸、亲密接触？	幼儿急疹（玫瑰疹）
HSV-7	β	T 细胞及？	未知	未知
HSV-8	γ	淋巴细胞及其他细胞	性接触？唾液	卡皮西肉瘤、原发性渗出性淋巴瘤

第一节 单纯疱疹病毒

1. 生物学性状

（1）形态结构：单纯疱疹病毒（herpes simplex virus，HSV）呈球形，由核心、衣壳、被膜及包膜组成。核心含双链 DNA，缠绕成纤维卷轴。衣壳呈 20 面体立体对称，直径为 100nm。衣壳外有一层被膜覆盖，最外层为典型的脂质双层包膜，有突起。有包膜的病毒直径为 150~200nm。包膜表面含 gB、gC、gD、gE、gG、gH 糖蛋白，与病毒对宿主细胞吸附 / 穿入（gB、gC、gD、gE）、控制病毒从细胞核出芽释放（gH）及诱导细胞融合（gB、gC、gD、gH）有关，也有诱生中和抗体（gD 最强）和细胞毒作用（已知的 HSV 糖蛋白均可）。

（2）培养特性：HSV 可在多种细胞中生长，感染动物范围广泛，多种动物脑内接种可引起疱疹性脑炎，小白鼠足垫接种可引起中枢神经系统致死性感染，家兔角膜接种引起疱疹性角膜炎，豚鼠阴道内接种可引起宫颈炎和宫颈癌。接种于鸡胚绒毛尿囊膜上，形成增殖性白色斑块。

（3）分型：HSV 有两个血清型，即 HSV-1 和 HSV-2，两型病毒核苷酸序列具有 50% 同源性，型间有共同抗原，也有特异性抗原，可选用型特异性单抗做 ELISA、DNA 限制性酶切图谱分析及 DNA 杂交实验等方法鉴定型别。

2. 致病性 患者和健康病毒携带者是主要传染源，个体间密切接触和性接触为主要传播途径。HSV 经口、呼吸道、生殖道黏膜和破损皮肤等多种途径侵入机体。人感染率达 80%~90%，常见临床表现有黏膜或皮肤局部集聚性疱疹，偶发严重全身性疾病，可累及内脏。

（1）原发感染：初次感染约 90% 无临床症状，多为隐性感染。显性感染主要表现为黏膜及皮肤局部疱疹，HSV-1 以腰以上部位感染为主，HSV-2 则以腰以下及生殖器感染多见。HSV-1 原发感染常发生于 1~15 岁，常见的有龈口炎，系在口颊黏膜和齿龈处发生成簇疱疹，破裂后多附一层坏死组织。此外，尚可引起唇疱疹、湿疹样疱疹、疱疹性角膜炎、疱疹性脑膜炎等。生殖器疱疹多见于 14 岁以后，由 HSV-2 引起，比较严重，局部剧痛，伴有发热、全身不适及淋巴结炎。

（2）潜伏感染和复发：HSV 原发感染产生免疫力后，将大部分病毒清除，部分病毒可沿神经髓鞘到达三叉神经节（HSV-1）和脊神经节（HSV-2）细胞中或周围星形神经胶质细胞内，以潜伏状态持续存在，与机体处于相对平衡状态，不引起临床症状。当机体发热、受寒、日晒、月经期、情绪紧张、使用垂体或肾上腺皮质激素，或机体遭受某些细菌、病毒等感染时，潜伏的病毒被激活增殖，引起复发性局部疱疹。其特点是每次复发病变往往发生于同一部位。最常见在唇鼻间皮肤与黏膜交界处出现成簇性的小疱疹。疱疹性角膜炎、疱疹性宫颈炎等亦可反复发作。

（3）先天性感染：HSV 通过胎盘感染，影响胚胎细胞的有丝分裂，易发生流产、造成胎儿畸形、智力低下等先天性疾病。40%~60% 的新生儿在通过 HSV-2 感染的产道时可被感染，出现高热、呼吸困难和中枢神经系统病变，其中 60%~70% 受染新生儿可因此而死亡，幸存者中后遗症可达 95%。

（4）致癌作用：一些调查研究表明，HSV-1 和 HSV-2 可能分别与唇癌、外阴癌及宫颈癌有关，特别 HSV-2 作为宫颈癌的病因曾受到人们重视，但近年来研究表明，人乳头瘤病毒与宫颈癌有直接关系。

3. 免疫性　HSV 感染后可通过免疫逃逸机制（如 IL-10 分子模拟和降低感染细胞 MHC Ⅱ 表达）导致宿主终身带毒。HSV 原发感染后 1 周左右血中可出现中和抗体，3~4 周达高峰，并持续多年。中和抗体对阻止病毒经血流播散和限制病程有一定作用，但不能消灭潜伏状态感染的病毒和阻止复发。在机体抗 HSV 感染的免疫中，细胞免疫起更重要作用。

4. 微生物学检查法

（1）病毒分离：采集患者唾液、脑脊液以及口腔、子宫颈、阴道分泌液，或角膜、结膜刮取物等接种至易感细胞培养，做出初步诊断。然后利用 IFA、ELISA 进行鉴定。必要时进行分型。

（2）抗原检测：用 IFA、ELISA 等方法直接检测细胞内或分泌液中抗原，可快速诊断 HSV 感染。

（3）抗体检测：检测患者血清中抗体，可用于原发感染诊断，但不能与复发感染区别。因人群存在潜伏感染，血清中普遍含较高的抗体水平，复发感染时难以观察到抗体效价上升。检测脑脊液抗体对诊断神经系统 HSV 感染有重要意义。

此外，用 DNA 分子杂交和 PCR 法检测 HSV 的 DNA 具有明显优越性。

5. 防治原则

（1）预防：由于 HSV 有致癌可能性，减毒活疫苗和死疫苗不宜用于人体。目前研究中的各种疫苗 [如包膜蛋白（提纯的 gG、gD）亚单位疫苗、gB 和 gD 基因重组病毒疫苗及多肽疫苗] 在动物实验中显示良好效果，有应用前景。妊娠妇女产道 HSV-2 感染，分娩后可给新生儿注射丙种球蛋白进行紧急预防。应避免与患者接触，安全性生活。

（2）治疗：碘苷（IDU）、阿糖胞苷（Ara-A）、溴夫定（BVDu）等治疗疱疹性角膜炎有效，与干扰素合用可提高效力。我国用 HSV gC、gD 单抗制成滴眼液，用于治疗疱疹性角膜炎，疗效显著。

阿昔洛韦（ACV）对疱疹病毒选择性强。ACV 主要用于治疗生殖器疱疹感染，还常用于治疗唇疱疹、疱疹性脑炎、新生儿疱疹、疱疹性角膜炎等。

阿糖腺苷可用于耐 ACV 毒株（TK- 株）感染的治疗，能防止疱疹性角膜炎病变恶化，降低疱疹性脑炎和 HSV 全身感染的病死率。

第二节　水痘－带状疱疹病毒

水痘-带状疱疹病毒（varicella–zoster virus，VZV）可引起两种不同的病症。在儿童初次感染引起水痘，而潜伏体内的病毒受到某些刺激后复发引起带状疱疹，多见于成年人和老年人。

1. 生物学性状　本病毒多数性状与 HSV 相似。只有一个血清型，一般动物和鸡胚对 VZV 不敏感，在人或猴成纤维细胞中可增殖，并缓慢产生细胞病变，形成多核巨细胞，受染细胞核内可见嗜酸性包涵体。

2. 致病性和免疫性

（1）原发感染——水痘：本病传染性强，人群普遍易感，儿童多发，易感儿童接触后 90% 发病，易出现暴发流行。患者是主要传染源，主要通过空气飞沫和接触水痘疱疹液传播，也可通过污染的用具传播。病毒先在局部淋巴结增殖，进入血液散布到各个内脏继续大量增殖。经 2~3 周潜伏期后，全身皮肤广泛发生丘疹、水疱疹和脓疱疹，皮疹分布主要是向心性，以躯干较多。皮疹内含大量病毒，感染的棘细胞（prickle cell）内生成嗜酸性包涵体和多核巨细胞。水痘消失后不留瘢痕，健康儿童患病一般较轻，但偶有并发间质性肺炎和感染后脑炎（0.1%）；免疫力低下儿童和成人表现严重，并发症发生率较高。

（2）复发性感染——带状疱疹：是潜伏在体内的 VZV 复发感染。儿童时期患水痘愈合后，病毒潜伏在脊髓后根神经节或脑神经的感觉神经节中，当机体受到某些刺激，如发热、受冷、机械压迫、使用免疫制剂、X 线照射，患白血病及肿瘤等细胞免疫功能损害或低下时，导致潜伏病毒激活，病毒沿感觉神经轴索下行到达该神经所支配的皮肤细胞内增殖，在皮肤上沿感觉神经的通路发生串联的水疱疹，形似带状，故名。本病多发生于腰腹和面部。1~4 周内局部痛觉非常敏感，有剧痛。

患水痘后机体产生特异性体液免疫和细胞免疫，终身不再感染。但不能清除长期潜伏于神经节中的病毒，故不能阻止病毒激活而发生带状疱疹。

3. 微生物学检查　水痘 - 带状疱疹的临床症状典型，一般无需做微生物学检查。必要时可刮取疱疹基底部细胞涂片染色检查嗜酸性包涵体和多核巨细胞，亦可用膜抗原单抗进行免疫荧光或免疫酶染色检查细胞内抗原。

4. 防治原则　水痘 - 带状疱疹病毒减毒活疫苗对预防水痘感染和传播有良好效果，经免疫的幼儿产生体液免疫和细胞免疫可维持数年。应用含特异抗体的人免疫球蛋白，对预防感染、减轻症状有一定效果。

正常儿童一般无需抗病毒治疗。免疫功能低下儿童及成人患者应用抗病毒药物，如阿昔洛韦、阿糖胞苷及大剂量干扰素。

第三节　其他疱疹病毒

一、EB 病毒

EB 病毒（Epstein-Barr virus，EBV）是 1963 年由 Epstein-Barr 等改进组织培养技术用电子显微镜首先从非洲儿童恶性淋巴瘤体外培养的淋巴瘤细胞系中发现的一种新的人类疱疹病毒。目前将其归类为疱疹病毒科 γ 疱疹病毒亚科。

1. 生物学性状　EB 病毒呈球形，直径为 180~200nm，基本结构含核心、衣壳和包膜三部分。EBV 基因组是一个 172kb 大小的线性双股螺旋 DNA 分子，其中 G+C 含量约为 60%。EB 病毒在体内、体外专一性地感染人及某些灵长类的 B 淋巴细胞，并能使受感染细胞生长转化，无限期传代达到 "永生"。被病毒感染的细胞具有 EBV 的基因组，并可产生各种抗原，研究这些抗原及其抗体，对阐明 EBV 与鼻咽癌关系及早期诊断均有重要意义。EB 病毒长期潜伏在淋巴细胞内，以环状 DNA 形式游离存在。

2. 致病性　EB 病毒感染流行于全世界，人是 EBV 的宿主，主要通过唾液传播。感染以幼儿为多见，多无明显症状。发展中国家 3 ~ 5 岁群体中 90% 以上感染过 EB 病毒，成人 90% 可检出 EB 病毒抗体，因而对传染性单核细胞增多症有免疫力。但在发达国家仍有 56% ~70% 为无抗体的易感者。根据血清学调查，我国

3～5岁儿童 EB 病毒 VCA-IgG 抗体阳性率达 90% 以上，幼儿感染后多数无明显症状或引起轻度咽炎和上呼吸道感染。青年期发生原发性感染，约有 50% 出现传染性单核细胞增多症，主要通过唾液传播，也可经输血传播。EBV 可长期潜伏在人体淋巴组织中，当机体免疫功能低下时，潜伏的 EB 病毒活化而引起复发感染。

由 EBV 感染引起或与 EBV 感染有关的疾病主要有三种：

（1）传染性单核细胞增多症：是一种急性淋巴组织增生性疾病，多见于青春期初次感染 EBV。临床表现多样，但有三个典型症状，即发热、咽炎和颈淋巴结肿大，偶尔可累及中枢神经系统（如脑炎）。此外，某些先天性免疫缺陷的患儿可出现致死性传染性单核细胞增多症。

（2）非洲儿童淋巴瘤（即 Burkitt 淋巴瘤）：多见于 6 岁左右儿童，发生于中非新几内亚和美洲温热带地区，呈地方性流行。其好发部位为颜面、腭部。所有患者血清含 EBV 抗体，其中 80% 以上滴度高于正常人。在肿瘤组织中发现 EBV 基因组，故认为 EBV 与此病关系密切。

（3）鼻咽癌：我国南方（广东、广西）及东南亚是鼻咽癌高发区，多发生于 40 岁以上中老年人。EBV 与鼻咽癌关系密切。

3. 免疫性　人体感染 EBV 后能诱生多种抗体。已证明抗膜抗原抗体能中和 EBV。一般认为，细胞免疫（如 T 淋巴细胞的细胞毒反应）对病毒活化的"监视"和清除转化的 B 淋巴细胞起关键作用。

4. 微生物学检查　血清学检查仍为目前诊断 EBV 感染常用且最有效的方法。用酶免疫染色法或免疫荧光技术检出血清中 EBV 的 IgG 抗体，也可用异嗜性抗体凝集试验辅助诊断。还可用核酸杂交和 PCR 等方法检测细胞内 EBV 基因组及其表达产物。

5. 防治原则　一般性预防方面，应养成良好的个人卫生习惯，禁止随地吐痰。严禁口对口喂饲婴儿。患者口腔分泌物应用专门容器收集、消毒无害化处理。目前有两种疫苗问世：一种为我国用基因工程方法构建的，同时表达 EBV gp320 和 HBsAg 的痘苗疫苗，重点使用在鼻咽癌高发区；另一种为提纯病毒 gp320 膜蛋白疫苗。阿昔洛韦和更昔洛韦可抑制 EBV 复制，均有一定的治疗效果。

二、巨细胞病毒

巨细胞病毒（cytomegalovirus，CMV）属于 HSV-5，因受染细胞呈巨细胞化，胞质、胞核内可见包涵体，故名。

1. 生物学性状　CMV 具有典型的疱疹病毒形态，其 DNA 结构也与 HSV 相似，但比 HSV 大 50%。病毒在细胞培养中增殖缓慢，复制周期长，初次分离培养需 30～40 天才出现细胞病变，其特点是细胞肿大变圆，核变大，核内出现周围绕有一轮"晕"的大型嗜酸性包涵体。

2. 致病性　CMV 感染非常广泛，我国成人感染率达 95% 以上，通常呈隐性感染，多数感染者无临床症状，但在一定条件下侵袭多个器官和系统可引起严重疾病。病毒可侵入肺、肝、肾、唾液腺、乳腺、其他腺体以及多核白细胞和淋巴细胞，可长期或间歇地自唾液、乳汁、汗液、血液、尿液、精液、子宫分泌物多处排出病毒。通过口腔、生殖道、胎盘、输血或器官移植等多途径传播。

CMV 感染分为以下几种：

（1）先天性感染：妊娠母体 CMV 感染可通过胎盘侵袭胎儿引起先天性感染，少数造成早产、流产、死胎或出生后死亡。患儿可发生黄疸、肝脾大、血小板减少性紫癜及溶血性贫血。存活儿童常遗留永久性智力低下、神经肌肉运动障碍、耳聋和脉络膜视网膜炎等。

（2）围生期感染：产妇泌尿道和子宫颈排出 CMV，则分娩时婴儿经产道可被感染。多数为症状轻微或无临床症状的亚临床感染，有的有轻微呼吸障碍或肝功能损伤。

（3）儿童及成人感染：通过吸乳、接吻、性接触、输血等感染，通常为亚临床型，有的也能导致嗜异性抗体阴性的单核细胞增多症。由于妊娠、接受免疫抑制治疗、器官移植、肿瘤等因素激活潜伏在单核细胞、淋巴细胞中的病毒，可引起单核细胞增多症、肝炎、间质性肺炎、视网膜炎、脑炎等。

（4）细胞转化和可能致癌作用：经紫外线灭活的 CMV 可转化啮齿类动物胚胎成纤维细胞。在某些肿瘤（如宫颈癌、结肠癌、前列腺癌、卡皮西肉瘤）中 CMV DNA 检出率高，CMV 抗体滴度亦高于正常人。

在上述肿瘤建立的细胞株中还发现病毒颗粒，提示 CMV 具有潜在致癌的可能性。

一般成人或儿童患者发生 CMV 临床感染后大多预后良好。对机体处于免疫抑制或低下状态的患者，如器官移植术受者、艾滋病患者、接受化学治疗或放射治疗的晚期癌症患者，CMV 感染可导致严重的临床表现或加速其死亡。CMV 宫内感染可导致流产或死胎。

3. **免疫性**　机体的细胞免疫功能对 CMV 感染的发生和发展起重要作用。细胞免疫缺陷者，可导致严重和长期的 CMV 感染。机体原发感染 CMV 后能产生特异性抗体和杀伤性 T 淋巴细胞。抗体有限制 CMV 复制的能力，对相同毒株再感染有一定抵抗力，但不能抵抗内源性潜伏病毒的活化及 CMV 其他不同毒株的外源性感染。通过特异性杀伤性 T 淋巴细胞和抗体依赖性细胞毒性细胞能发挥最大的抗病毒作用。

4. **微生物学检查**　实验诊断可用唾液、尿液、子宫颈分泌液等标本离心沉淀，将脱落细胞用吉姆萨染色镜检，检查巨大细胞及核内和浆内嗜酸性包涵体，可做初步诊断。分离培养可将标本接种于人胚肺成纤维细胞中。用 ELISA 检测 IgM 抗体和 IgG 抗体，适用于早期感染和流行病学调查。近年来，应用免疫印迹法和分子杂交技术直接从尿液、各种分泌物中检测 CMV 抗原和 DNA，是既迅速，又敏感、准确的方法。

5. **防治原则**　更昔洛韦有防止 CMV 扩散的作用。如与高滴度抗 CMV 免疫球蛋白合用，可降低骨髓移植的 CMV 肺炎并发症的病死率，如果是耐更昔洛韦的 CMV 感染，可选用膦甲酸钠，虽能持久地减少 CMV 扩散，但效果比前者差。国外研制 CMV 病毒活疫苗能诱导产生抗体，但尚未排除疫苗的致癌潜能。

（罗满生）

第 27 章　反转录病毒

反转录病毒（*Retroviruses*）归类于反转录病毒科（Retroviridae），是一大类含有反转录酶（reverse transcriptase）的 RNA 病毒。按其致病作用分为正反转录病毒亚科（包括 α、β、γ、δ、ε 五个反转录病毒属和慢病毒属）和泡沫反转录病毒亚科（只有泡沫病毒属）。对人致病的反转录病毒主要有 δ 反转录病毒属中的人类嗜 T 细胞病毒（human T-cell lympho tropic viruses，HTLV）和慢病毒属中的人类免疫缺陷病毒（human immunodeficiency virus，HIV）。

反转录病毒的共同特性有：①有包膜的球形病毒，直径为 80~120nm。②病毒核心中含有依赖 RNA 的 DNA 聚合酶；基因组含两条相同的 RNA，复制过程中以 RNA 为模板合成 DNA 并整合于细胞染色体中形成前病毒（provirus）。③成熟病毒以出芽方式释放，有些成员能引起肿瘤。

第一节　人类免疫缺陷病毒

人类免疫缺陷病毒（HIV）是获得性免疫缺陷综合征（AIDS）即艾滋病的病原体。AIDS 于 1981 年首次报道，1984 年证实其病原为 HIV。HIV 感染的范围在逐步扩大，在全球范围广泛蔓延。AIDS 已成为全球最重要的公共卫生问题之一。

1. 生物学性状

（1）形态与结构：HIV 病毒体呈球形，20 面体对称结构，直径为 100~120nm。电镜下可见

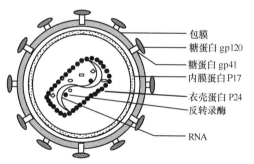

图 2-27-1　人类免疫缺陷病毒结构示意图

一致密子弹头状核心，内有病毒 RNA 分子和酶，前者为两条相同的正单链 RNA 分子，后者包括反转录酶（reverse transcriptase，RT）、整合酶（integrase，IN）和核衣壳蛋白（P7，nucleocapsid，NC）。核心外层由衣壳蛋白（P24，capsid，CA）组成衣壳。衣壳外包有两层膜状结构，内层为基质蛋白（P17，matrix. MA），外层为脂蛋白双层包膜，其中嵌有 gp120 和 gp41 两种病毒特异性糖蛋白构成包膜表面的刺突，gp41 为跨膜蛋白（图 2-27-1）。

（2）基因组的结构与功能：HIV 颗粒内含两条完全相同的 RNA 分子，通过氢键连接形成二聚体。每个 RNA 基因组长约 9700bp，在病毒基因组 5' 端和 3' 端各有一段相同的核苷酸序列，称为长末端重复序列（long terminal repeat，LTR）。从 5' 末端的 LTR 后，依次是病毒基因组 *gag*、*pol* 与 *env* 三个结构基因及 *tat*、*rev* 两个调节基因和 *vif*、*nef*、*vpr*、*vpu*、*vpx* 等附属基因。*gag* 基因编码病毒衣壳、基质等结构蛋白，首先编码前体蛋白（p55），p55 经 HIV 蛋白酶裂解为衣壳蛋白 P24、内膜基质蛋白 P17 和核衣壳蛋白 P7；*pol* 基因编码反转录酶、整合酶和蛋白酶；*env* 基因编码产生包膜糖蛋白 gp120 和 gp41。调控基因主要调节 HIV 在细胞内的复制。

（3）病毒的复制：HIV 的复制与其他反转录病毒类似。HIV 首先通过其表面的刺突糖蛋白 gp120 与靶细胞膜上的特异受体 CD4 分子结合，gp120 发生构象改变，致使被 gp120 掩蔽的 gp41 得以暴露，介导病毒包膜与细胞膜发生融合，核衣壳进入细胞质内脱壳释放出 RNA。以病毒 RNA 为模板，反转录酶借宿主细胞的 tRNA 作引物，反转录产生互补的负链 DNA，形成 RNA ：DNA 中间体。RNA 酶 H 将中间体中亲代 RNA 降解后，再以负链 DNA 为模板复制出正链 DNA，形成双链 DNA。在病毒整合酶的作用下，病毒双链 DNA 整合入细胞染色体中，被称为前病毒（provirus）。当前病毒活化而自身转录时，LTR 起着启动和增强其转录的作用。在宿主 RNA 聚合酶的作用下，

病毒的 DNA 转录为 RNA。部分 RNA 经拼接形成 HIV 的 mRNA，部分 RNA 经修饰处理成为子代病毒基因组 RNA。mRNA 在宿主细胞核糖体上翻译蛋白质，经进一步酶解、修饰等形成病毒结构蛋白或调节蛋白；子代基因组 RNA 则与病毒结构蛋白装配成核衣壳。核衣壳在 gp120 和 gp41 集结处的细胞膜部位出芽（budding），从宿主细胞膜上获得包膜，成为具有传染性的子代病毒并释放到细胞外。

（4）病毒的变异：HIV 具有高度变异性，主要取决于 *env*、*nef*、*pol* 及 *LTR* 等基因。不同毒株间在上述基因的变异率各不相同。*env* 基因编码包膜糖蛋白抗原，此类抗原的变异与 HIV 的流行和逃避宿主的免疫应答密切相关。根据 *env* 基因序列的不同，HIV-1 分为三组：M 组、N 组和 O 组，其中 M 组又分有 11 个亚型，分别用英文字母 A~K 来表示；HIV-2 则分为 A~F 六组。HIV 的高度变异性对制备有效的抗感染疫苗和 AIDS 的防治产生较大的影响。

（5）培养特性：恒河猴及黑猩猩可作为 HIV 感染的动物模型，但其感染过程与产生的症状与人类艾滋病不同。在体外 HIV 能感染膜表面有 CD4 分子的 T 细胞和巨噬细胞，实验室中常用新鲜分离的正常人 T 细胞或用患者自身分离的 T 细胞培养。HIV 亦可在某些 T 细胞株（H9、CEM）中增殖，感染后细胞出现不同程度的病变，培养液中可检测到反转录酶活性，在培养细胞中可检测到病毒的抗原。

（6）抵抗力：HIV 对理化因素的抵抗力不强，含病毒的液体或血清经 56℃ 加热 10 分钟即可被灭活。0.2% 次氯酸钠、0.1% 含氯石灰、70% 乙醇、0.3%H_2O_2 或 0.5% 甲酚溶液处理 10 分钟，均可灭活病毒。冻干的血制品需 68℃ 加热 72 小时才能保证病毒的灭活。在室温（20~22℃）条件下病毒可存活 1 周。

2. 致病性与免疫性　HIV 主要有 HIV-1 和 HIV-2 两型，两型病毒的核苷酸序列相差超过 40%，世界上大部分地区流行的是 HIV-1，HIV-2 主要流行在非洲西部地区。临床上 AIDS 以机会感染、恶性肿瘤和神经系统症状为主要特点，是一种引起免疫功能低下的致死性传染病。

（1）传染源与传播途径：艾滋病的传染源是 HIV 无症状携带者和艾滋病患者，病毒存在于血液、精液、阴道分泌物、乳汁、唾液、脑脊液、泪液等多种体液及某些组织细胞中。HIV 主要传播方式有三种：①性接触传播，通过同性或异性间互相传播；②血源性传播，包括输注含有 HIV 的血液及血制品，静脉吸毒者共用带毒注射器，移植感染者的组织器官或骨髓，人工授精等；③母婴垂直传播，包括经胎盘、产道或哺乳等方式传播。目前我国 AIDS 疫情从高危人群向一般人群传播，经性传播的比例呈现上升的趋势，已成为 AIDS 传播的主要途径。本病多发生在 50 岁以下的青壮年。

（2）致病机制

1）HIV 侵入免疫细胞的机制：CD4 是 HIV 糖蛋白的特异性受体，与 HIV 包膜具有较高亲和力，故 HIV 主要侵犯宿主的 $CD4^+$ T 细胞以及表达 CD4 分子的单核 / 巨噬细胞、树突状细胞和神经胶质细胞等。HIV 通过其外膜蛋白 gp120 与靶细胞膜表面 CD4 分子结合，同时与靶细胞膜表面共受体（CXCR4、CCR5）结合，导致 gp120 构象改变，使包膜糖蛋白 gp41 暴露，进而使病毒包膜与靶细胞膜融合，使病毒核心进入靶细胞。

2）HIV 损伤 $CD4^+$ 细胞的机制

A. HIV 对 $CD4^+$ 细胞的直接杀伤作用：病毒包膜穿入靶细胞膜或病毒颗粒出芽释放时引起细胞膜损伤；抑制细胞膜脂质合成；介导细胞间的融合形成多核巨细胞；未整合的病毒 DNA 胞内聚集干扰细胞正常代谢；干扰细胞 mRNA 的功能、降解细胞 RNA 和抑制蛋白合成。

B. HIV 对 $CD4^+$ 细胞的间接杀伤作用：病毒感染产生毒性细胞因子对正常细胞生长因子的抑制作用；病毒诱生 CTL 或抗体介导特异性细胞毒作用或 ADCC 效应破坏受染细胞。

C. HIV 抑制 $CD4^+$ T 细胞产生：病毒感染直接致使胸腺细胞的死亡和胸腺组织的萎缩，导致 $CD4^+$ T 细胞产生受阻；HIV 直接感染骨髓中的淋巴干细胞和基质细胞。

D. HIV 诱导 $CD4^+$ 细胞凋亡：gp120 可通过激活 Ca^{2+} 通道或 Fas/FasL 途径诱导细胞凋亡；gp41 通过增加细胞膜的通透性诱发细胞凋亡；Tat 蛋白使受染细胞对 Fas/FasL 凋亡途径敏感性增高及受染细胞细胞因子分泌增强等均可诱导细胞凋亡。

（3）临床特征：机体感染 HIV 后，由于病毒基因与宿主细胞基因发生整合或以非整合形式存在于受染细胞内，其特征为潜伏期长、病程发展缓慢。根据病程的演变，典型的临床表现可分为四个时期：急性感染期、无症状潜伏期、临床发病早期和临床发病晚期。

1）急性感染期：机体感染 HIV 后 1~3 周，感染者可表现出类似感冒或单核细胞增多症的症状，如发热、头痛、出汗、乏力、肌痛、畏食、恶心、腹泻、咽炎、淋巴结肿大、皮疹甚至脑炎等症状。在感染 HIV 2~4 周后，症状减轻和消退，但可在体液中检出病毒 p24 抗原，CD4$^+$ 细胞可出现一过性的减少，抗 HIV 抗体可以持续阴性达 2~3 个月，这一时期称为窗口期（从感染 HIV 后到外周血液中能够检测出病毒抗体的时间）。在这段时间内，血液中检测不到病毒抗体，但是人体具有传染性。病毒广泛向全身淋巴组织播散，多数病毒以前病毒的形式整合于宿主细胞的染色体内，进入无症状潜伏期。

2）无症状潜伏期：由急性期延伸而来或为原发 HIV 感染者。经过 3~4 个月后，机体对 HIV 的免疫已充分形成，但又不能彻底清除病毒。此期可持续 2~10 年或更长，临床上无任何症状，但血液中的 CD4$^+$T 细胞逐年减少。此期是病毒与免疫系统相对峙的阶段，血中可检出 HIV 病毒和抗体，具有传染性。

3）临床发病早期（AIDS 相关综合征期）：随着免疫系统进行性损伤，发生 HIV 相关的综合征。临床相关症状可有持续发热、食欲缺乏和不明原因的体重减轻，继而出现腹泻、盗汗、淋巴结肿大（首先腋下、股部等）、皮炎、口腔念珠菌病、黏膜白斑病等全身症状。如果仅具有病毒抗体，而没有 AIDS 特有的机会感染等症状时，称为 AIDS 相关综合征（AIDS-related syndrome，ARS）及持续性全身淋巴结病。

4）临床发病晚期（典型 AIDS 期）：CD4$^+$T 细胞明显下降，多伴有各种机会性感染和恶性肿瘤，临床可出现多种症状。由于各种机会性感染的病原体和病变不同，临床表现各异。同时，亦可伴有消耗综合征和痴呆。最常见的可有：① 机会感染：常见的有卡氏肺孢子菌肺炎、弥散性隐球菌病、弓形体病、分枝杆菌感染性疾病（包括鸟分枝杆菌复合体感染和结核病）、慢性反复发作性单纯疱疹病毒感染及弥散性巨细胞病毒感染等。② 恶性肿瘤：卡皮西肉瘤（与 HHV-8 感染有关）、淋巴瘤等。③ 痴呆和消耗综合征：当 HIV 侵犯中枢神经系统时，可由于脑细胞受 HIV 侵犯破坏，常出现痴呆、健忘等症状。消耗综合征临床表现为明显消瘦。

（4）HIV 感染的免疫应答：机体受 HIV 感染主要诱导产生体液免疫和细胞免疫，一些细胞因子（如干扰素、趋化因子等）也对 HIV 的感染有抑制作用。

1）体液免疫：机体感染 HIV 后可产生针对 HIV 包膜蛋白的抗体。中和抗体对病毒有抑制作用，此类抗体主要是针对 gp120 和 gp41 的膜外段。病毒抗原表位被遮蔽，故体内中和抗体的效价一般较低，可使 HIV 有机会发生抗原表位变异。抗 gp120 和抗 gp41 抗体还可通过 ADCC 效应导致靶细胞破坏。此外，机体还可产生抗 P24 壳蛋白抗体，此抗体下降预示将出现临床症状，但尚不清楚该抗体是否具有保护作用。

2）细胞免疫：机体主要通过细胞免疫应答阻遏 HIV 感染，体内产生的细胞毒 T 淋巴细胞（CTL）能针对所有 HIV 编码的蛋白，包括结构蛋白、调节蛋白和附属蛋白等。其中，包膜蛋白特异性 CTL 在 HIV 感染者体内出现率最高。CD4$^+$T 细胞受 HIV 刺激可分泌多种细胞因子，辅助体液免疫和细胞免疫。

通过 HIV 感染的免疫应答可限制病毒感染，但不能彻底清除病毒。HIV 感染机体后，病毒可通过多种机制干扰或逃避免疫系统的识别和攻击作用。其发生机制有：①病毒抗原表位易发生变异，HIV 包膜蛋白利用糖基化及特殊的构象变化来掩藏其免疫识别位点，逃避抗体与其结合；② HIV 感染细胞后进入潜伏状态，在感染细胞的表面不表达病毒蛋白，利于 HIV 逃避免疫系统的识别和攻击；③病毒 Nef 蛋白可下调细胞表面 CD4 和 MHC 分子的表达，干扰 CTL 的识别。

3. 微生物学检查法

（1）检测抗体：是 AIDS 的常规检测指标，主要方法有 ELISA、蛋白印迹法等。ELISA 法用于 HIV 感染的常规初筛检测及献血员筛选。由于 HIV 全病毒抗原与其他反转录病毒抗原存在交叉反应，有假阳性反应的可能，故对阳性标本需采用蛋白印迹法做进一步确证试验。另有胶体金艾滋病检测试纸条可进行快速检测。

（2）检测病毒及其组分

1）测定病毒抗原：常用 ELISA 法检测 HIV 的核心蛋白 P24，该抗原通常出现于病毒的急性感染期。在 HIV 感染的窗口期抗体尚未产生，但血清中可检出 P24 抗原。在无症状期中常为阴性，当处于发病期时，又可被检出并伴抗 P24 抗体的消失。P24 抗原也可用于婴儿 AIDS 的早期诊断。

2）测定病毒核酸：采用反转录聚合酶链反应（RT-PCR）法、分枝 DNA 检测法（bDNA）及 NASBA 法定量检测血浆中的 HIV-RNA，又称为病毒载量检测，可用于监测 HIV 感染者的病情发展情况及评价抗 HIV 药物治疗效果。

3）病毒分离培养：一般不作为常规诊断方法。病毒分离标本多采用外周血单核细胞。病毒分离可用共培养技术，即正常人单核细胞与患者单核细胞做混合培养。经培养出现细胞病变后，检测细胞培养液中病毒抗原 P24 或反转录酶活性，以确定 HIV 的存在。

（3）CD4$^+$T 细胞计数：HIV 感染对免疫系统的损害主要为 CD4$^+$T 淋巴细胞数量减少、功能障碍及 CD4$^+$/CD8$^+$ 比例失调。采用流式细胞仪（FCM）进行 CD4$^+$T 细胞计数，可判定 HIV 感染及治疗效果。如有 HIV 感染，CD4$^+$T 细胞计数 $< 0.5 \times 10^9$/L 时，为抗反转录病毒药物治疗的指征；$< 0.2 \times 10^9$/L 时，应进行卡氏肺孢子菌肺炎的预防治疗；$< 0.1 \times 10^9$/L 时，易感染巨细胞病毒和结核分枝杆菌；由于 CD4$^+$ 细胞下降，还可表现为 CD4$^+$/CD8$^+$ < 1（正常为 1.5~2.0）。

4. 防治原则

（1）预防：加强健康教育，普及艾滋病防治知识，有益于预防和控制 HIV 传播。本病主要的预防措施包括：①加强血液及血制品的严格检验和管理，对血液及组织器官捐献者必须做 HIV 抗体检测。②防止医源性感染，对穿刺针、银针等创伤性医疗器械严格消毒灭菌；禁止共用注射器、注射针、牙刷和剃须刀等。③提倡安全性行为，积极预防治疗性病。④感染 HIV 及患 AIDS 的妇女应尽量避免妊娠及哺乳，防止母婴传播等。

控制 AIDS 流行的最有效措施是加强个人防护和接种疫苗。目前尚未研制出非常有效的疫苗，主要原因是 HIV 病毒株的多样性和易变性。多种疫苗尚在研发中。

（2）治疗：抗 HIV 的药物主要包括三大类，①核苷类反转录酶抑制剂（NRTI）：如齐多夫定（zidovudine，AZT）、司坦夫定（stavudine，d4T）、拉米夫定（lamivudine，3TC）等。②非核苷类反转录酶抑制剂（NNRTI）：如奈韦拉平（nevirapine）、地拉韦啶（delavirdine）、依非韦伦（efavirene）等。③蛋白酶抑制剂：如沙奎那韦（saguinavir）、茚地那韦（indinavir）、利托那韦（ritonavir）等。单一抗 HIV 药物使用不良反应大，易产生耐药性。选择一种蛋白酶抑制剂与两种反转录酶抑制剂联合用药（三合一鸡尾酒疗法），能有效地抑制病毒的复制，可使患者血液中病毒载量明显下降，增加了患者的期望生存率。这一治疗方案被称为高效抗反转录病毒治疗法（highly active anti-retroviral therapy，HAART）。此外，还可采用 IFN-γ、IL-2 和胸腺素等免疫调节剂辅助治疗 AIDS。中医药采用辨病与辨证论治相结合的法则，可稳定 AIDS 病情并延缓病情发展。

第二节　人类嗜 T 细胞病毒

人类嗜 T 细胞病毒（HTLV）分为 HTLV-Ⅰ和 HTLV-Ⅱ，两型间基因组的同源性约为 50%，分别是引起成人 T 淋巴细胞白血病（adult T-cell leukemia，ATL）和毛细胞白血病（hairy-cell leukemia）的病原体。

1. 生物学性状　电镜下 HTLV 为球形颗粒，直径约 100nm。核心为病毒的 RNA 和反转录酶等，病毒的基因组自 5' 端至 3' 端依次为 *gag*、*pol* 和 *env* 三个结构基因以及 *tax*、*rex* 两个调节基因，其两端均为 LTR。*gag*、*pol*、*env* 基因产物的功能与 HIV 的结构基因相似，*tax* 基因产物的功能类似 HIV 的 Tat，*rex* 基因产物的功能与 HIV 的 Rev 相似。核心外侧为病毒衣壳，含有 P18 和 P24 两种结构蛋白。最外层为病毒的包膜，其表面嵌有病毒特异性糖蛋白 gp120，能与细胞表面 CD4 受体结合，感染 T 淋巴细胞。

2. 致病性与免疫性　HTLV-Ⅰ主要通过输血、注射、性接触等方式传播，亦可经胎盘、产道和哺乳等途径垂直传播。HTLV-Ⅰ导致的成人 T 淋巴细胞白血病，在加勒比海地区、南美东北部、日本西南部及非洲的某些地区呈地方性流行。我国也在部分沿海地区发现少数病例。HTLV 感染可致成人 T 细胞白血病、热带下肢痉挛、B 细胞淋巴瘤、毛细胞白血病及免疫缺陷等病症。

HTLV-Ⅰ感染通常为无症状感染，约有 1/20 受感染者发展为急性或慢性成人 T 淋巴细胞白血病，临床表现为淋巴细胞数异常升高、全身淋巴结及肝脾大、皮肤损伤等症状。感染 HTLV-Ⅱ则发生毛细胞白血病和慢性 CD4$^+$ 细胞淋巴瘤。

HTLV 感染的致瘤机制可能与其基因产物 Tax 有关，Tax 能激活宿主细胞产生细胞转录因子，这些转录因子不仅激活病毒启动子，而且激活宿主细胞 IL-2 受体基因和 IL-2 基因的异常高表达，从而引起细胞增生，细胞的过度生长与肿瘤形成有关。此外，病毒基因组能与细胞染色体整合，带有前病毒的宿主细胞可因病毒 DNA 整合部位的多样性，转化成不同的细胞克隆，由于某些细胞 DNA 发生突变而演变成白血病细胞。

机体受 HTLV 感染后，可产生细胞免疫和体液免疫。细胞免疫可杀伤带有病毒抗原的靶细胞，抗体可下调病毒抗原的表达，影响细胞免疫对靶细胞的清除。

3. 微生物学检查法与防治原则　　HTLV 感染的诊断可检测特异性抗体、病毒抗原或病毒基因组，较少进行病毒分离培养鉴定。抗 -HTLV 抗体可用 ELISA 法做初步检测，阳性标本再用免疫印迹法进行确认。采用 PCR 法检测前病毒 DNA，对无症状 HTLV 感染者亦可检出病毒核酸。

目前尚无有效的药物和疫苗。临床可采用 AZT、IFN-α 等药物的综合治疗。预防 HTLV 感染的措施主要包括：加强卫生知识的宣传，强化对 HTLV 感染的监测，及时了解流行状况，对血液及血制品的抗 -HTLV 筛检，切断各种传播途径等。

（刘　琪）

第28章 其他病毒

狂犬病病毒、人乳头瘤病毒及细小病毒 B19 在不同地区有较高的感染率。

第一节 狂犬病病毒

狂犬病病毒（rabies virus）为弹状病毒科（Rhabdoviridae）狂犬病病毒属（*Lyssavirus*）中血清/基因1型病毒，而2～6型称为"狂犬病相关病毒"，目前仅在非洲和欧洲发现。狂犬病病毒在野生动物（狼、狐狸、鼬鼠、蝙蝠等）及家养动物（狗、猫、牛等）与人之间构成狂犬病的传播环节。人主要被病兽或带毒动物咬伤、抓伤或从黏膜感染。一旦受染，如不及时采取有效防治措施，可导致严重的中枢神经系统急性传染病，病死率几乎为100%，在亚非拉发展中国家中每年有数万人死于狂犬病。

1. **生物学性状** 病毒外形呈弹状，大小为（60～400）nm×（60～85）nm，一端钝圆，一端平凹，有囊膜，内含衣壳呈螺旋对称。核酸是单股不分节负链 RNA。基因组长约12kb，从3'端到5'端依次为编码 N、M1、M2、G、L 蛋白的五个基因，各个基因间还含非编码的间隔序列。五种蛋白都具有抗原性。M1、M2 蛋白分别构成衣壳和囊膜的基质。L 蛋白为聚合酶；G 蛋白在囊膜上构成病毒刺突，与病毒致病性有关；N 蛋白为核蛋白，有保护 RNA 的功能；G 蛋白和 N 蛋白是狂犬病病毒的主要抗原，刺激机体可诱生相应抗体和细胞免疫。过去一直认为 G 蛋白是唯一诱生中和抗体，并能提供狂犬病保护性免疫的抗原。而近年来研究表明，除 G 蛋白外，该病毒的核糖核蛋白（RNP）在诱生保护性免疫应答上也起重要作用。

狂犬病病毒在鸡胚、鸭胚、地鼠肾细胞、人二倍体成纤维细胞中均能增殖，一般不引起细胞病变，需用荧光抗体染色法显示病毒的存在。在易感动物或人的中枢神经细胞中增殖时，可在胞质内形成嗜酸性、圆形或椭圆形包涵体，称为内基小体（Negri body），有诊断价值（彩图30）。

狂犬病病毒只有一个血清型。从自然感染的动物或从患者分离的狂犬病病毒称为街毒（street virus），侵袭力强，由脑外途径（如皮下、肌肉、腹腔或鼻腔）进入人或动物体内，能侵犯中枢神经，在脑细胞胞质内形成嗜酸性包涵体，并由脑进入唾液腺随唾液排出。若将街毒注入家兔脑内连续传代，其潜伏期逐渐从最初的2～4周缩短为4～6天，在连续传50代后，潜伏期不再缩短。这时病毒已改变原有的致病力，由脑外接种不能进入脑内侵害，不能在脑细胞内形成包涵体，也不能移行至唾液腺内，这种狂犬病病毒称为固定毒（fixed virus），可用来制造疫苗。

狂犬病病毒对热、紫外线、日光、干燥的抵抗力弱，加温50℃1小时、60℃5分钟即灭活，也易被强酸、强碱、甲醛、碘、乙酸、乙醚、肥皂水及离子型和非离子型去污剂灭活。于4℃可保存1周，如置50%甘油中于室温下可保持活性1周。

2. **致病性与免疫性** 病犬是狂犬病的主要传染源，其次是家猫和狼。此外，野生动物如狐狸、吸血蝙蝠、臭鼬和浣熊等也逐渐成为狂犬病的重要传染源。人患狂犬病主要是被患病动物咬伤所致，亦可因破损皮肤黏膜接触含病毒材料而感染。狂犬病病毒是一种嗜神经性病毒，病毒自伤口部位侵入后，进入附近的神经末梢，沿神经轴向心性扩散到达神经节，并在神经节内大量增殖，然后侵入脊髓，并迅速扩散到全脑组织。病毒自中枢神经系统向周围神经离心性扩散至唾液腺、泪腺、视网膜、角膜、鼻黏膜、味蕾、皮脂腺、毛囊、心肌、骨骼肌、肺、肝和肾上腺等组织器官。患者发病时神经兴奋性增高，并伴有恐水、呼吸困难、吞咽困难等症状，随后患者转入麻痹期，出现全身弛缓性瘫痪，并因呼吸、循环衰竭而死亡。本病一旦发作，病死率几乎为100%。

本病的潜伏期为10天至10余年，一般为3～8周。潜伏期的长短与年龄、入侵病毒的数量及毒力等因素有关。机体感染狂犬病病毒后能产生细胞免疫和中和抗体。但当病毒已进入中枢神经内增殖侵害时，则不能免除发病。

3. 微生物学检查 狂犬病的微生物学检查法包括分离狂犬病病毒以及检查抗原、抗体和病毒RNA。

(1) 镜检包涵体或免疫荧光镜检病毒抗原：以死者脑组织或咬人动物脑组织做病理切片或压片，用吉姆萨染色及直接荧光法检查内基小体。对狂犬病患者的生前诊断可取唾液沉渣涂片、发病后做皮肤活检，用免疫荧光抗体法检查病毒抗原。

(2) RT-PCR检测病毒RNA：用脑组织做反转录聚合酶链反应（reverse transcription polymerase chain reaction，RT-PCR）扩增狂犬病病毒基因组，对扩增产物测序，可确定感染毒株。

(3) 动物接种试验：将唾液或10%脑组织悬液接种在1~2日龄的乳鼠脑内，阳性鼠于6~8天内出现震颤、竖毛、尾强直、麻痹等现象，10~15天内因衰竭而死亡。鼠脑内可发现内基小体。

4. 防治原则

(1) 管理传染源：捕杀野犬，对饲养的猎犬、警犬、实验用犬和家犬进行登记，做好预防接种，是预防狂犬病的主要措施。咬过人的猫、犬应设法捕获，并隔离观察7~10天，未发病可解除隔离，若发病则处死动物，取其脑组织检查病毒抗原和内基小体。

(2) 伤口处理及注射抗体：人被动物咬伤后，立即用3%~5%肥皂水、0.1%苯扎溴铵或清水反复冲洗伤口，再用75%乙醇及碘酊涂擦。注射高效价抗狂犬病病毒血清于伤口周围与底部，如与狂犬病疫苗联合应用效果更佳。被咬伤者还应同时肌内注射抗狂犬病病毒血清。

(3) 预防接种：狂犬病的潜伏期一般较长，人被咬伤后如及早接种疫苗，可以预防发病。有接触病毒危险的人员，如兽医、动物管理员和野外工作者等，亦应用疫苗预防感染。我国目前用原代地鼠肾细胞制备灭活病毒疫苗，于第1天、3天、7天、14天、28天各肌内注射1ml，免疫效果好，不良反应少。

第二节 人乳头瘤病毒

人乳头瘤病毒(human papillomavirus, HPV)属于乳头瘤病毒科(Papovaviridae)。高危性HPV(16型、18型等)与宫颈癌等恶性肿瘤的发生密切相关，低危性HPV(6型、11型等)引起生殖器尖锐湿疣。

1. 生物学性状 HPV为球形无包膜的双链DNA病毒，直径为52~55nm，20面体立体对称。病毒基因组为双链环状DNA，长为7.8~8.0kb，分为早期区、晚期区和调节区。现已发现HPV有100多个型，型间DNA的同源性低于50%。HPV对皮肤和黏膜上皮细胞有高度亲嗜性。

2. 致病性与免疫性 HPV主要通过接触感染部位或污染的物品传播，生殖器感染主要由性接触传播，新生儿可经产道感染。病毒感染常为局部的，不经血流扩散。不同型的HPV可引起不同部位的乳头瘤（表2-28-1）。皮肤疣一般是良性的，其HPV的DNA是游离的，有些疣能自行消退。高危型的人乳头瘤病毒与生殖道癌前病变及恶性肿瘤密切相关，其HPV的DNA往往整合在宿主细胞的染色体上。

表 2-28-1 HPV 型别与人类疾病的关系

HPV 类别	相关疾病	潜在致瘤性
1, 4	跖疣	良性
2, 4, 26, 27, 29	寻常疣	良性
3, 10, 28, 41	扁平疣	恶性罕见
5, 8	疣状表皮增生异常	30% 发展成恶性
6, 11	生殖器湿疣，喉乳状瘤，上皮肉瘤	低
7	手疣	良性
9, 12, 14, 15, 17, 19~25, 36, 46, 47	疣状表皮增生	有些发展成癌（HPV-17、HPV-20）

续表

HPV 类别	相关疾病	潜在致癌性
13, 32	口腔灶性上皮增生	可能发展成癌
16, 18, 30, 31, 33, 35, 39, 45, 51, 52, 56	生殖器癌变，喉癌，食管癌	与生殖器和口腔癌高度相关，尤其宫颈癌
34, 40, 42~44, 53~55, 58, 59, 61, 62, 64, 66~69	上皮肉瘤（生殖器，其他黏膜部位）	有些会发展成癌
37	角质棘状疣	良性

HPV 造成的损伤受免疫因子的影响，细胞介导的免疫较为重要。HPV 感染后出现的皮肤疣持续较长时间后会自行消退，而对于免疫抑制患者，疣及宫颈癌的发生率会增加。

3. 微生物学检查法与防治原则　一般通过临床表现可对 HPV 感染做出诊断，也可采用免疫组化方法检测病变组织中的 HPV 抗原，用核酸杂交法和 PCR 法检测 HPV DNA 序列。HPV 引起的疣可用冷冻、电灼、激光及药物等方法治疗。生殖道 HPV 感染主要通过性接触传播，性卫生知识的宣传教育对预防 HPV 感染有十分重要的意义。由于 HPV 与宫颈癌关系密切，寻找有效的预防方法成为国内外关注的焦点。HPV 疫苗已在 160 多个国家用以预防宫颈癌。2016 年 7 月 18 日，葛兰素史克（GSK）宣布，人乳头瘤病毒（HPV）疫苗（16 型和 18 型）（商品名：希瑞适）获得国家食品药品监督管理局的上市许可，成为中国首个获批的预防宫颈癌的 HPV 疫苗。

第三节　细小病毒 B19

细小病毒 B19（Parvovirus B19）是 1975 年 Cossar 等在常规检测献血员血清时，偶然在标号为 19 的献血员中发现的，属于细小病毒科（Parvoviridae）红病毒属（Erythrovirus）。本病毒是传染性红斑的病原体，并与骨髓功能障碍、宫内感染、关节病、肝脏损害、心肌心包炎、血管炎综合征等多种疾病相关。

1. 生物学性状　细小病毒 B19 为无包膜的单链 DNA 病毒，呈球形，直径为 18 ~ 26nm，基因组约 5.6kb。本病毒可在人骨髓细胞、人胚胎肝细胞培养中自主复制，其增殖有赖于红细胞及特异性红细胞生成素的存在。细小病毒 B19 对热稳定，60℃可存活 12 小时。

2. 致病性与免疫性　细小病毒 B19 可经呼吸道、输血或注射血制品及母婴传播。本病毒亲嗜人红系细胞，主要在成人的骨髓、胎儿的肝脏细胞核内复制，形成核内包涵体（嗜酸性或嗜碱性）。由于病毒的直接感染和所介导的细胞毒作用，致使感染细胞溶解，引起疾病。一般人群多表现为急性感染，病毒血症发生后，机体迅速产生特异性 IgM 和 IgG 抗体，使感染者康复。如果机体免疫缺陷或病毒 DNA 整合到宿主细胞染色体，可导致慢性持续性感染。

细小病毒 B19 所致疾病潜伏期长短不一，短者 4 ~ 6 天，长者可达 20 天。所致疾病主要有：

（1）传染性红斑（erythema infectiosum）：又称为 5 号病，是细小病毒 B19 感染引起的最常见的轻型疾病，主要发生在儿童。起病急，潜伏期为 1 ~ 2 周，以突发性面颊部红晕状皮疹及四肢网状或花边状皮疹为特点。出疹前一周左右有可能有发热、轻微呼吸道症状和全身不适，部分患者可有淋巴结肿大和关节肿痛。

（2）一过性再生障碍性贫血危象（transient aplastic crisis，TAC）：细小病毒 B19 对骨髓红系祖细胞具有亲嗜性，可致红细胞生成障碍。细胞发育常停止于原红细胞期，形成巨原红细胞。在正常人这种自限性贫血一般不表现临床症状，但在慢性溶血性贫血（如镰状细胞贫血、遗传性球形红细胞增多症、珠蛋白生成障碍性贫血和自身免疫性溶血性贫血）、失血性贫血患者中，细小病毒 B19 感染能诱发一过性再生障碍性贫血危象。血红蛋白降至 40g/L 以下，需输血治疗，患者常在 7 ~ 10 天内恢复。

（3）宫内感染：妊娠妇女被细小病毒 B19 感染，在病毒血症期可经胎盘传给胎儿，病毒扩散至胎儿全身器官，引起广泛感染，尤其对胎儿快速分裂的细胞（如骨髓红细胞生成系统）有很强的亲嗜力，致使胎儿贫血、缺氧、心力衰竭，形成水肿型胎儿，发生流产或胎儿死亡。

（4）关节病：急性关节炎、关节痛是细小病毒 B19 感染常见的临床表现，常以对称性多关节肿胀、疼痛和活动受限为特征，累及全身各关节。患者症状多在两周内自行恢复，仅少数患者病程迁延或复发，成为慢性关节炎。

3. 微生物学检查法与防治原则　检测血清、血细胞、组织、呼吸道分泌物中的细小病毒 B19 DNA 是实验室最敏感的检查方法，可以用血清或组织提取物做点杂交，用固定组织做原位杂交，也可用 PCR 检测细小病毒 B19 DNA。

对细小病毒 B19 感染的预防，关键应及时采取呼吸道隔离措施，筛除细小病毒 B19 污染的血液制品。免疫球蛋白制品含有对人细小病毒 B19 的中和抗体，可以用于治疗，对持续感染的免疫损伤患者也有改善作用。目前还没有针对人细小病毒 B19 的预防疫苗。

附：朊粒

朊粒（Prion）又称为传染性蛋白粒子，可在人和哺乳动物中引起以传染性海绵状脑病（transmissible spongiform encephalopathies，TSE）为特征的致死性中枢神经系统慢性进行性疾患，对人类的危害日益显著。

1. 生物学性状　朊粒不具有病毒体结构，未检出基因组核酸，其化学本质是构象异常的朊蛋白（prion protein，PrP）。由宿主细胞基因组编码的朊蛋白称为细胞朊蛋白（cellular prion protein，PrPc）。正常情况下，PrPc 通过内质网成熟并表达在细胞膜上，如果在细胞内质网成熟时发生错误折叠，构象发生异常改变，形成具有致病作用的羊瘙痒病朊蛋白，即 PrP^{SC}（scrapie prp）。PrP^{SC} 对蛋白酶 K 有抗性，是一种构象永久改变的错误折叠 PrP，具有致病性和传染性。

朊粒对各种理化作用具有较强的抵抗力。对热抵抗性很强，使用 ≥ 132℃ 高压蒸汽灭菌至少 2 小时，可使其失去传染性；对冷冻、乙醇、过氧化氢、高锰酸盐、碘、氧乙烯蒸气、去垢剂、有机溶剂、甲醛、蛋白酶、γ 射线、紫外线抵抗力均强。用 5% 次氯酸钠、氢氧化钠（2mol/L 或更高浓度）及硫氰酸胍（41mol/L）才可有效降低朊粒的传染性。

2. 致病性与免疫性　朊粒感染人主要是获得性感染，可以通过破损的皮肤、黏膜或消化道进入机体，也可经医源性感染，朊粒病通常有较长时间的潜伏期（数月至十几年），呈慢性进行性神经系统病变，属慢发病毒感染。患者表现为丧失自主控制、痴呆、麻痹、消瘦并最终死亡。病理表现为大脑皮质和小脑出现空泡变性、淀粉样斑块、星形胶质细胞增生。朊粒病是致命性疾病，目前还没有出现一例康复者或病况减轻者。宿主没有炎症反应，没有体液免疫反应，也没有细胞免疫反应，不诱导产生干扰素，也不受干扰的作用和影响。

朊粒的致病机制尚不清楚，某些朊粒病有家族史和遗传性倾向。现在已知的人朊粒病主要有：克 - 雅病（Creutzfeldt-Jacob disease，CJD）、格斯特曼综合征（Gerstmann-Straussler-Scheinker syndrome，GSS）、致死性家族失眠症（fatal familial insomnia，FFI）、库鲁病（Kuru disease）、克 - 雅病变种（variant CJD，vCJD）和阿尔珀斯病（Alpers syndrome）等。此外，还有羊瘙痒病和牛海绵状脑病（即疯牛病）等。

3. 微生物学检查法与防治原则　免疫组化技术蛋白印迹法检测 PrP 是一种简单而敏感的诊断方法，也可从患者外周血白细胞中提取 DNA，对朊粒基因进行分子遗传学分析。

朊粒病迄今仍无疫苗供有效预防，预防重点应在切断传播途径。首先，坚决杜绝医源性感染；其次，在畜牧业生产过程中应禁止向饲料中添加牛、羊等骨肉粉，以防止致病因子进入食物链。对从有 TSE 国家进口的活牛或牛制品（包括化妆品），必须进行严格的检疫。

（罗满生）

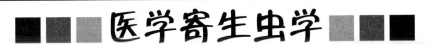

医学寄生虫学

绪　论

医学寄生虫学（medical parasitology）是研究寄生虫与人类健康、疾病之间关系的科学，主要包括寄生虫的形态结构特征、生活活动和生存繁殖规律，阐明寄生虫和人体及外界环境间的相互关系，揭示寄生虫病的发病机制及流行规律，以达到预防、控制和消灭寄生虫病的目的。这是一门重要的基础医学学科，为学习预防医学和临床医学奠定了基础。

医学寄生虫学包括医学原虫学（medical protozoology）、医学蠕虫学（medical helminthology）和医学节肢动物学（medical arthropodology）三个部分。

一、寄生现象、寄生虫和宿主的概念

（一）寄生现象

生物界中各种生物千差万别，经过长期的进化过程，逐渐形成了自己特定的生活方式，为了寻求食物或躲避敌害，它们之间形成各种错综复杂的关系，或独立生存，过自由生活；或与其他生物发生相互关系，适应了居留于其他生物体内或体表，自身逐渐失去独立生活的能力，形成新的生物伙伴关系。两种生物生活在一起，相互依赖的现象称为共生（symbiosis）。从营养、居住和利害关系方面分类，两种生物之间的共同生活方式有以下三种类型：

1. 片利共生（commensalism）　亦称为共栖，是两种生物生活在一起，其中一方从共同生活中获利，另一方既不受益，也不受害的生活形式。例如，生活在肠腔中的结肠内阿米巴，它以肠内细菌为食，对宿主既无利，亦不造成损害，自身也不被宿主伤害。

2. 互利共生（mutualism）　是两种生物生活在一起，双方互相依存，共同受益的生活形式。例如，白蚁能食入木质，但因不能合成分泌纤维素酶而无法消化木质纤维，白蚁消化道中的鞭毛虫能合成纤维素酶，可分解木质纤维从中获得所需的营养，白蚁则以鞭毛虫排泄的发酵产物作为营养。两者互相依赖，任何一方都不能独立存活。

3. 寄生（parasitism）　两种生物生活在一起，其中一方从中获利，而另一方受到损害，这种关系称为寄生。受益的一方称为寄生物（parasite），受害的一方称为宿主（host）。在生物进化的过程中有些低等动物失去在外界自由生活的能力，必须暂时地或永久地依附在其他生物的体内或体表，以获得住所、营养以及其他生活必需的条件，维持其生存和繁殖。这种生活方式称为寄生生活，如蛔虫寄生于人体内。

（二）寄生虫

寄生虫有多种分类方式，依据寄生虫与宿主的关系，寄生虫可分为四型：

（1）根据寄生虫的寄生部位可分为体内寄生虫（endoparasite）和体外寄生虫（ectoparasite）。体内寄生虫是指寄生在宿主的肠道、腔道、血液、组织器官及淋巴系统中的寄生虫，如蛔虫、疟原虫等；体外寄生虫是指寄生于宿主体表的寄生虫，如虱、蚊等。

（2）根据寄生生活的时间分为长期性寄生虫（permanent parasite）和暂时性寄生虫（temporary parasite）。长期性寄生虫是指寄生在宿主体内或体表，发育成熟，不能离开宿主独立生活的寄生虫，如杜氏利什曼原虫、蛔虫；暂时性寄生虫是指因取食需要而短暂接触宿主，其余阶段营自生生活的寄生虫，如蚊、蚤。

（3）根据寄生虫对宿主的选择可分为专性寄生虫（obligatory parasite）、兼性寄生虫（facultative parasite）和偶然寄生虫（accidental parasite）。专性寄生虫是指其各个生活阶段或生活史某个阶段必须过寄生生活的寄生虫，如蛔虫、肝吸虫等；兼性寄生虫是指既可营寄生生活，又可过自由生活的寄生虫，如粪类原线虫等；偶然寄生虫是指偶然侵入非正常宿主体内寄生的寄生虫，如犬钩虫。

（4）机会致病寄生虫（opportunistic parasite）：有些寄生虫在免疫功能正常的宿主体内处于隐性感染状态，用一般病原学检测方法难以查到。当宿主的免疫功能改变时，它们会出现异常增殖，致病力增强，引发临床症状和体征，如刚地弓形虫、隐孢子虫。

（三）宿主

寄生虫由于长期过寄生生活，丧失了独立生活的能力，必须选择性地寄生于特定宿主，这种现象称为寄生虫的宿主特异性（host specificity）。根据寄生虫在宿主体内发育阶段的不同，把宿主分为以下四类：

1. 终宿主(definitive host)　寄生虫的成虫阶段或有性生殖阶段所寄生的宿主称为终宿主。例如，肝吸虫的成虫寄生在人体肝胆管内，人是肝吸虫的终宿主；疟原虫的有性生殖阶段生活在蚊体内，蚊是疟原虫的终宿主。

2. 中间宿主（intermediate host）　寄生虫的幼虫阶段或无性生殖阶段所寄生的宿主称为中间宿主。如果有一个以上中间宿主，依据寄生的先后顺序称为第一中间宿主和第二中间宿主。例如，肝吸虫的毛蚴在豆螺体内发育，经胞蚴、雷蚴，最终发育为尾蚴，尾蚴逸出豆螺，钻入淡水鱼、虾的肌肉中形成囊蚴，豆螺为第一中间宿主，淡水鱼、虾为第二中间宿主。

3. 保虫宿主（reservoir host）　有些寄生虫的成虫除了寄生于人体外，还可寄生于某些脊椎动物体内，被感染的动物可成为寄生虫病的传染源，在流行病学中起到储存和保护寄生虫的作用，这些动物称为保虫宿主。肝吸虫成虫除了寄生在人体外，还可寄生在猫体内，猫成为肝吸虫的保虫宿主。

4. 转续宿主（transport host）　某些蠕虫的幼虫侵入非正常宿主体内，能存活，但不能继续发育，同时保持着对正常宿主的感染性。当这些幼虫有机会进入正常宿主体内，能够继续发育为成虫，这种非正常宿主为转续宿主。例如，曼氏迭宫绦虫的幼虫裂头蚴进入非正常宿主蛇体内，不能发育为成虫，而当此蛇连同其体内的裂头蚴被终宿主猫食入，在猫肠腔中裂头蚴能够发育为成虫，则蛇是曼氏迭宫绦虫的转续宿主。

二、寄生虫生活史及其演化

（一）寄生虫生活史

寄生虫生活史（life cycle）指寄生虫完成一代生长发育繁殖的全过程和必要的条件。寄生虫发育到某个特定阶段才能感染人体并完成其生活史，此阶段称为感染期。寄生虫只有处于感染期才具有感染力，非感染期进入人体，一般不能继续完成生活史。不同种类寄生虫的生活史过程有较大差异，有的不需要中间宿主，为直接型生活史；有的寄生虫幼虫则必须在中间宿主体内发育到感染期后才能感染人，为间接型生活史，这类寄生虫完成生活史就要转换宿主，称为宿主转换。例如，蛔虫需在外界经过自由生活的发育，可以直接感染宿主；肝吸虫生活史复杂，要经历自由生活和寄生生活的发育，需要人、淡水螺和鱼三个宿主。

（二）寄生虫生活史的演化

从自生生活演化为寄生生活是一个漫长的过程，寄生虫为适应在宿主体内生活，自身发生了适应性改变，从形态、生理、生物化学到免疫上都发生了一系列变化。寄生生活的历史越长，适应性变化越大，对宿主的依赖性越大。

1. 形态结构的变化　为适应寄生生活，寄生虫在形态结构上发生了很大变化，主要表现为：

（1）寄生虫形体的变化：为寄生活动的需要，寄生虫的体形要与所寄生部位的形状相适应，如寄生在肠道、血管中的寄生虫多为线形或长带形。

（2）寄生虫结构的变化：寄生生活不需要的器官发生退化、消失。在宿主消化道内寄生的绦虫依靠体壁的微毛吸收营养，所以其消化器官退化或消失。根据寄生生活的需要，寄生虫某些器官加强或特化。寄生绦虫有特化的吸附器官（吸盘和小钩），借此紧紧地附着在宿主的组织或器官上，以抵抗宿主的排异功能。吸虫和绦虫的生殖系统很发达，可补偿生活史中宿主转换过程中幼虫的损失。

2. 生理和生物化学的变化　肠道寄生虫最显著的适应性变化是失去在自生生活中常见的有氧代谢，在氧分压较低的肠道中主要依赖无氧酵解来提供能量。寄生虫的生殖能力极强，如每条蛔虫每天产卵量多达 24 万个以上。肠道寄生的蛔虫角皮内具有胰蛋白酶和糜蛋白酶的抑制物，以抵抗人体蛋白酶对虫体的破坏作用。

3. 免疫的变化　寄生虫能够寄生在宿主体内的重要原因，是寄生虫能通过种种方式逃避宿主的免疫应答反应。例如，疟原虫可产生抗原变异，血吸虫成虫表面可结合宿主的抗原，逃避宿主免疫系统识别。

三、寄生虫与宿主的相互关系

（一）寄生虫对宿主的损害作用

寄生虫在进入宿主体内以后，必须到达一个适于其生长发育的部位寄生，这个部位称为寄生部位。许多寄生虫进入宿主后，其幼虫还需在宿主体内移行，经过一定的组织和器官，最后到达正常寄生部位，移行中所经过的路途称为移行途径。寄生虫在宿主体内寄生和移行时，会对宿主产生各种不同的损害。寄生虫对宿主的危害主要取决于虫种、毒力、在人体内移行的过程、寄生部位及其生理活动。寄生虫对宿主细胞、组织、器官乃至系统造成的损害主要包括四个方面。

1. 掠夺营养　寄生虫在宿主体内生长、发育和繁殖所需要的营养基本来源于宿主，寄生虫数量越多，所需营养越多，宿主丢失的营养也就越多。肠道中寄生虫的活动造成肠壁损伤而引起营养吸收不良，加重宿主营养的缺乏，特别是宿主不易获得必需的营养素，如维生素、微量元素等。

2. 机械性损伤　寄生虫侵入机体、在宿主体内移行、寄生及活动造成组织的破坏、阻塞和挤压。例如，钩虫咬附在肠壁上，可以破坏肠黏膜造成溃疡；蛔虫、绦虫的成虫寄生在肠道内，当数量过多时可引起肠梗阻；细粒棘球绦虫在肝、肺中形成棘球蚴压迫肝、肺，导致肝、肺组织的萎缩。

3. 毒性作用　寄生虫的排泄物、分泌物、死亡虫体的分解物及虫卵死亡的崩解物对宿主都是有害的，能够引起宿主局部或全身反应。例如，痢疾阿米巴滋养体可以分泌溶组织酶，溶解破坏肠壁组织引起肠壁溃疡；在动物体内发现弓形虫能够释放三种毒素，有致畸、致死的作用，其中弓形虫因子可造成肝脾大、胸腺缩小、流产、发育停滞和中枢神经系统损害。

4. 免疫病理损伤　寄生虫的抗原会诱导宿主产生免疫应答，引起炎症和免疫病理过程，造成机体的损伤。例如，血吸虫抗原抗体复合物沉积在肾小球基膜，引起肾小球肾炎。

（二）宿主对寄生虫感染的抵抗

宿主对寄生虫感染的抵抗决定了寄生虫在宿主体内存亡和演化的过程。皮肤黏膜作为机体抵御寄生虫进入宿主的第一道天然屏障，对经皮肤进入的寄生虫如血吸虫尾蚴或钩虫丝状蚴即可在此部分杀死。蛔虫卵在肠道孵出的幼虫在进入黏膜时也可部分消灭。体液因素，如胃酸可杀死部分经消化道入侵的寄生虫，血液中各种特异或非特异的免疫成分（包括免疫效应细胞、补体、抗体等）也能有效杀死寄生虫。在组织中移行或定居的寄生虫亦可受到组织内各种细胞的包围、攻击甚至杀灭。

（三）宿主与寄生虫相互作用的结果

寄生虫与宿主相互作用的结果除了与宿主的遗传因素、免疫功能、营养状态有关外，还与体内寄生虫的种类及数量等因素有关。宿主与寄生虫相互作用的结果表现为：

（1）侵入的虫数少，毒力弱，机体免疫力强，宿主将寄生虫清除，感染不能建立，保持健康状态。

（2）侵入的虫数多，致病力强，机体免疫力较弱，宿主不能有效地控制寄生虫，寄生虫在宿主体内发育繁殖，则发生感染。但不出现明显临床症状和体征者称为带虫者（carrier），成为传染源，溶组织内阿米巴原虫感染时大约有 80% 为带虫者。

（3）如果宿主不能有效控制寄生虫，寄生虫在宿主体内发育甚至大量繁殖，感染者出现明显的病理变化和临床症状，则成为寄生虫病（parasitic diseases）患者，严重者甚至死亡。

四、寄生虫感染的特点

人体感染寄生虫后，以慢性感染、隐性感染和带虫状态多见。

1.慢性感染和隐性感染　慢性感染是寄生虫病的重要特点之一。人体感染寄生虫的数量不多，临床症状较轻，若未经治疗可逐渐成为慢性感染；或在急性感染之后，治疗不彻底，未能清除所有病原体常会转为慢性感染。

隐性感染是指人体感染寄生虫后，不出现明显的临床表现，多为带虫者。当机体的免疫功能改变时，如患其他疾病，长期服用免疫抑制剂、抗肿瘤药物，潜藏在机体内的寄生虫大量增殖，致病力大大增强，致使感染者出现明显的临床症状和体征，甚至造成患者的死亡。

2.幼虫移行症（larva migrans）　某些蠕虫幼虫侵入非正常宿主后，不能发育为成虫。长期以幼虫状态在皮下、组织和器官中游移、窜扰，造成局部或全身性的病变，形成幼虫移行症。

根据幼虫侵犯的组织、器官及症状，幼虫移行症分为：

（1）内脏幼虫移行症（visceral larva migrans）：幼虫侵入机体后在内脏中游移窜扰，引起内脏器质性病变与功能的损害，如斯氏狸殖吸虫侵入人体，幼虫在内脏组织移行，造成肝、肺严重的病变。

（2）皮肤幼虫移行症（cutaneous larva migrans）：幼虫侵入后主要在皮下移行，皮肤可出现线状红疹或游走性包块，如犬钩虫的丝状蚴侵入人的皮下形成匐行疹。

3.异位寄生（ectopic parasitism）　指寄生虫在正常寄生部位以外的组织或器官内寄生，并造成损伤，出现较复杂的症状和体征。例如，卫氏并殖吸虫主要寄生在肺部，也可寄生在皮下、腹腔和脑部，这属于异位寄生。

五、寄生虫感染的免疫

寄生虫感染宿主后其抗原物质可刺激宿主的免疫系统，产生免疫应答，清除或杀伤宿主体内的寄生虫，并对同种寄生虫的再感染也有一定的免疫力。宿主对寄生虫的抗感染免疫包括固有免疫和适应性免疫。

（一）固有免疫

宿主对寄生虫的固有免疫是在长期进化过程中形成的，具有遗传性、非特异性。机体可以通过生理屏障抵御某些寄生虫入侵，或者通过体内的吞噬细胞、嗜酸粒细胞、自然杀伤细胞、细胞因子和补体及组织细胞中某些生物学特性等机制对入侵的寄生虫发挥杀伤作用。

研究发现，树突状细胞、巨噬细胞表面的多种模式识别受体（PRR）以及寄生虫的病原相关分子模式（PAMP）在诱导机体产生抗寄生虫感染的固有免疫应答中起着重要的作用。PRR 具有高度的种系进化保守的特点，使机体能准确识别病原生物的分子特征，启动适当的固有免疫应答，并通过协调适应性免疫应答，最有效地抵抗入侵的寄生虫，如 Toll 样受体（TLRs）同机体针对多种寄生虫的免疫应答有关。许多寄生虫虫体表面或分泌的某些物质具有配体功能，如弓形虫 profilin 样蛋白可识别 TLR11，能与人体免疫细胞表面的受体结合引发级联反应，触发免疫细胞相关基因的转录因子（如 NF-κB 等）的激活，从而启动免疫细胞活化、吞噬和细胞因子分泌或 NO 的释放等功能，产生固有免疫效应。

此外，研究还发现 γδT 细胞在抗寄生虫感染固有免疫过程中的作用，如人感染鼠弓形虫、恶性疟原虫的急性阶段，外周血 γδT 细胞数量增加，提示 γδT 细胞参与抗寄生虫感染。疟原虫裂殖

体可激活 γδT 细胞分泌 IFN-γ 等细胞因子，在早期抗寄生虫感染中发挥作用。

固有免疫在寄生虫感染免疫特别是炎症反应中的作用越来越受到关注和重视。

（二）适应性免疫

寄生虫的适应性免疫除具有特异性、记忆性及不能遗传的特点外，还表现出许多独特的方面。

1. 寄生虫抗原的复杂性　寄生虫抗原分类多样。按照其化学组成分类，包括蛋白、多糖、糖蛋白、糖脂等多种成分。按照其来源，可分为体抗原（somatic antigen）和代谢抗原（metabolic antigen），前者包括虫体及其膜的表面抗原（surface antigen）、虫卵抗原（egg antigen）等；后者包括一些腺体分泌物、消化道排泄物、幼虫的囊液或蜕皮物等。此外，不同种属或株的寄生虫以及同一株寄生虫生活史不同发育阶段既有其特异性抗原，又有共同抗原。不同种株的寄生虫诱导的免疫反应不能有效杀伤其他种株的寄生虫，即使同一种寄生虫不同阶段所诱导的免疫反应也不能杀伤其他阶段的寄生虫。

2. 适应性免疫应答的机制　人体对寄生虫感染的适应性免疫应答过程与针对其他抗原的免疫应答相似，包括抗原处理与呈递、T 细胞的活化与细胞因子的产生、细胞免疫和体液免疫效应。不同种类寄生虫的结构、生化特性和致病机制各异，因此所触发的免疫应答也不尽相同。

（1）抗寄生虫感染的体液免疫：主要针对细胞外寄生虫。感染早期，IgM 水平升高，随后 IgG 水平升高，蠕虫感染常导致 IgE 升高。特异性抗体可通过以下机制发挥作用：

1）与寄生虫直接结合，使其丧失入侵宿主的能力，如恶性疟原虫裂殖子与相应抗体结合，可阻断裂殖子入侵红细胞。

2）与相应寄生虫（如非洲锥虫）抗原结合，通过激活补体溶解寄生虫。

3）通过 ADCC 效应发挥杀虫驱虫的功能，主要针对某些蠕虫的幼虫（如血吸虫童虫和旋毛虫早期幼虫等）。嗜酸粒细胞通过 IgE 参与的 ADCC 作用，抵御各种蠕虫的组织迁移和幼虫阶段。

4）IgE 介导的 I 型超敏反应所引起的局部炎症反应有利于肠道蠕虫的排出。

（2）抗寄生虫感染的细胞免疫：在抗细胞内感染的寄生虫过程中，细胞免疫发挥主要作用。参与抗寄生虫感染的效应细胞包括各型淋巴细胞、巨噬细胞、粒细胞、肥大细胞、NK 细胞等。其中，T 细胞亚群及其释放的多种细胞因子在启动和调控上发挥主导作用。

3. 感染形成的免疫力一般不完全、不持久　根据宿主对寄生虫感染适应性免疫的结局，可将其分为三类：

（1）无效免疫：指宿主感染寄生虫后，不能产生有效的免疫力，无法清除体内的寄生虫，也无法阻挡同种寄生虫的再次感染。

（2）消除性免疫：指宿主感染寄生虫后所产生的免疫力，不但可以清除体内全部寄生虫，而且具有完全的抗再感染的作用。

（3）非消除性免疫：为最常见的形式，是指宿主感染寄生虫后，可产生一定的免疫力，但免疫力不足以杀死侵入体内的寄生虫，或只能清除体内部分寄生虫，对同种寄生虫感染却有一定的免疫力。非消除性免疫与感染并存，若经过驱虫治疗，体内寄生虫消灭后，免疫力将逐渐下降，不能维持终身。典型的非消除性免疫表现为疟原虫感染的带虫免疫和血吸虫感染诱导的伴随免疫。

1）带虫免疫（premunition）：是指机体内原先感染的虫体未被完全清除，保持在低虫荷水平，形成的免疫力可以具有部分抗再感染的作用。

2）伴随免疫（concomitant immunity）：是对原先感染的成虫不产生影响，但对同种寄生虫的幼虫再感染有抵抗作用。

4. 寄生虫的免疫逃避和免疫抑制　寄生虫与宿主长期相互适应中，有些寄生虫能逃避宿主的免疫应答，在具有免疫力的宿主体内长期存活、增殖，这种现象称为免疫逃避（immune evasion）。现代研究表明寄生虫能有效地逃避宿主致死性攻击，从而在宿主体内存活，其机制可能与以下因素有关：

（1）组织学隔离：寄生虫在人体内选择的寄生部位常是能够满足其生长发育所需的条件，而且与免疫系统有隔离的部位，因此可以暂时对寄生提供一定的保护，如脑、眼、睾丸等部位。某些寄生在细胞内的寄生虫可抵抗抗体的中和作用和调理作用，如寄生在肝细胞中的红外期疟原虫。寄生虫可被宿主源性囊膜包裹，这也是对免疫反应的一种有效屏障。

（2）表面抗原的改变

1）抗原变异：寄生虫在宿主内生存时有抗原变异现象，从而逃避了宿主体内特异性免疫反应对其的杀伤作用。例如，布氏锥虫体表的糖蛋白抗原不断更新，新变异体不断出现，与宿主特异抗体合成形成时间差，使抗体无法发挥作用。

2）表膜脱落与更新：蠕虫虫体表膜不断脱落与更新，与表膜结合的抗体随之脱落。

3）抗原伪装与分子拟态：有些寄生虫能将宿主的抗原分子镶嵌在自身表面或用宿主抗原包被，称为抗原伪装（antigen disguise）。例如，血吸虫在感染 15 天后，其表面可查到宿主抗原。有些寄生虫体表能表达与宿主组织抗原相似的成分，此为分子拟态（molecular mimicry）。例如，在皮肤内的曼氏血吸虫童虫早期表面不含有宿主抗原，但肺期童虫表面被宿主血型抗原（A、B 和 H）和组织相容性抗原（MHC）包被，抗体不能与之结合。

（3）封闭抗体的产生和可溶性抗原的封闭作用：有些寄生虫抗原诱导的抗体可结合在虫体表面，不仅不对宿主产生保护作用，反而阻断保护性抗体与之结合，称为封闭抗体（blocking antibody）。在血吸虫流行区，低龄儿童虽可产生高滴度抗体，却对再感染无保护力，此现象可能与封闭抗体的产生有关。寄生虫释放到哺乳类动物血清中的可溶性循环抗原与血清中的抗体结合，封闭了抗体，起阻断因子的作用。

（4）干扰信号转导通路：某些寄生虫在感染过程中生活于细胞内，并不发生实质性的抗原变异，但可调变感染细胞内的信号转导，从而逃避宿主免疫应答。多种单细胞或多细胞寄生虫可干扰 T 细胞和 B 细胞激活的信号转导通路，从而避免被免疫系统识别和杀伤。

（5）抑制宿主的免疫应答：寄生虫的某些抗原可直接诱导宿主的免疫抑制。其主要表现为以下三方面：

1）特异性 B 细胞克隆耗竭：某些寄生虫抗原具多克隆激活剂效应，可激活多数 B 细胞克隆，诱导宿主产生大量无保护作用的抗体，表现为高 Ig 血症。在感染晚期，虽有抗原刺激，由于 B 细胞克隆耗竭而致不能分泌抗体。

2）调节性 T 细胞的激活：实验表明，小鼠感染利什曼原虫、血吸虫等后，可诱生、激活 Treg 细胞。

3）虫源性淋巴细胞毒性因子的产生：如肝片形吸虫的分泌排泄物可使淋巴细胞凝集；克氏锥虫分泌排泄产物（ES）中分离的蛋白质可抑制宿主外周血淋巴细胞增殖和 IL-2 的表达；曼氏血吸虫可产生一种热稳定糖蛋白，直接抑制 ADCC 效应。

5. 寄生虫感染后常引起免疫性病理损伤　宿主对寄生虫所产生的免疫应答对宿主具有不同程度的保护作用，但也可能引起超敏反应，导致宿主组织损伤和免疫病理变化（详见上编免疫学部分）。

（1）Ⅰ型超敏反应：又称为过敏反应。在寄生虫感染中，过敏反应以荨麻疹最常见，其次为钩蚴性皮炎、热带肺嗜酸粒细胞增多症等。日本血吸虫感染引起的尾蚴性皮炎、蛔虫感染引起的支气管哮喘、尘螨性哮喘、棘球蚴囊液外溢引起的过敏性休克等，均为典型的Ⅰ型超敏反应。

（2）Ⅱ型超敏反应：又称为细胞毒型超敏反应。在疟疾患者中，疟原虫抗原能吸附在红细胞表面，引起Ⅱ型超敏反应，出现免疫性溶血。这是导致患者贫血的重要原因。

（3）Ⅲ型超敏反应：又称为免疫复合物型超敏反应。疟性肾病和血吸虫病肾病均有Ⅲ型超敏反应机制参与。

（4）Ⅳ型超敏反应：又称为迟发型超敏反应。血吸虫卵肉芽肿主要为Ⅳ型超敏反应。

在寄生虫感染引发的免疫性病理损伤过程中，常涉及多种类型的超敏反应，如血吸虫病，虫体不同发育阶段的抗原分别可引起Ⅰ型、Ⅲ型和Ⅳ型超敏反应。

六、寄生虫病的实验诊断

机体感染寄生虫，临床诊断除了根据流行病学情况、病史、症状和体征等方面进行分析外，主要依据实验室检获病原体来确诊。常见人体寄生虫病原学检测方法详见表 3-0-1。

表 3-0-1　常见人体寄生虫的病原学检测

送检标本	检测方法	检测内容
粪便	肉眼观察	虫体，节片
	显微镜观察：直接涂片法和浓集法（沉淀法、离心法、漂浮法、透明法等）	虫卵、包囊、滋养体等
血液	薄血膜法	疟原虫红细胞内期各期
	厚血膜法	疟原虫红细胞内期各期、丝虫微丝蚴
	浓集法	丝虫微丝蚴
痰	直接涂片、浓集法	肺吸虫卵等
尿液和鞘膜积液	直接涂片、浓集法	丝虫微丝蚴
骨髓穿刺物	直接涂片	黑热病原虫无鞭毛体
阴道分泌物	直接涂片	阴道毛滴虫
十二指肠液和胆汁引流	直接涂片/浓集法	肝吸虫卵，贾第鞭毛虫滋养体
组织活检物	压片、切片病检	肺吸虫，绦虫，旋毛虫等

病原学的特殊检测方法有：肛门拭子法、直肠镜检、毛蚴孵化法和钩蚴培养法等，常用于检测蛲虫卵、绦虫卵、血吸虫、钩虫等。

此外，诊断寄生虫病还可以利用免疫学和分子生物学技术方法进行辅助诊断。常用的免疫学方法有皮肤试验、免疫电泳试验、间接血凝试验(IHA)、荧光抗体试验、酶联免疫吸附试验(ELISA)、免疫酶染色试验、免疫印迹试验，以及用于血吸虫病诊断和流行病学调查的环卵或环蚴沉淀试验。分子生物学诊断技术主要有：DNA 探针、基因芯片和 PCR 技术等。

七、寄生虫病的流行与防治

寄生虫进入人体后造成感染，可引起寄生虫病。寄生虫病在一定条件下可以传播。寄生虫病的传播是寄生虫生活史中的某一发育阶段离开人体，经过外界，进入其他适宜宿主的过程。当一个地区的自然因素、生物因素和社会因素有利于这种传播时，就会使许多人发生感染，这就构成寄生虫病的流行。目前新现的寄生虫病有：隐孢子虫病、微孢子虫病；机会性寄生虫病包括弓形虫病、隐孢子虫病（腹泻）、微孢子虫病（腹泻）、等孢子球虫病（AIDS、腹泻）、粪类圆线虫病等。

（一）寄生虫病流行的基本环节

寄生虫病的流行与传播包括传染源、传播途径和易感人群三个基本环节。

1. 传染源（source of infection）　是指体内有寄生虫生长、繁殖并能排出寄生虫的人和动物（包括受染的家畜和野生动物），即寄生虫病患者、带虫者、保虫宿主。主要通过传染源的分泌物、排泄物向外排出病原体或借助医学节肢动物带走病原体。

2. 传播途径（route of transmission）　是指寄生虫由传染源传播到易感宿主的过程，包括病原体从传染源排出后，侵入新的易感宿主前，在外界环境中停留和转移所经历的全过程。

寄生虫病常见的传播途径有：

（1）经食物传播（food borne transmission）：通过食用被寄生虫感染阶段污染的食物或含有寄生虫感染阶段的动植物而传播，如蛔虫病、猪带绦虫病、肝吸虫病等。

（2）经水传播（water borne transmission）：寄生虫的感染阶段污染了饮用水或存活在水体中，因饮用被污染的水或与疫水接触而传播，如血吸虫病。

（3）经土壤传播（soil borne transmission）：某些寄生虫虫卵需在土壤中发育至感染期，造成土壤污染，易感人群接触被污染的土壤所致的传播，如钩虫病。

（4）经接触传播（contact transmission）：易感者与传染源直接接触或间接接触被病原体污染的日用品所造成的传播，如阴道毛滴虫病。

（5）经节肢动物传播（arthropod borne transmission）：通过苍蝇、蚊子、虱子、跳蚤及蜱、螨等节肢动物媒介所造成的传播，又称为虫媒传播。这些节肢动物通过机械携带作用或吸血活动而成为传播媒介，如丝虫病、疟疾。

（6）经空气传播（air borne transmission）：有些寄生虫的感染阶段可以借空气或尘埃而传播，如飞尘中的蛲虫卵。

（7）经垂直传播（vertical transmission）：是指寄生虫通过母体传给子代的传播，或称为母婴传播，可包括经胎盘传播、上行传播和分娩引起的传播，如疟原虫、弓形虫。

寄生虫在生活史过程中并不是任何发育阶段均能感染宿主，它侵入宿主之前，必须在外界（包括自然界或其他动植物体内）发育到一定阶段，才能感染宿主。寄生虫的感染阶段需通过适当的途径或方式才能感染宿主，这一途径或方式称为感染途径（route of infection）或感染方式（mode of infection）。常见的寄生虫感染途径或感染方式有：

（1）经口感染：有些寄生虫的感染阶段污染了水、食物、手指、玩具或于某些食物中，因误食或烹调方法不当而被食入。经口感染是最常见的感染方式，如蛔虫、肝吸虫、猪带绦虫等。

（2）经皮肤或黏膜感染：有些寄生虫的感染阶段存在于土壤或水体中，如土壤中钩虫的丝状蚴，湖水中血吸虫尾蚴均可直接通过皮肤进入人体。

（3）经接触感染：有些寄生虫生活在宿主的体表或开放性腔道中，它们可通过直接接触或间接接触而感染，如疥螨、阴道毛滴虫等。

（4）经媒介节肢动物感染：有些寄生虫必须在吸血昆虫体内生长发育到感染阶段，通过昆虫的叮咬吸血将其传播给人。例如，杜氏利什曼原虫必须经白蛉叮咬吸血侵入人体。

（5）经胎盘感染：有些寄生虫可以随母血通过有损伤的胎盘进入胎儿体内，造成胎儿感染，如弓形虫、疟原虫等。

此外有的寄生虫还可经其他途径进入人体，如蛲虫、肺孢子虫可通过呼吸道吸入感染，疟原虫可通过输血感染等。

3. 易感人群（herd susceptibility）　是指对某种寄生虫缺乏免疫力或免疫力低下的人群。人体对寄生虫感染的免疫多属于带虫免疫。当寄生虫从人体清除后，免疫力会逐渐下降、消失，重新处于易感状态。非流行区或已根除某种寄生虫病地区的人进入流行区，由于缺乏特异性免疫力而成为易感者。流行区儿童的免疫力一般低于成年人，容易感染寄生虫病。

（二）影响寄生虫病流行的因素

1. 自然因素　包括温度、湿度、雨量、光照等气候因素及地理环境。气候因素影响寄生虫在自然环境中的生长发育，也影响寄生虫的中间宿主，影响媒介昆虫的孳生、活动、繁殖及寄生虫在其体内的发育。例如，温暖潮湿的环境有利于土壤中蛔虫、鞭虫卵或钩虫幼虫的发育；血吸虫毛蚴的孵化除需要水外，还必须有适宜的温度和光照；潮湿温暖的气候既有利于蚊子的生长繁殖，也适宜疟原虫在蚊体内的发育和繁殖，同时促进蚊子的吸血活动，增加传播疟疾的机会。地理环境会影响中间宿主的分布和孳生。

2. 生物因素　有些寄生虫在其生活史过程中需要中间宿主或节肢动物的存在。这些中间宿主或节肢动物的存在与否，决定了寄生虫病的地区分布以及能否流行。例如，日本血吸虫的中间宿主钉螺在我国的分布不超过北纬33.7°，因此血吸虫病只流行于我国的长江流域和长江以南。

3. 社会因素　包括社会制度、经济状况、科学水平、文化教育、医疗卫生、防疫保健及人的行为方式（生产方式和生活习惯）等。一个地区的自然因素和生物因素在某一个时期内是相对稳定的，但社会因素通常是可变动的。当社会的政治经济状况发生变化时，可在一定程度上影响自然因素和生物因素，成为制约寄生虫病流行的一个重要因素。例如，经济文化的落后必然影响人群的生活水平，并伴有不良的卫生环境和卫生习惯以及落后的生产方式与生活习惯，因而不可避免地造成寄生虫病的流行。

（三）寄生虫病的流行特点

我国寄生虫病种类繁多，新老问题同时存在，人群寄生虫病的流行谱和发病率发生了变化，不同寄生虫的感染率也发生了改变。部分地区人群仍有同一个体内合并多种寄生虫混合感染的存在，为多寄生现象。

1. 地方性　有些寄生虫病的分布常具有明显的地方性特点。影响寄生虫病地方性流行的因素主要与气候条件、中间宿主或节肢动物媒介的地理分布、人群的生产方式和生活习惯有关。

2. 季节性　寄生虫病的流行具有明显的季节性。温度和湿度影响寄生虫在外界的生存和发育及传播媒介的生长发育，因而影响寄生虫病的流行。医学节肢动物传播的寄生虫病，其流行总是与传播媒介的季节消长相一致。人群的生产活动和生活活动受季节的影响，也会使寄生虫病的流行出现季节性。

3. 自然疫源性　在人迹罕至的原始森林或荒漠地区，有些寄生虫病在脊椎动物之间自然地传播，这类疾病为自然疫源性疾病，这类地区为自然疫源地。这类不需要人的参与而存在于自然界的寄生虫病具有明显的自然疫源性。人一旦进入该地区，才可能通过某种途径由脊椎动物传播给人，如旋毛虫病。在脊椎动物与人之间自然传播的寄生虫病称为人兽共患寄生虫病（parasitic zoonoses）。

（四）寄生虫病的防治原则

我国寄生虫种类和数量众多，分布广泛，人们存在不良生活习惯和生活习俗，人口流动频繁，以及出现寄生虫抗药性等问题，因此寄生虫病的防治任务非常艰巨，需要采取多种综合防治措施以控制和消灭寄生虫病。

1. 控制和消灭传染源　通过普查、普治患者和带虫者；查治和处理保虫宿主（家畜、被保护的动物可定期治疗；有害的、无价值的感染动物应予捕杀，如鼠类）。在非流行区应监测流动人口，以及时发现寄生虫的感染者，控制传染源的输入和扩散。

2. 切断传播途径　根据寄生虫生活史的不同，选用合适的方法切断传播途径，特别是加强水源、粪便和饮食的管理。注重环境卫生、饮食卫生和个人卫生，控制和杀灭媒介节肢动物和中间宿主。

3. 保护易感人群　对易感人群进行保护是防止寄生虫感染的重要环节。进行人群健康宣传教育，提高人群的自我保护意识，增强防病的意识；动员群众改变不良生活方式和饮食习惯；改善人民的生活和劳动条件，改进生产方式，必要时可通过涂抹或服用药物来防治。目前尚无很有效的寄生虫病疫苗推广使用。

（万红娇）

第一篇 医学蠕虫

蠕虫是借助肌肉伸缩而做蠕形运动的一类多细胞无脊椎动物。蠕虫在自然界种类繁多，分布广泛，寄生于人体的约有250余种，我国已发现50余种。经历了漫长的寄生生活，寄生性蠕虫逐渐形成了特定的外部形态和内部结构，这些形态特征是分类学重要的依据。研究人体寄生蠕虫的科学称为医学蠕虫学（medical helminthology），由蠕虫感染引起的疾病称为蠕虫病（helminthiasis）。

蠕虫的生活史包括自卵经幼虫发育到成虫的整个过程。外界环境因素（温度、湿度、雨量、水体、土壤、植被及中间宿主等）和人类的生产、生活方式都对蠕虫病的传播起着重要的作用。根据生活史特性将蠕虫分为两大类：

1.土源性蠕虫（直接型） 生活史简单，在发育过程中不需要中间宿主的一类蠕虫，其虫卵在外界适宜的环境中发育为感染期虫卵或幼虫，人通过污染的食物或水，经口感染或与污染的土壤、水接触，经皮肤感染，在宿主体内发育为成虫。大多数肠道线虫属于此种类型。

2.生物源性蠕虫（间接型） 此类蠕虫生活史复杂，在发育过程中幼虫均需在1个或1个以上的中间宿主体内发育到感染阶段，人食入含有感染期幼虫的中间宿主或被病媒节肢动物叮咬而感染，在终宿主体内发育为成虫。吸虫、棘头虫、大部分绦虫及少数线虫（如丝虫、旋毛虫）属于此种类型。

蠕虫感染期虫卵或幼虫侵入机体后，其幼虫常需在体内移行到寄生部位发育为成虫，若幼虫移行到非正常部位的组织或器官发育为成虫，称为异位寄生，引起的病理损害则称为异位损害。

某些蠕虫幼虫偶然可侵入非正常宿主（人），一般不能发育为成虫，以幼虫阶段存在，且无固定的寄生部位，可在皮下组织、器官间窜扰，造成局部或全身病变，引起幼虫移行症。根据幼虫侵入组织器官引起的症状，分为内脏幼虫移行症和皮肤幼虫移行症。

第1章 线 虫

线虫属于线形动物门的线虫纲，种类繁多，多数营自生生活，仅少数营寄生生活。

1.形态及结构

（1）成虫：虫体呈圆柱形或线形。雌雄异体，雄虫较小，尾部向腹面卷曲或膨大呈伞状；雌虫粗大，尾部尖直。虫体的体壁由角皮层、皮下层和肌层组成；虫体表面的角皮层形成的环纹、嵴、乳突、刺、唇瓣及交合伞等结构是鉴别虫体的重要特征。体壁和消化道之间的腔隙由于没有体腔膜，故称为原体腔，腔内充满液体，消化器官和生殖器官浸浴其中，是虫体营养及代谢产物的交换场所。

1）消化系统：由口孔、口腔、咽管、中肠、直肠和肛门构成。口孔位于虫体前端，周围有唇瓣包绕。有的虫体口腔较大，角皮层增厚形成口囊。咽管呈圆柱形，通常称为食管，咽管与中肠相接处有1个三叶形活瓣，以控制食物的流向。多数线虫的咽管壁肌肉中有3个咽管腺，其分泌物中含有淀粉酶、蛋白酶、纤维素酶及乙酰胆碱酶等。中肠肠壁的上皮细胞具微绒毛，有分泌及吸收功能。雌虫肛门位于虫体末端腹面；雄虫直肠末端与射精管汇合为泄殖腔，开口于肛门。

2）生殖系统：呈盘曲的管状结构。雄虫为单管型，由睾丸、输精管、储精囊及射精管组成，射精管通入泄殖腔，1～2根交合刺自泄殖腔背侧伸出。雌虫多有2套生殖系统，称为双管型，最远端为卵巢，依次为输卵管、受精囊、子宫，两个子宫的末端汇合通入阴道，阴门开口于虫体的腹面。

3）排泄系统：在虫体两侧皮下层侧索中，各有一条纵行排泄管并有短的横管相连，可呈"H"

形、"U"形，横管中央腹面有小管与排泄孔相通，排泄孔位于虫体近咽管后端的腹面。

　　4）神经系统：位于虫体咽部，神经环向前发出 3 对神经干，支配口周的感觉器官，向后发出 3 ～ 4 对神经干，分别控制虫体的运动和感觉。

　　（2）虫卵：多为椭圆形。电镜下卵壳由三层构成，外层来源于受精母细胞的卵膜，称为卵黄膜或受精膜；中层较厚，称为壳质层，具有一定硬度，能抵抗机械性的压力，维持卵的形态；内层薄，称为脂层或蛔苷层，具有调节渗透作用的功能。有的虫卵外面附有一层子宫分泌的蛋白质膜，有保持水分防止虫卵干燥的功能。刚排出虫体外的虫卵，卵壳内含有一个卵细胞或若干个胚细胞；有的线虫卵胎生，即虫卵胚胎在子宫内已发育成熟，排出幼虫，如丝虫和旋毛虫。

　　2. 生活史　虫卵在体外适宜条件下发育到感染期或孵化出幼虫，幼虫经 4 次蜕皮后发育为成虫。根据幼虫发育过程中是否需要中间宿主，可将线虫生活史分为两种类型。

　　（1）直接型：生活史中不需要中间宿主。虫卵在外界适宜环境下，经过一定时间发育，成为具有感染性的虫卵或幼虫，经口或皮肤直接侵入人体，肠道线虫如蛔虫、鞭虫、钩虫等属此类型。

　　（2）间接型：生活史中需要中间宿主。幼虫在中间宿主体内发育为感染期幼虫后，经皮肤或经口感染人体，如丝虫经蚊叮咬将丝状蚴传给人体，人食入生肉内的旋毛虫囊包而感染旋毛虫。

第一节　似蚓蛔线虫

　　似蚓蛔线虫（*Ascaris lumbricoides* Linn，1758）简称蛔虫（roundworm），是常见的人体消化道寄生虫，感染后引起蛔虫病（ascariasis）。蛔虫成虫寄生于人体小肠，除夺取营养外，也可引起胆道蛔虫及肠梗阻等并发症。

　　我国古代医书上称蛔虫为"蛟蛕"或"蚘"，对蛔虫病的症状、诊断和治疗等有许多论述，如将蛔虫列为"九虫之一，长一尺，亦有五六寸，因脏腑虚弱或甘肥而动，其发动则腹中痛，发作肿聚，去来上下，痛有休止"。《伤寒论》中用"蚘厥者，乌梅丸主之"。"主以乌梅丸者，以蚘得酸则静，得辛则伏，得苦则下"与现代药理研究中，乌梅对蛔虫有兴奋作用和刺激蛔虫后退作用相符。

　　1. 形态

　　（1）成虫：虫体呈长圆柱形，前端较钝，后端尖细，形似蚯蚓；活时呈淡红色或微黄色，死后呈灰白色，体表具有细横纹，两侧有明显的侧线。虫体前端有三个略突起的唇瓣，呈"品"字形，中间为三叉形的口孔，唇瓣内缘具细齿，侧缘有感觉乳突。

　　雌虫：大小（20 ～ 35）cm×（3 ～ 6）mm，尾端尖直，生殖器官为双管型，阴门位于虫体前 1/3 交界处的腹面。

　　雄虫：大小（15 ～ 31）cm×（2 ～ 4）mm，尾部向腹面卷曲，生殖器官为单管型，有一对可伸缩的交合刺。

　　（2）虫卵：蛔虫卵有受精和未受精之分。

　　受精卵：呈宽椭圆形，大小（45 ～ 75）μm×（35 ～ 50）μm；卵壳表面有一层凸凹不平的被胆汁染成棕黄色的蛋白质膜；卵壳厚，无色透明；内含一个椭圆形的卵细胞；卵细胞两端有半月形的间隙。

　　未受精卵：呈长椭圆形，大小（88 ～ 94）μm×（39 ～ 44）μm；蛋白质膜及卵壳均较受精卵薄；卵内含大小不等的屈光颗粒。

　　受精卵和未受精卵外附着的蛋白质膜有时可脱落，称为脱蛋白膜卵（彩图 31、彩图 32）。

　　2. 生活史　成虫寄生于人小肠，以肠道内的半消化食物为食。雌、雄虫交配后，雌虫产卵，每条雌虫每天产卵可达 24 万个。卵随粪便排出体外，在温暖、潮湿、荫蔽、氧气充足的环境中约 2 周，卵内细胞逐渐发育为幼虫，称为含蚴卵，再经 1 周卵内幼虫蜕皮一次后成为感染期虫卵。当感染期卵污染了食物或饮水后被人误食到达小肠，卵内幼虫分泌孵化液（含酯酶、壳质酶及蛋白酶）消化卵壳，幼虫自壳内孵出，并侵入肠黏膜和黏膜下层的静脉或淋巴管，经门静脉或胸导管到达右心，再经肺动脉到达肺，穿过肺泡壁的微血管进入肺泡。幼虫在肺泡内停留一段时间，经两次蜕皮后沿支气管、气管移行至咽部，随宿主吞咽动作经食管、胃入小肠，在小肠内经蜕皮后发育为成虫（图 3-1-1）。从食入感染期虫卵到发育为成虫产卵需 60 ～ 75 天。成虫存活期为 1 年左右。

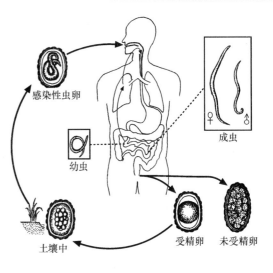

图 3-1-1　似蚓蛔线虫生活史

3. 致病

（1）幼虫致病：幼虫经肝移行到肺部，穿过毛细血管和肺泡壁时引起肺组织损伤，造成点状出血和以嗜酸粒细胞为主的炎性细胞浸润。幼虫的代谢产物、蜕皮物及死亡虫体的分解产物，可引起宿主局部或全身的超敏反应。患者出现发热、咳嗽、哮喘、呼吸困难、咳黏液痰或血痰、血中嗜酸粒细胞升高等，还可出现荨麻疹及血管神经性水肿等症状。

（2）成虫致病：成虫以肠内半消化物为营养，对人的危害主要是掠夺营养。虫体及唇齿机械作用、虫体代谢产物、分泌物等化学性刺激，损伤肠黏膜导致消化和吸收功能障碍，影响蛋白质、脂肪、糖类及维生素 A、维生素 B_2、维生素 C 的吸收。轻度感染者症状不明显，重度感染的儿童可出现营养不良、智力反应迟钝或发育障碍。患者出现间歇性的脐周腹痛，消化不良、腹泻或便秘等。成虫的代谢物或死亡分解物对宿主的毒性作用，可致失眠、烦躁、磨牙、惊厥等症状。

（3）并发症：当受到刺激时，如体温升高或食入某些药物或刺激性食物后，虫体会乱窜，钻向肠壁开口的管道，如钻入胆道引起胆道蛔虫症；感染虫体较多时或腹部受凉，虫体可互相扭结成团，堵塞肠道，造成蛔虫性肠梗阻；也可引起肠穿孔、蛔虫性胰腺炎、蛔虫性阑尾炎及肝蛔虫病。

4. 实验诊断

（1）粪便检查

1）生理盐水直接涂片法：一张涂片检出率达 80%，三片检出率可达 95%。

2）沉淀法和饱和盐水漂浮法：可提高检出率。

3）改良加藤厚涂片法：简便易行，省时省力，检出率高，10 余年来，我国已用于流行病学调查，可定量检测感染度，也可用于实验室诊断与疗效考核。

（2）痰液检查：对蛔蚴引起的过敏性肺炎者，通过检查痰液查出幼虫以确诊。

（3）X 线检查：对急性蛔虫感染者出现肺蛔虫症或并发肠梗阻时可行 X 线检查。

5. 流行与防治原则

（1）分布：蛔虫分布广泛，遍及全世界，据估计感染者约有 14.7 亿，平均感染率为 47.0%，我国 20 世纪 90 年代初期有 4.7 亿 ～ 5.2 亿人感染蛔虫，平均感染率为 44.91%；到 2005 年，全国蛔虫感染率平均为 12.72%。在生活水平低、环境卫生差和个人卫生较差的地区，人群感染率较高，一般农村高于城市，儿童高于成人。

（2）流行因素：传染源主要是蛔虫感染者。蛔虫病流行广泛、感染率高的原因如下：

1）蛔虫生活简单，不需要中间宿主，经口食入了感染期卵或虫卵污染的食物即可受到感染。

2）蛔虫产卵量大。每条雌虫每天产卵 24 万个。

3）虫卵对外界环境有较强的抵抗力。虫卵在适宜的土壤中可存活 1 年甚至 5 ～ 6 年，在 10 ～ 36℃可存活几个月，粪坑内可存活 6 个月 ～ 1 年，污水中可存活 5 ～ 8 个月，调味品酱油、醋和腌菜、泡菜的盐水不能将卵内细胞或幼虫杀死，在 2mol/L 盐酸溶液中或 3% 甲酚皂溶液、2mol/L 氢氧化钠中卵内幼虫活动自如。

4）饮食卫生和个人卫生习惯差，没有养成饭前洗手的习惯。

5）粪便管理不当。粪便未经无害化处理，以及厕所简陋和随地大便等因素造成的环境污染。

6）蝇和蟑螂及家禽携带虫卵污染食品等因素。

（3）防治

1）预防：加强粪便管理，粪便要经无害化处理；加强卫生宣传教育，注意个人卫生及饮食卫生，养成饭前洗手和不随地大便的习惯。防蝇灭蝇、灭蟑螂可减少传播机会。

2）治疗：驱虫是治疗患者、减少传播的重要措施，常用驱虫药有阿苯达唑、甲苯咪唑或伊维菌素；群体驱虫亦在感染高峰之后的秋、冬季节，流行区居民半年到 1 年驱虫 1 次；蛔虫引起的并发症一般需外科手术治疗。

第二节 毛首鞭形线虫

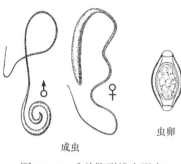

图 3-1-2 毛首鞭形线虫形态

毛首鞭形虫（*Trichuris trichiura* Linnaeus，1771） 简称鞭虫（whip worm），成虫寄生于人盲肠，引起鞭虫病（trichuriasis）。

1. 形态

（1）成虫：形如马鞭，虫体前 3/5 较细，后 2/5 较粗。口腔极小，咽管细长，管外包有一串较大的杆状细胞，排列形成杆状体，杆状细胞具有分泌功能，并与咽管相通。雄虫：长 3～4.5cm，尾部向腹面卷曲，有交合刺一根。雌虫：长 3.5～5cm，尾部钝圆，肛门开口于虫体末端（图 3-1-2）。

（2）虫卵：呈纺锤形，黄褐色，大小为（50～54）μm×（22～23）μm，卵壳较厚，卵两端各有一个透明栓，称为盖塞。卵内含有未分裂的卵细胞（图 3-1-2、彩图 33）。

2. 生活史　成虫寄生于盲肠，感染虫数较多时也可见于回肠下段或结肠、直肠。雌雄交配后，雌虫产卵，每条雌虫每天可产卵 5000～20 000 个。虫卵随粪便排出体外，在温暖、潮湿的适宜环境中，经 3 周发育为含幼虫的感染期虫卵，若感染期虫卵污染食物或水源经口感染后，在小肠内卵内幼虫从卵盖塞处逸出，侵入局部肠黏膜摄取营养，10 天左右移行到盲肠发育为成虫。从食入感染期虫卵到成虫产卵约需 2 个月，成虫存活期为 3～5 年。

3. 致病　成虫细长的前端钻入肠黏膜及黏膜下层，以组织液和血液为食，受损的肠黏膜可出现轻度炎症或点状出血；虫体后端游离于肠腔，机械性损伤或分泌物的刺激可使肠壁组织出现充血、水肿等慢性炎症反应。轻度感染者一般无明显症状，重度感染者可出现食欲减退、头晕、腹痛、腹泻、消瘦、贫血，严重慢性感染者可导致直肠脱垂等症状。

4. 实验诊断　粪便直接涂片法、沉淀法及饱和盐水漂浮法检查虫卵，改良加藤厚涂片法可提高检出率。

5. 流行与防治原则

（1）流行：鞭虫病呈世界性分布，多见于热带及亚热带地区，估计全世界感染人数达 10.5 亿。我国南北方均有，在温暖、潮湿的南方感染率高于干燥、低温的北方，全国感染人数约为 2.12 亿，平均感染率为 4.63%，儿童高于成人。流行因素与蛔虫基本相似。

（2）防治：加强粪便管理，注意个人卫生、饮食卫生及

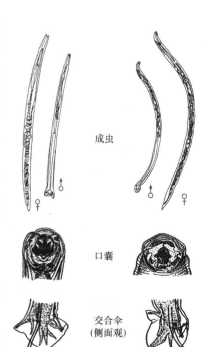

成虫

口囊

交合伞
（侧面观）

交合伞
（顶面观）

十二指肠钩虫　　　　美洲钩虫

图 3-1-3 两种钩虫形态比较

环境卫生，保护水源是预防鞭虫病的主要措施。治疗感染者常用的驱虫药有阿苯达唑和甲苯咪唑等。

<h1 style="text-align:center">第三节 钩 虫</h1>

钩虫（hookworm）成虫寄生于小肠，引起钩虫病（ancyl-ostomiasis），俗称懒黄病、黄胖病等。寄生于人体的钩虫主要有十二指肠钩口线虫（*Ancylostoma duodenale* Dubini, 1843，简称十二指肠钩虫）和美洲板口线虫（*Necator americanus* Stiles, 1902，简称美洲钩虫）。锡兰钩口线虫和犬钩口线虫偶可寄生人体。巴西钩口线虫的感染期幼虫亦能侵入人体，但不能发育为成虫，可引起皮肤幼虫移行症。

1. 形态

（1）成虫：虫体长 1cm 左右，略弯曲，活时呈肉红色，死后呈灰白色。体前端微向背面仰曲，发达的角质口囊内有钩齿或板齿。口囊两侧有一对头感器和一对头腺，头腺分泌的抗凝物质是一种耐热的非酶性多肽，由头感器孔排出，可阻止宿主伤口的血液凝固。口囊后面是咽管，在咽管壁内有三个咽腺，其分泌物中含有蛋白酶和乙酰胆碱酯酶等酶类，有抑制宿主肠蠕动利于虫体附着的作用。

雌虫：尾端呈圆锥形，生殖系统为双管型，阴门位于虫体后 1/3 与中 1/3 交接处腹面。雄虫：尾端角质层膨大形成交合伞，由肌性指状辐肋支撑，分别称为背辐肋、侧辐肋和腹辐肋，其中背辐肋的形状和末端分支在虫体鉴别上有重要意义。两根交合刺从泄殖腔孔伸出（图 3-1-3）。两种钩虫成虫形态鉴别见表 3-1-1。

表 3-1-1 两种钩虫成虫形态鉴别

特征	十二指肠线虫	美洲线虫
大小	雌虫：（10 ~ 13）mm×0.6mm	雌虫：（9 ~ 11）mm×0.4mm
	雄虫：（8 ~ 11）mm×（0.4 ~ 0.5）mm	雄：（7 ~ 9）mm×0.3mm
体形	前端与尾端均向背侧弯曲，呈"C"形	前端向背侧弯曲，尾端向腹面弯曲，呈"∫"形
口囊	腹侧前缘有 2 对钩齿	腹侧前缘有 1 对半月形板齿
交合伞	略圆	略扁，似扇形
背辐肋	由远端分 2 支，每支又分 3 小支	由近端分 2 支，每支又分 2 小支
交合刺	2 刺长鬃状，末端分开	1 刺末端形成倒钩，与另 1 刺相并包于膜内
尾刺	雌虫有	雌虫无

（2）虫卵：呈椭圆形，大小为（56 ~ 76）μm×（36 ~ 40）μm，卵壳薄，无色透明。新鲜粪便中的虫卵内含 2 ~ 4 个卵细胞，卵壳与卵细胞之间有明显的空隙（彩图 34）。两种钩虫卵的形态结构相似。

2. 生活史 成虫寄生于小肠上段，借钩齿或板齿咬附在肠黏膜上，以宿主的血液、淋巴液、肠黏膜和脱落的上皮细胞为食。雌雄交配后，雌虫产卵，十二指肠钩虫每条雌虫每天平均产卵 1 万 ~ 3 万个；美洲钩虫每条雌虫每天平均产卵 5000 ~ 10 000 个。卵随宿主粪便排出体外，在温暖、潮湿、荫蔽、充足氧气的环境中，虫卵在 24 小时内孵化出幼虫，称为第一期杆状蚴，该幼虫以土壤中的细菌、有机物为食，营自生生活，在 48 小时内蜕皮发育为第二期杆状蚴；经 5 ~ 6 天再次蜕皮发育为具有感染性丝状蚴。此时，幼虫口孔封闭不再进食，依靠体内储存的营养物质生存于距地面 1 ~ 2cm 深的土层内，在适宜的条件下丝状蚴可存活 3 ~ 4 周或更长。丝状蚴有向温和向湿性，与人体皮肤或黏膜接触时受体温的刺激，虫体借机械性活动和酶的作用通过毛囊、汗腺或破损处皮肤钻入体内；先在皮下移行，24 小时后经小血管或淋巴管，随血流入右心，经肺动脉达肺部微血管；幼虫借助于穿刺运动穿破微血管进入肺泡，借支气管壁上皮细胞纤毛运动，向上移行到咽部，随宿主的吞咽动作，经食管、胃到达小肠。在小肠内进行第三次蜕皮并形成口囊，再经 3 ~ 4 周

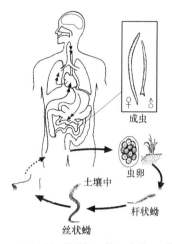

图 3-1-4　钩虫生活史

进行第四次蜕皮发育为成虫（图 3-1-4）。自丝状蚴侵入到发育成熟交配产卵，一般需 4～6 周。成虫存活期美洲钩虫较长可达 5 年以上，十二指肠钩虫一般为 7 年。

有研究表明，十二指肠钩虫除经皮肤感染外，还可经口感染，即受到丝状蚴污染的蔬菜被食后直接在小肠发育为成虫，或经口腔或食管黏膜侵入微血管，经肺移行到达小肠发育为成虫。此外，妊娠妇女感染后，丝状蚴可经胎盘或母乳使胎儿或婴儿受到感染。

3. 致病　感染钩虫后是否出现临床症状，与侵入的钩蚴和寄生的成虫数量及机体免疫力有关。

（1）幼虫致病作用：丝状蚴侵入皮肤数分钟到 1 小时左右，局部皮肤出现烧灼、发痒、针刺的感觉，继而出现小丘疹，1～2 天后成为小疱，若继发细菌感染则变为脓疱，最后结痂自愈。在皮肤薄嫩处（如手指、足趾间）发生的皮炎，称为钩蚴性皮炎。钩蚴随血移行至肺部进入肺泡时，引起局部组织出血及炎症病变，患者出现咳嗽、痰中带血、哮喘并有畏寒、发热等全身症状。

（2）成虫致病作用：成虫以钩齿或板齿咬附于肠黏膜，造成肠黏膜损伤形成小溃疡及出血点，钩虫头腺分泌的抗凝素及咽腺分泌物中的蛋白酶均能抑制血液凝固，有利于吸血；同时虫体又经常更换咬附部位，造成肠黏膜新的损伤，而原创面仍不断渗血，造成慢性失血。应用同位素 ^{51}Cr 标记红细胞测知，美洲钩虫造成的失血量为每条每天 0.02～0.10ml，十二指肠钩虫较其高 5～6 倍。

宿主由于慢性失血，体内铁和蛋白质不断丧失，缺铁可使血红蛋白合成速度比红细胞新生的速度慢。红细胞体积变小，颜色变浅，呈现低色素小细胞性贫血。患者表现为皮肤蜡黄、黏膜苍白、头晕、乏力，严重者可有心悸、气短、面部及下肢水肿等，呈现贫血性心脏病的症状。肠黏膜受损可引起上腹部不适、隐痛、腹泻、恶心、呕吐、食欲缺乏等症状，影响营养物的吸收，加重贫血症状。部分患者可出现喜吃生米、生豆、煤渣、瓦片、破布等物的现象，这种异常嗜好称为异嗜症；可能与铁质缺乏有关，服铁剂后症状消失。严重感染的妇女可引起闭经、流产等。

（3）婴幼儿钩虫病：在钩虫病流行比较严重的地区，有些婴幼儿也可感染钩虫，称为婴幼儿钩虫病。临床表现为急性便血性腹泻（大便呈黑色或柏油样）、面色苍白、消化功能紊乱、发热、精神委靡、肝脾大，贫血多较严重。婴幼儿钩虫病预后较差。

4. 实验诊断　从粪便中检查出钩虫卵或孵化出钩蚴作为诊断的依据。

（1）粪便检查虫卵：生理盐水涂片法和饱和盐水漂浮法，检出率后者比前者高 5～6 倍。

（2）粪便钩蚴培养法：该法检出率高，缺点是时间较长，常需 3～5 天才能出结果。

（3）感染度测定：改良加藤法可测定每克粪便中所含虫卵数。轻度感染：虫卵数少于 2000 个 / 克；中度感染：虫卵 2000～11 000 个 / 克；重度感染：虫卵在 11 000 个 / 克以上。

5. 流行与防治原则

（1）分布：钩虫呈世界性分布，尤以热带、亚热带地区多见。全球钩虫感染人数达 13 亿左右，我国淮河、黄河以南地区广泛分布，2001~2004 年全国人体重要寄生虫病现状抽样调查结果显示，我国平均钩虫感染率为 6.12%；推算全国感染人数约 3930 万；感染率农村高于城市、成人高于儿童。北方以十二指肠钩虫为主，南方以美洲钩虫为主，但大多数地区属混合感染。

（2）流行因素：患者和带虫者是主要的传染源。钩虫病的流行与自然条件、种植物、耕作方式及生活条件和生活习惯有密切关系，如用新鲜粪便施肥，粪中卵在温暖、潮湿、荫蔽的环境下孵出幼虫，人赤脚在玉米、红薯、甘蔗、桑林、棉、烟、蔬菜等田间耕作时受到感染。近年来发现，钩虫卵在水中能发育到感染期幼虫，污染秧田土壤后，人们在栽种水稻时也可受感染。此外，有食生菜习惯者生食含感染期幼虫的蔬菜也可获得感染。

（3）防治

1）预防：加强粪便管理，不随地大便，不用新鲜粪便施肥；提倡用沼气池、三坑式沉淀密封式粪池或堆肥等方法，杀死虫卵后再施用。加强个人防护，在流行季节下地劳动尽可能穿鞋，尽量减少手足与泥土的接触或涂敷 1.5% 左旋咪唑硼酸乙醇或 15% 的噻苯唑软膏以防感染。

2）治疗：消灭传染源的措施是治疗患者，常用驱虫药物是甲苯咪唑、阿苯达唑、噻咪唑等；严重贫血患者可先服用硫酸亚铁并补充含蛋白质、维生素的食物，如蔬菜、豆类、肉、蛋等，待贫血纠正后再驱虫。治疗钩蚴性皮炎可用噻苯哒唑悬液加入 1% 地塞咪松配成霜剂敷用，也可在感染后 24 小时内用透热疗法，以杀死局部组织中的幼虫。

第四节　蠕形住肠线虫

蠕形住肠线虫（*Enterobius vermicularis* Linn,1758）简称蛲虫（pinworm），成虫寄生于人体肠道回盲部，可引起蛲虫病（enterobiasis）。

1. 形态

（1）成虫：虫体细小，似线头状，乳白色，虫体前端角皮层膨大形成头翼。口孔位于顶端，周围有 3 片唇瓣。咽管末端呈球形膨大，称为咽管球。

雌虫：大小（8 ~ 13）mm×（0.3 ~ 0.5）mm，虫体中部膨大，尾部尖细，约占虫体长度的 1/3。生殖系统为双管型，阴门位于虫体前 1/3 处腹面。肛门位于虫体的后 1/3 处。

雄虫：大小（2 ~ 5）mm×（0.1 ~ 0.2）mm，尾部向腹面卷曲，有交合刺一根。

（2）虫卵：呈椭圆形，一侧扁平，另一侧略隆突，似"D"形，无色透明，大小（50 ~ 60）μm×（20 ~ 30）μm，卵壳较厚，成熟期卵内含蝌蚪期蚴（彩图 35）。

2. 生活史　成虫寄生于人体回盲部，严重感染时可达小肠上段。虫体以肠内容物、组织液或血液为食。雌雄交配后，雄虫很快死亡；雌虫因子宫内充满虫卵（含卵 5000 ~ 17 000 个 / 条）压迫食管而脱离肠黏膜，向下移动到直肠。在肠内低氧压的条件下一般不产卵或排少量的卵。当宿主睡眠后肛门括约肌松弛，部分雌虫蠕动出肛门，因受到外界温度、湿度及空气的刺激，在肛门周围大量产卵。产卵后的雌虫大部分干瘪死亡，少数可经肛门逆行进入肠腔或阴道、尿道等处，引起异位寄生。黏附于肛周的虫卵在适宜的温度、湿度和氧气充足的环境下，约经 6 小时卵细胞发育为幼虫，蜕皮一次即为感染期虫卵。用手抓挠肛门时卵污染手指，未洗手进食或小孩因有吸吮手指的习惯，或食入虫卵污染的食物，经口感染。另外，虫卵脱落于床单、被褥时，在清扫床铺时虫卵可飘浮于空气中，吸入也可受到感染。虫卵在十二指肠内孵化出幼虫沿小肠下移，途中蜕皮两次，进入回盲部再蜕皮一次发育为成虫。从误食感染卵到发育为成虫需 2 ~ 6 周，雌虫存活期为 2 ~ 4 周（图 3-1-5）。

3. 致病　雌虫爬出产卵，刺激肛周黏膜，引起肛门及会阴部皮肤瘙痒和炎症；患者可出现烦躁不安、夜间磨牙、夜惊及食欲减退等症状。虫体附着处黏膜轻度损伤，可引起消化道功能紊乱，但症状不明显。虫体进入阑尾引起阑尾炎，进入泌尿生殖道可引起阴道炎、子宫内膜炎、输卵管炎、尿道炎等，侵入腹腔可在腹膜、大网膜、肠系膜或肠壁处形成以虫体或虫卵为中心的肉芽肿病变。

4. 实验诊断　根据雌虫在肛周产卵的特点，可采用棉签拭子法或透明胶纸法，在清晨大便前肛周采样检查虫卵。阴性者可连续检查 2 ~ 3 天。在粪便或肛门处发现成虫也可确诊。

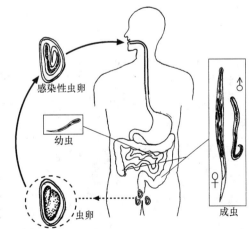

图 3-1-5　蠕形住肠线虫形态及生活史

5.流行与防治

（1）分布及流行因素：蛲虫呈世界性分布，我国各地区均有感染，尤其在儿童较集中的托儿所、幼儿园或子女多、居住条件差的家庭中感染率较高。一般是城市高于农村，儿童高于成人。12岁以下儿童蛲虫平均感染率为23.61%，12岁以上人群平均感染率为11.95%。感染者是唯一的传染源，由于虫卵发育快，对外界抵抗力强（在潮湿皮肤及手指甲缝隙中可活10天，室温环境中可活3周），感染方式简单（肛门-手-口），个人卫生和饮食习惯不良等因素容易造成重复感染。

（2）防治

1）预防：加强卫生宣教，注意个人卫生、饮食卫生及家庭和托儿所等集体环境卫生，如饭前洗手，勤剪指甲，不吸吮手指，患儿睡眠时穿闭裆裤，避免手指接触肛门；勤洗澡，用开水烫洗换下来的内裤。勤晒被褥，玩具及地面常用消毒剂清洗。

2）治疗：常用驱虫药有阿苯达唑、甲苯咪唑、恩波吡维铵等。外用药有蛲虫膏、2%氯化氨基汞软膏，涂于肛门周围有止痒和杀虫作用。

第五节 丝 虫

丝虫（filaria）是组织内寄生线虫，已知寄生人体的丝虫有八种，它们的寄生部位、传播媒介、临床表现和地理分布见表3-1-2。我国仅有班氏吴策线虫（*Wuchereria bancrofti* Cobbold,1877）（简称班氏丝虫）和马来布鲁线虫（*Brugia malayi* Brug, 1927）（简称马来丝虫），其成虫寄生于淋巴系统，引起淋巴丝虫病（lymphatic filariasis），祖国医学书中有"两足胫红肿""小便白如米汁""癞疝重坠，囊大如斗"的记载。

表 3-1-2　寄生于人体丝虫的寄生部位、传播媒介、临床表现和地理分布

虫种	寄生部位	传播媒介	临床表现	地理分布
班氏丝虫	淋巴系统	蚊	淋巴结炎、淋巴管炎、象皮肿、乳糜尿、鞘膜积液	世界性、热带、亚热带
马来丝虫	淋巴系统	蚊	淋巴结炎、淋巴管炎、象皮肿	亚洲东部和东南部
帝汶丝虫	淋巴系统	蚊	淋巴结炎、淋巴管炎、象皮肿	帝汶岛和小异他群岛
盘尾丝虫	皮下组织	蚋	皮下结节、失明	非洲、中美洲和南美洲
罗阿丝虫	皮下组织	斑虻	皮下肿块	西非和中非
链尾丝虫	皮下组织	库蠓	无明显临床表现	西非和中非
常现丝虫	胸腔、腹腔	库蠓	无明显致病性	非洲、中美洲和南美洲
欧氏丝虫	腹腔	库蠓	无明显致病性	中美洲和南美洲

1.形态

（1）成虫：虫体细长如丝线，体表光滑，乳白色，头前端略膨大。口孔周围有两圈乳突。雌虫：大小为（60～100）mm×（0.1～0.3）mm，生殖器官为双管型，阴门位于虫体前端的腹面，卵巢位于虫体后部，子宫粗大充满虫卵，成熟虫卵壳薄而透明，内含卷曲的幼虫，在向阴门移行中卵壳延长形成鞘膜包裹在幼虫体表，此时幼虫称为微丝蚴。雄虫：较小，大小为（20～40）mm×（0.1～0.2）mm，尾部向腹面卷曲2～3圈，生殖器官为单管型，两根交合刺从泄殖腔内伸出。

（2）幼虫：又称为微丝蚴。虫体细长，头端钝圆，尾端尖细，外被鞘膜，体内有许多细胞核，称为体核。虫体前端无体核处称为头间隙。虫体前1/5处无体核处为神经环，近尾端腹面有肛孔（图3-1-6）。尾部有无细胞核因种而异。班氏丝虫和马来丝虫所产的微丝蚴分别为班氏微丝蚴和马来微丝蚴。两幼虫的鉴别特征见表3-1-3。

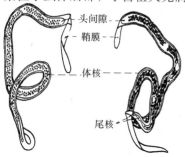

头间隙 ——
鞘膜 ——
—— 体核 ——
尾核

图 3-1-6　两种微丝蚴形态比较

表 3-1-3　班氏微丝蚴与马来微丝蚴的区别

特征	班氏微丝蚴	马来微丝蚴
大小	(244 ～ 296) μm × (3.5 ～ 7.0) μm	(177 ～ 230) μm × (5 ～ 6) μm
体态	柔和，弯曲自然、无小弯	弯曲僵硬，大弯上有小弯
头间隙	长宽相等（1 ∶ 1）	长＞宽（2 ∶ 1）
体核	圆形、疏松、排列整齐	椭圆形、大小不匀、排列紧密、互相重叠
尾核	无	有，2 个尾核前后排列

2. 生活史　成虫寄生于人体淋巴系统，雌雄虫交配后，雌虫产出微丝蚴并随淋巴液进入血液循环。当蚊叮咬患者吸血时，将微丝蚴吸入蚊胃内，经 1 ～ 7 小时蜕去鞘膜，穿过胃壁进入血腔，后侵入蚊胸肌，经 2 ～ 4 天虫体缩短变粗，形似腊肠，称为腊肠蚴。在 5 ～ 7 天内虫体内部组织分化，形成消化道和体腔，分别在第 8 天和第 14 天各蜕皮 1 次，虫体变细长，发育为感染性幼虫，称为丝状蚴。此时丝状蚴离开胸肌，进入蚊血腔并移行至下唇。微丝蚴在蚊体内发育为丝状蚴的时间，与外界的温度和湿度有关，如温度在 20 ～ 30℃，相对湿度为 75% ～ 90% 条件下，班氏微丝蚴在淡色库蚊或致倦库蚊体内发育到感

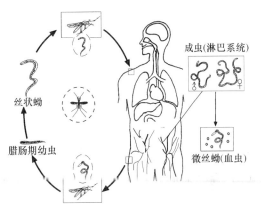

图 3-1-7　丝虫生活史

染期幼虫需 10 ～ 16 天；马来微丝蚴在中华按蚊体内发育到感染期幼虫需 6 ～ 7 天。当含有感染期幼虫的蚊叮咬人吸血时，感染期幼虫经皮肤侵入人体，经小淋巴管移行到大淋巴管或淋巴结内寄生，经再次蜕皮发育为成虫（图 3-1-7）。微丝蚴在人体内存活期为 2 ～ 3 个月，成虫存活期为 13 ～ 17 年。但在淋巴系统中，常因炎症反复发作而中途死亡。

雌虫产出的微丝蚴自淋巴系统进入血液循环。白天滞留于肺部毛细血管，夜间出现于外周血液中，微丝蚴在外周血液中夜多昼少的现象称为微丝蚴的夜现周期性（nocturnal periodicity）。世界上流行的丝虫，其微丝蚴大多具有明显的夜现周期性，称为周期型丝虫，我国两种丝虫均为周期型丝虫，其在外周血液中出现的时间高峰略有不同，班氏微丝蚴自晚 22∶00 至次晨 2∶00；马来微丝蚴自晚 20∶00 至次晨 4∶00。少数地区流行的丝虫微丝蚴夜现周期性不明显，夜间和白天都在外周血液中出现，称为亚周期型丝虫。

微丝蚴夜现周期性的原因目前尚不清楚，可能与人们睡眠活动有关，如患者上夜班，白天睡觉，经一段时间后，微丝蚴白天可在外周血液中出现。也有观点认为与肺动脉与肺静脉之间氧张力差异有关，当肺动脉、肺静脉之间的氧张力差异在 7.3kPa（55mmHg）或更高时，微丝蚴集聚于肺血管内，若两者差异下降到近 5.8kPa（44mmHg）或更低时，微丝蚴则移行到外周血液。另一观点认为与大脑皮质的兴奋抑制有关，尤其是与迷走神经的兴奋和抑制有关。

人是班氏丝虫唯一终宿主，尚未发现保虫宿主。马来丝虫除寄生人体外，还可在多种脊椎动物（如沙鼠、猫、犬、猴等）体内发育成熟。

3. 致病　丝虫病的发生与发展，取决于侵入的种类、感染程度、重复感染的次数和机体免疫力等因素。有人感染后出现微丝蚴血症，而无临床症状；有人感染后则表现为急性临床症状，又可进一步发展为慢性阻塞性病变。丝虫病发病过程可分为：

（1）急性炎症及过敏反应期：感染期幼虫侵入人体皮肤至发育为成虫过程中，其代谢产物、幼虫蜕皮液及脱落的外皮，成虫子宫的排泄物及死亡虫体的裂解产物等，均可刺激淋巴管及淋巴结产生炎症。临床上出现淋巴结肿大、疼痛，淋巴管红肿、压痛，皮肤表面出现一条红线由近端向远端发展，呈离心性，俗称"流火"；若四肢（小腿的内踝上方）浅表小淋巴管发炎时，局部皮肤呈现一片弥漫性红肿、压痛，形似丹毒，称为丹毒样皮炎；成虫若寄生于男性生殖器官淋巴管内，

可引起精索炎、附睾炎和睾丸炎；除局部症状外，患者同时出现畏寒、发热等全身症状，称为丝虫热。

（2）慢性阻塞期

1）象皮肿（elephantiasis）：急性期炎症反复发作，淋巴管内皮细胞增生，内膜肿胀、管壁增厚，淋巴管扩张，使淋巴管内的瓣膜功能受损，影响淋巴液的回流，出现淋巴液淤积，使病变以下部位的淋巴管内压力升高，致使远端小淋巴管曲张或破裂，淋巴液流入周围组织，刺激局部纤维组织增生，皮肤汗腺和毛囊功能损伤，皮肤增厚、变粗、变硬，外观似大象的皮肤，故称为象皮肿。象皮肿多见于下肢和阴囊，也可见于上肢、阴唇、乳房等部位。

2）乳糜尿（chyluria）：为深部淋巴系统阻塞，主动脉前淋巴结或肠淋巴干受阻，小肠吸收的乳糜液经腰淋巴干反流到肾盂、输尿管、腹腔等处淋巴管，致使这些部位淋巴管曲张、破裂，淋巴液经肾乳头黏膜破损处流入肾盂，混于尿中排出所致；此时，尿呈乳白色、米汤样，内含蛋白质及脂肪，体外放置易凝结，沉淀物中有时叮查到微丝蚴。此外，淋巴液流入腹腔可引起乳糜腹水。

3）睾丸鞘膜积液（hydrocele testis）：精索及睾丸淋巴管受阻时，该处淋巴管扩张破裂，淋巴液可流入睾丸鞘膜腔内，致使阴囊肿大，坠胀沉重，称为阴囊象皮肿。

（3）隐性丝虫病（热带肺嗜酸粒细胞增多症）：患者出现夜间阵发性咳嗽、哮喘，胸部 X 线片显示中下肺弥漫性粟粒样阴影，患者血中 IgE 水平升高，嗜酸粒细胞数增多等；这主要是宿主对微丝蚴抗原产生的 I 型超敏反应所致。

马来丝虫多寄生于四肢浅表淋巴系统中，患者以四肢尤以下肢淋巴管炎、淋巴结炎及下肢象皮肿多见。班氏丝虫除寄生在四肢浅表淋巴系统外，还可引起精索炎、附睾炎、睾丸炎、鞘膜积液、阴囊象皮肿和乳糜尿等。

4. 实验诊断

（1）病原学检查

1）新鲜血涂片或厚血膜染色法检查微丝蚴（见附寄生虫病原学常用诊断技术）。

2）浓集法：取患者血液，溶血后离心沉淀，或取鞘膜积液、乳糜尿和乳糜腹水等液体（需先加乙醚使乳糜溶解，取出脂肪层加水）离心，取沉淀物镜检微丝蚴。

（2）免疫学方法：间接荧光抗体试验和酶联免疫吸附试验，抗体阳性率分别达到 92.8% 和 95% 左右。还可用双抗体夹心法和免疫色谱技术检测循环抗原。近年来，DNA 探针和 PCR 技术也可用于丝虫病的诊断。

5. 流行与防治原则

（1）分布：丝虫病流行于热带、亚热带 38 个国家和地区。感染者约 1.45 亿人，其中淋巴系统感染者为 1.28 亿人。班氏丝虫病呈世界性分布，以亚洲和非洲较为严重；马来丝虫病仅限于亚洲，主要流行于东南亚。我国曾是丝虫病严重流行的国家之一，曾分布于山东、河南、江苏、上海、浙江、安徽、湖北、湖南、江西、四川、台湾、贵州、广州、广西、海南等 16 个省（市、自治区）的 864 个县（市）。除山东、台湾仅有班氏丝虫外，其他地区两种丝虫均有。经过几十年的防治工作，不少地区已基本消灭或控制了丝虫病，截至 2006 年 3 月，我国所有丝虫病流行区已达到消灭丝虫病的标准，成为我国疾病控制工作中的一项重大成就。

（2）流行因素：丝虫病患者和带虫者为传染源。班氏丝虫主要以淡色库蚊和致倦库蚊传播，马来丝虫以中华按蚊和嗜人按蚊传播为主。自然界的温度、湿度、雨量及植被等环境因素直接影响蚊的生长、繁殖以及体内幼虫的发育。温度在 20 ~ 30℃，相对湿度在 75% ~ 90% 最适宜蚊生长繁殖和体内幼虫的发育，当气温低于 10℃时，幼虫在蚊体内不能发育。雨量的多少影响到蚊的孳生和密度，从而影响丝虫病的传播。

（3）防治：对流行区全体居民普查普治，采血检查时凡是微丝蚴阳性和有体征者，均为治疗对象。治疗药物主要是乙胺嗪（又名海群生），其对两种丝虫成虫及微丝蚴均有杀死作用。我国曾采用乙胺嗪掺拌食盐，流行区居民连续食用半年药盐，可使微丝蚴的阳性率降低到 1% 以下。象皮肿患者可采用烘绑疗法、桑绑疗法。阴囊象皮肿及鞘膜积液者可采用手术治疗。

防蚊灭蚊是消灭传播媒介，切断传播途径，彻底消灭丝虫病的重要措施。

第六节　旋毛形线虫

旋毛形线虫（*Trichinella spiralis* Owen,1835）简称旋毛虫，是一种人兽共患寄生虫病和食源性寄生虫病。成虫寄生于人和多种哺乳类动物小肠上段，幼虫寄生于同一宿主横纹肌，引起旋毛虫病（trchinelliasis）。

1. 形态

（1）成虫：细小，呈线状，消化道为单管道，咽管细管状，约占虫体的1/3。咽管背侧面，有数十个串珠状排列的杆状细胞组成的杆状体，其分泌物可排入咽管，具有消化功能和抗原性。

雌虫：大小为（3～4）mm×0.06mm，尾部钝圆；生殖器均为单管型，子宫较长，中段含虫卵，后段和近阴门处则充满幼虫，自阴门产出；阴门位于虫体前1/5处。

雄虫：大小为（1.4～1.6）mm×0.04mm，尾端有2枚叶状交合配器，无交合刺（图3-1-8）。

（2）幼虫：新产出的幼虫细长，大小为124μm×6μm，在中间宿主的横纹肌中发育至成熟幼虫，卷曲在梭形囊包中，囊包长约

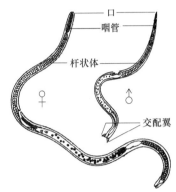

图3-1-8　旋毛形线虫形态

1mm，与肌纤维平行，内含1～2条虫体，个别可多达6～7条幼虫，幼虫结构与成虫相似，其杆状细胞分泌物具抗原性。

2. 生活史　人误食了含有活囊包的肉类及其制品后，在消化液的作用下，幼虫从囊包中逸出，钻入十二指肠及空肠上段的肠黏膜，发育24小时后回到肠腔，48小时内经4次蜕皮发育至性成熟。雌雄交配后，雄虫死亡并自肠道排出，雌虫前端钻入肠黏膜内继续发育，经5～7天，雌虫子宫内虫卵发育为幼虫，每条雌虫一生可产500～2000条幼虫，最多可达10 000条。产于肠黏膜内的新生幼虫侵入局部淋巴管或小静脉，随血流至全身组织，但只有到达横纹肌的幼虫才能进一步发育。虫体机械性作用和分泌物对肌细胞的刺激，引起炎症细胞浸润，纤维组织增生，感染后约1个月幼虫周围形成纤维性囊包，一般在半年后囊包钙化，幼虫失去活力、死亡，少数囊包内幼虫可存活数年，甚至可达30年。雌虫存活期一般为1～2个月。成虫和幼虫可在同一宿主体内寄生，但完成生活史必须转换宿主（图3-1-9）。

3. 致病　幼虫为主要致病阶段，致病的轻重与食入囊包的数量、幼虫的活力和宿主的免疫力等因素有关。轻者可无症状。重者若未及时治疗，可在发病3～7周内死亡。致病过程可分为三期。

（1）虫体侵入期：幼虫在小肠自囊包内逸出，侵入肠黏膜发育为成虫，由于成虫以肠黏膜为食以及成虫和幼虫机械性损伤、分泌物刺激引起受累部位黏膜充血、水肿、出血，甚至形成浅表溃疡。患者可有腹痛、腹泻、恶心、呕吐、畏食、乏力、低热等症状，病程可持续1周。

（2）幼虫移行期：成虫产出的幼虫随淋巴、血循环播散至全身各器官及侵入横纹肌内发育，幼虫移行时机械性损害及分泌物的毒性作用，刺激肌细胞变性、坏死，肌间质呈现水肿和炎症细胞浸润；患者可表现全身肌肉酸痛、压痛，尤以腓肠肌、肱二头肌、肱三头肌疼痛最为明显，严重者可出现咀嚼、吞咽困难和语言障碍等。幼虫移行所经的组织、器官如心肌、肺、肝、肾等重要器官可出现局限性

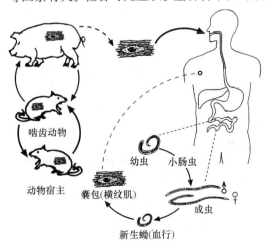

图3-1-9　旋毛形线虫生活史

或广泛性出血性病变，引起心肌炎、肺炎、胸膜炎或肝、肾功能异常及颅内压增高等症状，患者可出现全身症状。此期以发热、水肿和肌痛为主要的特征，重症患者可因恶病质、毒血症、虚脱、心力衰竭而死亡。病程可持续 3 周左右，有时可达 2 个月以上。

（3）囊包形成期：随着虫体长大，寄生部位的肌细胞逐渐膨大呈纺锤形的肌腔，虫体卷曲在腔内形成囊包，此时急性炎症消退，全身症状逐渐减轻，但肌痛可持续数月。

4. 实验诊断

（1）询问病史：了解患者有无食生肉或烤肉，或多人同时发病等情况，对确诊有参考价值。

（2）病原学检查：从患者的腓肠肌、肱二头肌处取材压片或切片镜检，或将吃剩的生肉做压片检查，以求确诊。

（3）免疫学诊断：可用皮下幼状试验、间接荧光抗体、酶联免疫吸附试验等协助诊断。

5. 流行与防治原则

（1）分布：旋毛虫病流行于世界各地，尤以欧美国家发病率高。我国 1964 年首次发现人体感染旋毛虫病例后，先后在 15 省（市、自治区）的 93 个县（市）有病例报道。

（2）流行因素：旋毛虫广泛寄生于猪、野猪、熊、狗、狼、羊、牛、獾、鼠等 120 多种哺乳动物体内。这些动物通过动物间相互残食形成的"食物链"而传播。猪主要通过吞食含有旋毛虫囊包幼虫的肉屑、鼠类或污染的食料受感染。旋毛虫囊包抵抗力强，在 –15℃ 下可存活 20 天，腐肉中也能存活 2 ～ 3 个月，熏烤、腌制等不能杀死囊包幼虫。人生食或半生食含有囊包的猪肉及其制品如生拌猪肉片、烤肉、腌肉等受到感染。此外，切生肉的用具若污染上囊包再切熟食，人食入污染的熟食也可受到感染。

（3）防治原则

1）预防：开展卫生宣传教育，注意饮食卫生，不食生的或半生的肉类，改变养猪方法，如圈养和喂熟食，加强肉类检疫制度及灭鼠等措施。

2）治疗：药物首选阿苯达唑，即能驱除肠内成虫，又能有效地杀死移行和肌肉中的幼虫；甲苯咪唑也有较好的疗效。

附：其他线虫

一、粪类圆线虫

粪类圆线虫（*Strongyloides stercoralis* Bavay,1876）是一种既有自生世代，又有寄生世代的兼性寄生虫。

1. 形态

（1）自生世代

1）雄虫：大小为 0.7mm×（0.04 ～ 0.05）mm，尾部向腹面卷曲，有交合刺 2 根。

2）雌虫：大小为 1.0mm×（0.05 ～ 0.075）mm，尾部尖细，生殖系统为双管型，子宫内含 14 ～ 16 个虫卵，阴门位于虫体略后方的腹面，虫卵呈椭圆形，壳薄而透明，似钩虫卵，大小为 70μm×40μm，部分虫卵内含胚胎。

（2）寄生世代

1）雄虫：在寄生世代中是否存在尚有争议。

2）雌虫：大小为 2.2mm×（0.03 ～ 0.074）mm，体表具细横纹，头端口周有 4 个不明显的唇瓣，咽管细长，约占虫体的 1/3~2/5，肛门位于虫体末端。生殖系统为双管型，子宫含虫卵 8 ～ 12 个。

3）虫卵：大小为（50 ～ 58）μm×（30 ～ 34）μm。

4）丝状蚴：长为 0.6 ～ 0.7mm，咽管占虫体的 1/2 左右，尾端分叉。

2. 生活史

（1）自生世代：成虫在温暖、潮湿的土壤中产卵，数小时内孵出杆状蚴，1 ～ 2 天内蜕皮 4

次，发育为自生生活的雌雄成虫。在外界适宜的环境条件中，自生生活可循环多次，称为间接发育。当外界环境不利时，杆状蚴蜕皮 2 次，发育为丝状蚴，有机会与宿主接触可经皮肤或黏膜侵入，开始寄生生活，此过程称为直接发育。

（2）寄生世代：丝状蚴经宿主皮肤或黏膜侵入后经血循环到肺，穿过毛细血管和肺泡壁进入肺泡，大部分幼虫沿支气管、气管上升至咽部，被咽下后到达小肠，钻入肠黏膜，蜕皮 2 次发育为成虫，产卵于黏膜内，数小时后孵化出杆状蚴，自黏膜逸出，随粪便排出体外。当宿主机体免疫力低下或发生便秘时，寄生于肠道中的杆状蚴在未排出前可发育为丝状蚴，钻入肠黏膜或肛门周围皮肤，再侵入血循环，经肺、支气管、咽至小肠发育为成虫，引起自身感染（autoinfection）。有少数虫体在肺部支气管内或泌尿生殖系统内发育成熟，随痰排出的多为丝状蚴，随尿排出的多为杆状蚴。

3.致病

（1）幼虫致病：丝状蚴侵入皮肤可引起局部小丘疹，伴有刺痛和痒感，通过肺部时，重度感染者可出现咳嗽、多痰、哮喘等呼吸道症状。若雌虫在肺部发育成熟并产卵可使病情加重，病程延长，患者出现高热、肺功能衰竭等严重病症。

（2）成虫致病：成虫寄生于小肠黏膜内，由于机械性和分泌物的刺激使黏膜发生充血水肿等病理性损伤，轻者可无症状或表现为卡他性肠炎。重者可表现为溃疡性肠炎，患者出现腹痛、腹泻、恶心、呕吐等症状，并伴有发热，贫血和全身不适等表现。长期使用免疫抑制剂或患慢性消耗性疾病、先天性免疫缺陷和艾滋病患者，常导致自身超度感染；幼虫移行到脑、肝、肺、肾、心脏等器官，引起广泛性的损伤，产生严重后果。

4.实验诊断　从粪便、痰、尿中检获到幼虫或培养出丝状蚴为确诊依据，在腹泻患者的粪便中也可检出虫卵。

5.流行与防治原则　主要流行于热带、亚热带；温带和寒带地区，呈散发感染。我国有 26 个省（市、自治区）检出感染者，平均感染率为 0.122%，感染方式主要为与土壤中的丝状蚴接触。流行因素与钩虫病相似。阿苯达唑治愈率达 90% 以上，噻嘧啶和左旋咪唑也有一定疗效。

二、结膜吸吮线虫

结膜吸吮线虫（*Thelazia callipaeda* Railliet & Henry, 1910）又称为华裔吸吮线虫。成虫寄生于狗、猪等动物眼结膜囊及泪管内；偶尔寄生于人眼内，引起结膜吸吮线虫病（thelaziasis）。

1.形态

（1）成虫：细长，在人眼结膜囊内为淡红色，半透明，离开人体后呈乳白色，头端钝圆，具有圆形的口囊，外周有两圈乳突，体表光滑，具有微细横纹。

雄虫：大小为（4.5~15）mm×（0.25 ～ 0.75）mm，尾端卷曲，两根交合刺长短不一，形态各异。

雌虫：大小为（6.2 ～ 20.0）mm×（0.3 ～ 0.85）mm，生殖器官为双管型，子宫内充满虫卵。

（2）虫卵：呈椭圆形，大小为（54 ～ 60）μm×（34 ～ 37）μm，壳薄透明，近阴门处卵壳变为幼虫的鞘膜。

（3）幼虫：大小为（350 ～ 414）μm×（13 ～ 19）μm。雌雄虫肛门周围均有乳突数个。

2.生活史　成虫寄生于狗、猪、兔、鼠、马等动物的眼结膜囊及泪管内，偶尔寄生于人的眼内。雌虫在结膜囊内产幼虫，当蝇舔食这些动物的眼分泌物时将幼虫吸入蝇消化道，穿过中肠侵入血腔，经两次蜕皮发育为感染期幼虫，并逐渐移行到蝇喙。当蝇再舐吸健康的其他宿主眼部时，感染期幼虫自蝇喙逸出，进入眼结膜囊，在 15 ～ 20 天内再经两次蜕皮发育为成虫。

3.致病与实验诊断　成虫多侵犯一侧眼，少数病例可见双眼感染，以上穹隆部的外眦侧多见，其次为眼前房、泪小管及眼睑乳突状瘤内，少者 1 ～ 2 条，多者可达 20 余条。由于虫体活动，体表锐利横纹摩擦、头端口囊吸附作用及排泄物、分泌物刺激，或并发细菌感染导致炎症反应或肉芽肿形成。患者眼部有异物感、痒感、畏光、流泪、眼分泌物增多、眼痛等症状。婴幼儿有不敢睁眼、用手揉眼，家长常因发现有白色虫体爬行而就诊，取出虫体后症状消失。诊断是从眼内取出虫体，依据形态特征来确诊。

4.流行与防治原则 主要分布在亚洲，我国 23 个省（市、自治区）已报道人体结膜吸吮线虫病 331 例，以婴幼儿多见，农村高于城市。治疗患者可用 1% 丁卡因、4% 可卡因或 2% 普鲁卡因滴眼，约 5 分钟，虫体被麻痹即可用眼科镊或消毒棉签取出。搞好环境卫生，防蝇灭蝇，保持眼部清洁是预防感染的主要措施。

三、广州管圆线虫

广州管圆线虫（*Angiostrongylus cantonensis* Chen，1935；Dougherty，1946）成虫寄生于鼠类肺部血管，是一种动物寄生虫，亦可侵入人体，引起嗜酸粒细胞增多性脑膜脑炎和脑膜炎。该虫最早由陈心陶（1933，1935）在广东家鼠及褐家鼠体内发现，命名为广东肺线虫。1946 年由 Dougherty 更正为本名。迄今为止，全世界已有 3000 多例本病的报道。

1.形态

（1）成虫：细长，淡红色，体表具微细环状横纹，头端钝圆，头顶中央有一小圆口，口中有环状的唇，外有两圈感觉乳突。

雄虫：大小为（11 ~ 26）mm×（0.21 ~ 0.53）mm，尾端向腹面弯曲，交合伞呈肾形，内有辐肋支撑，交合刺 2 根等长。

雌虫：大小为（17 ~ 45）mm×（0.3 ~ 0.66）mm，尾端呈斜锥形，阴门开口于肛孔之前。子宫呈双管型，白色，与充满血液的肠管缠绕成红、白相间的螺旋纹，子宫内含有单细胞虫卵。

（2）虫卵：呈椭圆形，无色透明，大小为（64.2 ~ 82.1）μm×（35.8 ~ 48.3）μm。

（3）幼虫：第三期幼虫大小为（449±40）μm×（28±3）μm。头部圆，尾部末端细，食管、肠道、排泄孔、肛门处均易看见。

2.生活史 成虫寄生于多种鼠类的肺动脉内。雌虫产出的卵，进入肺毛细血管孵出第一期幼虫，其幼虫穿破肺毛细血管进入肺泡，沿支气管、气管上行至咽，被吞入消化道，随粪便排出。幼虫被中间宿主（螺类及蛞蝓）吞食或侵入其体内，在组织内逐渐发育为第二、第三期幼虫（感染期幼虫），鼠吞食含有第三期幼虫的中间宿主或转续宿主后，感染期幼虫在其消化道穿肠壁进入血液循环，经肝、肺、心至全身各器官，但多数幼虫沿颈总动脉到达脑部，在此蜕皮发育为第四期幼虫。之后，经静脉血到肺动脉发育为成虫。一般在感染后 6 ~ 7 周，可在粪便内查到第一期幼虫。

终宿主以褐家鼠、黑家鼠较多见；此外还有白腹巨鼠、黄毛鼠和屋顶鼠等。中间宿主主要为多种陆生螺类。在我国广东、海南、云南、台湾及香港等地已发现的中间宿主有褐云玛瑙螺、皱疤坚螺、短梨巴蜗牛、中国圆田螺、福寿螺、方形环棱螺、同型巴蜗牛以及三种蛞蝓。转续宿主广东有黑眶蟾蜍，台湾有虎皮蛙、金线蛙和蜗牛。国外报道还有鱼、虾、蟹等。

3.致病 人是广州管圆线虫的非适宜中间宿主。人体感染是因生食或半生食含有幼虫的螺类、鱼、虾以及幼虫污染的蔬菜或饮水所致。幼虫侵入后在人体内移行，侵犯中枢神经系统引起嗜酸粒细胞增多性脑膜脑炎或脑膜炎。以脑脊液中嗜酸粒细胞显著升高为特征。除大脑和脑膜外，病变还可波及小脑、脑干和脊髓。其主要病理改变为充血、出血、脑组织损伤，引起巨噬细胞、淋巴细胞、浆细胞和嗜酸粒细胞所组成的肉芽肿炎症反应。临床症状主要为急性剧烈的头痛，其次为恶心、呕吐、发热、颈项强直；起初为间歇性，以后发作渐频或发作期延长。严重病例可有瘫痪、嗜睡、昏迷甚至死亡。部分患者有视觉损害、眼部异常。少数病例存在缓慢进行性感觉中枢损害，眼外直肌瘫痪和面瘫。但所致嗜酸粒细胞脑膜炎一般为良性及自限性的，病死率低于 0.5%。

4.实验诊断

（1）询问病史：发病前 1 个月左右是否有生食或接触过含该虫的中间宿主或转续宿主。

（2）症状及体征：有剧烈的头痛、脑脊液压力升高、白细胞总数明显升高为（0.5 ~ 2.0）×10^9/L，其中嗜酸粒细胞数超过 10%，多为 20% ~ 70%。

（3）病原学检查：取脑脊液镜检，查到幼虫可确诊，但一般检出率不高。

（4）免疫学诊断：皮试、ELISA 作为辅助诊断。

5.流行与防治原则

（1）流行：该虫分布于热带、亚热带地区。泰国、越南、中国、日本、马来西亚、夏威夷、新赫布里底群岛等地已有确诊病例。我国主要在台湾、香港、海南、云南、福建、广东、天津、黑龙江、浙江等地散在分布。近年来，由于中间宿主褐云玛瑙螺和福寿螺的大量养殖及食用，发病人数有增多的趋势。

（2）防治：主要是改变不良的饮食习惯，如不生食或半生食螺类，不吃未洗净的生菜，不喝生水。因幼虫可经皮肤侵入机体，故需在加工时避免感染。灭鼠对预防本病有重要意义。

本病尚无特效药，一般采用对症和支持疗法。临床上曾用阿苯哒唑＋甘露醇或阿苯哒唑＋地塞米松治疗，效果较好。

（万巧凤）

第2章 吸　虫

吸虫（trematode）属扁形动物门吸虫纲（Class Trematoda），寄生于人体的吸虫属于复殖目（Order Digenea），皆营寄生生活。

复殖目吸虫的成虫多呈叶状或长舌状，背腹扁平。在虫体的前端和腹面中部分别有口吸盘（oral sucker）和腹吸盘（ventral sucker），为附着器官。消化道不完整，有口、咽、食管和肠管，肠管分两支，末端封闭为盲端。除血吸虫外，复殖目吸虫均为雌雄同体，其成虫雄性生殖器官有睾丸、输出管、输精管、储精囊、射精管和阴茎及阴茎囊；雌性生殖器官有卵巢、输卵管、卵模、梅氏腺、卵黄腺、劳氏管和子宫。

复殖目吸虫的生活史需经有性世代与无性世代的交替，有卵、毛蚴、胞蚴、雷蚴、尾蚴、童虫和成虫等阶段。成虫寄生于人体和脊椎动物体内，进行有性生殖；幼虫则以水生动物为中间宿主，进行无性生殖，其中第一中间宿主多为淡水螺。

在我国，寄生于人体的吸虫主要有华支睾吸虫、布氏姜片吸虫、卫氏并殖吸虫和日本血吸虫等。

第一节　华支睾吸虫

华支睾吸虫学名中华分支睾吸虫（*Clonorchis sinensis* Cobbold，1875），因其成虫多寄生于终宿主的肝内胆管中，故俗称为肝吸虫。1975 年湖北江陵西汉古尸及 1994 年荆门战国古尸研究中，在死者肠内容物中均发现了肝吸虫卵，说明本病在我国流行至少已有 2300 多年历史。

1. 形态

（1）成虫：具有典型的复殖目吸虫成虫的形态结构。大小一般为（10 ~ 25）mm×（3 ~ 5）mm，背腹扁平，半透明。前端较窄，后端略钝，似葵花子。口吸盘位于虫体前端，腹吸盘位于虫体前端 1/5 处。雌雄同体，睾丸两个，高度分支，前后纵向排列于虫体后端 1/3 处。卵巢一个，位于睾丸前方；子宫呈管状，位于虫体中部，腹吸盘和卵巢之间（图 3-2-1、彩图 36）。

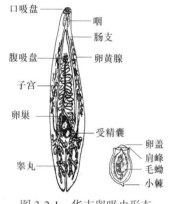

图 3-2-1　华支睾吸虫形态

（2）虫卵：大小平均仅为 29μm×17μm。黄褐色。一端较窄，覆有卵盖，卵盖周围的卵壳增厚隆起，形成肩峰。另一端钝圆，其上有小疣状突起。卵内含有一成熟的毛蚴（图 3-2-1）。

2. 生活史　成虫常寄生于人或猫、狗等哺乳动物的肝内胆管中，虫数多时也可寄生于大的胆管内。虫卵产出后随胆汁进入消化道，混于粪便并排出体外。

虫卵进入水中，被第一中间宿主豆螺、沼螺等淡水螺吞食，卵内毛蚴可在螺体消化道内孵出。毛蚴在螺体内继续发育繁殖，经胞蚴和雷蚴两个阶段，形成大量尾蚴，从螺体逸出进入水中。尾蚴遇到第二中间宿主淡水鱼、虾，可侵入淡水鱼虾的肌肉等组织并在其中发育为囊蚴。囊蚴为华支睾吸虫感染人体的阶段。

人或猫、狗等哺乳动物食入含有囊蚴的淡水鱼虾后，囊蚴内的虫体可在其十二指肠内脱囊逸出，逆胆道系统上行，经胆总管到达肝内胆管。虫体也可经血管或穿过肠壁经腹腔进入肝内胆管。虫体在肝内胆管中进一步发育为成虫。成虫在人体内的寿命可长达 20 ~ 30 年（图 3-2-2）。

3. 致病　华支睾吸虫对人体健康的危害取决于感染的程度和感染的时间。轻度感染者常无明显临床表现。感染程度较重者或者被感染时间长者，可出现胆囊炎、胆管炎、胆道结石及肝脏损害。严重者可能出现肝硬化。其致病机制是由于虫体对胆管壁的机械性刺激和其代谢产物对胆管壁的化学性刺激，引起胆管内膜和胆管周围的炎症，致使胆管管壁增厚、管腔变窄。加上虫体的直接阻塞，导致胆管阻塞，胆汁淤滞于阻塞部位上方，出现肝胆系统损害。此外，国内外有资料提示，华支睾吸虫的寄生与人体胆管上皮癌、肝细胞癌的发生有一定关系。

4. 实验诊断

（1）病原学检查：在粪便或者十二指肠引流液中检获虫卵是确诊的主要依据。但因虫卵小，采用粪便直接涂片法易于漏检。因此，多采用各种集卵法如粪便水洗沉淀法等进行检查。

（2）免疫学检查：免疫学方法如酶联免疫吸附试验和间接荧光抗体试验等可用于辅助诊断。医学影像技术如 B 超和 CT 对华支睾吸虫病的诊断也有一定参考价值。

5. 流行与防治原则

（1）分布：全世界华支睾吸虫感染者约

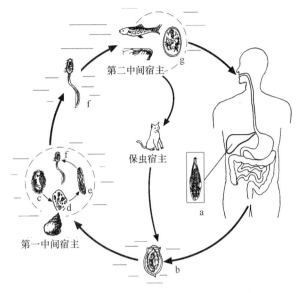

图 3-2-2　华支睾吸虫生活史

a. 成虫；b. 虫卵；c. 毛蚴；d. 胞蚴；e. 雷蚴；f. 尾蚴；g. 囊蚴

3500 万，主要分布在亚洲东部如中国、日本、朝鲜、韩国、越南、印度、老挝和菲律宾等国。我国是华支睾吸虫病最重要的流行区，受感染人数约 1200 万。在我国，除青海、宁夏、新疆、内蒙古、西藏等尚无报道外，其他各省、市、自治区均有不同程度流行，其中广东、广西、江西、四川、台湾和东北朝鲜族聚住区较严重，人群感染多呈片状、点状或线状分布。保虫宿主感染的区域更广，其感染率与感染度均高于人群，对人群具有潜在的威胁。

（2）流行因素：华支睾吸虫病的传染源是本病的患者、带虫者和被感染的保虫宿主。在保虫宿主中猫、狗和猪最为重要，野生动物如鼠类、貂和狐狸等也可传播本病。

华支睾吸虫卵、第一中间宿主淡水螺和第二中间宿主淡水鱼虾三者同水体是造成本病和感染流行的重要因素。华支睾吸虫的第一中间宿主淡水螺常见的有纹沼螺、赤豆螺和长角涵螺；华支睾吸虫对第二中间宿主的选择性不强，一般淡水鱼均可作为其第二中间宿主，常见的有草鱼、青鱼等人工养殖的鱼类和麦穗鱼等野生鱼类。这些中间宿主在我国各地水体中广泛存在，若含有虫卵的人畜粪便污染水体，就可能引起华支睾吸虫病流行。

华支睾吸虫病在一个地区流行的关键因素是当地人群有吃生或半生鱼肉的习惯。例如，在广东，人们通过吃"鱼生""鱼生粥"或烫鱼片而感染；在东北地区，特别是朝鲜族居民主要是通过生鱼佐酒吃而感染；在山东、河北、四川等地人们因从河沟、池塘捉鱼烧吃或烤吃而感染；抓鱼后不洗手或用口叼鱼也是感染的原因；使用切过生鱼的刀及砧板切熟食物品、用盛过生鱼的器皿盛熟食物品也有使人感染的可能。

（3）防治原则：大力做好卫生宣传教育工作，提高群众对本病传播途径和危害的认识，不吃生的或不熟的淡水鱼虾，是预防本病的最有效措施。改进烹调方法，注意分开使用切生、熟食物的菜刀、砧板及器皿。管好人畜粪便，杜绝粪便污染水源，不用未经无害化处理的粪便喂鱼，是控制本病流行的重要措施。

治疗患者和带虫者，消除传染源，对于预防本病流行有重要意义。目前治疗本病的药物首选吡喹酮（praziquantel）。阿苯哒唑、六氯对二甲苯也可选用。

第二节　布氏姜片虫

布氏姜片吸虫（*Fasciolopsis buski*, 1857）简称姜片虫，是寄生于人体小肠中的一种大型吸虫，也是人类认识最早的寄生虫之一。远在1600多年以前我国东晋时范东阳就记述了该种寄生虫。临床上确诊的第一个病例是在我国广州发现的。

1. 形态

（1）成虫：为人体中最大的吸虫，虫体大小一般为（20～75）mm×（8～20）mm，呈长椭圆形、背腹扁平，前窄后宽，似生姜片。新鲜虫体呈肉红色，虫体固定后呈灰白色。口吸盘近虫体前端，腹吸盘位于口吸盘后方，呈漏斗状，肌肉发达，较口吸盘大4～6倍，肉眼可见。睾丸两个，高度分支，前后纵向排列于虫体的后半部。卵巢一个，位于睾丸前方。子宫盘曲在卵巢和腹吸盘之间（图3-2-3）。

（2）虫卵：大小为（130～140）μm×（80～85）μm，呈椭圆形，淡黄色。一端有不明显的卵盖。卵内含卵细胞一个，其余空间为卵黄细胞充填，有20～40个卵黄细胞（图3-2-3、彩图37）。

2. 生活史 姜片虫的终宿主主要是人和猪。成虫寄生在终宿主小肠上段，虫数多时可扩展到胃和大肠。一条成虫每天可产生虫卵约15 000个。

虫卵随粪便排出体外，入水后在适宜温度（26～32℃）条件下经3～7周发育为毛蚴孵出。毛蚴侵入中间宿主扁卷螺体内，经1～2个月完成胞蚴、母雷蚴、子雷蚴与尾蚴阶段的发育繁殖。成熟的尾蚴从螺体逸出，附着于菱角、荸荠、茭白等水生植物及其他物体的表面，脱去尾部形成囊蚴。囊蚴为姜片虫感染终宿主阶段。人或猪食入含有囊蚴的水生植物后，活的囊蚴进入其体内，在小肠中受消化液和胆汁的作用脱囊逸出，吸附于小肠黏膜表面。经1～3个月发育为成虫。成虫寿命为4～5年（图3-2-4）。

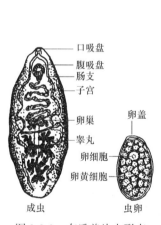

图3-2-3 布氏姜片虫形态

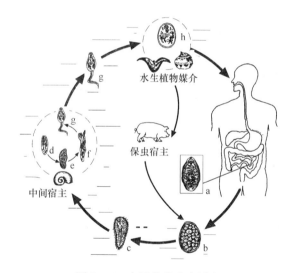

图3-2-4 布氏姜片虫生活史

a. 成虫；b. 虫卵；c. 毛蚴；d. 胞蚴；e. 终雷蚴；f. 子雷蚴；g. 尾蚴；h. 囊蚴

3. 致病 姜片虫肌肉和吸盘发达，吸附力强，可引起肠壁较明显的机械性损伤；其虫体大而扁平，可覆盖肠壁，妨碍吸收与消化；加之虫体代谢产物对人体的毒素作用及虫体直接掠夺人体营养等因素的综合作用，人体可出现消化道症状和营养障碍如腹痛、腹泻和营养不良等症状。严重感染的儿童可有消瘦、贫血、水肿、发育障碍等症状出现。

4. 实验诊断 在患者粪便中检获虫卵是确诊姜片虫病的依据。姜片虫产卵量大，虫卵体积大，易于检出，因此采用粪便直接涂片法有较高检出率。轻度感染者可用粪便水洗沉淀法等虫卵浓缩法检查。

5. 流行与防治原则

（1）分布：姜片虫病主要分布于亚洲。我国除东北三省、内蒙古、新疆、西藏、青海、宁夏等省（自治区）外，其他各省、市、自治区均有不同程度流行，其流行区多呈小面积点状分布。

（2）流行因素：姜片虫病的传染源是本病的患者、带虫者和被感染的保虫宿主猪。我国各地乡村特别是南方地区农民常用水生植物等青饲料喂猪，因此生猪的姜片虫感染率较高，是姜片虫病的重要传染源。姜片虫卵、中间宿主扁卷螺和传播媒介水生植物三者同水体是造成本病和感染流行的重要因素。扁卷螺适应性强，分布广泛，在稻田、沟渠、池塘和缓流的小河边都可孳生。绝大多数水生植物都可成为姜片虫的传播媒介，其中菱角、荸荠、茭白最为重要。我国南方水乡也有种植水生植物的习惯。若人、猪粪便入水，就可能引起姜片虫病流行。人群有生吃水生植物的习惯则是姜片虫病流行的关键因素。

（3）防治原则：不生食水生植物、不喝生水是预防本病的最有效措施。不用生的水生植物喂猪；加强粪便管理，防止人、猪粪便污染水体对于预防本病流行有重要作用。对人和猪的姜片虫病进行普查普治是控制本病流行的重要措施。

吡喹酮是治疗本病的首选药物。中药槟榔对姜片虫病有良好的治疗作用。

第三节　卫氏并殖吸虫

卫氏并殖吸虫（*Paragonimus westermani* Kerbert，1878）是人们认识较早的一种并殖吸虫，其成虫主要寄生于人和哺乳动物的肺脏，引起肺脏的特殊病变，故俗称其为肺吸虫。

1. 形态

（1）成虫：虫体大小一般为（7.5～12）mm×（4～6）mm。虫体肥厚，背凸腹平，似半粒花生米状。活体呈红褐色，半透明，全身布有体棘。固定标本呈灰白色，椭圆形。口吸盘位于虫体前端，腹吸盘位于体中横线之前，两吸盘大小相近。卵巢分5～6叶，形如指状，与子宫并列于腹吸盘之后。睾丸两个、分支，左右并列于虫体后端1/3处。因其生殖器官并列，故称为并殖吸虫（图3-2-5）。

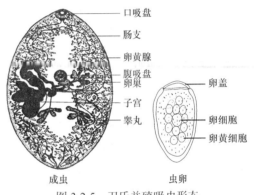

图3-2-5　卫氏并殖吸虫形态

（2）虫卵：大小为（80～118）μm×（48～60）μm，呈金黄色，不规则椭圆形，最宽处多近卵盖侧。卵盖大，常略倾斜，也可见缺卵盖者。卵壳厚薄不均。卵内含有1个卵细胞，常位于虫卵正中央。卵细胞周围有卵黄细胞充填（图3-2-5、彩图38）。

2. 生活史　肺吸虫的终宿主有人及肉食哺乳动物如犬、猫等。成虫主要寄生于终宿主的肺脏。虫卵随终宿主的痰液或被终宿主吞入后随其粪便排出体外。虫卵进入水中后，在适宜条件下约经3周发育为毛蚴并孵出。毛蚴在水中遇到第一中间宿主川卷螺，侵入其体内，在其体内进行发育和无性增殖，经过胞蚴、母雷蚴、子雷蚴等阶段，形成尾蚴并分批逸出螺体。尾蚴在水中若遇到第二中间宿主石蟹（或溪蟹）、蝲蛄，则侵入其体内，在蟹和蝲蛄的肌肉、内脏或鳃上形成囊蚴。囊蚴是肺吸虫感染终宿主阶段，呈球形或近球形，直径为300～400μm。人或其他终宿主因食入含有活囊蚴的蟹或蝲蛄而感染。在小肠，囊蚴内幼虫受消化液作用，脱囊而出成为童虫。童虫借助前端腺分泌液及肌肉伸缩活动，穿过肠壁进入腹腔，徘徊于各器官之间。1～3周后，童虫穿过膈肌经胸腔进入肺，在肺内发育为成虫。虫体可在肺组织中形成虫囊，囊中一般含有两条虫体。童虫在移行过程中也可侵入其他器官，如腹腔、皮下和脑。自囊蚴进入终宿主到在肺内成熟产卵，一般约需2个月。成虫寿命为5～6年（图3-2-6）。

3. 致病　主要是由卫氏并殖吸虫的成虫或童虫在人体组织与器官内移行、寄居造成的机械性损伤及其代谢物等引起的免疫病理反应所致。病变特点为在器官或组织内形成互相沟通的多房性小囊肿。

病变过程可分为幼虫移行期、脓肿期、囊肿期和纤维瘢痕期四期。幼虫移行期由童虫移行引起。童虫穿过肠壁，在腹腔、腹壁反复游窜，造成肠道和肝的损伤，如出血、坏死等损害。患者

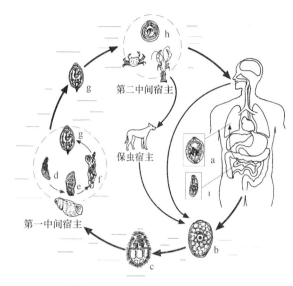

图 3-2-6　卫氏并殖吸虫生活史

a. 成虫 ;b. 虫卵 ;c. 毛蚴 ;d. 胞蚴 ;e. 母雷蚴
f. 子雷蚴 ;g. 尾蚴 ;h. 囊蚴 ;i. 童虫

可在吃进囊蚴后数天到 1 个月左右出现症状。轻者仅表现为食欲缺乏、乏力、消瘦、低热等非特异性症状。重者可发生全身超敏反应，出现明显毒性症状如高热、腹痛、腹泻，白细胞数增多，其中嗜酸粒细胞增多明显，一般为 20%～40%，高者可达 80%以上。脓肿期因虫体移行寄居引起组织破坏，继发感染，在肺脏等受累组织器官中有脓肿形成。囊肿期则是在脓液吸收后脓肿转为囊肿所致，囊内有时可见虫体，囊腔可互相沟通，形成多房性小囊肿，其内充满红褐色果酱样液体；显微镜下可见囊液中有坏死组织、夏科 - 莱登（Charcot-Leyden）结晶和大量虫卵。其后虫体死亡或转移至其他处，囊肿内容物通过支气管排出或被吸收，囊腔由肉芽组织填充并纤维化，即为纤维瘢痕期。以上三期病变常可同时见于同一器官内。

肺吸虫成虫主要寄生于终宿主的肺脏。成虫和童虫有时也可寄生于皮下、肝、脑、脊髓、眼眶等组织和器官，因此可引起人体多种组织和器官的损害。临床上根据主要损伤部位又将肺吸虫等所致的并殖吸虫病分为胸肺型、腹型、皮下包块型、脑脊髓型、亚临床型等。胸肺型患者可有咳嗽、胸痛、痰中带血或咳铁锈色痰（痰中常可见大量虫卵）等症状，X 线检查显示肺部有明显改变，易被误诊为肺结核或肺炎。腹型患者可出现腹痛、腹泻、大便带血或肝功紊乱、肝大、氨基转移酶升高、白蛋白与球蛋白比例倒置等症状体征。皮下包块型患者则可见其皮下有游走性包块或结节，大小不一，触之可动。脑脊髓型则表现为头晕、头痛、癫痫、偏瘫、视物障碍等中枢神经系统占位性病变的症状。亚临床型患者症状不明显，但多种免疫反应阳性。这类患者可能是轻度感染者，也可能是感染的早期或虫体已被消除的康复期。临床上常有多型并存于同一患者的情况。

4. 实验诊断

（1）病原学检查：在患者痰或粪便中检获虫卵是确诊肺吸虫病的依据，常用的方法有直接涂片法或沉淀集卵法。在手术摘除的患者皮下包块或结节等组织中检获童虫也可确诊。

（2）免疫学诊断：常用的方法有皮内试验、酶联免疫吸附试验和斑点金免疫渗滤试验等，可用于辅助诊断和流行病学调查。

5. 流行与防治原则

（1）分布：卫氏并殖吸虫分布广泛，在亚洲、非洲和南美洲的 30 多个国家和地区有卫氏并殖吸虫病的报道。在我国的 23 个省、区有卫氏并殖吸虫的存在，以四川、浙江、台湾和东北各省为甚。本病主要流行于山区，疫区多呈点状分布，患者不多。

（2）流行因素：本病的传染源是卫氏并殖吸虫病的患者、带虫者和被感染的家畜（如犬、猫）和一些野生肉食类动物（如虎、豹、狼、狐狸、豹猫、大灵猫、貉）。卫氏并殖吸虫卵、第一中间宿主川卷螺和第二中间宿主淡水蟹类及蝲蛄同水体是引起本病及感染流行的重要因素。川卷螺的主要种类有放逸短沟蜷等。作为卫氏并殖吸虫第二中间宿主的淡水蟹主要有溪蟹、华溪蟹、拟溪蟹和石蟹，以及东北的蝲蛄等，这些中间宿主常共同栖息于山区和丘陵的溪流中。含有虫卵的人畜粪便污染水体，就可能引起本病流行。生吃或半生吃淡水蟹或蝲蛄是本病流行的关键因素。在我国东北地区，有居民喜生食蝲蛄酱或蝲蛄豆腐，其制作方法不能将囊蚴杀死，食后可能发生感染。其他疫区则有活剥生食或腌、醉、烤等食蟹方式，亦有可能造成感染。囊蚴脱落水中污染水源也有可能导致人感染。近年来有报道称，食入含有活的肺吸虫幼虫的野猪、猪、兔、鼠、鸟、鸡、蛙、蛇等转续宿主的肉亦可引起人体感染。

　　（3）防治原则：大力做好卫生宣传教育工作，提高群众对本病传播途径和危害的认识，不吃生的或半生的淡水蟹和蝲蛄，不饮用生水，是预防本病的最有效措施。治疗本病首选的药物是吡喹酮。硫氯酚主要作用于虫体生殖器官，也可选用。

附：斯氏狸殖吸虫

　　斯氏狸殖吸虫（*Pagumogonimus skrjabini* Chen，1959）是中国独有虫种，1959 年由陈心陶首次报道。其主要寄生于猫科动物如果子狸、猫、犬等体内，人是其非正常宿主。

　　1. 形态　成虫虫体大小一般为（3.5～6.0）mm×（11.0～18.5）mm，窄长、前宽后窄，两端较尖，最宽处在腹吸盘稍下部位。腹吸盘略大于口吸盘，位于体前约 1/3 处。卵巢位于腹吸盘的后侧方，分支细而多。睾丸两个，左右并列于虫体后 1/3 处，可分多叶。

　　虫卵呈椭圆形，其大小各地区差异较大，平均为 71μm×48μm。大多数形状不对称，壳厚薄不均匀。卵内含有 1 个卵细胞和 10 余个卵黄细胞。

　　2. 生活史　生活史与卫氏并殖吸虫相似。终宿主为果子狸、猫、犬、豹猫等猫科动物，多种动物如蛙、鸟、鸭、鼠等可作为本虫的转续宿主。人是本虫的非正常宿主，从人体检获的虫体多为童虫，少见发育成熟并产卵者。

　　本虫的第一中间宿主多为栖息于流速较缓的山溪中的小型和微型螺类，主要有泥泞拟钉螺、建瓯拟小豆螺和中国小豆螺等。第二中间宿主为多种淡水蟹，常见的有锯齿华溪蟹、雅安华溪蟹和河南华溪蟹等。

　　3. 致病　本虫是人兽共患以兽为主的致病虫种。人是本虫的非正常宿主，感染人体的虫体大多停留在童虫阶段。这些童虫四处游窜，引起组织机械性损伤和免疫病理反应，从而导致人体局部或全身性病变，即幼虫移行症，主要表现为多发性、游走性皮下包块或结节。这些包块或结节多位于胸背部、腹部、头颈部、四肢等处皮下，边界不清，无明显红肿，摘除切开包块可见隧道样虫穴，有时能查见童虫，镜检可见嗜酸粒细胞肉芽肿、坏死渗出物及夏科 - 莱登结晶等。有时也可侵犯肝脏和胸肺，出现肝痛、肝大、氨基转移酶升高和胸闷、胸痛、咳嗽、咳痰等相应症状和体征。其引起的全身和局部过敏反应较强烈，血中嗜酸粒细胞升高明显，局部组织炎症反应中亦以嗜酸粒细胞为主，而中性粒细胞较少。

　　4. 实验诊断　皮下包块活体组织检查是诊断本病的主要方法，查见虫体即可确诊。免疫学方法可用于本病的辅助诊断和流行病学调查。

　　5. 流行与防治原则　本虫在我国的甘肃、山西、陕西、河南、四川、云南、贵州、湖北、湖南、浙江、江西、福建、广西、广东等 14 个省（自治区）已有报道。其流行因素及防治原则与卫氏并殖吸虫病相似。

第四节　日本裂体吸虫

　　裂体吸虫（*Schistosoma*）的成虫寄生于多种哺乳动物和鸟类的静脉血管中，故又称为血吸虫（blood fluke）。寄生于人体的血吸虫有六种，即日本血吸虫（*Schistosoma japonicum* Katsurada，1904）、曼氏血吸虫（*S.mansoni* Sambon，1907）、埃及血吸虫（*S.haematobium* Bilharz，1852）、间插血吸虫（*S.intercalatum* Fisher，1934）、湄公血吸虫（*S.mekongi* Voge et al，1978）和马来血吸虫（*S.malayensis* Greer et al，1988），分布于亚洲、非洲及拉丁美洲，我国仅有日本血吸虫一种，即通常所说的血吸虫。

　　血吸虫病曾对我国人民健康造成长期严重的危害。我国学者曾在湖南长沙马王堆的西汉女尸和湖北江陵的西汉男尸体内检获血吸虫卵，证明血吸虫病在我国的存在至少已有 2100 多年的历史。目前该病仍是我国重点防治的寄生虫病。

1. 形态

（1）成虫：血吸虫为雌雄异体，但多呈合抱状态。虫体呈圆柱形，状似线虫。

雄虫一般呈乳白色，较短粗，大小为（10～20）mm×（0.5～0.55）mm，常向腹面弯曲呈镰刀状。前端有发达的口吸盘和腹吸盘。腹吸盘以下，虫体扁平，两侧向外延展，并向腹面卷曲，形成抱雌沟，雌虫常居留于抱雌沟内。消化道开口于口吸盘；食道较短，周围有食道腺；在腹吸盘后消化道分成左右两肠支，沿虫体两侧向后延伸，至后端 1/3 处汇合，形成一盲管。生殖系统由睾丸、输出管、输精管、储精囊和生殖孔组成。睾丸一般为七个，前后单行排列于腹吸盘后的虫体背侧。

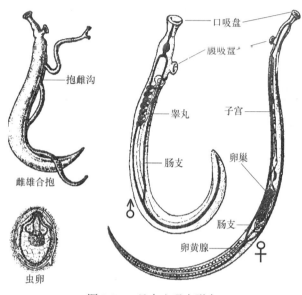

图 3-2-7 日本血吸虫形态

每个睾丸伸出一支输出管，向前汇入睾丸腹侧的输精管，然后通入位于睾丸前的储精囊。生殖孔开口于腹吸盘后方。

雌虫呈圆柱形，细长，大小为（12～28）mm×（0.1～0.3）mm，前段较细，后段略粗。腹吸盘稍大于口吸盘，均较雄虫的吸盘小。因肠管内充满宿主红细胞被消化后残留的色素，故虫体后部常呈黑褐色。消化道构成与雄虫类似。生殖系统由卵巢、输卵管、卵黄腺、卵黄管、卵模、梅氏腺、子宫等组成。卵巢一个，位于虫体中部，呈椭圆形。输卵管发自卵巢后端，绕过卵巢向前。卵黄腺充填于虫体后部，卵黄管向前延长，与输卵管在卵巢前方汇合，形成卵模。卵模周围有梅氏腺围绕，并与子宫相连接。子宫呈管状，内含虫卵，开口于腹吸盘下方的生殖孔（图 3-2-7）。

（2）虫卵：成熟虫卵大小一般为（74～106）μm×（55～80）μm，呈淡黄色，椭圆形。卵壳薄而均匀，无卵盖。卵壳的一侧有一小棘，位于卵的中横线与顶端之间。卵的表面常附有宿主组织残留物。卵内含有一毛蚴，毛蚴与卵壳之间常见有大小不等的圆形或长圆形油滴状分泌物。电镜下可见卵壳表面有毛刷状微棘，卵壳内有微管，连通虫卵内外，毛蚴分泌的可溶性抗原经此微管释于卵外（图 3-2-7、彩图 39）。

（3）尾蚴：长为 280～360μm，由体部及尾部组成。体部有口吸盘和腹吸盘，前端有头器，其内有一单细胞腺体，称为头腺；腹吸盘位于后 1/3 处，周围有 5 对左右对称排列的单细胞腺体，称为钻腺。尾部分尾干和尾叉。其全身体表被有小棘并具有许多单根纤毛的感觉器。

2. 生活史 日本血吸虫生活史有成虫、虫卵、毛蚴、母胞蚴、子胞蚴、尾蚴、童虫等七个阶段，终宿主有人及牛、犬、猪等多种哺乳动物，中间宿主为钉螺。

成虫寄生于终宿主的门静脉系统，主要是肠系膜下静脉内。成虫直接吞食宿主的红细胞，每条雌虫摄取红细胞数为 33 万个 / 小时，而雄虫仅为 3.9 万个 / 小时；也可经由体壁选择性吸收营养物质。虫体逆着静脉血流移行至肠黏膜下层的小静脉末梢内，雌雄成虫合抱，交配并产卵，每条雌虫每天产卵 300～3000 个。虫卵大部分沉积于结肠肠壁组织中，部分虫卵可随门静脉血流进入并沉积在肝脏；亦有少量虫卵沉积于小肠肠壁、肺、脑等处。约经 11 天，虫卵发育成熟，此时卵内的卵细胞发育成为毛蚴。毛蚴分泌可溶性虫卵抗原，这些抗原透过卵壳，引起血管壁和周围组织发炎坏死，形成脓肿。在肠道蠕动、腹内压增加等作用下，肠黏膜表面的脓肿可向肠腔溃破，虫卵即随溃破组织落入肠腔，随粪便排出于体外。成熟虫卵在组织中能存活 10～11 天，如未排出则会逐渐死亡、钙化。

虫卵入水后，可在水中孵出毛蚴。毛蚴孵出的适宜条件是水温 25～30℃、水体渗透压低、pH 7.5～7.8 和光照充足。孵出后，毛蚴多分布于水体表层，并借助其体表的纤毛在水中做直线运动，有向光性和向温性。毛蚴在水中能存活 1 ～ 3 天，孵出的时间越久，感染钉螺的能力越低。

日本血吸虫唯一的中间宿主是钉螺。钉螺等淡水螺类能释放镁离子、氨基酸、脂肪酸等化学物质，称为毛蚴松，吸引毛蚴向其头足部游动。毛蚴在水中遇到钉螺时经其头足部侵入螺体并逐渐发育，形成袋状的母胞蚴。母胞蚴体内的胚细胞可繁殖、分裂，形成许多子胞蚴。子胞蚴从母胞蚴体内逸出，移行至钉螺消化腺内，其体内胚细胞增殖、分裂，形成大量尾蚴。一个毛蚴钻入钉螺体内后，经无性繁殖，可产生上万条尾蚴。

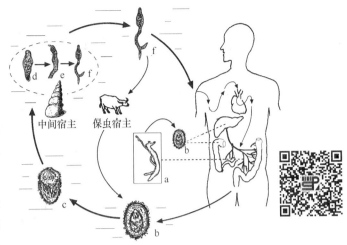

图 3-2-8　日本血吸虫生活史

a. 成虫；b. 虫卵；c. 毛蚴；d. 母胞蚴；e. 子胞蚴；f. 尾蚴

尾蚴成熟后分批自钉螺体内逸出。尾蚴逸出的条件是必须有水，水温以 20 ～ 25℃ 为宜；水的 pH 在 6.6 ～ 7.8 范围内，且有一定光照。尾蚴逸出后多集中在水面下，寿命一般为 1 ～ 3 天。当尾蚴遇到终宿主时，即吸附于其皮肤表面，依靠体内腺体分泌的蛋白酶类溶解宿主皮肤组织及其体部肌肉伸缩运动和尾部摆动的协同作用而迅速穿过宿主皮肤，脱去尾部，钻入宿主体内。尾蚴侵入宿主皮肤后转为童虫。童虫在宿主皮下组织内短暂停留后即进入血管或淋巴管，随血流或淋巴液经右心到肺，再经左心入体循环，经肠系膜动脉、肠系膜毛细血管丛进入门静脉寄生、发育，雌雄成虫合抱，然后移行到肠系膜静脉定居、交配、产卵。从尾蚴侵入宿主至成虫开始产卵约需24 天。日本血吸成虫在人体内寿命平均约为 4.5 年，最长可达 40 多年（图 3-2-8）。

3. 致病　血吸虫的尾蚴、童虫、成虫和虫卵均可对宿主造成不同程度的损害，其中以虫卵为最。引起损害的机制主要是其寄生所致的免疫病理反应，故血吸虫病现被归入免疫性疾病范畴。

（1）尾蚴所致损害：尾蚴穿过皮肤可引起皮肤局部炎症，称为尾蚴性皮炎，常发生于重复感染者，多为 I 型超敏反应，少数为 IV 型超敏反应。一般于尾蚴钻入皮肤后数小时至 2 ～ 3 天内出现症状和体征，表现为局部皮肤瘙痒和红色小丘疹，数天后可自然消退。

（2）童虫所致损害：童虫在宿主体内移行时，可引起所经过脏器的损害，以肺脏为甚。童虫到达肺脏后，部分可穿破肺毛细血管壁和肺泡壁，进入到肺组织中，引起点状出血及白细胞浸润，并可伴有血管炎，患者可出现发热、咳嗽、痰中带血、嗜酸粒细胞增多等症状和体征。引起损害的机制是童虫所致的机械性损伤和免疫病理反应。

（3）成虫所致损害：成虫寄生所致机械性损伤可引起宿主轻微的静脉内膜炎。

（4）虫卵所致的损害：血吸虫病的病变主要由虫卵所致。虫卵沉积于宿主的肝及结肠肠壁等组织，所引起的肉芽肿和纤维化是血吸虫病的主要病变，主要为 T 细胞介导的 IV 型超敏反应所引起。诱发 IV 型超敏反应的抗原是成熟虫卵中毛蚴所分泌的酶、蛋白质、多糖等物质，称为可溶性虫卵抗原（soluble egg antigen，SEA）。可溶性虫卵抗原透过卵壳微孔释放到周围的组织，经巨噬细胞吞噬、处理后传递给辅助性 T 细胞（Th），使其致敏。致敏的 Th 细胞再次受到相同抗原刺激后即产生各种淋巴因子，其中白细胞介素 2（IL-2）促进 T 细胞各亚群的增生；γ 干扰素增进巨噬细胞的吞噬功能；嗜酸粒细胞刺激素（ESP）、成纤维细胞刺激因子（FSF）、巨噬细胞移动抑制因子（MIF）等则吸引巨噬细胞、嗜酸粒细胞及成纤维细胞聚集于虫卵周围，形成肉芽肿，从而完成 IV 型超敏反应过程。

日本血吸虫卵常成簇沉积于组织中，因此此种虫卵肉芽肿的体积较大，其中含有大量嗜酸粒细胞。肉芽肿中心易坏死、液化，形成脓肿。因脓液中含有大量嗜酸性颗粒，故称之为嗜酸性脓肿。在虫卵周围常可见到抗原抗体复合物反应，称为何博礼现象（Hoeppli phenomenon）。初次感染尾蚴1个月后，随着肉芽肿和嗜酸性脓肿的形成，患者可出现急性血吸虫病症状和体征，表现为发热、荨麻疹、血中嗜酸粒细胞及免疫球蛋白升高，肝、脾及全身淋巴结肿大，肝区触痛，腹泻等。在流行区，90%的血吸虫病患者为慢性血吸虫病。患者多无明显症状，部分患者可出现间歇性腹泻、粪中带有黏液及脓血、肝脾大、贫血和消瘦等症状。

　　成熟虫卵在组织中仅能存活 10～11 天，卵内毛蚴死亡后即不再产生 SEA，坏死组织被逐渐吸收，类上皮细胞、淋巴细胞增生，形成肉芽肿。其后类上皮细胞转变成为成纤维细胞，并产生胶原纤维，肉芽肿及周围组织逐渐纤维化。血吸虫卵所致的纤维组织增生主要见于肝和结肠。在肝内，因虫卵肉芽肿及纤维组织多出现于门静脉分支终端、窦前静脉，故对肝脏的结构和功能影响不明显。但门静脉周围纤维组织广泛增生，纤维束随门静脉从不同角度伸入肝内，引起宿主肝硬化，称为干线型纤维变。此时由于窦前静脉阻塞严重，导致门静脉高压，患者可出现肝脾大、腹壁、食管及胃底静脉曲张，上消化道出血和腹水等晚期血吸虫病症状和体征。晚期血吸虫病患者中有一部分表现为结肠增殖型，临床多出现腹痛、腹泻、便秘或腹泻便秘交替出现等结肠病变的症状和体征，严重者可出现不完全肠梗阻，并发结肠癌。晚期患者多因上消化道出血、肝性脑病等合并症而死亡。儿童时期如反复感染，可致腺垂体和性腺功能减退，严重者可致侏儒症。

　　此外，严重感染者可发生异位寄生现象，其异位损害常发生于脑和肺等脏器，引起相应病变。童虫、成虫的代谢产物、分泌物、排泄物和虫体外皮层更新脱落的表膜及卵内毛蚴的分泌物等，在宿主体内可形成免疫复合物，引起Ⅲ型超敏反应，造成肾脏等脏器较严重的损害。

　　4．实验诊断

　　（1）病原诊断：从粪便或组织中检获虫卵或孵化出毛蚴是确诊血吸虫病的依据。常用检查方法如下：

　　1）粪便直接涂片法：操作简便，但检出率低，适用于重感染者和急性感染者。挑取脓血黏液便检查可提高检出率。

　　2）沉淀孵化法：是诊断血吸虫病常用而有效的病原检查方法。

　　3）定量透明法：是利用甘油使粪便涂片透明，以便查找虫卵的方法。利用该方法可测定人群感染程度并考核防治效果。

　　4）直肠镜活体组织检查：用于反复粪检未查见虫卵的疑似患者。用该方法查见虫卵仅反映受检者曾感染过血吸虫，需鉴别虫卵死活才能确定其体内是否有活虫存在。此方法可能引起受检者直肠出血，应慎用。

　　（2）免疫学诊断：是目前诊断血吸虫病的重要方法。常用的方法有以下几种：

　　1）间接红细胞凝集试验：该方法敏感性和特异性均较高，操作简便，用血量少，判读结果快，有早期诊断价值，在疫区感染筛查和临床检验中应用较多。

　　2）酶联免疫吸附试验：是操作简便，自动化程度高，费用低，有高度敏感性和特异性的检查方法，可反映受检者体内的抗体水平，现已成为临床诊断和血吸虫病流行区的现场查病工作的常用方法。在传统酶联免疫吸附试验基础上产生的一些改进方法如斑点酶联免疫吸附试验（Dot-ELISA）、亲和素 - 生物素 - 酶联免疫吸附试验（ABC-ELISA）和金黄色葡萄球菌 A 蛋白 - 酶联免疫吸附试验（SPA-ELISA）等，也已应用于临床检验。此外，新型抗原如利用抗 SEA 抗体亲合柱层析纯化的日本血吸虫卵主要血清学抗原（MSA）和日本血吸虫 31/32kDa 蛋白的制备也极大地提高了血吸虫病的诊断效能。

　　3）间接荧光抗体试验（IFAT）：该方法标本保存时间长，利于复查，适于现场应用。

　　4）酶标记抗原对流免疫电泳：具有疗效考核价值。

　　5）金标免疫渗滤法：其特点是以醋酸纤维膜为载体，用胶体金代替酶标志物，省略底物反应步骤，阳性反应呈红色斑点，肉眼清晰可见。整个操作过程不受特殊仪器设备的限制，简便快速，数分钟内即可完成，且结果准确，所用试剂稳定、易长期保存。

　　（3）核酸检测：通过检测血吸虫在寄生过程中排出于人体的血液、尿液和粪便等样本中的核酸片段可诊断血吸虫感染。检测方法有核酸分子杂交法、PCR 技术和基因芯片技术，其所需样本少，对样品纯度要求低，灵敏度高，特异性强，可用于血吸虫感染的早期诊断和疗效考核，且可区分现症感染和既往感染，为极具应用前景的检查方法。

5. 流行与防治原则

（1）分布：日本血吸虫主要流行于中国、日本、菲律宾、印度尼西亚等亚洲东部国家。2013年年底，我国血吸虫病患者推测数为18.49万，分布于长江流域及其以南的湖北、湖南、江西、安徽、江苏、云南、四川、浙江、广东、广西、上海、福建等12个省（市、自治区），454个县，其中江西、湖北、湖南、安徽4省发病人数为17.82万，占全国发病人数的96.34%。全国流行区村镇人口为6905万，存栏耕牛96.21万头，有钉螺面积36.55万公顷。

（2）流行因素：日本血吸虫病是人兽共患寄生虫病，除人以外，多种哺乳动物可成为本病的传染源，常见的有家畜如牛、犬、猪和野生动物如褐家鼠、野兔、野猪等，其中患者和病牛是最重要的传染源。日本血吸虫的保虫宿主种类多、分布广，是本病流行难以控制的重要原因之一。

含有血吸虫卵的粪便污染水源、钉螺的存在以及人群接触疫水，是造成本病流行的重要因素。用未经无害化处理的人畜粪便施肥、喂鱼，清洗粪具，儿童随地大便，病畜放牧等生产生活方式皆可致虫卵污染水体。钉螺是日本血吸虫的唯一中间宿主，学名为湖北钉螺（*Oncomelania hupensis*），是小型两栖淡水螺。其长约10mm、宽为3～4mm，呈圆锥形，有6～8个螺层。平原地区的钉螺壳表面有纵肋，称为肋壳钉螺；山丘地区的钉螺表面光滑无纵肋，称为光壳钉螺。钉螺多孳生于水流缓慢、杂草丛生的洲滩、湖汊、河畔、水田、小溪、沟渠两岸，一般在土表活动，喜聚集在泥土裂缝、洞穴、草根四周。含有虫卵的人畜粪便污染水体，则钉螺可能受到感染，在其生存期间陆续释放尾蚴，使其所在水体对终宿主具有感染性。根据钉螺孳生环境的不同及流行病学特点，我国血吸虫病流行区可分为水网型、湖沼型和山丘型等三种类型。水网型主要分布在河渠纵横的长江三角洲平原地区，钉螺随河渠水网呈线状分布；湖沼型主要分布在湖北、湖南、安徽、江西、江苏等省长江及与长江相通的湖泊沿岸、水位有明显季节性涨落（冬陆夏水）的洲滩和湖滩地区，钉螺呈片状分布，是我国主要的血吸虫病流行区；山丘型有螺区域呈点状，散在分布于我国南部各省区山地和丘陵地带，面积小，分布范围广，环境复杂，防治难度大。人类对日本血吸虫普遍易感，疫区人群可因捕鱼钓鱼、放牧、抢收抢种、推舟、抗洪排涝、游泳及盥洗等生产、生活活动接触疫水而感染本病。

自然因素（如地理环境、气温、雨量、水质、土壤、植被）和社会因素（如环境卫生、人群的文化素质、经济水平、生活方式和行为等）对血吸虫病的流行有直接影响。

（3）防治原则：我国防治血吸虫病的方针是因地制宜、综合治理、科学防治。

1）控制传染源：普查普治、人畜同步治疗是控制血吸虫病流行的有效措施。吡喹酮具有高效、安全和使用方便的特点，是目前治疗血吸虫病的首选药物，常用的给药方法是40mg/kg，一次服用。如血吸虫对吡喹酮出现耐药性，可选用甲氟喹、蒿甲醚和青蒿琥酯等药物进行治疗。此外，噁二唑-2-氧化物等新型抗血吸虫病药物也在研究中。

2）切断传播途径：消灭钉螺是控制血吸虫病流行的重要措施。其原则是结合农田水利建设，改造生态环境，消除钉螺孳生的条件，可配合使用杀螺药如氯硝柳胺或凸型假单胞菌等杀螺微生物。大力开展卫生宣传教育活动，提高疫区人群对本病传播途径和危害的认识，改厕改水，防止未经无害化处理的人畜粪便污染水体，对控制本病流行有重要作用。

3）保护易感者：目前尚无可靠的保护性疫苗。流行区居民接触水时需加强个人防护，可采用穿长筒胶鞋、防护衣裤，涂擦邻苯二甲酸二丁酯油膏等措施。在不慎接触疫水后可服用蒿甲醚或青蒿琥酯，有一定防止感染或减轻感染程度的作用。

（范　虹）

第 3 章 绦 虫

绦虫（cestode）又称为带虫（tapeworm），属于扁形动物门（Phylum Platyhelminthes）的绦虫纲（Class Cestoda），其成虫背腹扁平、长如带状。绦虫生活史各期全部营寄生生活。寄生于人体的绦虫有 30 余种，分属于多节绦虫亚纲的圆叶目（Cyclophyllidea）和假叶目（Pseudophyllidea）。

1. 形态　成虫虫体背腹扁平，左右对称，呈带状，白色或乳白色。体长自几毫米到数米不等。虫体由许多节片（proglottid）组成，由前向后分为头节（scolex）、颈节（neck）和链体（strobila）。虫体前端细小，为有固着器官的头节。圆叶目绦虫的头节近方形或圆球形，其固着器官常为四个吸盘；有些虫种头节顶部中央有隆起的顶突（rostellum），顶突上围绕着 1 ~ 2 圈角质的小钩。假叶目绦虫的头节呈梭形，其固着器官为两条吸槽。绦虫靠头节上的固着器官吸附于宿主肠壁。颈节为头节后的纤细部分，不分节，具有生发功能，可不断生出新节片。靠近颈节的节片较细小，其内的生殖器官尚未发育成熟，称为未成熟节片（immature proglottid，又称为幼节）；链体中部节片较大，含有成熟雌、雄生殖器官各一套，称为成熟节片（mature proglottid，又称为成节）；链体后部的节片最大，其内除充满虫卵的子宫外，其他生殖器官均已退化、消失，称为妊娠节片（gravid proglottid，又称为孕节）。末端的孕节可从链体上脱落，新的节片又不断从颈部长出来，如此可使虫体保持一定的长度和一定数目的节片。

绦虫成虫无口和消化道，依靠其体壁吸收营养。

虫卵：假叶目和圆叶目绦虫卵形态各异。假叶目绦虫的虫卵为椭圆形，有卵盖，内含一个卵细胞和若干个卵黄细胞；圆叶目绦虫的虫卵为圆球形，内含一幼虫，为六钩蚴（onchosphere）。

2. 生活史　绦虫发育的各个阶段均营寄生生活，成虫寄生于脊椎动物的消化道中。假叶目绦虫完成生活史需要水环境及两个中间宿主；圆叶目绦虫完成生活史只需要一个中间宿主，个别种类甚至无需中间宿主。

我国常见的可寄生于人体的绦虫有链状带绦虫、肥胖带绦虫、细粒棘球绦虫、多房棘球绦虫和曼氏迭宫绦虫等。

第一节　链状带绦虫

链状带绦虫（*Taenia solium* Linnaeus，1758）又称为猪肉绦虫、猪带绦虫或有钩绦虫。我国古代医籍中将链状带绦虫和肥胖带绦虫统称为"寸白虫"或"白虫"。猪带绦虫的成虫寄生于人体小肠，引起猪带绦虫病；其幼虫（即囊尾蚴）除可寄生于猪体外，尚可寄生于人体组织，引起猪囊尾蚴病，其危害远较猪带绦虫病严重。

1. 形态

（1）成虫：背腹扁平如带状，乳白色，略透明，长 2 ~ 4m。前端较细，向后渐扁阔。头节近似球形，直径 0.6 ~ 1mm，有 4 个大而深的杯状吸盘；顶部中央隆起为能伸缩的顶突，其上有 25 ~ 50 个小钩，相间排列成内外两圈。紧连于头节之后的是颈节，直径约为头节的一半，长 5 ~ 10mm，不分节，内有生发细胞，可不断向后长出节片而形成链体。

链体由 700 ~ 1000 个节片构成，由前向后可分为幼节、成节和孕节。近颈节的幼节细小，短而宽，内部生殖器官尚未发育成熟。中部的成节近方形，每一节片内含发育成熟的雌、雄生殖器官各一套，其内有 150 ~ 200 个睾丸，呈滤泡状分布于节片背面两侧。卵巢位于节片后 1/3 的中央，由左右两大叶及一中央小叶组成。虫体末端的孕节为长方形，较大，除充满虫卵的子宫外，其他生殖器官均退化、萎缩。子宫由主干向两侧分支，每侧 7 ~ 13 支，各分支不整齐并可继续分支而呈树枝状，每一孕节内约含 4 万个虫卵。孕节内子宫的侧分支数是鉴别猪带绦虫与牛带绦虫的重要依据（图 3-3-1）。

（2）虫卵：呈球形或近似球形，直径为
31 ~ 43μm。卵壳很薄，易破碎，粪检时常为已脱
去卵壳的不完整虫卵。卵壳内为胚膜，较厚，棕黄
色，有放射状条纹。胚膜内含球形的六钩蚴，可见
3 对小钩。不新鲜虫卵中的小钩，有时很难辨认（图
3-3-1、彩图 40、彩图 41）。

（3）猪囊尾蚴（cysticercus cellulosae）：俗
称囊虫（bladder worm），呈卵圆形，黄豆大小，
大小为（8 ~ 10）mm×5mm、白色半透明的囊状物，
囊内充满透明的囊液。囊壁内侧有一小米粒大小的
白点，为向内翻卷收缩的头节，其形态结构与成虫
头节相同（图 3-3-1）。

2. 生活史　人既是猪带绦虫唯一的终宿主，又
可作为其中间宿主。猪和野猪是主要的中间宿主。
猪带绦虫成虫寄生于人的小肠上段，以头节上的吸
盘和小钩附着于肠壁，靠体壁吸收营养。孕节常单
节或 5 ~ 6 节相连从链体脱落，随粪便排出，脱落

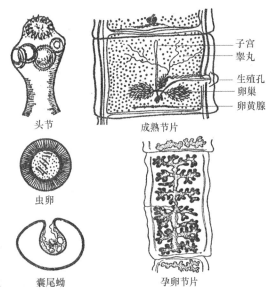

子宫
睾丸
生殖孔
卵巢
卵黄腺

头节　　　　　　　　成熟节片

虫卵

囊尾蚴　　　　　　　孕卵节片

图 3-3-1　链状带绦虫形态

的孕节仍具有一定的活动能力。孕节排出时可因肛门的挤压而使虫卵散出。当虫卵或孕节被猪等
中间宿主吞食后，在小肠内经消化液的作用，胚膜破裂，六钩蚴逸出，然后借助小钩和分泌物的
作用，钻入小肠壁随血循环或淋巴系统到达猪的全身组织，经 60 ~ 70 天，发育为成熟的猪囊尾蚴。
囊尾蚴在猪体内多寄生于运动较多的肌肉，以股内侧肌最多，其次为深腰肌、肩胛肌、膈肌、心肌、
舌肌等，也可见于脑、眼等处（图 3-3-2）。囊尾蚴在猪体内可存活数年，被囊尾蚴寄生的猪肉俗
称为"米猪肉"或"豆猪肉"。

人因食入含有活囊尾蚴的猪肉而患猪带绦虫病。囊尾蚴在小肠内受胆汁的刺激而翻出头节，
吸附于肠壁，头节后的颈部逐渐长出链体，经 2 ~ 3 个月发育为成虫，即可有孕节或虫卵随粪便排出。
成虫在人体的存活期可达 25 年以上。

虫卵若被人误食，可在人体内发育为囊尾蚴，但不能继续发育为成虫，引起猪囊尾蚴病，又
称为囊虫病。人体感染囊尾蚴的方式有三种：

（1）自体内重复感染：患者肠道内成虫的孕节，可因恶心、呕吐等肠道的逆蠕动返入胃中，
卵内六钩蚴孵出而致感染。

（2）自体外重复感染：当脱落的孕节受
到肛门的挤压而使虫卵散在肛周，患者误食
后导致感染。

（3）异体感染：又称为外来感染，即自
身体内没有成虫寄生，而误食了他人排出的
虫卵所致的感染。

猪带绦虫的成虫和猪囊尾蚴可单独、亦
可同时寄生于人体。据报道，猪带绦虫病患
者中有 16% ~ 25% 的人伴有囊虫病，而囊虫
病患者中约 55.6% 的人伴有猪带绦虫病，其
主要原因是自体感染所致。

3. 致病　猪带绦虫的成虫和幼虫分别引
起猪带绦虫病及猪囊尾蚴病，后者对人的危
害更为严重。

（1）猪带绦虫病（taeniasis solium）：

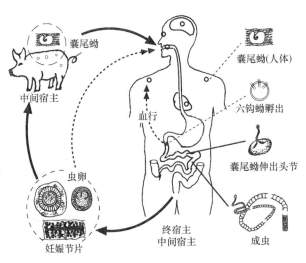

囊尾蚴
中间宿主
血行
虫卵
妊娠节片

囊尾蚴(人体)
六钩蚴孵出
囊尾蚴伸出头节
终宿主
中间宿主
成虫

图 3-3-2　链状带绦虫生活史

猪带绦虫成虫头节上的顶突和小钩及体壁微毛都可对肠黏膜造成损伤。由于寄生人体的成虫多为 1 条，故肠绦虫病的临床症状一般轻微，患者多因在粪便中发现节片而就诊。部分患者有上腹或全腹隐痛、消化不良、腹胀、腹泻、消瘦等症状，偶可致肠穿孔或肠梗阻。

（2）猪囊尾蚴病：俗称为囊虫病（cysticercosis），其危害远大于猪带绦虫病，疾病严重程度因猪囊尾蚴寄生的部位和数量不同而异。寄生人体的囊尾蚴可由 1 个至数千个不等，寄生部位广泛，主要好发于人体的皮下组织、肌肉、脑、眼，其次为心、舌、口、肝、肺、腹膜等。根据寄生部位可将囊尾蚴病分为以下临床类型：

1）皮下及肌肉囊尾蚴病：囊尾蚴在皮下、黏膜下或肌肉内形成结节，数目可由 1 个至数千个不等。以躯干和头部居多，四肢较少，常分批出现，可自行消失。皮下结节多为圆形或椭圆形，黄豆大小（直径 0.5 ~ 1.5cm），硬度近似软骨，与皮下组织无粘连，无压痛。寄生在肌肉者，感染轻时可无症状，囊尾蚴数量多时，可出现肌肉酸痛无力、发胀、麻木或呈假性肌肥大症等。

2）脑囊尾蚴病：脑囊尾蚴病患者的临床表现极为复杂，严重程度不一。轻者可全无症状，重者可致猝死。症状轻重与囊尾蚴在脑内的寄生部位、数量以及机体对囊尾蚴的反应性不同有关。癫痫发作、颅内压增高和精神症状是本病的三大主要症状，其中以癫痫发作最为常见。脑囊尾蚴病患者可出现头痛、头晕、呕吐、神志不清、失语、局部抽搐、听力障碍、精神障碍、痴呆、偏瘫及失明等症状。根据全国囊虫病学术研讨会的意见，临床上将脑囊尾蚴病分为五型，即癫痫型、高颅压型、脑膜脑炎型、精神障碍型和脑室型。不同型患者的临床表现和严重性不尽相同，治疗原则与预后也不一样。

3）眼囊尾蚴病：囊尾蚴可寄生于眼的任何部位，但以深部的玻璃体（占 50% ~ 60%）和视网膜下（占 28% ~ 45%）为多见。通常累及单眼。症状轻者表现为视物障碍，重者可致失明。眼内囊尾蚴的存活期为 1 ~ 2 年，当眼内囊尾蚴存活时患者尚可忍受，一旦虫体死亡，其分解物可产生强烈的刺激，可导致视网膜剥离、玻璃体混浊、视神经萎缩等，或并发白内障、继发青光眼等，终致眼球萎缩而失明。

4. 实验诊断

（1）病原学检查

1）猪带绦虫病的诊断：询问患者有无生食"米猪肉"及大便排出节片的病史有助于诊断。确诊则有赖于查见孕节或虫卵等病原体。

A. 孕节检查：新鲜节片用水洗净，若节片已干硬，可用生理盐水浸软。然后置于两张载玻片之间，轻压后对光观察子宫分支情况及数目即可确诊，并可与牛带绦虫相鉴别。此项检查应注意防止污染。

B. 虫卵检查：可用粪便直接涂片法或集卵法查找虫卵，亦可在肛周用肛门拭子法或透明胶纸法查找。因查见虫卵的概率较低，应对可疑患者进行连续多次的检查以提高检出率。猪带绦虫卵和牛带绦虫卵在形态上难以区分。

C. 试验性驱虫：对可疑患者，必要时可用槟榔、南瓜子合剂，辅以硫酸镁导泻进行试验性驱虫，一般可驱除出完整虫体。此法不仅可明确肠道内有无绦虫寄生，还可根据检获的头节确定虫种。

2）囊尾蚴病的诊断：询问有无猪带绦虫病史有一定参考意义。诊断方法应根据寄生部位加以选择。皮下和肌肉型囊尾蚴病，可采用手术活检；眼囊尾蚴病经检眼镜检查多可见活动虫体；脑囊尾蚴病则可用 CT、MRI 等影像仪器检查并结合临床症状确定。

（2）免疫学诊断：主要用于囊尾蚴病的辅助诊断，对于无明显临床表现的脑囊尾蚴病患者更具有参考意义。目前常用的方法有：间接血凝试验（IHA）、酶联免疫吸附试验（ELISA）、斑点酶联免疫吸附试验（Dot-ELISA）等。

5. 流行与防治原则

（1）分布：猪带绦虫呈世界性散在分布，流行于欧洲、中南美洲及东南亚等国，以发展中国家为甚。本病在我国分布很广，散发病例几乎遍及全国，而以黑龙江省感染率最高（0.144%）。我国人群平均感染率为 0.011%。感染者中以青壮年和男性为主，患者农村多于城市。

（2）流行因素：本病的传播流行与以下因素有关。

猪的饲养方法不当：以散养方式养猪，居民随地大便或厕所设施简陋，猪能自由出入；或人厕与畜圈相连（即连茅圈），使猪极易食入患者的粪便而致感染。

居民不良的饮食及卫生习惯：少数地区居民有生食或半生食猪肉的习惯，是人体感染猪带绦虫的主要原因。例如，云南省白族的"生皮"，即把整猪连毛带皮在火上烧焦，剥去烧焦的皮毛，取肉、切薄片，蘸调料生食。傣族的"剁生"，则把猪肉剁成肉泥，加调料生食。还有西南地区的"生片火锅"，云南的"过桥米线"，福建的"沙茶面"等，都是将生肉片在热汤中稍烫后，蘸佐料或拌米粉、面条食用。我国其他地区虽无特殊食肉习俗，但可因肉块过大、烹炒时间过短，囊尾蚴未被杀死造成感染。此外，如切生、熟肉的刀及砧板不分也可造成绦虫感染。以新鲜粪便施肥后，蔬菜冲洗不干净或不能做到饭前便后洗手，也可直接食入虫卵而感染囊尾蚴病。

（3）防治原则：防治猪带绦虫病应采用"驱、管、检、宣"的综合防治措施。

1）治疗患者：猪带绦虫病患者常可因自体感染导致囊尾蚴病，故必须及早、彻底地驱虫治疗，这也是消除传染源的重要手段。

驱绦虫药物首选槟榔和南瓜子，其效果好且不良反应小。成人可用槟榔和南瓜子各60～80g，南瓜子炒熟、去皮、碾碎，槟榔制成煎剂（约250ml）。驱虫时于清晨空腹顿服南瓜子仁粉，1小时后服槟榔煎剂，半小时后再服20～30g硫酸镁。多数患者服药5～6小时内可排出完整虫体，若仅部分虫体排出，切勿用力拉扯，以免虫体前段和头节断留在肠道。驱虫注意事项：冬天温水坐浴，可使虫体慢慢排出；应留取服药后24小时粪便，仔细淘洗检查头节，若查见虫头，为驱虫成功，未见虫头者应在3个月左右复查，如仍未发现节片或虫卵者为治愈；患者排出的粪便或虫体应进行消毒处理，以免虫卵扩散。采用吡喹酮、阿苯达唑等药物驱虫常导致虫体完全崩解，有感染囊虫病的危险，故应慎用，若用此类药物，在服药后1.5小时左右再服泻剂，以及时排除肠道内崩解的虫体和虫卵。

治疗囊尾蚴病，有药物和手术两种方法，可根据临床类型加以选择。吡喹酮和阿苯达唑均可使囊尾蚴变性、死亡，是治疗囊虫病较为理想的药物。皮下和肌肉型囊尾蚴病可首选药物治疗。脑囊虫病如用药物治疗，常因虫体死亡而致患者出现颅高压及过敏反应等症状，严重时可危及生命，因此应在医师密切观察下进行治疗。治疗眼囊尾蚴病宜早期手术摘除虫体。

2）加强粪便管理：修建符合卫生要求的厕所、不随地大便，人粪需经无害化处理后方可使用。

3）改进养猪方法：提倡圈养，人厕与猪圈分开。

4）加强肉类检查：肉类必须经过严格的检查方可供应市场。猪肉在 –13～ –12℃环境中冷冻12小时，其中的囊尾蚴即可全部被杀死。

5）开展卫生宣教：大力宣传本病的危害性，不食生肉或半生肉，烹调务必将猪肉煮熟、烧透，切生、熟肉的刀和砧板要分开，以免误食猪囊尾蚴。注意个人卫生，饭前便后洗手，以防误食虫卵。

第二节　肥胖带绦虫

肥胖带绦虫（*Taenia Saginata* Goeze，1782）又称为牛带绦虫、牛肉绦虫或无钩绦虫。牛带绦虫与猪带绦虫同属于带科、带属，在形态和发育过程方面很相似。牛带绦虫成虫寄生于人的小肠内，引起牛带绦虫病。

1. 形态　牛带绦虫与猪带绦虫的形态很相似（图3-3-3），尤其是虫卵，在光学显微镜下难以区别，统称为带绦虫卵。两种带绦虫的主要区别见表3-3-1。

表 3-3-1　人体两种带绦虫的形态区别

区别点	猪带绦虫	牛带绦虫
体长	2～4m	4～8m
节片	700～1000节，较薄、略透明	1000～2000节，较厚、不透明
头节	球形，具有顶突和2圈小钩，25～50个	略呈方形，无顶突及小钩

区别点	猪带绦虫	牛带绦虫
成节	卵巢分为3叶，睾丸150～200个	卵巢只分2叶，睾丸300～400个
孕节	子宫分支不整齐、每侧7～13支	子宫分支较整齐、每侧15～30支
囊尾蚴	头节有顶突和小钩，可寄生人体引起囊尾蚴病	头节无顶突及小钩，不寄生于人体

头节

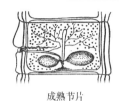

成熟节片

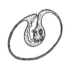

虫卵

囊尾蚴

孕卵节片

图 3-3-3　肥胖带绦虫形态

2. **生活史**　人是牛带绦虫唯一的终宿主。牛带绦虫的成虫寄生在人的小肠上段，孕节多单节从链体脱落。脱落的孕节仍有较强的蠕动能力，可自行逸出肛门或随宿主粪便排出体外。每虫每天可排出孕节6～12节，每一孕节含虫卵8万～10万个，虫卵可由于孕节蠕动从子宫前端挤压排出或孕节破裂后散出。当中间宿主牛吞食到虫卵或孕节后，卵内的六钩蚴在小肠孵出，并钻入肠壁，随血循环到周身各处，尤其是到运动较多的股、肩、心、舌和颈部等肌肉内，经60～70天发育为牛囊尾蚴。除牛外，羊、长颈鹿、骆驼、羚羊等也可感染牛囊尾蚴。牛囊尾蚴的存活期可达3年。

当人食入生的或未煮熟的含有囊尾蚴的牛肉后，囊尾蚴在小肠内受胆汁的刺激，头节翻出并吸附于肠壁上，长出节片，经8～10周发育为成虫。成虫存活期可达20～30年甚至更长。

3. **致病**　牛带绦虫的成虫寄生于人体小肠引起牛带绦虫病。寄生的虫数多为1条，但在某些流行区，患者可同时感染多条。患者一般无明显症状，可有腹部不适、空腹时腹痛、消化不良、腹泻或体重减轻等症状。由于牛带绦虫孕节的活动力较强，常自动从肛门逸出（占77.8%），多数患者都能自己发现排出的节片并伴有肛门瘙痒，常为就诊原因。偶可引起阑尾炎、肠梗阻等并发症。

4. **实验诊断**　由于牛带绦虫的孕节常自动逸出肛门，故询问有无排出节片的病史有助于诊断。

（1）孕节检查：患者常携带着自己排出的孕节就诊。根据子宫分支的数目特征可将其与猪带绦虫区别。

（2）虫卵检查：孕节逸出肛门时，常有虫卵散落于肛门皮肤上，因此肛门拭子法查虫卵的阳性率高于粪便检查法。

（3）头节检查：在试验性驱虫后，收集并淘洗粪便寻找有无头节，可明确疗效并判定虫种。

5. **流行与防治原则**

（1）分布：牛带绦虫呈世界性分布，尤其在喜食生或半生牛肉的地区和民族中流行广泛。在我国新疆、内蒙古、西藏、云南、宁夏、四川、广西、贵州以及台湾等地的少数民族居住区呈地方性流行。患者多为青壮年，男性稍多于女性。

（2）流行因素：造成牛带绦虫流行的主要因素是患者和带虫者的粪便污染牧草和水源以及居民食用牛肉的方法不当。

流行区的农牧民常在牧场及野外随地排便，粪便中的孕节或虫卵污染牧场、水源和地面。虫卵在外界抵抗力较强，可存活8周或更久，因此牛很容易吃到虫卵或孕节而受感染。在广西、贵州的侗族，人畜共居一楼，人住楼上，楼下即是牛圈，人粪便直接从楼上排入牛圈内，使牛感染。流行区少数民族有生食或半生食牛肉的习惯。例如，苗族、侗族人的"红肉"、"腌肉"，傣族人的"剁生"等，都是将生牛肉切碎后稍加佐料即食，很容易造成感染。在无吃生肉习惯的非流行地区居民，可因牛肉未煮熟或切生、熟肉的刀和砧板不分而引起感染。

（3）防治原则：参考猪带绦虫一节。治疗药物同猪带绦虫。

第三节 细粒棘球绦虫

细粒棘球绦虫（*Echinococcus granulosus* Batsch，1786）又称为包生绦虫，属带科、棘球属。成虫寄生在犬、狼等犬科食肉类动物的小肠内；幼虫（称为棘球蚴或包虫）寄生于人或牛、羊等食草动物的组织器官内，引起棘球蚴病（echinococcosis），亦称为包虫病（hydatid disease，hydatidosis）。棘球蚴病是一种严重危害人类健康和畜牧业生产的人兽共患寄生虫病。

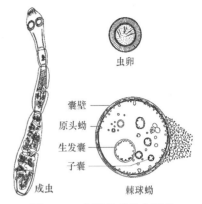

虫卵

囊壁
原头蚴
生发囊
子囊

成虫　　　　棘球蚴

图 3-3-4　细粒棘球绦虫形态

1. 形态

（1）成虫：体长 2 ～ 7mm，是最短小的绦虫之一。虫体由头节、颈节和链体组成。头节略呈梨形，具有 4 个吸盘和 1 个顶突。顶突上有相间排列的两圈小钩，共 28 ～ 48 个。链体仅具幼节、成节、孕节各一节，偶尔多一孕节。成节内有发育成熟的雌、雄生殖器官各一套。孕节最长，长度可超过虫体全长的一半。子宫呈囊状，有不规则的分支和侧囊（又称为侧突），内含虫卵 200 ～ 800 个（图 3-3-4）。

（2）虫卵：与猪、牛带绦虫卵相似，在光镜下难以区别（图 3-3-4）。

（3）幼虫：即棘球蚴，为圆形的囊状体，因寄生时间、部位和宿主的不同，直径从不足一厘米至数十厘米不等。棘球蚴为单房性囊，囊壁外有宿主的纤维组织包绕。囊壁分两层，外层为较厚的角皮层（laminated layer），厚 1 ～ 4mm，乳白色、半透明，似粉皮状，较松脆，易破裂，无细胞结构而呈多层纹理状；内层为生发层（germinal layer），亦称为胚层，紧贴在角皮层内，较薄，厚约 20μm，其基质内有许多细胞核。生发层可向囊内长出许多原头蚴（protoscolex，亦称为原头节）、生发囊（brood capsule）和子囊（daughter cyst）。

1）原头蚴：呈椭圆形或圆形，其结构与成虫头节相似，为向内翻卷收缩的头节，其顶突和吸盘内陷。原头蚴与成虫头节的区别在于其体积小和缺少顶突腺。此外，还可见石灰小体等。

2）生发囊：也称为育囊，是仅有一层生发层的小囊，由生发层的有核细胞发育而来或由原头蚴形成，直径约 1mm。在生发囊内壁上生成数量不等的原头蚴。原头蚴不仅可向生发囊内生长，也可向囊外生长为外生性原头蚴。外生性原头蚴由于不断扩张，危害性较内生性原头蚴更大。

3）子囊：可由母囊（mother cyst）的生发层直接长出，也可由原头蚴或生发囊进一步发育而成。子囊结构与母囊相似，其囊壁具有角皮层和生发层，子囊又可长出原头蚴、生发囊以及与子囊结构相似的孙囊（grand daughter cyst）。有的母囊无原头蚴、生发囊、子囊等，称为不育囊（infertile cyst）。

4）囊液：囊内充满无色透明或微带黄色的囊液，亦称为棘球蚴液（hydatid fluid），内含多种蛋白、肌醇、磷脂酰胆碱、尿素及少量糖、无机盐和酶等，对人体有很强的抗原性。原头蚴、生发囊和子囊从胚层上脱落悬浮于囊液中，称为棘球蚴砂（hydatid sand）。棘球蚴的囊壁一旦破裂，其内的原头蚴即可在中间宿主体内形成许多新的棘球蚴（图 3-3-4）。

2. 生活史　细粒棘球绦虫的成虫寄生在犬、狼等食肉类动物的小肠上段，孕节或虫卵随其粪便排出。孕节有较强的活动能力，可沿草地或植物蠕动，致使虫卵污染牧场、水源等。当草食动物牛、羊、骆驼等吞食了虫卵或孕节后，六钩蚴在其十二指肠内孵出并钻入肠壁，经血循环至肝、肺等器官，经 3 ～ 5 个月发育成棘球蚴。含棘球蚴的家畜内脏或组织被犬、狼吞食后，其中的原头蚴可吸附于其肠壁上，经 8 周发育为成虫。棘球蚴所含的每个原头蚴都可发育为一条成虫，故犬、狼肠道内寄生的成虫可达数千至上万条。成虫的存活期为 5 ～ 6 个月。

人亦可作为细粒棘球绦虫的中间宿主。当人误食虫卵后，六钩蚴钻入肠壁随血循环侵入组织，在其周围出现炎症反应并逐渐形成一个纤维性外囊，六钩蚴在囊内发育成棘球蚴。棘球蚴生长缓慢，一般感染后半年，其直径仅 0.5 ～ 1.0cm，此后每年增长 1 ～ 5cm，最大可长到数十厘米，因此本病潜伏期较长。棘球蚴可寄生于人体任何部位，最多见的是肝（多在右叶），其次是肺、腹腔。

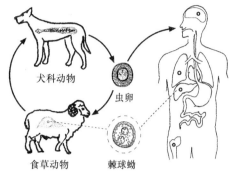

图 3-3-6 细粒棘球绦虫生活史

棘球蚴在肺和脾内生长较快，在骨组织内则生长极其缓慢。巨大的棘球蚴多见于腹腔，可挤压膈肌，甚至导致一侧肺叶萎缩。原发感染的棘球蚴多为单个，继发感染的常为多个，并可累及多个器官（图 3-3-5）。棘球蚴在人体内可存活 40 年甚至更久。

3. 致病 棘球蚴是细粒棘球绦虫的致病阶段，寄生于人体可致棘球蚴病，俗称包虫病。

棘球蚴对人体的危害以机械损害为主。由于其在体内生长缓慢，往往在感染后 5 ~ 20 年后才出现症状。棘球蚴病的严重程度主要取决于棘球蚴的体积、数量、寄生时间和部位。本病临床表现极其复杂，常见症状有以下几方面：

（1）局部压迫和刺激症状：由于棘球蚴挤压寄生及邻近的组织器官，受累部位有轻微疼痛和坠胀感。如寄生在肝可有肝区疼痛，压迫胆管时可出现阻塞性黄疸等；如寄生在肺可出现咳嗽、胸痛、咯血、呼吸急促等症状；如寄生在颅脑则引起头痛、呕吐甚至癫痫等中枢神经系统症状；骨棘球蚴常发生于骨盆、椎体的中心和长骨的干骺端，破坏骨质，易造成骨折或骨碎裂。

（2）过敏及毒性症状：因棘球蚴囊液渗出或溢出，患者常出现荨麻疹、哮喘和血管神经性水肿等症状。若因手术不慎或外伤致棘球蚴破裂，囊液大量溢出后如进入血循环，可引起严重的过敏性休克甚至死亡。此外，患者可出现发热、食欲减退、消瘦、贫血、儿童发育障碍和恶病质等毒性症状。

（3）继发性感染：一旦棘球蚴破裂，可造成继发性感染。如肝棘球蚴破裂可进入胆道，引起急性胆道炎症，出现胆绞痛、寒战、高热、黄疸等。破入腹腔可致急性弥漫性腹膜炎。棘球蚴破裂后囊内大量原头蚴、子囊等进入腹腔、胸腔或其他组织可引起继发性棘球蚴病。

4. 实验诊断

（1）详细询问病史，了解患者是否来自或去过流行区，是否有与犬、羊等动物接触史，对于诊断棘球蚴病有参考意义。

（2）影像学诊断：疑似患者可采用 X 线、B 超、CT、MRI 及放射性核素扫描等物理诊断方法，特别是 CT 和 MRI，有助于本病的诊断和虫体的定位，但需与其他疾病所导致的囊肿相鉴别。

（3）免疫诊断：是棘球蚴病重要的辅助诊断方法。常用的方法有皮内试验及血清学检查法。皮内试验操作简便，虽在棘球蚴摘除或钙化后仍可呈阳性反应，且会出现一定比例的假阴性反应，但其结果对诊断仍有重要的参考价值。血清学检查法包括酶联免疫吸附试验（ELISA）、间接血凝试验（IHA）、亲和素 - 生物素 - 酶复合物酶联免疫吸附试验（ABC-ELISA）和斑点酶联免疫吸附试验（Dot-ELISA）等。

（4）病原学诊断：为确诊依据，需手术摘除棘球蚴或从患者痰、胸腔积液、腹水或尿等标本中检获棘球蚴碎片、小钩或原头蚴。本病严禁穿刺检查，以免造成继发性棘球蚴病和过敏性休克。

5. 流行与防治原则

（1）地理分布：棘球蚴病是一种人兽共患寄生虫病，主要分布于世界各地的牧区。我国已成为全球人、畜棘球蚴病流行最严重的国家之一。迄今全国已有 23 个省、市、自治区有本虫流行的病例报道，主要分布在西部和北部广大农牧区，即新疆、青海、甘肃、宁夏、西藏、内蒙古等省、自治区。

（2）流行因素：细粒棘球绦虫的流行与畜牧业关系密切，其原因主要有以下三点。

1）虫卵污染环境：犬是细粒棘球绦虫最主要的传染源。在牧区，牧民多养犬看护畜群，而犬的感染通常较重，加之到处排便，致使粪便中的孕节及虫卵严重污染牧草、水源，并可散布于犬及家畜的皮毛上。虫卵对低温、干燥及化学药品均有较强的抵抗力，在 2℃水中能活 2.5 年，在冰中可活 4 个月，一般化学消毒剂不能杀死虫卵，使人、畜受感染的机会大大增加。

2）人、畜与环境的密切接触：牧民在生活、生产中可因与犬、家畜的密切接触而感染，如抚摸犬体、剪羊毛、挤羊奶、加工牛羊等家畜的皮毛时，手指极易被皮毛上的孕节及虫卵污染；加之卫生习惯不良，饭前不洗手、喝生水、生奶、吃生菜等，均可导致误食虫卵而发生感染。家畜则可因食入被孕节及虫卵污染的草、水而感染。

3) 病畜内脏处理不当：牧民在宰杀病畜后，常将病畜的内脏喂犬或随地乱抛，犬、野犬、狼、豺吞食后被感染，从而造成该虫在犬及多种家畜之间的传播，使流行愈趋严重。

(3) 防治原则：2009 年原卫生部颁布了新的全国包虫病防治规划，在流行区推行以控制传染源、开展健康教育、防制中间宿主、查治与管理患者、提供安全饮用水、开展基线调查和病情监测为主的综合防治措施。该规划主要包括以下几方面：

1) 大力开展卫生宣教：全面普及棘球蚴病知识，提高全民的防病意识。养成良好的个人及饮食卫生习惯。

2) 加强卫生检疫：由动物卫生监督机构负责屠宰场家畜的屠宰检疫，监督做好病变脏器的无害化处理工作。采用集中焚烧、挖坑深埋等方法，切忌喂犬或乱扔。每年对家畜进行抗细粒棘球蚴病疫苗接种。

3) 加强流行区犬的处理和管制：在包虫病流行区，对家犬进行登记管理，并定期为家犬、牧犬驱虫。控制并减少无主犬数量，每月在无主犬聚集的场所或经常出没的区域投放驱虫药饵。

4) 治疗患者：棘球蚴病的治疗目前首选的方法仍为外科手术，术中应谨慎操作，务必将虫囊取尽以防复发，并避免囊液外溢造成过敏性休克或继发性腹腔感染。为防止包虫病复发，术后可继续服用抗包虫药物。对于早期的小棘球蚴或不能耐受手术的患者，可使用药物治疗，目前以阿苯达唑疗效最佳，亦可使用吡喹酮、甲苯咪唑等。

附：多房棘球绦虫、曼氏迭宫绦虫

一、多房棘球绦虫

多房棘球绦虫（*Echinococcus multilocularis* Leuckart,1863）的成虫主要寄生在狐狸、犬、狼等野生动物的肠腔内，幼虫（即多房棘球蚴或称泡球蚴）寄生于啮齿类动物、食虫类动物或人体，引起泡球蚴病（alveococcosis），亦称为多房性包虫病（multilocular hydatid disease）或泡型包虫病（alveolar hydatid disease）。

1. 形态 多房棘球绦虫的形态与细粒棘球绦虫的基本相似，主要区别见表 3-3-2。但两者的虫卵在光镜下难以区别。

表 3-3-2 两种棘球绦虫形态区别

鉴别要点	细粒棘球绦虫	多房棘球绦虫
成虫体长	2 ～ 7mm	1.2 ～ 3.7mm
成虫节片数	4 节，偶 5 节	4 ～ 5 节
顶突小钩数	多，28 ～ 48 个	少，13 ～ 34 个
生殖孔位置	体侧中部偏后	体侧中部偏前
孕节内子宫	有侧囊	无侧囊
睾丸数	多，45 ～ 65 个	少，26 ～ 36 个
幼虫	称为棘球蚴，为单房性囊，内含生发囊、原头节、子囊、孙囊及清亮的囊液，囊壁外有宿主的纤维组织包绕	称为泡球蚴，为多房性囊，由无数大大小小的囊泡相连聚集而成。人体寄生的囊泡内含胶状物而无原头节，整个泡球蚴与宿主组织间无结缔组织包膜分隔

2. 生活史 多房棘球绦虫的生活史与细粒棘球绦虫相似，但其终宿主主要为狐狸，其次是犬、狼、獾和猫等。中间宿主为野生啮齿类动物如田鼠、黄鼠、麝鼠、仓鼠、大沙鼠，以及绵羊和人等。人是多房棘球绦虫的非适宜中间宿主。

当狐狸等终宿主吞食带有泡球蚴的鼠类或其他中间宿主动物内脏后，约经 45 天，泡球蚴内的原头节便可以在小肠内发育为成虫并排出孕节和虫卵。虫卵对外界环境的抵抗力极强，如在 2℃ 的水中可存活达两年之久。鼠类常因食入终宿主的粪便而受感染，在肝脏等组织内逐渐发育为泡球蚴。地甲虫可起转运虫卵的作用，由于地甲虫喜食狐粪，致使其体表或消化道携带虫卵，而麝鼠又因喜捕食地甲虫而感染。人的感染主要是由于误食虫卵而致。

3. 致病 人泡球蚴病的危害较细粒棘球蚴病更严重，病死率高。其主要的致病机制包括直接侵蚀、机械压迫及毒性损害三个方面。由于泡球蚴生长缓慢，故感染后一般潜伏期较长。泡球蚴在寄生部位形成无数的泡球蚴小囊。这些蜂窝状的小囊不断向外芽生，在寄生部位呈弥漫性浸润生长，似癌瘤一样扩散，对组织的破坏特别严重，故有"虫癌"之称。人体泡球蚴病几乎全部原发于肝，临床表现以右上腹缓慢增长的肿块或肝大最为常见。肝泡球蚴病临床表现酷似肝癌，但病程通常较长。肝泡球蚴患者肝脏明显肿大、质硬，呈结节状，并有肝区疼痛。晚期患者常伴有肝衰竭、黄疸、腹水、肝硬化及恶病质等表现。泡球蚴不仅可在肝内直接浸润扩散，还可沿血流或淋巴在肝内甚至其他部位如肺和脑广泛播散，引起相应的呼吸道和神经系统症状如咯血、气胸、癫痫及偏瘫等。

4. 实验诊断 本病的病原学诊断较困难，询问病史有重要意义，可了解患者是否来自或去过流行区，有无与狐狸、犬或其皮毛接触史等。如触诊发现肝脏肿块质地坚硬而又有结节感时更应高度警惕本病。

用于细粒棘球蚴病的各种诊断方法都适用于泡球蚴病的诊断。影像学检查如 X 线、B 超、CT、MRI 及放射性核素扫描等均有助于泡球蚴病的诊断和定位。由于泡球蚴周围无纤维组织被膜，虫体抗原很容易进入血液，故免疫诊断的效果较佳。常用的方法有皮内试验、ELISA 及 IHA 等。鉴别诊断要特别注意与肝癌和细粒棘球蚴病相区别。

5. 流行与防治原则

（1）分布：本虫在地理分布上不像细粒棘球绦虫那样广泛，主要流行在北半球高纬度地区和极地。我国主要流行于西北的宁夏、新疆、青海、甘肃及四川等地。自 1958 年首例病例报道以来，该病已成为我国西部严重危害农牧民健康的疾病之一。

（2）流行因素：多房棘球绦虫主要流行于狐狸、野犬和多种啮齿动物之间，而狐狸和野犬是人体感染的主要来源。患者多数为农民，常因捕猎、饲养狐狸或剥制狐皮而受感染，也可能通过饮用被虫卵污染的水等间接方式感染。狐狸和狗粪便中的虫卵抗寒能力很强，在严冬的冰雪中仍保持活力，故冬季牧场上的牧人以融化的冰雪作为饮用水也是受感染的方式之一。

（3）防治原则：多房棘球绦虫的防治与细粒棘球绦虫基本相同。但由于其终宿主多为野生动物，故防治难度大于细粒棘球绦虫。防治的主要措施有：

1）消灭野鼠等是根除传染源的主要措施。实施中要注意将动物尸体焚烧或深埋，野犬也应杀灭或控制，对家犬则应定期驱虫。

2）加强卫生宣传教育，使群众认识和了解泡球蚴病。讲究个人及饮食卫生，生产及生活中注意防止虫卵污染。虫卵耐寒而怕热，对污染的器物应加热消毒。

3）治疗：泡球蚴病的治疗以手术为主，但早期泡球蚴病不易被发现。一旦出现肝硬化、黄疸和门静脉高压等明显症状时，往往已错过手术根治的时机。在流行区开展人群普查工作，以便早期发现患者，及时根治。药物治疗可使用阿苯达唑和吡喹酮等。

二、曼氏迭宫绦虫

曼氏迭宫绦虫（*Spirometra mansoni* Joyeux & Houdemer, 1928）又称为孟氏裂头绦虫，成虫主要寄生于猫科动物，偶然寄生人体，引起曼氏迭宫绦虫病。其幼虫（即裂头蚴，sparganum）则常寄生于人体，引起曼氏裂头蚴病（sparganosis mansoni），危害远较成虫为大。

1. 形态

（1）成虫：大小为（60 ～ 100）cm × （0.5 ～ 0.6）cm。头节细小，呈指状，其背、腹面各

有一条纵行的吸槽。颈部细长，链体大约有 1000 个节片，除远端节片的长宽近似相等外，其他节片的宽度大于长度。成节和孕节的结构基本相似，均具有发育成熟的雌、雄生殖器官各一套。肉眼可见到每个节片中部凸起的子宫，在孕节中更为明显。睾丸有 320 ~ 540 个，呈小泡状，散在节片近背面的两侧。卵巢分两叶，位于节片后部。子宫位于节片中部，螺旋状盘曲，基部宽而顶端窄小，略呈发髻状。

(2) 虫卵：呈椭圆形，两端稍尖，浅灰褐色，卵壳较薄，大小为 (52 ~ 76) μm × (31 ~ 44) μm，一端有卵盖，内含一个卵细胞和若干个卵黄细胞。应注意与肺吸虫卵鉴别。

(3) 裂头蚴：大小为 300mm × 0.7mm，呈乳白色，长带状。头端膨大，中央有一明显凹陷，与成虫头节相似。体不分节，但具不规则横皱褶。末端多呈钝圆形，活时伸缩能力很强。

2. 生活史　曼氏迭宫绦虫的生活史中需要 3 ~ 4 个宿主。终宿主主要是猫和犬，其次是虎、豹、狐狸和豹猫等食肉动物。第一中间宿主是剑水蚤，第二中间宿主为蛙。蛇、鸟类和猪等多种脊椎动物可作为其转续宿主。人可为曼氏迭宫绦虫的第二中间宿主、转续宿主或终宿主。

成虫寄生在终宿主的小肠内。虫卵自子宫孔产出，随宿主粪便排出体外，在适宜温度（25 ~ 28℃）的水中，经过 2 ~ 5 周发育，孵出钩球蚴。钩球蚴呈椭圆形或近圆形、周身披有纤毛。钩球蚴在水中做无定向螺旋式游动，被剑水蚤吞食后，脱去纤毛，穿过肠壁进入血腔，经 3 ~ 11 天发育成原尾蚴。原尾蚴呈长椭圆形，前端凹陷，后端有圆形或椭圆形的小尾球。带有原尾蚴的剑水蚤被第二中间宿主蝌蚪吞食后，随着蝌蚪发育成蛙，原尾蚴也发育成为裂头蚴。裂头蚴具有很强的收缩和移动能力，常移行到蛙的肌肉间隙中寄居，尤其是大腿或小腿的肌肉，也可寄居于皮下。当受染的蛙被蛇、鸟类或猪等非正常宿主吞食后，裂头蚴不能在其肠中发育为成虫，而是穿过肠壁，移居到腹腔、肌肉或皮下等处，这些动物即成为转续宿主。猫、犬等终宿主吞食了含有裂头蚴的第二中间宿主蛙或转续宿主后，裂头蚴在其肠内发育为成虫。一般感染后 3 周，终宿主粪便中出现虫卵。成虫在猫体内可存活 3.5 年。裂头蚴存活期较长，在人体可存活 12 年。

3. 致病　曼氏迭宫绦虫成虫较少寄生于人体，一般无明显临床症状，可因虫体的机械和化学刺激引起腹部不适、隐痛、恶心、呕吐等消化道症状。裂头蚴寄生于人体，保持幼虫状态在体内移行，侵犯多器官所引起的曼氏裂头蚴病，危害远较成虫大。裂头蚴可寄生于人体的任何部位，常见的是眼、皮下、口腔颌面部、脑和内脏，在寄生部位形成嗜酸性肉芽肿囊包，直径为 1 ~ 6cm，有囊腔，内可盘曲 1~10 余条不等的裂头蚴。少数裂头蚴甚至还可侵入肠道并发育为成虫。

常见的人体感染裂头蚴病的方式有以下三种：

(1) 局部贴生蛙肉：为主要感染方式。在我国某些地区传说蛙有清凉解毒作用，民间常以生蛙肉敷贴伤口或脓肿，包括眼、口、外阴等部位。蛙肉中的裂头蚴即可经伤口或正常皮肤、黏膜侵入人体。

(2) 吞食生的或未煮熟的蛙、蛇等肉类：民间有吞食活蛙治疗疖疮和疼痛的习俗。如食用未煮熟的肉类，其中的裂头蚴便可穿过肠壁进入腹腔，然后再移行到其他部位寄生。

(3) 误食感染的剑水蚤：如水中含有感染原尾蚴的剑水蚤，饮用生水或湖塘游泳时误吞亦可使人感染。

根据学者对 1949 年 10 月至 2010 年 7 月我国大陆地区文献报道的 836 例裂头蚴病的临床表现等进行的分析，裂头蚴病可分为以下五型：

1) 皮下裂头蚴病：最为常见，占 35.53 %。常见于四肢及躯干表浅部（如胸壁、腹壁、腰背部、外生殖器）的皮下，表现为圆形、柱形或不规则条索状游走性皮下结节，直径为 0.5 ~ 5cm 不等。局部可有瘙痒、虫爬感等。

2) 眼裂头蚴病：占 34.09 % 左右。多累及单侧眼睑或眼球，表现为眼睑红肿、结膜充血、畏光、流泪、奇痒及虫爬感等。在红肿的眼睑和充血的结膜下，可见游走性的肿块或条索状物。若裂头蚴侵入眼球内，可发生眼球凸出及运动障碍，严重者可引起角膜溃疡、穿孔、玻璃体混浊、白内障甚至失明。

3) 口腔颌面部裂头蚴病：占 16.39% 左右。常在口腔黏膜或颊部皮下出现硬结或条索状物，大小为 0.5 ～ 3cm。患处红肿、发痒或有虫爬感，并多有"小白虫"（裂头蚴）逸出史。

4）脑裂头蚴病：占 12.44% 左右。临床表现酷似脑瘤。常有阵发性头痛，严重时可出现昏迷、喷射状呕吐、视物模糊、抽搐、瘫痪等。

5）内脏裂头蚴病：占 1.56% 左右，罕见。临床表现因裂头蚴移行定居部位而定。其可侵犯腹腔内脏、肠系膜等组织，也可经消化道侵入腹膜引起炎症反应；如侵入肺可经呼吸道咳出；还可侵入尿道和膀胱等处。

另外，国内外均报道了数例人体"增殖型"（proliferative type）裂头蚴病，认为可能是由于曼氏裂头蚴患者免疫功能低下或并发病毒感染后，裂头蚴分化不全所引起。"增殖型"裂头蚴病虫体较小而不规则，最长不超过 2mm，可广泛侵入各组织芽生增殖。还有一种增殖裂头蚴病（proliferative sparganosis），系由另一种较少见的增殖裂头蚴（sparganum proliferum）引起。虫体大小为 10mm × 1mm，最长者 24mm，呈多态性，具不规则的芽和分支，可移行到人体各部位组织中进行芽生增殖，预后很差。这两种裂头蚴病的生物特性和致病机制仍有待进一步研究。

4. 实验诊断 粪检查到虫卵可确诊曼氏迭宫绦虫成虫的感染。对曼氏裂头蚴病则主要靠从局部病灶中检出裂头蚴而做出诊断，询问有无局部贴敷或生食蛙肉等病史有一定参考价值，必要时还可以进行动物感染实验予以确诊。综合采用 CT 等影像技术可提高脑裂头蚴病的确诊率，亦可用裂头蚴抗原进行各种免疫辅助诊断，但与猪囊虫病患者血清有交叉反应。

5. 流行与防治原则 曼氏迭宫绦虫分布很广，但成虫在人体感染并不多见，国外仅见于日本、俄罗斯等少数国家。在我国成虫感染的病例报道约 20 例。曼氏裂头蚴病多见于东亚和东南亚各国。我国大陆地区报道的病例来自 21 个省、市、自治区，感染最高的省份为广东。感染者年龄以 10 ～ 30 岁最为多见，男女比例为 2 ∶ 1。

预防本病应加强卫生宣传教育；不敷贴蛙肉，不食生的或未煮熟的蛙、蛇、鸟等肉类，不饮生水。成虫感染可用阿苯达唑、吡喹酮等药治疗。裂头蚴主要靠手术摘除，术中注意务必将虫体尤其是头部取尽以求根治。

（顾　园）

第二篇　医学原虫

第4章　概　论

原虫（protozoa）为单细胞真核动物，体积微小，能独立完成生命活动的全部功能，如摄食、代谢、呼吸、排泄、运动及生殖等。在自然界，原虫的分布广泛、种类繁多，达 65 000 余种，多数营自生生活或腐生生活，广泛分布于地球表面的各类生态环境中，如海洋、土壤、水体或腐败物内。现存种类中有近万种为寄生／共生性原虫，其中医学原虫约 40 余种，为寄生于人体管腔、体液、组织或细胞内的致病性或非致病性原虫。由医学原虫引起的疾病称为原虫病。

1. 形态　原虫外形多样，呈卵圆形、球形或不规则形。原虫的基本结构由细胞膜、细胞质和细胞核三部分组成。

（1）细胞膜：亦称为表膜（pellicle），包裹在虫体表面，保持虫体一定的形状。在电镜下观察，胞膜由一层或一层以上单位膜构成，为嵌有蛋白质的脂质双分子层结构。细胞膜上的蛋白质分子中具有多种受体、抗原、酶类等成分，是寄生性原虫与宿主细胞和外界环境直接接触的部位。细胞膜参与原虫的摄食、排泄、运动、感觉、侵袭以及逃避宿主免疫效应的多种生物学功能。细胞膜不断更新，具有强抗原性。

（2）细胞质：由基质、细胞器和内含物组成。

基质均匀透明，主要成分为蛋白质，含有微丝和微管，支持原虫的形状，并与运动有关。许多原虫的基质分为外质和内质：外质较透明，呈凝胶状，与运动、摄食、营养、排泄、呼吸、感觉和保护功能有关；内质呈溶胶状，含各种细胞器和内含物，也是细胞核所在处，为细胞代谢和营养储存的主要场所。

原虫的细胞器按功能分为：①膜质细胞器：主要由细胞膜分化而成，包括线粒体、高尔基复合体、内质网、溶酶体等。②运动细胞器：为原虫分类的主要标志，按其性状分为伪足（pseudopodium）、鞭毛（flagellum）和纤毛（cilia）。伪足是外质的暂时突出部分，呈舌状、叶状或指状；鞭毛是较长的运动细胞器，数量较少，纤毛短而细，数量多，覆盖全体或集中在虫体的某一部分。③营养细胞器：部分原虫具有胞口、胞咽、胞肛等构造，用于取食、消化、排泄。此外，某些原虫尚有特殊细胞器，如某些鞭毛虫可有轴柱，为支撑细胞器，使虫体构成特定的形状；寄生纤毛虫大多有伸缩泡，能调节细胞质的渗透压。

原虫细胞质内有时可见到多种内含物，如食物泡、营养储存小体（糖原泡、拟染色体）、代谢物（色素等）和共生生物（病毒颗粒）等。

（3）细胞核：是原虫生存、繁殖的主要构造，由核膜、核质、核仁及染色质组成。原虫大多只有一个核，有些可有两个大小相当或大小不同的核，有些则有多个核。寄生人体的原虫多数为泡状核，染色质少，呈粒状，分布于核质中或核膜内缘，内含一个粒状核仁。少数纤毛虫为实质核，染色质丰富，核大而不规则，常具有一个以上的核仁。

2. 生理

（1）运动：原虫的运动方式分为伪足运动、鞭毛运动和纤毛运动，缺乏运动细胞器的原虫也可借助体表构造进行滑动和扭转。具有运动、摄食和生殖能力的原虫在生活史中泛称为滋养体（trophozoite），是多数寄生原虫的基本生活型。许多原虫的滋养体可在一定条件下分泌外壁，形成不活动的包囊（cyst）或卵囊（oocyst），以抵抗不良环境，实现宿主转换或发育阶段转换。

（2）摄食：原虫摄取营养物质的方式有渗透、胞饮和吞噬等。渗透是可溶性小分子物质和离子通过表膜被动扩散或主动运输进入虫体。胞饮是含有微细颗粒或可溶性物质的液体与表膜接触，表膜形成细管状凹陷，以后管状内陷物断裂为许多由单位膜包围的饮液小泡，移向细胞内部。吞噬是固体食物接触虫体，被伪足包围，形成食物泡，在细胞质中，溶酶体与食物泡结合，使食物被消化、分解。

（3）代谢：绝大多数寄生性原虫为兼性厌氧生物，尤其是在肠腔内寄生的原虫，如溶组织内阿米巴原虫要在无氧的环境下才能良好生长。在血液内寄生的原虫，如疟原虫则进行有氧代谢。原虫一般利用葡萄糖或其他单糖取得能量，此外原虫在生长、发育和繁殖过程中需要较多的蛋白质和氨基酸。

（4）生殖：寄生原虫以无性、有性或两者兼有的生殖方式增殖。

1）无性生殖：包括二分裂、多分裂、出芽生殖等增殖方式。

二分裂是寄生原虫最常见的增殖方式，细胞核先分裂，随后细胞质纵向或横向分裂为两个子体。多分裂是原虫细胞核多次分裂后，细胞质分裂围绕每个核周围，形成多个子体。出芽生殖是指母体细胞先以不均等细胞分裂产生一个或多个芽体，每个芽体再发育成新个体。

2）有性生殖：包括接合生殖和配子生殖。

接合生殖是指两个形态相同的原虫一时性地接合在一起，互相交换核质，然后分开，再行分裂增殖，如纤毛虫。

配子生殖则是指原虫的营养细胞分化产生的雌雄配子融合为一，形成合子的过程。

3. 生活史类型　根据传播方式可将医学原虫的生活史分为三种类型。

（1）人际传播型：生活史只需要一种宿主，凭借接触或通过中间媒介从感染者传播给易感者，其又可分为两类，①生活史只有滋养体阶段，通过直接或间接接触滋养体而传播，如阴道毛滴虫；②生活史有滋养体和包囊两个阶段，包囊一般通过饮水或食物传播，如溶组织内阿米巴。

（2）循环传播型：完成生活史需一种以上脊椎动物宿主，分别进行有性生殖和无性生殖，形成世代交替现象，如刚地弓形虫可在猫科动物与人及多种动物之间传播。

（3）虫媒传播型：完成生活史需要在吸血节肢动物体内进行发育和（或）增殖，然后再传播给人或其他动物，如利什曼原虫和疟原虫。

4. 分类　根据运动细胞器的有无和类型，可将原虫分为阿米巴、鞭毛虫、纤毛虫和孢子虫四大类。在生物学分类上，原虫属于原生动物界原生动物亚界下属的三个门：①肉足鞭毛门（Sarcomastigophora），常见人体寄生的有溶组织内阿米巴、阴道毛滴虫、蓝氏贾第鞭毛虫、杜氏利什曼原虫等。②顶复门（Apicomplexa），如疟原虫、刚地弓形虫、隐孢子虫等。③纤毛门（Ciliophora），仅结肠小袋纤毛虫可感染人。

（王宏敏）

第5章 根 足 虫

根足虫属于肉足鞭毛门的叶足纲（Lobosea），具叶状伪足的运动细胞器，可做变形运动，因而通称为阿米巴（amoeba）。生活史一般分为活动的滋养体期和不活动的包囊期，以二分裂法增殖。

第一节 溶组织内阿米巴

溶组织内阿米巴（*Entamoeba histolytica* Schaudinn，1903）又称为痢疾阿米巴，主要寄生于结肠，引起阿米巴痢疾，也可侵犯肝、肺、脑等器官，引起肠外阿米巴病。人体内有形态学上难于区分的两个种，过去曾认为这两个种均为溶组织内阿米巴，在不同条件下表现出肠腔共栖型和组织致病型两种特征。从 20 世纪 70 年代末开始，应用同工酶分析、单克隆抗体鉴定、基因克隆比较等生物化学、免疫学与分子生物学方法进行研究后确认，以往认识的溶组织内阿米巴实际上存在着两个种：一是可引起侵袭性病变的致病型的溶组织内阿米巴；二是非侵袭性阿米巴，是肠腔共栖型的迪斯帕内阿米巴（*Entamoeba dispar* Brumpt，1925）。

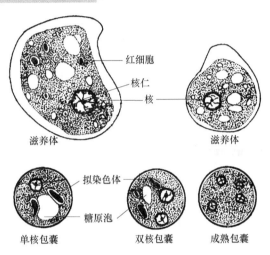

图 3-5-1　溶组织内阿米巴形态

1. 形态　溶组织内阿米巴的生活史分为滋养体期和包囊期两期（图 3-5-1）。

（1）滋养体（trophozoite）期：过去一贯认为在肠腔内的滋养体为小滋养体或肠腔共栖型滋养体，在某种条件下可侵入肠壁吞噬红细胞和组织细胞变成大滋养体。目前认为，大部分此种类型的滋养体为迪斯帕内阿米巴滋养体，为肠腔共栖生物，不侵入肠壁，而溶组织内阿米巴的滋养体不论大小均具侵袭性，随时可吞噬红细胞，故将吞噬红细胞或不吞噬红细胞的溶组织内阿米巴滋养体均称为滋养体。

滋养体是虫体运动、摄食及增殖阶段，直径为 15～60μm，活体在适宜温度下运动活泼，常伸出单一伪足做定向阿米巴运动。经铁苏木精染色后，可辨认较透明的外质和颗粒状内质。内质含食物泡（从有症状患者组织中分离的常可见被吞噬的红细胞）和一个直径为 4～7μm 的泡状核，核膜边缘有单层均匀分布的大小一致的核染质粒，核仁小，常居中，周围辅以网状核纤丝（彩图 42）。

（2）包囊（cyst）期：为阿米巴的传播阶段，呈球形，直径为 10～20μm。碘液染色时包囊呈淡棕色或黄色。包囊初期只具一个胞核，进行二分裂繁殖，粪便中可见单核、双核或成熟的四核包囊。在不成熟的包囊中可见糖原泡（glycogen vacuole）和棒状的拟染色体（chromatoid body），它们随发育成熟而逐渐消失。核为泡状核，与滋养体相似，但稍小（彩图 43）。

2. 生活史　溶组织内阿米巴生活史较简单，包括感染性的包囊期和增殖的滋养体期。感染阶段为 4 核成熟包囊，通过污染食物或水源，经口感染宿主。在胃和小肠上段，由于囊壁的抗酸能力，包囊无变化。当移行至回肠末段或结肠时，在碱性消化液、囊中虫体运动及肠内酶的作用下，囊壁在某一点变薄，虫体脱囊而出，形成 4 核滋养体。4 核滋养体很快分裂成为 4 个单核滋养体，并迅速再分裂，形成 8 个滋养体，在结肠上段的肠黏膜皱褶或肠腺隐窝处摄食细菌，以二分裂增殖。当滋养体移行到横结肠后，由于肠内环境的变化，水分被吸收、营养物质减少、粪便开始形成等原因，滋养体停止活动，排出内含物，形成圆形的包囊前期，并由外质分泌物形成囊壁而发育为包囊，

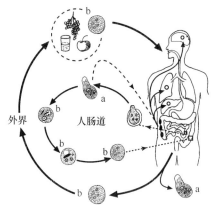

图 3-5-2　溶组织内阿米巴生活史

a. 滋养体 ;b. 包囊

随粪便排出体外，完成其生活史。包囊最初形成时为 1 核，经二次核分裂后形成 4 核成熟包囊（图 3-5-2）。

滋养体是虫体的侵袭形式，可侵入肠黏膜，吞噬红细胞，破坏肠壁，引起肠壁溃疡；滋养体亦可随坏死组织脱落入肠腔，随急速的肠蠕动排出体外，亦可经血行播散到肝、肺、脑等其他器官。滋养体对外环境的抵抗力很弱，在外界很容易死亡，并可被胃酸杀死，无传播作用。

3. 致病

（1）致病机制：溶组织内阿米巴的致病作用与原虫毒力、寄生微环境的理化因素和生物因素及宿主机体状态有关。溶组织内阿米巴滋养体对组织的侵袭力主要表现为对宿主靶细胞的接触性溶解杀伤作用。滋养体通过受体的介导对靶细胞识别、黏附、分泌、溶解，这些作用与虫体表膜特有的膜结合糖蛋白有关。分子水平上的研究表明滋养体有三种致病因子：① 260kDa 半乳糖 / 乙酰氨基半乳糖凝集素，其介导滋养体对宿主细胞的吸附。②阿米巴穿孔素，阿米巴穿孔素是一组包含在滋养体胞质颗粒中的小分子蛋白质。它作用于宿主细胞形成微孔损伤。③半胱氨酸蛋白酶，溶解宿主组织。

260kDa 半乳糖 / 乙酰氨基半乳糖凝集素介导滋养体黏附于宿主结肠上皮细胞、中性粒细胞和红细胞等表面；滋养体在与靶细胞接触或侵入组织时，可注入穿孔素，使靶细胞形成离子通道；溶组织内阿米巴滋养体分泌的半胱氨酸蛋白酶为虫体最丰富的蛋白酶，其不但可以溶解宿主组织，并对宿主分泌的 IgA 和 IgG 都具降解作用，以防止这些抗体结合到滋养体上，也能降解补体 C3 为 C3a，以抵抗补体介导的抗感染作用。这些既可能是虫体的一种免疫逃避方式，又是虫体的主要致病机制。

（2）病理变化：一般在宿主健康的情况下，阿米巴在肠腔中对宿主的损害可能较轻，当宿主因饮酒、食物中毒、营养不良或饮食不节等原因造成肠蠕动失常而不畅通时，可诱发滋养体的侵袭，尤其是虫体在回盲瓣的滞留，可加剧其侵袭程度。

肠阿米巴病多发于盲肠或阑尾，易累及乙状结肠和升结肠，偶累及回肠。滋养体对肠的损害，先是造成局部肠黏膜损伤和黏膜下小脓肿，继而在疏松的黏膜下层增殖、扩展，引起液化坏死灶，形成口小底大的烧瓶样溃疡，一般仅累及黏膜层，溃疡间的黏膜正常或稍有充血水肿。严重溃疡可达肌层，邻近溃疡融合致使大片黏膜脱落。如果溃疡穿破肌层直至浆膜，亦可穿破肠壁，造成局限性腹腔脓肿或弥漫性腹膜炎。在肠黏膜下层或肌层的滋养体一旦进入血流，经门静脉血流进入肝脏或直接扩散，引起继发性阿米巴肝脓肿。肠壁溃疡灶内的滋养体也可经血流或直接经横膈向胸腔穿破入肺而致肺脓肿；侵入纵隔、心包甚至脑、脾等部位均可引起局部脓肿。腹腔局部脓肿近邻体表，脓肿也可穿孔侵袭皮肤而发生阿米巴皮肤溃疡；如累及生殖器官，则可引起阿米巴性阴道炎或前列腺炎。

（3）临床表现：潜伏期多为 2 周，起病急或隐匿，临床上分为肠阿米巴病和肠外阿米巴病。

1）肠阿米巴病：溶组织内阿米巴感染者多为此种类型，轻者表现为腹部不适、慢性或间歇性水样泻；严重者表现为急性直肠结肠炎，出现腹痛、腹泻，大便带脓血，呈痢疾样，常称为阿米巴痢疾。典型的阿米巴痢疾可有脓血稀便，粪便为褐色果酱样，奇臭，一天可达十几次，伴恶心、呕吐、腹痛、腹胀、里急后重等临床表现。慢性阿米巴病则长期有间歇性腹泻、腹痛、胃肠胀气和体重下降，可持续一年以上，甚至五年之久。亦有些患者出现阿米巴肿或团块状损害而无症状。阿米巴性结肠炎最严重的并发症是肠穿孔和继发性细菌性腹膜炎，呈急性或亚急性过程。

2）肠外阿米巴病：以阿米巴性肝脓肿最常见，全部肠阿米巴病例的 10% 患者伴发肝脓肿，系血行播散，好发于肝右叶，临床症状有右上腹痛，向右肩放射；发热、寒战、盗汗、畏食和体重下降。阿米巴肺脓肿与化脓性肺脓肿的临床表现基本相似，但多发于右下叶，继发于肝脓肿或由肠阿米巴病经血行播散，表现为畏寒、发热、胸痛、咳嗽、咳巧克力色脓痰或血性脓痰。滋养体亦可经血行播散至脑部，引发阿米巴性脑脓肿。阿米巴性脑脓肿往往是在脑皮质的单一脓肿，临床症状有头痛、呕吐、眩晕、精神异常等。阿米巴性皮肤溃疡一般是由局部病灶播散所致。肠道阿米巴也可侵入肛周、阴道、尿道等，引起相应部位的脓肿或炎症。

4. 实验诊断

（1）病原学检查

1）粪便检查：①滋养体检查，选择生理盐水涂片法。从急性阿米巴痢疾患者的新鲜粪便中挑取少许黏液脓血便，涂片、镜检，主要检查含摄入红细胞的活动滋养体，还有黏集成团的红细胞和少量的白细胞，有时可见菱形结晶。②包囊检查，适用于慢性患者和带虫者的成形粪便检查，可做碘液染色。隔日多次送检或用硫酸锌浮聚浓集可提高包囊检出率。

2）组织检查：借助乙状结肠镜或纤维结肠镜直接观察肠黏膜溃疡，并做活体组织检查或刮拭物涂片，脓肿患者可考虑穿刺，应注意虫体多在脓肿壁上。

（2）免疫学诊断：近年来，酶联免疫吸附试验（ELISA）、间接荧光抗体试验（IFA）、间接血凝试验（IHA）等免疫诊断方法已用于阿米巴病的临床诊断和流行病学调查。也可应用 PCR 和单克隆抗体试验检测虫源抗原。

5. 流行与防治原则

（1）分布：为全球分布，多见于热带和亚热带。阿米巴病的流行与经济状况低下、人口密集、公共卫生条件简陋及个人不良卫生习惯等因素有关。据统计，在全球超过 5 亿的阿米巴感染者中，感染溶组织内阿米巴者约有 5 千万，迪斯帕内阿米巴感染人数为 4.5 亿。据 1988 ～ 1992 年调查结果显示，溶组织内阿米巴全国平均感染率为 0.949%，估计全国感染人数为 1069 万。

（2）流行因素：阿米巴病的传染源为随粪便持续排包囊的带虫者。包囊在体外具较强的生存力，在潮湿低温环境可存活 12 天以上，在水中可活 9 ～ 30 天，通过蝇或蟑螂的消化道仍具感染性，但对干燥、高温的抵抗力不强。人体感染主要是经口感染，误食含有成熟包囊的粪便污染的食品、饮水或使用污染的餐具为感染方式。

（3）防治原则

1）控制传染源：查治患者和带虫者以控制传染源，尤其是饮食行业的从业人员。治疗肠阿米巴病的首选药物为甲硝唑（metronidazole），也可选用替硝唑（tinidazole）、奥硝唑（ornidazole）等。杀灭肠内的包囊、杜绝传播，可选用巴龙霉素、喹碘方、二氯尼特等。肠外阿米巴病的治疗首选甲硝唑，氯喹亦有效。中药鸦胆子仁、大蒜素、白头翁等也有一定疗效。

2）加强粪便管理和水源保护：因地制宜进行粪便无害化处理，杀灭其中包囊，严格防止粪便污染水源。

3）防止病从口入：养成良好卫生习惯，注意个人卫生及饮食、饮水卫生，搞好环境卫生，消灭苍蝇和蟑螂等传播媒介。

第二节　其他人体非致病阿米巴

寄生于人体的其他消化道阿米巴除溶组织内阿米巴外，其余均为腔道共栖原虫，有些仅偶然寄生人体。一般认为这些阿米巴为非致病原虫，不侵入组织，但在重度感染或宿主防御功能减弱时亦可产生不同程度的黏膜浅表炎症，或伴随细菌感染而引起腹泻或其他肠功能紊乱。这些非致病或机会致病的肠道阿米巴通常无需治疗，但应与致病的溶组织内阿米巴鉴别（表 3-5-1，图 3-5-3，图 3-5-4）。

表 3-5-1　人体消化道内共栖阿米巴的主要种类及特点

	结肠内阿米巴 *Entamoeba coli*	哈特曼内阿米巴 *Entamoeba hartmani*	微小内蜒阿米巴 *Endolimax nana*	布氏嗜碘阿米巴 *Iodamoeba butschlii*	齿龈内阿米巴 *Entamoeba gingivalis*
滋养体					
大小（μm）	15 ～ 50	3 ～ 12	6 ～ 12	8 ～ 20	10 ～ 20
运动	迟缓	较活跃	很慢	迟缓	活动频繁
伪足	钝	指状	钝	钝	多形

续表

	结肠内阿米巴 *Entamoeba coli*	哈特曼内阿米巴 *Entamoeba hartmani*	微小内蜒阿米巴 *Endolimax nana*	布氏嗜碘阿米巴 *Iodamoeba butschlii*	齿龈内阿米巴 *Entamoeba gingivalis*
核（需染色）					
核周染色质粒	粗细不均	结构类似溶组织内阿米巴	无	无	排列整齐
核仁	大，经常偏位	—	较大多偏位	粗大（有晕）	居中
包囊					
形态	圆	圆	椭圆或类圆	不规则卵圆	—
大小（μm）	10～35	4～10	5～10	5～20	—
糖原泡	较大	不明显	偶见	明显大团块	—
拟染色体	稻束状	细小	球杆状	无	—
核	1～8个	1～4个	1～4个	1个（核仁偏位）	—

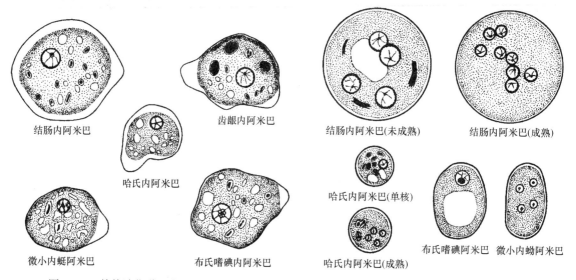

图 3-5-3　其他消化道阿米巴滋养体形态　　　　　图 3-5-4　其他消化道阿米巴包囊形态

附：致病性自生生活阿米巴

　　自生生活阿米巴种类繁多，广泛分布于自然界的水和土壤中。致病性自生生活阿米巴具有在自然环境（如水、土壤）中生存繁殖和在温血动物体内发育与增殖的双重能力，属兼性寄生虫。现已证实，双鞭毛阿米巴科中的耐格里属（*Naegleria*）和棘阿米巴科中的棘阿米巴属（*Acanthamoeba*）的某些种可侵入人体使人致病。耐格里属阿米巴和棘阿米巴属阿米巴的主要特征见表 3-5-2。

表 3-5-2　致病性自生生活阿米巴的主要特点

滋养体	耐格里属（*Naegleria*）		棘阿米巴属（*Acanthamoeba*）
	阿米巴型	鞭毛型	
大小（μm）	10～35	10～15，梨形	20～40
运动	活泼	活泼	缓慢
伪足	钝	两根鞭毛	棘状
核（需染色）	泡状核，核仁大而居中	泡状核，核仁大而居中	泡状核，核仁大而致密
包囊			
大小（μm）	9	—	9～27
核	单核	—	单核

　　福氏耐格里阿米巴（*Naegleria fowleri* Garter，1970）　当人们在受污染的水体中游泳、戏水时，滋养体可侵入鼻腔黏膜和筛状板，沿嗅神经上行入脑，迅速增殖播散，引起原发性阿米巴脑膜脑炎，多见于青少年。本病发病急，从头痛、发热、恶心、呕吐、颈项强直等症状开始，1～2 天后即出现脑水肿征象，患者在数小时至数天内昏迷或死亡。

　　棘阿米巴滋养体在外周不良条件下形成包囊，在利于生长的条件下脱囊形成滋养体。经皮肤黏膜的溃疡或开放性伤口、穿透性角膜外伤、损伤的眼结膜、呼吸道及生殖道侵入人体，寄生于脑、眼、皮肤等部位，多经血行播散至中枢神经系统。感染主要发生在抵抗力低下的人群，引起肉芽肿性阿米巴性脑炎、阿米巴性皮肤损害和阿米巴性角膜炎。

　　由于此类虫种所致疾病来势凶险，病情严重、病死率高，且诊断不易，预后不良，故应重在预防，尽量避免在停滞的、不流动的河水或温泉中游泳、洗浴、嬉水或鼻腔接触疫水。

（王宏敏）

第6章 鞭 毛 虫

鞭毛虫属于肉足鞭毛门的动鞭纲（Zoomastigophora），有一根或多根鞭毛，因以鞭毛作为运动细胞器，故名鞭毛虫。某些种类呈阿米巴型，可有或无鞭毛。生活过程以二分裂法增殖。

寄生人体的鞭毛虫常见的有十余种：①寄生在消化道和生殖器官的鞭毛虫，如蓝氏贾第鞭毛虫、阴道毛滴虫等；②寄生在血液和组织中的鞭毛虫，如利什曼原虫和锥虫等。

第一节 杜氏利什曼原虫

利什曼原虫属（*Leishmania*）是细胞内寄生的鞭毛虫，生活史有前鞭毛体及无鞭毛体两个时期，前者寄生在节肢动物的消化道内，后者寄生于脊椎动物的单核/巨噬细胞内，通过节肢动物传播。由利什曼原虫感染而引起的疾病称为利什曼病（leishmaniasis）。利什曼病广泛分布在亚洲、欧洲、非洲、拉美洲等许多国家，是 WHO 列为重点防治的六大热带传染病之一。利什曼原虫的种类很多，寄生于人体的主要有四种：①杜氏利什曼原虫（*L. Donovani* Laveran &Mesnil,1903），其无鞭毛体寄生在人或其他哺乳动物的肝、脾、骨髓、淋巴结等内脏器官的巨噬细胞内，可引起内脏利什曼病（visceral leishmaniasis）；②热带利什曼原虫（*L. tropica*），引起皮肤利什曼病（cutaneous leishmaniasis）；③墨西哥利什曼原虫（*L. mexicana*），也可引起皮肤利什曼病；④巴西利什曼原虫（*L. braziniensis*），可引起黏膜皮肤利什曼病（mucocutaneous leishmaniasis）。我国仅有杜氏利什曼原虫的报道。

内脏利什曼病亦称为黑热病（kala-azar），印度土语"kala-azar"是"黑热"之意，乃因在印度，患者常发热，且皮肤常有暗的色素沉着而得名。

1.形态

（1）无鞭毛体（amastigote）：又称为利杜体（Leishman-Donovan body），寄生于人和其他哺乳动物的巨噬细胞内。虫体很小，呈卵圆形，大小为（2.9 ~ 5.7）μm ×（1.8 ~ 4.0）μm。经瑞氏或吉姆萨染色后，细胞质呈淡蓝或淡红色。细胞核一个，圆形，较大，呈红色或紫红色，位于虫体中部或一侧。核前有一细小、杆状动基体（kinetoplast），呈紫红色。动基体前有一点状基体（basal body），由此发出一根丝体（rhizoplast），又称为鞭毛根（图3-6-1、彩图44）。

（2）前鞭毛体（promastigote）：又称为鞭毛体，寄生于白蛉消化道。成熟虫体呈梭形，前宽后窄，大小为（14.3 ~ 20）μm ×（1.5 ~ 1.8）μm，核位于虫体中部，基体在动基体之前，由基体发出一鞭毛，游离于体外。生活时虫体运动活泼、鞭毛不停地摆动，常以虫体前端集合成菊花形小团（图3-6-1）。

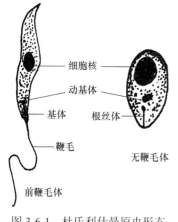

图 3-6-1 杜氏利什曼原虫形态

细胞核
动基体
基体
根丝体
鞭毛
前鞭毛体
无鞭毛体

2.生活史

杜氏利什曼原虫的生活史需要两个宿主，分别在白蛉和人或其他哺乳动物体内完成。

（1）在白蛉体内发育：当雌白蛉叮刺黑热病患者或保虫宿主时，宿主血液或皮肤内含有无鞭毛体的巨噬细胞被吸入白蛉胃内，巨噬细胞被消化，无鞭毛体散出。约经 24 小时，虫体变大，逐渐变为梭形，鞭毛开始发育，伸出体外，为早期前鞭毛体。3 ~ 4 天后，大量前鞭毛体发育成熟，以二分裂法快速繁殖，在数量激增的同时，虫体逐渐向白蛉前胃、食管和咽部移行，1 周后具感染力的前鞭毛体可抵白蛉口腔和喙部。

（2）在人体内发育：感染有前鞭毛体的雌白蛉叮人吸血时，口腔及喙部的前鞭毛体即随白蛉的唾液进入人的皮下组织。一部分前鞭毛体可被多形核白细胞吞噬消灭，一部分则进入巨噬细胞内，虫体变圆并失去其鞭毛的体外部分，转化为无鞭毛体。无鞭毛体在巨噬细胞内不但不被消灭，反而以二分裂法大量繁殖，虫数成倍增多，最终导致巨噬细胞破裂，散出的无鞭毛体被其他巨噬细胞吞入，如此反复上述生活发育过程（图 3-6-2）。

近年来体外试验研究结果证明，利什曼原虫首先黏附于巨噬细胞，再随巨噬细胞的吞噬活动进入该细胞内。黏附的方式可分为：①配体 - 受体结合途径。②前鞭毛体吸附的抗体和补体与巨噬细胞表面的 Fc 或 C3b 受体结合途径。前鞭毛体质膜中分子质量为 63kDa 的糖蛋白（GP63）系多种利什曼原虫表面抗原的主要成分。GP63 是巨噬细胞上 C3b 受体的配体，利什曼原虫前鞭毛体可通过 GP63 多肽链上的 Arg-Gly- Asp 与巨噬细胞上 C3b 受体结合，介导前鞭毛体入侵巨噬细胞。利什曼原虫前鞭毛体体表还有一种多糖类排泄因子，该因子能与巨噬细胞表面结合从而侵入巨噬细胞。

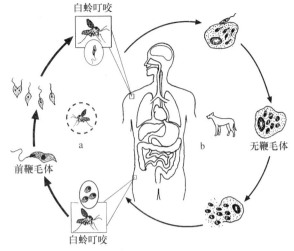

图 3-6-2　杜氏利什曼原虫生活史

a. 白蛉消化道；b. 人与保虫宿主巨噬细胞内

3. 致病

（1）内脏利什曼病：杜氏利什曼原虫被巨噬细胞吞噬后可在细胞内不断繁殖，使被寄生的细胞破裂，散出的原虫又被其他更多的巨噬细胞吞噬，以致巨噬细胞被大量破坏和极度增生，且吞噬活性也大大增加，导致内脏组织病变，富含巨噬细胞的脾、肝、骨髓和淋巴结病变最为显著。细胞增生是肝、脾、淋巴结肿大的根本原因。脾大后，其内血液流动受阻，脾充血显著。至病程后期，网状纤维结缔组织增生、脾硬化，进一步发展为脾功能亢进，血细胞在脾内破坏加快，导致患者血液中红细胞、白细胞和血小板显著减少。肝、肾功能受损，肝合成的白蛋白减少，经尿排出白蛋白增加，造成血浆的白蛋白降低。浆细胞的大量增生使血中球蛋白升高，最终导致血清中白蛋白与球蛋白比例（A/G）倒置。

患者可出现以免疫性溶血为主的免疫病理反应。实验证明，患者红细胞表面附有虫源性抗原，虫体的有些代谢抗原与人红细胞抗原相同。机体产生的抗体可直接与红细胞结合，在补体参与下，导致红细胞破坏。肾小球发生淀粉样变性和免疫复合物的沉积，使肾小球损伤，尿中主要成分是白蛋白、红细胞及红细胞管型。

人体感染杜氏利什曼原虫后，经过 4 ~ 7 个月或最长 10 ~ 11 个月的潜伏期，即可出现全身症状和体征。主要临床症状和体征是长期不规则发热，常表现为双峰型（每天上午、下午各有一次高热），伴有脾、肝、淋巴结肿大，其中脾大为主要体征（95%），另有消瘦、贫血、白细胞计数下降和血小板数减少，A/G 比例倒置，蛋白尿和血尿，患者常出现鼻出血、齿龈及皮下出血。晚期患者面部可出现色素沉着。黑热病患者如不及时治疗，很少自愈，常因全血细胞减少，免疫功能受损并发其他感染性疾病而死亡。常见的并发症有肺炎、走马疳（病变部位常见于口腔）和急性粒细胞缺乏症。

（2）皮肤型黑热病：在治疗过程中或在治愈后数年甚至十余年后，部分黑热病患者可发生皮肤黑热病，患者在面部、颈部、四肢或躯干等部位出现许多含有利什曼原虫的皮肤结节，结节呈大小不等的肉芽肿或呈暗色丘疹状，常见于面部及颈部，有的酷似瘤型麻风。

（3）淋巴结型黑热病：无黑热病病史，病变局限于淋巴结的内脏利什曼病又称为淋巴结型黑热病。本病在北京、新疆有过报道，在内蒙古的黑热病疫区较常见。其主要表现为局部淋巴结肿大，以腹股沟与股部最多见，亦可见于颌下、颈部等处。淋巴结一般呈花生米或蚕豆大小，局部无明显压痛或红肿。

人体对杜氏利什曼原虫无先天免疫力，黑热病多见于婴儿及儿童。但黑热病愈后可获终身免疫，能够抵抗同种利什曼原虫的再感染。

4. 实验诊断

（1）病原学检查：检出杜氏利什曼原虫病原体即可确诊。

1）穿刺涂片法：以骨髓穿刺涂片法最为常用，以髂骨穿刺简便安全，淋巴结穿刺多选肿大的淋巴结，如腹股沟、肱骨上滑车、颈淋巴结等。脾脏穿刺检出率较高，但不安全，一般少用或不用。

2）穿刺物培养法：按无菌操作将所取材料接种于 NNN 培养基置于 22 ~ 25℃温箱内培养，约经 1 周后，在培养物中若查见运动活泼的前鞭毛体即可判为阳性结果。近年来，改用 Schneider 培养基效果更好，3 天即可出现前鞭毛体。

3）穿刺物动物接种法：将上述穿刺物接种于金黄地鼠或 BALB/c 小鼠等易感动物上，1 ~ 2 个月后取肝、脾做印片或涂片，瑞氏染色镜检。

4）皮肤涂片检查：在皮肤结节或丘疹处用消毒针吸取组织液或用手术刀刮取少许组织做涂片，染色镜检。

（2）免疫学检查

1）检测血清循环抗原：用单克隆抗体 - 抗原斑点试验（McAb-AST）方法诊断黑热病的阳性率可达 97.03%，仅需微量血清，敏感性、特异性、重复性均好。

2）检测血清抗体：酶联免疫吸附试验（ELISA）、间接血凝试验（IHA）、对流免疫电泳试验（CIE）、间接荧光试验（IFA）等可用于检测抗体。

3）分子生物学方法：聚合酶链反应（PCR）和 DNA 探针技术检测黑热病已取得较好的效果，敏感性、特异性均高。

5. 流行与防治原则

（1）分布：黑热病分布很广，遍及亚洲、非洲、欧洲、美洲四大洲，其流行有地域性，主要流行于印度、孟加拉、中国、地中海沿岸诸国及东非国家。黑热病曾在我国长江以北地区流行很广泛。新中国成立后经过大规模防治，黑热病流行得到有效控制，1958 年我国宣布基本消灭了黑热病。我国 20 世纪 90 年代的调查表明，黑热病流行主要在新疆、内蒙古、甘肃、四川、陕西、山西等六个省、自治区，有 43 个县出现新病例。另外，新疆和内蒙古等地区还有黑热病的自然疫源地。

（2）流行因素：黑热病是人兽共患寄生虫病，通过媒介白蛉可在人与人、动物与人、动物与动物之间传播。根据传染源不同，我国黑热病在流行病学上可分为三种类型。

1）人源型：多见于平原，故又称为平原型。患者为主要传染源，通过白蛉主要在人与人之间传播，患者以青少年为主，犬很少感染。传播媒介为家栖型中华白蛉和新疆长管白蛉。

2）犬源型：多见于丘陵山区，故又称为山丘型，主要为犬的疾病。病犬为人黑热病的传染源，患者分散，患者多为 10 岁以下儿童，婴儿发病率也较高。传播媒介为近野栖或野栖型中华白蛉。

3）自然疫源型：分布在荒漠地区，故又称为荒漠型。它是某些野生动物的疾病，人由于垦殖或从事其他工作进入疫源地而获得感染。患者散在，大多是 2 岁以下的幼虫。传播媒介主要为野栖型吴氏白蛉，其次为亚历山大白蛉。

（3）防治原则：在我国黑热病流行区采取查治患者、杀灭病犬和消灭传播媒介白蛉的综合性防治措施。

1）治疗患者：采用葡萄糖酸锑钠（sodium stibogluconate）做静脉或肌内注射均可。对于少数经锑剂反复治疗无效的患者，可用喷他脒或二脒替等芳香双脒剂治疗，和五价锑合并使用效果更佳。

2）杀灭病犬：在犬源型黑热病流行区，必须加强对家犬的管理，定期查犬、捕杀病犬是防治工作中重要的一环。

3）防制传播媒介：扑灭白蛉是消灭黑热病的根本措施，根据白蛉的生态习性，因地制宜地采取适当的对策。同时，应加强个人防护，减少并避免白蛉的叮咬。

附：锥虫

锥虫是锥虫病的病原体，锥虫病有两种不同类型：一是非洲锥虫病（African trypanosomiasis），又称为非洲昏睡病或睡眠病（African sleeping sickness），病原体为布氏冈比亚锥虫（*T. brucei gamabiense*）和布氏罗得西亚锥虫（*T. brucei rhodesiense*）。其生活史有锥鞭毛体和上鞭毛体两个阶段，锥鞭毛体寄生在患者的血液、淋巴液和中枢神经系统。另一型是美洲锥虫病（American trypanosomiasis），或称为查加斯病（Chagas disease），病原体为克氏锥虫（*T. cruzi*）。其生活史有无鞭毛体、上鞭毛体和锥鞭毛体三个阶段，无鞭毛体寄生在人体的单核吞噬细胞系统、心肌、骨骼肌和神经细胞内，锥鞭毛体则寄生于血液中。我国尚无人锥虫病的报道。

布氏冈比亚锥虫和布氏罗得西亚锥虫引起的睡眠病是一种流行于非洲的严重的寄生虫病，由舌蝇传播。被舌蝇叮刺后，锥虫先在侵入部位增殖引起皮肤肿胀等局部病变，然后在血、淋巴内播散，引起锥虫血症，最后可侵入中枢神经系统，引发脑膜脑炎等病变。克氏锥虫引起的查加期病以锥蝽为传播媒介。

病原学诊断可取患者血液检查锥鞭毛体或做动物接种观察，血清学诊断也有一定的价值。

布氏锥虫和克氏锥虫皆有许多保虫宿主，如鼠、猫、犬、家畜等，给此病的预防工作增加了困难，所以锥虫病的预防应以个人防护、避免媒介昆虫的叮咬和消灭媒介昆虫为主。

第二节　蓝氏贾第鞭毛虫

蓝氏贾第鞭毛虫（*Giardia lamblia* Stile，1915）简称贾第虫，呈全球性分布，主要寄生在人和某些哺乳动物的小肠，引起以腹泻为主的贾第虫病（giardiasis）。本病常在旅游者中流行，故也称为"旅游者腹泻"。贾第虫病已被列为全世界十种危害人类健康的主要寄生虫病之一。

1. 形态

（1）滋养体：正面观呈倒置纵切梨形，前端钝圆，后端尖细，长 9～21μm，宽 5～15μm，厚 2～4μm。侧面观背面隆起，腹面扁平，似瓢形。腹面前半部凹陷，形成一个分左右两叶的吸器，可吸附于宿主肠壁上。每叶吸器各有一个卵圆形的细胞核。两核间靠前端的基体共发出四对鞭毛，按位置分为前侧鞭毛、后侧鞭毛、腹侧鞭毛和尾鞭毛。虫体借助鞭毛摆动做活泼的翻滚运动。一对平行的轴柱（axostyle）沿中线由前向后连接尾鞭毛，将虫体分为均等的两半。轴柱中部有一对半月形的中体（median body）。

（2）包囊：呈椭圆形，大小为（8～14）μm×（7～10）μm，囊壁较厚，与虫体之间有明显的空隙。细胞核位于前端，未成熟包囊内有两个细胞核，成熟包囊有四个核。细胞质内可见轴柱、中体和鞭毛的早期结构（图 3-6-3）。

2. 生活史　本虫生活史包括滋养体和包囊两个时期，滋养体为营养增殖阶段，包囊为传播阶段，4 核成熟包囊为感染阶段。人或动物摄入被成熟包囊污染的饮水或食物而被感染。成熟包囊在十二指肠脱囊形成两个滋养体，利用吸器吸附在小肠黏膜表面，通过体表摄取营养，以二分裂方式进行增殖。滋养体主要寄生在十二指肠或小肠上段。在肠内环境不利时，滋养体则在回肠或结肠内形成包囊，并随粪便排出体外。包囊的抵抗力强，在水中和阴暗潮湿环境中可存活数天至 1 个月。

3. 致病　人体感染蓝氏贾第鞭毛虫后，多数为无症状带虫者，只有少数出现临床症状，甚至出现严重的吸收不良综合征。临床表现和病理变化与宿主的营养状况、全身以及局部肠黏膜的免疫力有关。大量滋养体吸附在小肠壁，吸器对肠黏膜产生机械性损伤，虫体的分泌物和代谢产物对肠黏膜微绒毛产生化学性损伤，破坏了肠黏膜的吸收功能，影响了可溶性脂肪的吸收，从而引起临床症状。

该病潜伏期一般平均为 1～2 周，最长者达 45 天。临床表现可分为急性期和慢性期。

（1）急性期：症状初起有恶心、畏食、上腹及全身不适，或伴低热、寒战，随后可出现突发性水样泻伴有恶臭、胃肠胀气、呃逆和上中腹部痉挛性疼痛。部分患者症状持续数天即可自行消退，转为无症状带虫者。幼儿患者病程可持续数月，出现吸收不良、脂肪泻、衰弱和体重减轻。

（2）慢性期：未得到及时治疗的部分急性期患者可转为亚急性期或慢性期。亚急性期症状表现为间歇性排恶臭的软便，伴腹胀、痉挛性腹痛，或有恶心、畏食、头痛、便秘和体重减轻等。

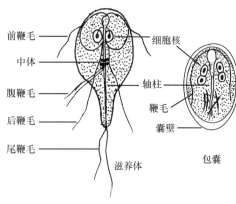

图 3-6-3　蓝氏贾第鞭毛虫形态

慢性期患者比较多见，表现为周期性稀便，甚臭，病程可长达数年。

4. 实验诊断

（1）病原学检查

1）粪便检查：急性期取新鲜粪便标本用生理盐水直接涂片法镜检滋养体。亚急性期或慢性期患者成形粪便则用碘液（2%）直接涂片、硫酸锌浮聚或醛-醚浓集等方法查包囊。包囊排出具有间断性，应隔日查一次，连续查 3 次，以提高检出率。

2）小肠液检查：用十二指肠引流或肠内试验法采集标本。

3）小肠活体组织检查：借助内镜摘取小肠黏膜组织做压片检查。

（2）免疫学检查：免疫学诊断方法有较高的敏感性和特异性，常用酶联免疫吸附试验（ELISA）、间接荧光抗体试验（IFA）、对流免疫电泳（CIE）等方法。

（3）分子生物学方法诊断：用生物素或放射性物质标记蓝氏贾第鞭毛虫制成 DNA 探针，对诊断本虫感染具有较高的敏感性和特异性。

5. 流行与防治原则

（1）分布：贾第虫病呈全球性分布，据 WHO 估计，全世界感染率为 1% ~ 20%。在美国、加拿大、澳大利亚等国家均有过流行。在我国呈全国性分布，感染率一般为 2% ~ 10%，农村的感染率高于城市。

（2）流行因素：随粪便排出包囊的人和动物为传染源。感染者一次粪便排出的包囊可达 4 亿个。包囊对外界抵抗力强。感染方式为经口感染。水源传播是感染本虫的重要途径，故本病是一种水源性疾病。任何年龄的人群对本虫均有易感性，儿童、身体虚弱者和免疫功能缺陷者尤其易感。

（3）防治原则：积极治疗患者和无症状带虫者。常用的治疗药物有甲硝唑、替硝唑和苦参浸膏片等。预防应加强人畜粪便管理，防止水源污染。搞好饮食卫生和个人卫生。

第三节　阴道毛滴虫

阴道毛滴虫（*Trichomonas vaginalis* Donne，1837）主要寄生于女性阴道和尿道内，也可寄生于男性尿道和前列腺内，引起滴虫性阴道炎、尿道炎或前列腺炎等。阴道毛滴虫感染引起的疾病也是一种性传播疾病。

1. 形态　阴道毛滴虫滋养体活体无色透明，有折光性，典型的虫体呈梨形或椭圆形（图 3-6-4），一般长为 7 ~ 32μm，宽为 5 ~ 12μm。虫体前部有一椭圆形细胞核，核前端有 5 个排列成环状的基体，由此处发出四根前鞭毛和一根后鞭毛，后鞭毛向后沿波动膜外缘呈波浪式延伸。波动膜是虫体一侧向外隆起形成的极薄的膜状物，从前向后延伸至虫体的中部，基部有一条肋。轴柱一根，纵贯虫体，从后端伸出体外。细胞质内有染色较深的颗粒状物质，是本虫特有的氢化酶体（hydrogenosome）。虫体运动活泼，体态多变，借助鞭毛的摆动前进，以波动膜的波动做旋转运动（彩图 45）。

2. 生活史　阴道毛滴虫的生活史简单，仅有滋养体期，以白细胞、细菌和细胞渗出液为食，通常以纵二分裂法繁殖。本虫主要寄生于女性的阴道内，尤其以后穹隆多见，亦可寄生在尿道、子宫颈、尿道旁腺等处。男性寄生部位以前列腺和尿道为最常见，亦可寄生于睾丸、附睾和包皮下。滋养体既是感染阶段，又是致病阶段，由于滋养体对外界抵抗力强，所以

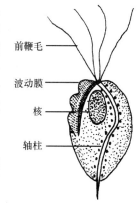

图 3-6-4　阴道毛滴虫
形态

阴道毛滴虫除了直接接触传播外，还可通过日常生活用具间接接触传播。

3. 致病　阴道毛滴虫的致病力与虫体本身毒力及宿主的生理状态有关。在健康女性阴道内，因乳酸杆菌酵解阴道内的糖原而产生大量的乳酸，使阴道的 pH 维持在 3.8 ~ 4.4，有害细菌的生长繁殖受到抑制，称为阴道的自净作用。多数妇女感染阴道毛滴虫后成为无症状的带虫者，但在卵巢功能减退、月经过后、妊娠期、产后、阴道损伤、疲劳等情况下，局部抵抗力下降，阴道毛滴虫在阴道内消耗糖原，妨碍乳酸杆菌的酵解作用，影响乳酸的浓度，使阴道内 pH 转为中性或碱性，毛滴虫能够大量繁殖，并会引起继发性细菌或真菌感染，造成阴道黏膜发生炎症，出现阴道黏膜充血、水肿，上皮细胞变性脱落，白细胞浸润等。

滴虫性阴道炎的常见症状为外阴瘙痒或烧灼感，白带增多，常呈白色或黄色，泡沫状，有异味。由于阴道黏膜出血和化脓菌的存在可见赤带和脓性带，常伴有臭味。多数病例感染可累及尿道，出现尿频、尿急、尿痛等症状，少数病例可见膀胱炎。有些学者发现阴道毛滴虫患者子宫内膜炎的发病率高于未患本病者 1 倍，也有学者认为本虫感染与宫颈肿瘤的发生有关。

感染本虫的产妇在阴道式分娩过程中，可将滴虫传给婴儿，引起婴儿呼吸道感染和眼结膜炎。

男性感染者一般无症状，有时出现尿道炎和前列腺炎。男性带虫者尿道的稀薄分泌物内常含虫体，可导致配偶连续重复感染。有学者认为阴道毛滴虫可吞噬精子或因感染分泌物增多影响精子活力，导致男性不育症。

4. 实验诊断　取阴道后穹隆分泌物、尿液沉淀物或前列腺液，用生理盐水涂片法或涂片染色法（瑞氏或吉姆萨染色）镜检，查见本虫滋养体可确诊。或采用培养法，将上述标本用肝浸液培养基或 Diamond 培养基在 37℃ 条件下培养 48 小时后镜检。也可用酶免疫法（EIA）、直接荧光抗体试验（DFA）及 DNA 探针技术进行本虫感染的诊断。

5. 流行与防治原则　阴道毛滴虫为世界性分布，我国也广泛流行，以女性 20~40 岁年龄组感染率最高。本病的传染源为女性患者和无症状带虫者或男性带虫者。传播途径主要有两种方式：一为直接传播，主要通过性生活；二为间接传播，主要通过公用浴池、浴缸、浴具、公用游泳衣裤及坐式便器等传播。阴道毛滴虫滋养体在外界环境中有较强的抵抗力，如在半干燥的环境中能活十多个小时，在座式便器上能生存 30 分钟，潮湿的毛巾、衣裤中存活 23 小时，40℃（相当于浴池水温）水中可活 102 小时。

临床上常用的首选口服药物为甲硝唑，夫妇双方应同时进行治疗。局部用药主要有甲硝唑栓剂、蛇床子药膏等，还可用 1% 乳酸、1：5000 高锰酸钾等。

对滴虫病的预防十分重要。要定期普查，积极治疗患者和带虫者；要加强宣传教育，改进公共卫生设施，提倡淋浴和慎用座式便器，不使用公用泳衣裤和浴具；注意个人卫生，特别是经期卫生和孕期卫生。

附：其他毛滴虫

1. 人毛滴虫（*Trichomonas hominis* Daraine，1860）　寄生于人体盲肠和结肠，仅有滋养体阶段。滋养体呈梨形，形似阴道毛滴虫，大小为 7.7μm ×5.5μm。细胞核 1 个，位于虫体前部。其有 4 根前鞭毛和 1 根后鞭毛，后鞭毛与波动膜外缘相连，游离于尾端。肋与波动膜等长，是重要的鉴别依据。轴柱纤细，由前向后贯穿整个虫体。

滋养体以二分裂法增殖，为感染阶段。感染方式为粪 - 口途径，误食被滋养体污染的饮水和食物均可感染。目前，尚无证据表明人毛滴虫对人体有致病作用。有报道认为本虫可导致腹泻，但有人认为腹泻系与本虫感染相伴，并非本虫所致。用粪便检查法可查到虫体，还可进行分离培养。本虫呈世界性分布，我国 1988 ~ 1992 年的调查结果表明，全国平均感染率为 0.033%，估计感染人数为 25 万 ~ 49 万。常用治疗药物为甲硝唑和中药雷丸。

2. 口腔毛滴虫（*Trichomonas tenax* Muller，1773）　寄生于人体口腔，特别是齿龈疾病（牙周袋溢脓）、牙周的牙垢、龋齿和扁桃体隐窝。生活史只有滋养体期，呈梨形，略小于人毛滴虫，平均长 6 ~ 10μm。细胞核呈椭圆形，位于虫体前部中央。其有 4 根前鞭毛和 1 根无游离端的后鞭毛，1 根纤细的轴柱从后端伸出体外。本虫以细菌及口腔内的食物残渣为生，以纵二分裂法繁殖。

本虫有无致病力目前尚无定论。有的认为口腔毛滴虫为口腔共栖性原虫，有的学者认为与牙周炎、牙龈炎、龋齿等口腔疾患发病有关。实验诊断可用齿龈刮拭物做生理盐水涂片镜检或做体外培养。

本虫通过直接接触或间接接触方式传播。接吻是直接传播方式，也可通过飞沫、食物、餐具间接传播。感染后难以自行消除，故保持口腔卫生是预防本虫感染最有效的方法。

1988 ~ 1992 年全国寄生虫感染调查资料显示，我国 10 个省（自治区）的平均感染率为 17.4%，其中口腔门诊患者平均感染率为 26.33%。

3. 脆弱双核阿米巴（*Dientamoeba fragilis* Jepps & Dobeel，1918）　为一种阿米巴型鞭毛虫，仅有滋养体期。虽然该虫无鞭毛，但其结构和抗原特性与鞭毛虫相似，故在生物学分类上仍属鞭毛虫。本虫寄居在盲肠和结肠黏膜陷窝内，不吞噬红细胞，也从不侵犯组织。滋养体呈阿米巴样，直径为 7 ~ 12μm，在新鲜粪便中运动活跃，具有透明叶状伪足，伪足边缘呈锯齿状，内质、外质清晰。在标本中大多数虫体处于双核状态，无核周染色质粒，核仁比较大。在胞质空泡内可见被吞噬的细菌。

本虫感染后主要临床症状为腹泻、腹痛、粪便带血或黏液以及恶心、呕吐等。传播途径和致病机制目前尚不完全清楚。治疗可选用碘化对苯二酸或巴龙霉素。

（王宏敏）

第7章 孢子虫

孢子虫的生物学分类属顶端复合物门（Phylum Apicomplexa）的孢子纲（Class Sporozoa）。该纲原虫均营寄生生活，多数为细胞内寄生。无典型的运动细胞器。其生活史过程比较复杂，具有无性的裂体增殖和有性的配子生殖两种生殖方式，这两种生殖方式可在一个宿主或分别在两个不同宿主体内完成。孢子虫中寄生于人体危害较严重的种类有疟原虫（*Plasmodium*）、弓形虫（*Toxoplasma*）和隐孢子虫（*Cryptosporidium*）；此外，还有少数肉孢子虫（*Sarcocystis*）和等孢球虫（*Isospora*）寄生人体的报道。

第一节 疟 原 虫

疟原虫为蚊类传播的血孢子虫，是人体疟疾（malaria）的病原体，属于真球虫目（Eucoccidiida）疟原虫科（Plasmodidae）疟原虫属（*Plasmodium*）。目前已知疟原虫有 130 多种，特异性地寄生于两栖类、爬行类、鸟类、哺乳动物和人类。寄生于人体的疟原虫有 4 种，分别是间日疟原虫（*P. vivax* Grassi & Feletti, 1890）、恶性疟原虫（*P. falciparum* Welch, 1897）、三日疟原虫（*P. malariae* Laveran, 1881）和卵形疟原虫（*P. ovale* Graig, 1900），可引起间日疟、恶性疟、三日疟和卵形疟。

疟疾是世界性分布的严重寄生虫病，也是我国的五大寄生虫病之一。它是一类很古老的疾病，民间俗称"打摆子""冷热病""瘴气"等。远在公元前 1401～1122 年，在我国的殷墟甲骨"卜辞"中已有"疟"字记载，周代时期的《周礼》，秦汉时代的《黄帝内经·素问》和《金匮要略》中已有《疟论》《刺疟》等专篇以及明代的《瘴疟指南》等书，详尽讨论了疟疾的病因、症状、病理、针灸治疗以及与气候的相互关系等问题。在治疗方面，《本草纲目》中指出："柴胡通治诸疟为君，青蒿治虚疟寒热，捣汁服等。"中国女科学家屠呦呦从中药青蒿中分离出青蒿素应用于疟疾治疗，被授予 2015 年诺贝尔生理学或医学奖，以表彰她在疟疾治疗研究方面取得的成就。

人们对疟原虫的认识是在光学显微镜发明以后。1880 年由法国学者 Laveran 在疟疾患者的血液红细胞内发现疟原虫，1897 年英国军医 Ross 阐明了疟原虫在按蚊体内的生活周期及其传播方式。Laveran 与 Ross 因此获得诺贝尔生理学或医学奖。20 世纪中叶 Raffaele 等发现疟原虫还有组织细胞内裂体增殖时期。1977 年 Lysenko 等发现间日疟原虫子孢子进入肝细胞后发育速度不同，提出子孢子休眠学说。经过一个世纪的研究，才逐步弄清了它的生活史过程。

1. 形态　疟原虫分别寄生于人体的肝细胞和红细胞中，红细胞内虫体的形态特征及被寄生红细胞的变化，是鉴别虫种和确诊疟疾的主要依据。

根据疟原虫在红细胞内发育的形态和特征不同，可分为滋养体期[包括早期滋养体（又称为环状体）、晚期滋养体又称为大滋养体]、裂殖体期和配子体期三个发育时期。寄生于人体的四种疟原虫基本构造相同，现以经吉姆萨染色的间日疟原虫为例，介绍红内期原虫各期形态特征。

（1）滋养体（trophozoite）期：为疟原虫在红细胞内最早出现的摄食和发育阶段。按发育先后，把滋养体分为早期滋养体与晚期滋养体。

1）早期滋养体：为疟原虫侵入红细胞发育的最早时期，胞质呈环状，故又称为环状体（ring form）。其呈淡蓝色，中央为空泡。一个深红色的核于环的一侧，此期寄生的红细胞几乎无改变。

2）晚期滋养体：环状体经过 8～20 小时的发育，虫体增大，核变大，胞质增多，有伪足伸出，形状不规则，常含空泡，故又称为阿米巴样滋养体或大滋养体，其胞质内开始出现棕黄色、棕褐色或黑褐色的疟色素颗粒，为疟原虫利用血红蛋白后的代谢产物。此期被寄生的红细胞胀大，颜色变淡，出现红色的薛氏小点。

（2）裂殖体（schizont）期：分为未成熟裂殖体和成熟裂殖体。受染的红细胞明显胀大，颜色变淡，可见淡红色的薛氏小点。

1）未成熟裂殖体又称为早期裂殖体：晚期滋养体继续发育，虫体逐渐变圆，空泡消失，疟色素增多、集中，核开始分裂，此时称之。

2）成熟裂殖体：胞核分裂至 12～24 个时，胞质也随之分裂，并包围每个核，形成相应数目的裂殖子（merozoite），疟色素呈块状，此时称之。

（3）配子体（gametocyte）期：红细胞内的疟原虫经过几次裂体增殖后，部分裂殖子进入红细胞中发育，虫体增大，胞质增多而无伪足、无空泡，胞质内含均匀分布的疟色素。胞核增大，不再进行裂体增殖而发育为雌、雄配子体（或称为大、小配子体）。

1）雌配子体：呈圆形或卵圆形，胞质深蓝、核稍小而较致密，呈红色，偏于一侧。

2）雄配子体：呈圆形，胞质浅蓝而略带红色，核较疏松，淡红色，多位于虫体中央。

雌配子体的数量一般是雄配子体的两倍。配子体的进一步发育需在蚊胃中进行，否则在人体内经过 30～60 天即衰老变性而被消灭（表 3-7-1）。

表 3-7-1　薄血膜中人体四种疟原虫的形态鉴别

	间日疟原虫	恶性疟原虫	三日疟原虫	卵形疟原虫
早期滋养体（环状体）	环较大，约为被寄生红细胞直径的 1/3；核 1 个，红色；1 个红细胞内仅寄生 1 个疟原虫	环细小，约为被寄生红细胞直径的 1/6～1/4；核 1 个或 2 个；在 1 个红细胞内常有数个虫体寄生	胞质深蓝色，环较粗大，约为被寄生红细胞直径的 1/3；核 1 个，红色；红细胞内很少有 2 个原虫	似三日疟原虫
晚期滋养体（大滋养体）	虫体渐增大，形状不规则，伸出伪足，胞质中有空泡；疟色素呈棕黄色，细小杆状，分散在胞质内	外周血中一般不易见到。体小，不活动，核 1～2 个，红色；疟色素呈褐色，成团	体小，圆形或带状，胞质致密；空泡小或无，疟色素呈棕黑色，颗粒状，位于虫体边缘	虫体较三日疟原虫大，圆形，空泡不显著；核 1 个；疟色素似间日疟原虫，但较粗大
未成熟裂殖体	核开始分裂；胞质随着核的分裂渐呈圆形，空泡消失；疟色素开始集中	外周血不易见到。虫体仍似大滋养体，但核分裂成多个，疟色素集中	体小，圆形，空泡消失；核 2 个以上；疟色素集中较迟	体小，圆形或卵圆形，空泡消失；疟色素集中较迟
成熟裂殖体	含裂殖子 12～24 个，平均 16 个，排列不规则，疟色素聚集成堆，偏于一侧或在中部	外周血不易见到。含裂殖子 8～36 个，通常为 18～24 个，排列不规则，疟色素集中成堆	含裂殖子 6～12 个，通常为 8 个，花瓣状排列，疟色素集中于中央	似三日疟原虫，但疟色素集中在中央或一侧
雌配子体	圆形，胞质深蓝，核深红，较致密，常偏于一边，疟色素散在于胞质中	新月形，两端稍尖，胞质深蓝，核致密，深红色，位于中央，疟色素褐色，位于核周围	与间日疟原虫相似，仅虫体较小，疟色素分散	似三日疟原虫；疟色素似间日疟原虫
雄配子体	圆形，胞质色蓝，核淡红色，较疏松，位于中央；疟色素分散于胞质中	腊肠形，两端钝圆，胞质淡蓝色，核疏松，淡红色，位于中央；疟色素呈黄褐色，在核周围	与间日疟原虫相似，仅虫体较小，疟色素分散	似三日疟原虫；疟色素似间日疟原虫
被寄生红细胞的变化	胀大，色淡，有鲜红色的薛氏小点；环状体寄生的红细胞则无	正常或缩小，常见疏松、粗大、紫褐色的茂氏小点	正常或缩小，色泽与正常红细胞同，偶可见到齐氏小点	略胀大，色淡，部分长形，边缘呈锯齿状；常见较多红色粗大的薛氏小点；环状体期即可出现

（4）超微结构

1）裂殖子（图 3-7-1）：红细胞内期裂殖子通常呈圆形或梨形，有表膜（pellicle）包绕，大小随虫种略有不同，平均为 15μm。电镜观察：一端为带有极环（polar ring）的顶突（apical prominence），顶端中央内褶形成顶凹，在裂殖子侵入时起吸附红细胞的作用。

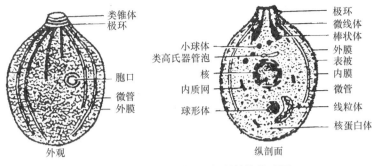

图 3-7-1 疟原虫裂殖子超微结构模式图

2）红细胞膜的变化：被疟原虫感染的红细胞膜出现结节（knob）（图 3-7-2）、凹窝小泡复合（caveola vesicle complex）或胞质缝隙（Cytoplasmic clefts），相当于光镜下见到的间日疟原虫的薛氏小点或恶性疟原虫的茂氏小点。

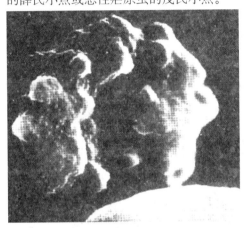

图 3-7-2 疟原虫感染红细胞表面结节

2. 生活史 寄生于人体的四种疟原虫生活史基本相同，需要在人体（中间宿主）和雌性按蚊（终宿主）两个宿主体内发育，经历无性生殖和有性生殖的世代交替。以间日疟原虫为例介绍疟原虫的生活史。

（1）疟原虫在人体内的发育：包括在肝细胞内发育和红细胞内发育两个阶段，以无性生殖为主。

1）红细胞外期（exo erythrocytic cycle）：简称红外期，即疟原虫在肝细胞内的裂体增殖时期。当含有疟原虫感染性子孢子（sporozoite）的雌性按蚊叮人吸血时，子孢子随蚊的唾液进入人体，约 30 分钟后，部分子孢子经血流侵入肝细胞，进行肝细胞内的裂体增殖，形成红外期裂殖体，每个成熟的裂殖体含有许多裂殖子。随着肝细胞破裂，裂殖子释出，部分裂殖子进入血液侵入红细胞内，其余则被吞噬细胞吞噬。完成红外期发育的时间：间日疟原虫为 7～9 天、恶性疟原虫为 6～7 天，三日疟原虫为 11～12 天，卵形疟原虫为 9 天。

研究发现，间日疟原虫和卵形疟原虫的子孢子具有遗传学上不同的两种类型，即速发型子孢子（tachysporozoites，TS）与迟发型子孢子（bradysporozoites，BS）。在肝细胞内速发型子孢子先完成红外期裂体增殖；迟发型子孢子则经过一段或长或短时间的休眠期后，才完成红外期的裂体增殖。处于休眠期的疟原虫称为休眠子（hypnozoite），肝细胞内的休眠子与日后间日疟和卵形疟的复发有关。恶性疟原虫和三日疟原虫无休眠子。

2）红细胞内期（erythrocytic cycle）：简称红内期，即疟原虫在红细胞内的裂体增殖时期。红外期的裂殖子从肝细胞释放出来，进入血液后很快侵入红细胞。裂殖子侵入红细胞的过程包括以下步骤：①裂殖子通过特异部位识别和附着于红细胞膜表面受体；②红细胞膜在裂殖子黏附处凹入并形成纳虫空泡；③裂殖子入侵完成后红细胞封口，恢复正常状态。裂殖子在侵入红细胞的过程中，裂殖子的细胞表被脱落于红细胞中。侵入红细胞内的裂殖子先形成早期滋养体，摄取营养，生长发育为晚期滋养体，继而发育分裂增殖为裂殖体，裂殖体成熟后红细胞破裂，释出裂殖子（图 3-7-3）。部分裂殖子被吞噬细胞消灭，其余再次侵入

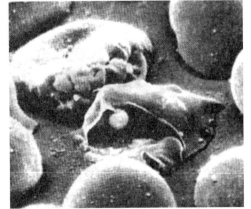

图 3-7-3 疟原虫感染的红细胞及裂殖子释出

正常红细胞，重复其红内期的裂体增殖过程。

间日疟原虫完成一代裂体增殖需要 48 小时，恶性疟原虫需要 36 ～ 48 小时，三日疟原虫需要 72 小时，卵形疟原虫需要 48 小时。间日疟原虫和卵形疟原虫通常寄生于网织红细胞。三日疟原虫多寄生于较衰老的红细胞。而恶性疟原虫则可寄生于各期红细胞，其早期滋养体在外周血液中经十几个小时的发育，逐渐隐匿于微血管、血窦或其他血流缓慢处，继续发育成晚期滋养体及裂殖体，这两个时期在外周血液中一般不容易见到。

3）配子体形成：红内期疟原虫经过几代裂体增殖后，部分裂殖子进入红细胞直接发育为雌性或雄性配子体。在按蚊叮人吸血时成熟的雌、雄配子体进入按蚊体内继续发育，如未被按蚊吸入，在血中的配子体经一段时间后变性，被巨噬细胞吞噬消灭。

（2）疟原虫在按蚊体内的发育：适宜的按蚊叮咬疟疾患者后，疟原虫被吸入蚊虫胃内，早期滋养体、晚期滋养体和裂殖体被消化，而雌配子体发育为雌配子（female gamete），雄配子体则通过出丝现象形成 4 ～ 8 个雄配子（male gamete），雄配子钻进雌配子体内，受精形成合子（zygote），从而完成配子生殖。继之发育为动合子（ookinete），穿过蚊虫胃上皮细胞间隙，在胃壁的弹性纤维膜下形成圆形的囊合子（oocyst，又称为卵囊）（图 3-7-4）。

卵囊内的核不断分裂，形成数千个乃至上万个子孢子（图 3-7-5、彩图 46），称为孢子增殖。当卵囊成熟后子孢子可逸出或卵囊破裂子孢子释出，经血腔进入蚊虫唾液腺。子孢子是疟原虫的感染阶段，当含有子孢子的雌性按蚊再次叮人吸血时，子孢子即随蚊虫分泌的唾液进入人体，重新开始在人体内的发育（图 3-7-6）。四种疟原虫生活史上的差异见表 3-7-2，形态差异见彩图 47。

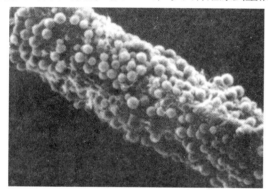

图 3-7-4　蚊胃上的卵囊

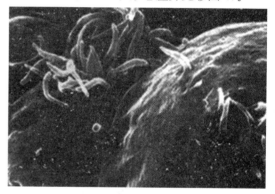

图 3-7-5　成熟卵囊及子孢子逸出

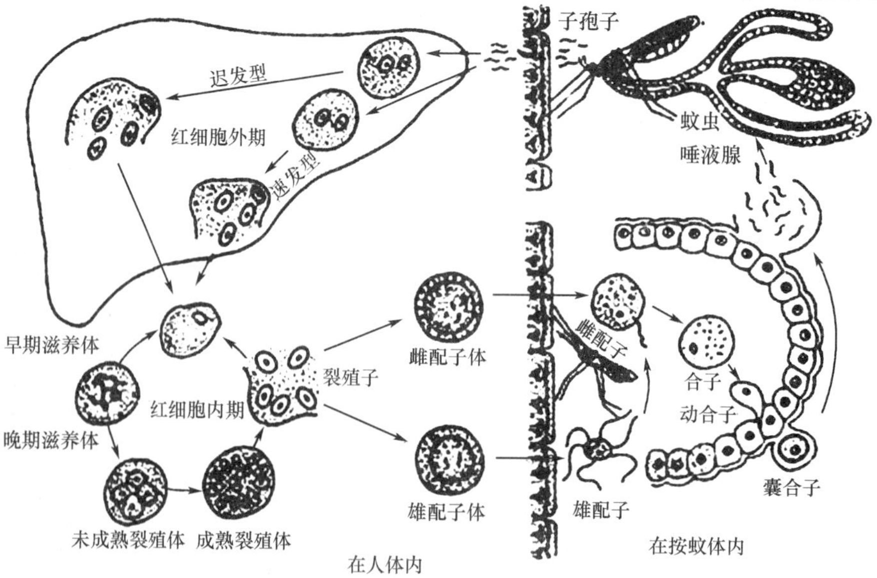

图 3-7-6　间日疟原虫生活史

表 3-7-2　四种疟原虫生活史的比较

	间日疟原虫	恶性疟原虫	三日疟原虫	卵形疟原虫
红外期发育时间（速发型）	8 天	6 天	12 天	9 天
红外期裂殖子数目	12 000	40 000	15 000	15 400
红内期发育周期	48 小时	36 ~ 48 小时	72 小时	48 小时
红内期发育场所	外周血	环状体和配子体在外周血，其余各期在皮下脂肪及内脏毛细血管	外周血	外周血
选择寄生的红细胞类型	网织红细胞	成熟及未成熟红细胞	较衰老红细胞	网织红细胞
无性体与配子体出现于外周血液中的相隔时间	2 ~ 5 天	7 ~ 11 天	10 ~ 14 天	5 ~ 6 天
复发、再燃	有复发和再燃	无复发和再燃	无复发和再燃	有复发和再燃
蚊体内发育时间（25 ~ 27℃）	9 ~ 10 天	10 ~ 12 天	25 ~ 28 天	14 ~ 16 天

3. **营养代谢**　疟原虫通过表膜的渗透或通过胞口经胞饮方式摄取营养，使营养物质进入原虫体内。研究疟原虫的营养代谢，对于开拓疟疾的药物治疗途径十分重要。

（1）葡萄糖代谢：葡萄糖是红内期疟原虫主要的能量来源，但红内期疟原虫的糖原储存很少。疟原虫的寄生使红细胞膜发生变化，增强葡萄糖通过膜的主动转运，或者除去某些抑制转运的因子，从而使疟原虫能不断地从宿主的血液获得葡萄糖以供代谢之用。葡萄糖通过酵解产生 ATP 供给疟原虫能量。其他代谢途径还有二氧化碳固定和戊糖磷酸途径。葡萄糖 -6- 磷酸脱氢酶（G-6-PD）是戊糖磷酸途径所需要的酶，疟原虫寄生的红细胞内 G-6-PD 缺乏，影响疟原虫分解葡萄糖，导致疟原虫发育障碍。缺乏 G-6-PD 的患者对恶性疟原虫有选择抗性是否与此有关尚待进一步研究。

（2）蛋白质代谢：疟原虫获得游离氨基酸，主要是来自水解红细胞内的血红蛋白，以及来自宿主的血液、红细胞内的氨基酸库和有机物碳。疟原虫从胞口吞入血红蛋白，将其包裹在由胞口基部长出的食物泡中。食物泡内的酸性肽链内切酶和氨基肽酶将血红蛋白消化分解为珠蛋白和血红素。珠蛋白在酶的作用下再分解为几种氨基酸，以供虫体合成自身组织所需的蛋白质。血红素最后形成不被溶解和吸收的疟色素，留在食物泡的壁上。

（3）核酸代谢：疟原虫没有合成嘌呤的途径，主要利用现成的嘌呤碱基和核苷，依靠补救合成途径。参与嘌呤补救合成途径的酶有腺苷酸脱氢酶和嘌呤核苷磷酸化酶等。

（4）脂类代谢：疟原虫没有脂类储存，亦不能合成脂肪酸与胆固醇，完全依赖宿主提供，如从宿主血液中获得游离脂肪酸，血液中的胆固醇对维持疟原虫的完整性及受染红细胞膜的完整性都具有重要作用。红内期疟原虫所需的脂类，由摄入的葡萄糖代谢产物组成，主要为磷脂。被疟原虫寄生的红细胞，磷脂含量升高，可能与疟原虫膜的合成有关。

4. **致病**　红细胞内期原虫是疟原虫的致病阶段，其致病性随虫株、侵入的虫体数量和宿主的免疫状况而异。

（1）潜伏期（incubation period）：感染性子孢子进入人体至疟疾发作前的时期为潜伏期，包括疟原虫红外期发育和一定时期的红内期裂体增殖，使疟原虫达到一定数量引起疟疾发作的时间。潜伏期的长短与进入人体的子孢子数量，疟原虫的种、株及机体的抵抗力有密切关系。恶性疟的潜伏期为 7 ~ 27 天，平均 11 ~ 12 天，三日疟为 28 ~ 37 天，平均 30 天，间日疟的潜伏期，其短潜伏期虫株 11 ~ 25 天，长潜伏期虫株为 6 ~ 12 个月，个别可达 2 年之久。

（2）疟疾发作（paroxysm）：当裂殖体发育成熟胀破红细胞进入血液后，血中虫体密度达到发热阈值（threshold）（间日疟原虫为 10 ~ 500 个 /mm³，恶性疟原虫为 500 ~ 1300 个 /mm³，三日疟原虫为 140 个 /mm³）时，就可以引起疟疾发作。过去认为疟疾的发作是由于疟原虫的代谢产物、红细胞碎片及残余血红蛋白进入血液，其中部分被多形核白细胞及单核细胞吞噬，产出内源性热原，与裂殖子及疟原虫的代谢产物共同作用于下丘脑的体温调节中枢引起发热所致。近年研究认为，人体在疟原虫侵入后即诱导单核／巨噬细胞产生肿瘤坏死因子（TNF）和白细胞介素 1（IL-1）等，TNF 又促使内皮细胞产生 IL-1。IL-1 则活化 T 淋巴细胞，使其产生白细胞介素 2（IL-2）及 γ 干扰素（INF-γ）等，IL-2 又促使 TNF 产生。IL-1 和 INF-γ 反过来再联合刺激单核／巨噬细胞扩大产生 TNF。TNF 可直接作用于体温调节中枢，引起寒战、发热。

典型的疟疾发作包括周期性寒战、发热和出汗退热三个连续阶段。周期性发作与疟原虫红内期裂体增殖周期相一致。间日疟原虫和卵形疟原虫裂体增殖周期为 48 小时，故隔日发作 1 次；三日疟原虫为 72 小时；故隔 2 日发作 1 次；恶性疟原虫发育周期为 36 ～ 48 小时，隔日发作 1 次，但在临床上，常表现为每天发作。如有混合感染、多批原虫感染或疟疾初发原虫增殖不同步时，则疟疾发作可不规则。经过几次发作后，机体免疫力增强，淘汰数量少的虫批，而数量占优势的虫批裂体增殖，就形成了典型的有规律的周期性发作。

（3）脾人：患者在罹患疟疾早期，脾因充血和吞噬功能增强而肿大。随着发作次数增多，由于疟原虫及其代谢产物的刺激，巨噬细胞和纤维细胞增生，脾可继续增大变硬。由于疟疾发作停止后脾大持续存在，可以利用脾肿率作为判断一个地区疟疾流行程度的指标。

（4）贫血（anemia）：疟原虫在红细胞内进行周期性裂体增殖，导致红细胞裂解，病程越长，则贫血越严重，尤以恶性疟原虫显著。疟疾的贫血并不仅由红细胞被寄生破坏所引起；在疟疾多次发作后，由于脾功能亢进，大量红细胞被吞噬破坏；疟原虫刺激宿主产生的抗体可以与含虫红细胞及附在正常红细胞膜上的抗原结合，形成免疫复合物，激活补体，造成红细胞溶解；此外，患者骨髓造血功能受抑制，也可能与疟疾贫血有关。

（5）再燃（recrudescence）与复发（relapse）：疟疾初发后，由于残存的红细胞内期疟原虫的抗原发生变异，在一定条件下大量增殖而引起的发作，称为疟疾再燃。疟疾初发停止后，血液中疟原虫已被彻底清除，肝细胞内的迟发型子孢子开始进行红外期发育，继而侵入红细胞进行裂体增殖，引起的发作称为疟疾复发。恶性疟原虫及三日疟原虫无迟发型子孢子，故无复发，仅有再燃；间日疟原虫及卵形疟原虫则既有复发，又有再燃。

（6）凶险型疟疾：因各种原因延误诊断与及时治疗的患者和无免疫力的重感染者易引起凶险型疟疾，临床上多见于恶性疟，也见于重症间日疟。临床表现为持续性高温、抽搐、昏迷，特点是病情凶险、发病急骤、病死率高。常见有脑型（昏迷型）、超高热型、厥冷型和胃肠型等，其中以脑型疟（cerebral malaria）最常见。关于发病机制，近年来多倾向于支持机械阻塞学说，认为恶性疟原虫发育至裂殖体期时，被寄生的红细胞膜上出现疣状突起，易黏附于血管内皮细胞上，使脑微血管被疟原虫所寄生的红细胞阻塞，致脑组织缺氧及细胞坏死，导致全身性功能紊乱。

（7）疟性肾病：多见于三日疟患者，发病机制是由 III 型超敏反应所致的一种免疫性病理改变，即抗原抗体复合物沉积于肾小球毛细血管的基膜上，激活补体，产生白细胞趋化因子，使中性粒细胞局部聚集，释放溶酶体酶，使血管损伤并引起炎症，严重者可致肾衰竭而死亡。

另外，尚有其他特定的类型，例如：①输血性疟疾，其临床表现与蚊传疟疾相似，但潜伏期短；②先天性疟疾，系因胎盘受损或在分娩过程中母体血液污染胎儿伤口所致，胎儿出生后即有贫血、脾大、发热；③婴幼儿疟疾，逐渐起病，精神委顿不安，热型不规则，伴消化道和呼吸道症状，贫血发展快，病死率高。

5. 免疫

（1）先天性免疫（natural immunity）：疟原虫具有显著的种属特异性，人疟原虫只能感染人，动物疟原虫不能感染人体。无特异性免疫力的人群不论年龄、性别均可感染人疟原虫，但有的种族人群对某种疟原虫呈先天性不易感，如西非地区和美国黑人中 Duffy 血型抗原阴性者对间日疟原虫具先天性不易感；镰状红细胞性贫血患者或红细胞内缺乏葡萄糖 -6- 磷酸脱氢酶（G-6-PD）者，可影响恶性疟原虫分解利用红细胞内葡萄糖而致其发育障碍，不能生存。

（2）获得性免疫（acquired immunity）：人体感染疟原虫产生的自动免疫和母体将抗体传递给胎儿的被动免疫均为适应性免疫，包括体液免疫和细胞免疫。

1）体液免疫：患者感染疟原虫，在原虫血症后 5 ～ 12 天即可查到抗体，初期 IgM 浓度升高，随后 IgG 上升，2 个月后 IgM 下降，而 IgG 仍继续维持较高滴度。在疟疾感染过程中，抗体主要是由疟原虫红细胞内期诱导产生，以免疫球蛋白（Ig）中的 IgG 为主，此外也有 IgM 和 IgA。保护性抗体主要存在于血清免疫球蛋白 IgG 中，这些抗体一般不影响疟原虫滋养体期的发育，但却能抑制裂殖体的发育和繁殖，并能促进吞噬细胞对裂殖体及裂殖子的吞噬作用。保护性抗体不仅有种的特异性，还有期的特异性。

2）细胞免疫：参与细胞免疫的有 T 细胞、激活的巨噬细胞及中性粒细胞以及由这些细胞分泌的细胞因子，如 IL-1、IL-2、γ 干扰素和 TNF 等，可使红细胞内疟原虫变性、坏死，并被吞噬消化。细胞免疫在疟疾的免疫中起着重要的作用。

（3）带虫免疫与免疫逃避：疟疾急性发作停止后，患者产生一定的免疫力，使体内的原虫血症维持在较低水平，宿主与疟原虫之间处于相对平衡状态，不出现临床症状，但这种免疫力随着疟原虫在人体的消失而逐渐消失，这种状态称为带虫免疫（premunition）。

部分原虫在宿主体内，可通过逃避宿主的免疫效应机制而生存和繁殖，这种现象称为免疫逃避（immune evasion）。其原因主要有：寄生的疟原虫发生抗原变异，使宿主的免疫系统不再能有效识别；疟原虫分泌的可溶性抗原与抗体结合成免疫复合物，而逃避宿主抗体的作用；红内期原虫寄生于红细胞内，可以逃避特异性抗体的作用；疟原虫可刺激多克隆 B 细胞，分泌不同特异性多克隆抗体，使对抗原敏感的 B 细胞衰竭；此外，宿主产生的免疫抑制和巨噬细胞吞噬功能受到干扰等，都可导致疟原虫逃避宿主的免疫攻击。

6. 实验诊断

（1）病原学检查：从外周血查见疟原虫为确诊的依据。

1）血膜染色镜检：从患者的耳垂或手指采血涂成薄血膜和厚血膜，以吉姆萨染液染色后镜检。厚血膜虫数较多，易于检出，但制片过程中红细胞溶解，原虫皱缩、变形，不易识别。薄血膜中形态特征较明显，容易识别和鉴别虫种，但费时且检出率较低。可在一玻片上同时制作厚、薄血膜。间日疟和三日疟的采血时间宜在发作后数小时至 10 余小时采血，恶性疟应在发作开始时采血。用抗疟药及抗生素后，原虫形态发生明显变化，应注意鉴别。

2）红细胞沉降率棕黄层定量分析法（quantitative buffy coat，QBC）：QBC 技术近年来用于疟疾诊断，原理是利用荧光染料吖啶橙对红细胞内疟原虫的核酸进行染色，通过离心使感染红细胞浓集，以荧光显微镜观察。该法操作容易且较敏感，但需荧光显微镜，费用高且虫种鉴别困难，因而目前仅在有条件的实验室作为一种辅助诊断方法。

（2）免疫学诊断：多用于疟疾流行病学调查、检测及输血对象筛选。常用的方法有间接荧光抗体试验、间接血凝试验和酶联免疫吸附试验等。

（3）分子生物学技术：随着分子生物学技术的发展和推广，一些分子生物学新技术已试用于疟疾的诊断，如核酸探针、聚合酶链反应（PCR）等。我国学者已建立间日疟原虫和恶性疟原虫套式 PCR 系统，可以在 1 次扩增中同时检测间日疟和恶性疟，经现场应用结果稳定、灵敏度高、特异性强。

7. 流行　疟疾在全世界分布广泛，是一种严重危害人体健康的寄生虫病。据 TDR 资料统计，全球疟疾的年发病人数为 4 亿~4.9 亿，疟疾仍然是亚洲、非洲、拉丁美洲广大地区重要的公共卫生问题。

（1）分布：疟疾分布遍及全世界，尤以热带及亚热带地区严重。在我国疟疾除西北、西南高寒干燥地区外，其他地区均有流行。间日疟主要流行于长江流域以南的平原和黄淮下游一带。恶性疟见于长江以南山区，特别在海南岛及云南部分地区，三日疟原虫少见，卵形疟原虫仅发现少数病例。

新中国成立后经过调查研究，对全国疟疾的分布分为以下四类地区：

1）北纬 25°以南地区：历史上这是我国疟疾流行最严重的地区，有些山区为稳定性高疟区。除间日疟、恶性疟、三日疟外，偶有卵形疟报道。恶性疟比例高，混合感染比例亦高。

2）北纬 25°~33°之间地区：疟疾的分布亦广，属非稳定性中疟区或低疟区。三种疟原虫均有，以间日疟为主，常有暴发流行。

3）北纬33°以北地区：本区属非稳定性低疟区。疟疾分布于平原区及少数江河、湖泊附近的低洼地带。只有间日疟，若有恶性疟输入亦不会持续很久。在特定条件下，可暴发大流行。

4）西北地区：包括西藏墨脱与黑龙江佳木斯连线以西大片地区，其中青藏高原、西北及内蒙古的荒漠和东北林区等均为天然无疟区。现仅在新疆伊犁河流域和南疆少部分地区有少量间日疟报道。

新中国成立前，我国疟疾流行严重，疟疾每年发病人数在3000万以上。经过60多年的不懈努力，大面积的暴发流行得到控制，基本消灭疟疾的范围在逐渐扩大，全国疟疾发病人数已降至25万～30万，疟防工作取得了显著成绩。但在华南和华中的某些地区，疟疾疫情还不够稳定。随着流动人口的增加，国际交往频繁，我国周边国家抗药性疟疾的蔓延，防治措施稍有放松就会出现疫情回升，因此疟疾仍是我国重点防治的寄生虫病之一。

（2）流行因素

1）疟疾流行的三个基本环节：①传染源，外周血液中有雌、雄配子体的现症患者和带虫者是疟疾的传染源。间日疟原虫配子体常在原虫血症后2～3天出现，恶性疟原虫配子体在原虫血症后7～11天才出现，故间日疟患者在发病早期即具有传染作用。②传播媒介，我国传播疟疾的媒介在大陆平原地区以中华按蚊为主；山区以嗜人按蚊与微小按蚊为主；海南岛则以大劣按蚊为主。其种群数量、存活期、嗜血习性及吸血次数与疟疾流行有关。此外，输血和经胎盘也是疟疾感染的途径。③易感人群，无免疫力或免疫力低下者尤其是儿童为易感人群。供血员若为带虫者可因输血导致输血疟疾，易被忽视而延误诊断，因而有必要对献血人员进行有效的筛选，排除无症状的疟原虫带虫者。

2）影响因素：①自然因素，适宜的温度和充沛的雨量有利于按蚊的孳生繁殖和吸血活动，也有助于疟原虫在蚊体内的发育。25℃左右最适合疟原虫在蚊体内发育。②社会因素，社会经济、卫生、教育水平和生活习惯，以及各种导致大量人口流动的因素均可影响疟疾的流行和传播。人为因素对流行环节的有效干预在疟疾防治方面具有重要意义。

8. 防治原则　疟疾的防治要根据疟疾流行的基本环节，采取综合性防治措施。

（1）控制和消灭传染源：包括现症治疗患者、有疟疾病史者、复发者和带虫者的治疗。常用抗疟药主要有以下几类：杀灭红细胞内裂体增殖期的药物有氯喹、奎宁、咯萘啶、羟基喹哌等；对抗氯喹的恶性疟原虫选用青蒿素和蒿甲醚等，用以控制临床发作；杀灭红细胞外期裂殖体及休眠子的药物有伯氨喹宁，具有抗复发和根治疟疾作用；伯氨喹宁能杀灭配子体，可以切断传播。乙胺嘧啶对恶性疟原虫红外期有一定作用，并能杀灭孢子增殖期，可阻断疟原虫在蚊体内的增殖发育。砜类及磺胺类药物对恶性疟红内期原虫有明显的杀灭作用，但作用缓慢。中药青蒿、常山、柴胡和马鞭草也有治疗疟疾的作用。

（2）消灭传播媒介：蚊媒的防治是预防疟疾的重要环节，结合爱国卫生运动，动员群众，采取多种措施清除蚊虫的孳生场所，用药物杀灭蚊虫的幼虫和成蚊。在日常生活中注意防蚊虫的叮咬。

（3）保护易感者：无免疫力人群进入疟区要集体服用预防药物和采取防蚊措施。药物预防常用乙胺嘧啶或加用磺胺多辛，疟疾疫苗的研究取得一些进展，但目前仍处于试验研究阶段。

（4）疟疾的监测：加强对传染源的监测。搞好流动人口的抗疟管理，组织区域联防，开展疟疾疫情、病原及蚊媒的监测工作，掌握其动态变化。针对目前疟疾防治工作的现状，有必要加强流动人口疟疾管理，坚持疟疾监测，考核防治效果，防止局部地区疫情回升，巩固疟疾防治成果。

第二节　刚地弓形虫

刚地弓形虫（*Toxoplasma gondii* Nicolle & Manceaux，1908）又称为弓形体或弓浆虫，属于真球虫目、弓形虫科，1908年法国学者 Nicolle 及 Manceaux 在北非突尼斯的一种啮齿动物刚地梳趾鼠（*Ctenodactylus gondii*）的肝脾单核细胞中发现。本虫呈世界性分布，寄生于人和多种动物除红细胞外的所有有核细胞内，是一种重要的机会致病原虫（opportunistic protozoan），可造成多种脏器和组织损害，引起人兽共患的弓形虫病（toxoplasmosis）。

1.形态　在弓形虫的发育过程中有五种形态，即滋养体、包囊、裂殖体、配子体及卵囊(囊合子)。在终宿主(猫和猫科动物)体内五种形态均可存在；在中间宿主(人和多种哺乳动物以及鸟类、鱼类、爬行类)体内仅有滋养体和包囊。

（1）滋养体（trophozoite）：呈香蕉形或新月形，一端较尖，一端钝圆，大小平均为（4 ~ 7）μm ×（2 ~ 4）μm，经吉姆萨染液染色后，胞质呈蓝染，核呈紫红色，位于虫体中央。在急性感染期，滋养体在细胞内增殖，常见一个受染细胞内聚积10 ~ 20个滋养体，宿主的细胞膜成为速殖子集合体的外膜，形成假包囊（pseudocyst），假包囊中的滋养体又称为速殖子（tachyzoite）。当虫体增殖至一定数目时，宿主细胞膜破裂，速殖子释出，再侵入其他细胞继续繁殖（图3-7-7）。

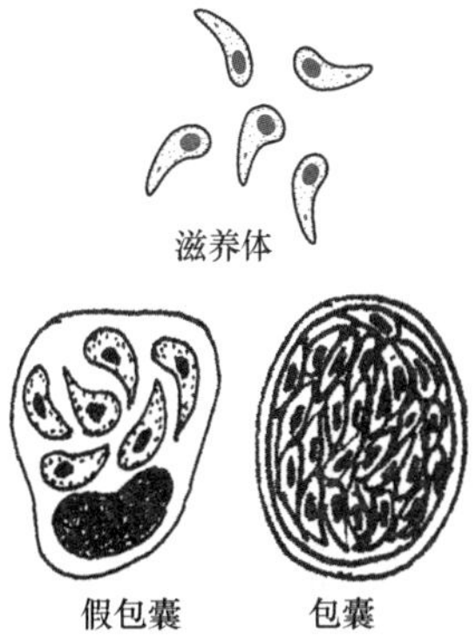

（2）包囊（cyst）：呈圆形或卵圆形，直径多在5 ~ 100μm，为慢性感染阶段虫体在宿主组织内的存在形式，多见于脑、骨骼肌、心肌及眼内。包囊外有一层由虫体分泌形成的弹性囊壁，内含数个至数百个滋养体，又称为缓殖子（bradyzoite），其形态与速殖子相似，多见于有一定免疫力的患者细胞内。包囊破裂后释出的缓殖子，可以再侵入新的宿主细胞内形成包囊或假包囊，进行快速增殖（图3-7-7）。

图 3-7-7　刚地弓形虫形态

（3）卵囊（oocyst）（囊合子）：呈圆形或卵圆形，大小为10μm×12μm，具有两层光滑透明的囊壁，成熟卵囊内含两个孢子囊（sporocyst），每个孢子囊内有四个微弯的子孢子，大小为7μm×2μm，常见于猫粪内。

2.生活史　弓形虫生活史复杂，包括有性生殖和无性生殖两个阶段。完成生活史需要两种动物宿主。其有性生殖仅见于终宿主猫科动物（主要为家猫）小肠上皮细胞内；无性生殖阶段在人及其他多种动物的有核细胞内，包括猫科动物肠上皮细胞及其他有核细胞内进行。

（1）在终宿主体内的发育：终宿主为猫科动物。猫食入成熟卵囊、包囊及假包囊后，子孢子或滋养体侵入猫小肠绒毛上皮细胞内，经过3 ~ 7天发育为裂殖体，进行裂体增殖，经过数代裂体增殖后，部分裂殖子发育为雌、雄配子体，继续发育为雌、雄配子，两者结合后成为合子，再发育为卵囊。卵囊入肠腔随粪便排出体外，成熟卵囊通过污染水或食物感染中间宿主，或再感染终宿主。成熟卵囊在适宜环境可存活1年以上。

（2）在中间宿主体内的发育：猫粪内的成熟卵囊或动物肉中的包囊或假包囊被中间宿主如人、羊、猪和牛等吞食后，在肠内逸出子孢子、缓殖子或速殖子，随后侵入肠壁经血液或淋巴液进入单核巨噬细胞系统的细胞内寄生，并扩散到全身各组织器官，在脑、心、肝、肺、肌肉及淋巴结等细胞内进行无性繁殖，形成含有数个或数十个速殖子的假包囊。随着宿主细胞破裂，速殖子释入血液及淋巴液再侵入其他组织细胞内。由于宿主保护性免疫力的形成，原虫繁殖减慢，在其外形成囊壁，成为包囊，囊内含有数百个缓殖子。包囊在脑及骨骼肌中可长期存活（图3-7-8）。

3.致病

（1）发病机制：虫株毒力和宿主免疫状态是影响弓形虫致病力和严重程度的重要因素，速殖子是其主要致病阶段。强毒株侵入机体后迅速繁殖，在宿主细胞内反复增殖，破坏细胞，引起组织炎症

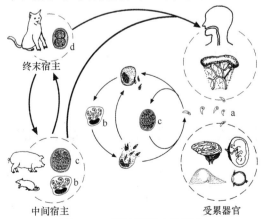

图 3-7-8　刚地弓形虫生活史

a.滋养体；b.假包囊；c.包囊；d.卵囊

和水肿，可引起急性感染和死亡。弱毒株侵入机体后，增殖缓慢，在脑或其他组织形成包囊，很少引起死亡。慢性感染时包囊一般不引起明显的病理反应，若包囊破裂可致炎症反应和坏死或形成肉芽肿。

（2）临床类型：弓形虫感染有先天性弓形虫病和获得性弓形虫病两种。

1）先天性弓形虫病：妊娠妇女感染弓形虫后可经胎盘使胎儿感染，多表现为隐性感染，也可造成流产和死胎，或有脑积水、小脑畸形及视网膜脉络膜炎和智力发育障碍等，孕早期感染者，畸胎发生率高，是致畸综合征（TORCH综合征，即弓形虫、风疹病毒、巨细胞病毒和单纯疱疹病毒所致胎儿畸形）的病因之一。

2）获得性弓形虫病：为食入受卵囊污染的水和食物而感染，食入含包囊、假包囊的未熟肉类也可感染。免疫力正常者多呈隐性感染，仅表现为血清特异性抗体阳性。少数人表现出淋巴结炎，伴有发热和虚弱乏力，以颈部淋巴结多见，一般无需治疗即可自愈。当感染者患有恶性肿瘤、接受器官移植使用免疫抑制剂或患有免疫力降低的其他疾病如AIDS时，可使包囊内的原虫扩散，出现急性感染，病变好发部位为中枢神经系统以及眼、淋巴结、心、肺、肝和肌肉等，临床表现多种多样，常有淋巴结肿大、脑膜脑炎、视网膜脉络膜炎、皮疹、心肌炎、胸膜炎、肺炎及肝炎等症状。进而出现严重的全身性弓形虫病，其中多并发弓形虫脑炎而致死。

4.免疫　弓形虫是一种机会性致病原虫，机体的免疫状态尤其是细胞免疫状态与感染的发展和转归密切相关。人有较强的自然免疫力，弓形虫在免疫功能健全的人群体内，多呈隐性感染状态。在免疫功能低下的人群体内可导致感染活化。宿主抗弓形虫感染的适应性免疫，主要通过诱导T细胞和巨噬细胞（Mφ）产生具有多种生物活性的细胞因子（cytokines，CKS）发挥免疫调节作用。与弓形虫感染免疫相关的细胞因子包括免疫上调因子和下调因子。免疫上调因子（IFN-γ、IL-2、TNF-α、IL-1、IL-7、IL-12、IL-15）主要由Th1细胞及Mφ产生；免疫下调因子（IL-4、IL-6、IL-10）则主要由Th2细胞产生。

IFN-γ是抗弓形虫免疫中起主导作用的细胞因子，诱导产生较强的细胞毒杀作用，增强Mφ吞噬杀灭虫体的功能，激活Mφ内的呼吸爆发，释放出各种对虫体具有毒性作用的含氧离子毒杀虫体。同时促进T细胞增殖，刺激其产生IFN-γ等多种细胞因子。IL-1可直接增加T细胞和Mφ的杀虫活性，促进IL-2和IFN-γ等多种细胞因子产生。IL-2和IFN-γ协同作用，增强T细胞和NK细胞的杀虫活性。IL-4可作用于T细胞、肥大细胞和Mφ，其生物活性广泛，能促进B细胞增殖。IL-4和IL-10可抑制IFN-γ的表达，在弓形虫感染宿主的过程中发挥重要的免疫抑制作用。

宿主感染弓形虫后能刺激机体产生特异性抗体。早期主要是IgM和IgA升高，1个月后主要为高滴度IgG，可维持较长的时间，并能通过胎盘传至胎儿。

5.实验诊断

（1）病原学检查：由于弓形虫寄生于细胞内，且无组织器官的选择性，病原检查较为困难。临床上对可疑患者的体液及病变组织可用以下方法检查。

1）直接涂片法：急性弓形虫感染者可采集胸腔积液、腹水、羊水、血液及其他体液等经过离心后，取沉淀物做涂片，经瑞氏或吉姆萨染色后镜检；或将待检组织做切片或印片染色后镜检。但直接涂片检出率低。

2）动物接种分离法或细胞培养法查找病原：采用敏感的实验动物如小白鼠，将样本接种于腹腔内，1周后剖杀，取小白鼠腹腔液镜检，阴性结果需盲转代至少3次；样本亦可接种于离体培养的单层有核细胞上。若能检获原虫则是弓形虫感染的最直接证据。动物接种和细胞培养是目前比较常用的病原学检查方法。

（2）血清学检查：常用的有弓形虫染色试验（dye test，DT）、间接荧光抗体试验（IFAT）、间接血凝试验（IHA）和酶联免疫吸附试验（ELISA）。需注意的是，先天性弓形虫病和免疫受损的患者可能不出现特异性抗体。近年来，PCR技术检测已试用于弓形虫病的诊断，具有敏感性高、特异性强的优点，取得了较好的效果。

6.流行与防治原则　弓形虫呈世界性分布，有些地区感染相当普遍，人群血清阳性率可高达

80%；据调查我国人群感染率一般多在 10% 以下，平均约 6%。弓形虫病为人兽共患寄生虫病，动物感染率高。猫和猫科动物及各种哺乳动物以及鸟类、鱼类、爬行类动物为本病的传染源。人类感染弓形虫的方式，除由母体经胎盘传给胎儿的先天性感染外，还可由多种途径后天获得感染，已证实可经消化道、呼吸道、皮肤创口、输血及器官移植手术等多种途径感染。

预防弓形虫病的措施包括卫生宣传教育，加强对畜类和家禽饲养的管理，肉类加工的检疫及食品卫生的监测。不吃未熟的肉类、蛋及乳制品。防止猫粪污染手、食物及水源。

定期对妊娠妇女进行血清学检查，一旦发现感染应及时治疗或终止妊娠，防止先天性弓形虫病的发生。对仅为血清抗体阳性的隐性感染者，一般不需治疗；但对长期接受免疫抑制治疗的人员，则需严密观察。

乙胺嘧啶与磺胺类药物联合治疗为目前治疗弓形虫病的首选方法，常用磺胺嘧啶和复方磺胺甲噁唑；也可选用螺旋霉素、克林霉素等，前者常用于妊娠期患者的治疗。

附：隐孢子虫

隐孢子虫（*Cryptosporidium* Tyzzer，1907）呈世界性分布，广泛寄生于哺乳类动物、鸟类、爬行类及鱼类等多种动物体内，为体积微小的球虫类寄生虫，是一种重要的引起人和动物腹泻的机会性致病原虫，引起的隐孢子虫病（cryptosporidiasis）是人兽共患寄生虫病。世界卫生组织于1986 年将人的隐孢子虫病列为艾滋病的标志性伴发疾病之一。

1. 形态与生活史　隐孢子虫可在同一宿主体内完成生活史过程，不需要转换宿主。生活史包括无性的裂体增殖、有性的配子生殖和孢子生殖三个阶段，生活史过程中有滋养体、裂殖体、配子体、合子及卵囊等五个不同发育期。

成熟卵囊是隐孢子虫的唯一感染阶段，卵囊呈圆形或椭圆形，直径为 4 ~ 7μm，内含四个裸露的子孢子和一团由颗粒物组成的残留体。经改良抗酸染色后，虫体呈玫瑰红色，囊内四个子孢子清晰可见；残留体呈黑褐色，由空泡和许多颗粒状物组成。

隐孢子虫主要经口感染，人食入含有卵囊粪便污染的饮用水或食物而被感染，卵囊经消化液的作用释放出四个子孢子，子孢子黏附并侵入肠道上皮细胞内逐渐发育为滋养体，经三次核分裂发育为 I 型裂殖体。成熟的 I 型裂殖体含有八个裂殖子。裂殖子被释出后侵入其他上皮细胞，发育为第二代滋养体。第二代滋养体经两次核分裂发育为 II 型裂殖体。成熟的 II 型裂殖体含四个裂殖子。这种裂殖子可分别发育为雌、雄配子体，经有性生殖发育为合子，继而发育为卵囊。卵囊有薄壁（约占 20%）和厚壁（约占 80%）之分。薄壁卵囊只有一层膜，在宿主肠内，囊内的子孢子可溢出直接侵入肠道上皮细胞，进行裂体增殖，造成宿主自身体内重复感染；厚壁卵囊在肠道上皮细胞或肠腔内经孢子化形成子孢子，发育为含有四个子孢子的成熟卵囊，随宿主粪便排出体外，对人和其他动物宿主具有感染性。

2. 致病　隐孢子虫主要寄生在宿主小肠上皮细胞的刷状缘纳虫空泡内，以空肠近端感染最为常见。在虫体生长发育过程中，使肠道上皮细胞广泛受损，肠绒毛萎缩、变短、变粗甚至融合和脱落，影响消化和吸收功能，从而引起腹泻。严重者病变部位可扩展至整个消化道，甚至累及呼吸道、扁桃体、胰腺和胆囊等处。受损严重程度主要取决于宿主的免疫功能和营养状况。

免疫功能正常者感染隐孢子虫，在临床上主要表现为消化不良和吸收障碍，出现腹痛、腹胀、腹泻及恶心、呕吐和食欲缺乏等，有时伴发热、头痛。发病 1 ~ 2 周后症状逐渐减轻或消退，病程一般不会超过 1 个月。

免疫功能异常的患者，疾病的发展多为渐进性，腹泻的程度往往更为严重，导致严重营养吸收障碍，甚至并发肠外脏器感染，出现相应临床症状。尤为值得关注的是，隐孢子虫是 AIDS 病患者中合并肠道感染的常见病原体，很多 AIDS 病患者死于隐孢子虫感染。目前，已把检查隐孢子虫列为 AIDS 病患者的一项常规检查项目。

3. 实验诊断

（1）病原学检查：取粪便标本做金胺 - 酚或改良抗酸染色，最好在做金胺 - 酚染色发现阳性后，再用改良抗酸染色法进行鉴别，以提高检出率。在腹泻患者粪便内查出隐孢子虫卵囊即可确诊。

（2）免疫诊断：采用 IFA、ELISA 等法检测，在感染后 6 ～ 8 周可显示血清抗体升高，一般持续 1 年左右。此外，也可用 PCR 技术检测粪便中隐孢子虫来诊断。

4. 流行与防治原则　隐孢子虫呈世界性分布。感染了隐孢子虫的人和动物都可作为传染源。在我国腹泻儿童中，隐孢子虫检出率为 1.36% ～ 13.3%，多发生在 2 ～ 5 岁的儿童中，农村高于城市，尤为畜牧业地区。免疫功能低下或接受免疫抑制剂治疗者，更易感染隐孢子虫。旅游及生活环境改变，食入被隐孢子虫污染的饮水和食物而感染，隐孢子虫是造成"旅游者腹泻"的重要病原之一。出于隐孢子虫经粪 - 口途径传播，因此加强人畜粪便的管理，注意环境卫生和饮食卫生，是预防隐孢子虫病流行的主要措施。

目前，对于隐孢子虫病的治疗还没有有效药物。我国用大蒜素治疗免疫功能正常的儿童隐孢子虫病具有较好疗效，螺旋霉素也有较好的治疗效果。国外报道口服巴龙霉素 2 周后，卵囊排出数量减少，但长期疗效仍不确定。

（汤冬生）

第三篇 医学节肢动物

第8章 概 论

医学节肢动物（medical arthropod）是通过刺螫、吸血、寄生或传播病原体等方式危害人类健康的节肢动物。医学节肢动物学（medical arthropodology）是研究节肢动物的形态、分类、生活史、生态、地理分布、传病或致病及防制措施的一门科学。节肢动物约一百多万种，分布广泛，与医学有关的节肢动物多分布在昆虫纲中，且早期研究是从昆虫开始，所以医学节肢动物学通常又称为医学昆虫学（medical entomology）。

一、医学节肢动物的主要形态特征、发育和分类

1. 形态特征
（1）虫体两侧对称，躯体及附肢均分节。
（2）体壁由几丁质及无机盐类的外骨骼组成。
（3）循环系统开放式，体腔称为血腔，含无色或不同颜色的血淋巴。
（4）发育过程中多有蜕皮（ecdysis，moult）和变态（metamorphosis）现象。

2. 发育 节肢动物从卵发育至成虫，要经过外部形态、内部结构、生理功能和生活习性等一系列变化，这一过程称为变态。变态可分为全变态和半变态两种类型。
（1）全变态（complete metamorphosis）：生活史包括卵、幼虫、蛹、成虫四个时期，各期形态和生态习性完全不同，如蚊、蝇等。

节肢动物在发育过程中，幼体破卵而出的过程称为孵化；幼体发育需要数次蜕皮，每次蜕皮后进入新的龄期，如蚊的幼虫分四个龄期，自卵孵出为1龄幼虫，蜕皮1次后为2龄幼虫，蜕皮3次后为4龄幼虫；幼虫发育成蛹称为化蛹；成虫自蛹内脱出称为羽化。
（2）半变态（incomplete metamorphosis）：生活史包括卵、若虫、成虫三个时期（如虱、臭虫等）或卵、幼虫、若虫、成虫四个时期（如蜱、螨等）。若虫的形态、生活习性与成虫相似，仅虫体较小，生殖器官未发育成熟。

3. 分类 医学节肢动物分属五个纲：蛛形纲、昆虫纲、甲壳纲、唇足纲、倍足纲，其中昆虫纲和蛛形纲与医学关系最为密切。
（1）蛛形纲（Arachnida）：虫体分头胸部和腹部两部分或头胸腹愈合成躯体。虫体前端为颚体，无触角、复眼与翅，成虫4对足，幼虫3对足。传播或引起疾病的主要种类有蜱和螨。
（2）昆虫纲（Insecta）：虫体分头、胸、腹三部分。头部有触角1对，胸部有足3对，如蚊、蝇、白蛉、蚤、虱、蟑螂等。
（3）甲壳纲（Crustacea）：虫体分头胸部和腹部两部分，有触角2对，步足5对，多为水生，有些是蠕虫的中间宿主，如溪蟹、蝲蛄等。
（4）唇足纲（Chilopoda）：虫体细长，背腹扁平，多节，由头及若干形状相似的体节组成。头部有触角1对，每一体节各有足1对。第一体节有毒爪1对，螫人时，排出毒素伤人，如蜈蚣。
（5）倍足纲（Diplopoda）：虫体呈长管状，多节，由头及若干形状相似的体节组成。头部有触角1对，除第一体节外，每节有足2对，其分泌物常引起皮肤过敏，如马陆。

二、医学节肢动物对人体的危害

医学节肢动物对人体的危害可分为直接危害和间接危害两类。

1.直接危害

（1）骚扰、吸血：蚊、臭虫、蚤等常袭击、叮咬人体，影响人的正常工作或睡眠。

（2）刺螫、毒害：昆虫分泌毒物或刺螫人体后，其毒液注入人体，引起局部反应和全身反应。例如，黄蜂刺螫人体，注入毒液而致局部肿痛；松毛虫的毒毛和隐翅虫的毒液可引起人的皮炎等。

（3）超敏反应：有些节肢动物的分泌物、排泄物和虫体等，可引起人体的过敏反应。例如，尘螨引起的过敏性哮喘、过敏性鼻炎等；革螨、恙螨等引起的螨性皮炎。

（4）寄生：节肢动物能寄生于人或动物的体内或体表，如疥螨寄生在人体表皮内引起疥疮；蝇幼虫寄生于人体皮肤和腔道中引起蝇蛆病等。

2.间接危害 医学节肢动物携带病原体，在人与人及人与动物之间传播疾病称为间接危害。传播疾病的节肢动物称为传播媒介，节肢动物传播的疾病称为虫媒病。传播方式分为以下两种。

（1）机械性传播（mechanical transmission）：医学节肢动物对病原体仅起着携带、输送作用，病原体在节肢动物体内或体表不发育或繁殖，但具有感染力，如蝇传播痢疾、伤寒、霍乱等。

（2）生物性传播（biological transmission）：病原体在节肢动物体内生长、发育或繁殖，达到一定数量或发育为感染阶段后才能传播给人。根据病原体在节肢动物体内发育或增殖的不同，将病原体与传播媒介的关系分为四种方式。

1）发育式：病原体在节肢动物体内只发育不繁殖，如丝虫幼虫期在蚊体内的发育。

2）繁殖式：病原体在节肢动物体内数量增多，如登革病毒在蚊体内、鼠疫杆菌在蚤体内增殖。

3）发育繁殖式：病原体在节肢动物体内既发育，又增殖，如疟原虫在蚊体内的发育和增殖。

4）经卵传递式：病原体侵入节肢动物的卵巢，并经卵传递到下一代，使之也具有感染能力，如恙螨幼虫感染恙虫病立克次体，此方式能使疾病具有更大的传播性。

三、医学节肢动物的防治

医学节肢动物的防治是控制和预防虫媒病的主要手段。化学防制在医学节肢动物的防治和虫媒病的控制中取得重要作用，也是当前广泛应用的方法，但随着杀虫剂对环境的污染与抗药性节肢动物的增多，根据虫媒的种类及生活习性等特点，采取综合防制的方法，包括环境治理、物理防制、化学防制、生物防制、遗传防制和法规防制等，以限制医学节肢动物的种群数量，而达到控制或消灭虫媒病的目的。

医学节肢动物对人类的主要危害是传播疾病。常见的医学节肢动物及其传播的疾病见表3-8-1。

表3-8-1 常见医学节肢动物及其传播的疾病

类别	主要形态特征	常见种类	所致或传播疾病	病原体	致病或传病方式
蛛形纲	（1）分头胸部和腹部或头胸腹愈合成一体	硬蜱	森林脑炎 新疆出血热	森林脑炎病毒 RNA病毒	吸血时注入
		软蜱	蜱媒回归热	波斯疏螺旋体、拉氏疏螺旋体	吸血时注入
		恙螨	恙虫病	恙虫病立克次体	吸组织液时注入
蛛形纲	（2）无触角、复眼与翅 （3）足：成虫4对，幼虫3对	疥螨	疥疮	疥螨	虫体寄生
		蠕形螨	蠕形螨病	蠕形螨	虫体寄生
		尘螨	过敏性哮喘、鼻炎、皮炎	尘螨	虫体代谢物及虫体碎屑为变应原

续表

类别	主要形态特征	常见种类	所致或传播疾病	病原体	致病或传病方式
昆虫纲	(1)分头、胸、腹三部分 (2)触角1对及翅1~2对或退化 (3)成虫3对足	蚊	疟疾 丝虫病 流行性乙型脑炎 登革热	疟原虫 丝虫 乙型脑炎病毒 登革病毒	吸血时注入 吸血时丝状蚴钻入 吸血时注入 吸血时注入
		蝇	细菌性痢疾 伤寒 霍乱 脊髓灰质炎 蛔虫病 鞭虫病 阿米巴病	痢疾杆菌 伤寒杆菌 霍乱弧菌 脊髓灰质炎病毒 蛔虫卵 鞭虫卵 痢疾阿米巴包囊	体表携带病原体或其排泄物污染食物
		白蛉	黑热病	杜氏利什曼原虫	吸血时注入前鞭毛体
		蚤	鼠疫 鼠型斑疹伤寒	鼠疫杆菌 莫氏立克次体	吸血时注入 蚤粪污染伤口
		虱	流行性斑疹伤寒 回归热	普氏立克次体 回归热螺旋体	虱粪或碎虱体液污染伤口、黏膜 碎虱体液污染伤口、黏膜
		蜚蠊	蛲虫病 阿米巴病 细菌性痢疾 伤寒 霍乱 脊髓灰质炎	蛲虫卵 痢疾阿米巴包囊 痢疾杆菌 伤寒杆菌 霍乱弧菌 脊髓灰质炎病毒	体内外携带病原体污染食物

（万红娇）

第9章 蛛 形 纲

　　蛛形纲的形态特征是躯体分头胸部和腹部或头胸腹愈合为一体，无触角，无复眼，无翅，成虫4对足，幼虫3对足。本纲与医学有关的包括蝎亚纲（Scorpiones）、蜘蛛亚纲（Araneae）和蜱螨亚纲（Acari），蜱螨亚纲中的动物对人体危害严重。

　　形态：蜱螨类是小型节肢动物，多呈圆形、卵圆形或长形。体长为 0.1~10mm，饱食后体型可增大数倍，虫体分为颚体和躯体两部分。

　　颚体（gnathosoma）：又称为假头（capitulum），于躯体前端或前部腹面，由口器和颚基组成。口器包括有感觉器官的1对须肢和取食功能的1对螯肢及其下方的口下板。须肢基节愈合成颚基。

　　躯体：呈袋状，表皮有的较柔软，有的为不同程度的骨化板。表皮有各种条纹、刚毛等。有的种类有眼，多于躯体背面。成虫腹面有 4 对足，通常分为 6 节（基节、转节、股节、膝节、胫节和跗节），跗节末端有爪和爪间突。气门有或无，于第 4 对足基节的前或后外侧。生殖孔于躯体前半部，肛门于躯体后半部。

　　生活史：蜱螨的生活史包括卵、幼虫、若虫和成虫等期。幼虫有 3 对足，若虫与成虫均有 4 对足。若虫与成虫的形态相似，但生殖器官未发育成熟。依虫种不同，生活史中可有 1 ~ 3 个或更多若虫期。

第 一 节　蜱

　　蜱（tick）属于蜱螨亚纲的寄螨目、蜱总科，是许多脊椎动物的体外寄生虫，也是一些人兽共患病的传播媒介或储存宿主。成虫背面有硬盾板者称为硬蜱（hard ticks）；无盾板者称为软蜱（soft ticks）。较重要的种类有全沟硬蜱、草原革蜱、亚东璃眼蜱和乳突钝缘蜱等。

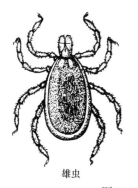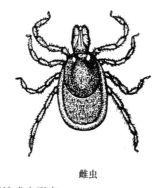

雄虫　　　　　　　　　　　雌虫

图 3-9-1　硬蜱成虫形态

一、硬蜱

　　1.形态　虫体呈椭圆形，背腹扁平，背部稍隆起，体长为 2 ~ 10mm，雌蜱饱血后体长可达 30 mm，如赤豆或蓖麻子状；体色多呈褐色，表皮革质，有弹性。虫体分颚体和躯体。颚体为口器的复合体，由颚基、口下板、螯肢和须肢组成；躯体呈袋状，背部具 1 块盾板。成虫与若虫腹面有 4 对足，幼虫有 3 对足（图 3-9-1），第一对足跗节背缘近端有具嗅觉功能的哈氏器。硬蜱与软蜱形态鉴别见表 3-9-1。

　　2.生活史与习性　硬蜱多分布在森林、草原、灌木丛、野生动物洞穴或家畜圈舍。生活史中有卵、幼虫、若虫和成虫四个时期。成虫吸血后交配落地，在草根、树根及畜舍等处的表层缝隙中产卵，雌蜱产卵后死亡，雄蜱一生可交配数次。硬蜱因种不同，可产卵数百到数千个，适宜条件下卵经 2 ~ 4 周孵出幼虫，幼虫吸宿主血后经 1 ~ 4 周蜕皮为若虫，若虫吸血后经 1 ~ 4 周蜕皮为成虫，硬蜱完成一代生活史需 2 个月至 3 年不等。

二、软蜱

　　1.形态　虫体形态及结构基本与硬蜱相似，但颚体较小。躯体背面无盾板，雌雄虫外观无法鉴别。软蜱形态见图 3-9-2，硬蜱与软蜱形态鉴别见表 3-9-1。

2.生活史与习性 软蜱多栖息在兽穴、鸟巢及人畜住处的缝隙里。生活史中有卵、幼虫、若虫和成虫四个时期。成虫一生可多次吸血且多次交配产卵，卵发育到成虫需 1 个月至 1 年左右。软蜱夜间吸血，吸血时间短，耐饥饿力很强。适宜条件下卵经 2～4 周孵出幼虫。幼虫寻觅宿主吸血后经 1～4 周蜕皮为若虫，若虫吸血后经 1～4 周蜕皮为成虫。软蜱由于多次吸血和多次产卵，一般可存活 5～6 年或更久。

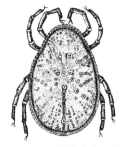

图 3-9-2 软蜱成虫形态

表 3-9-1 硬蜱与软蜱形态特征鉴别表

	硬蜱	软蜱
颚体	于躯体前端，背面可见	于躯体腹面前部，背面不可见
躯体背面	有盾板	无盾板，体表呈皱纹状、颗粒状、乳突状或有盘窝
雌、雄蜱区别	雄蜱体小盾板大，几乎覆盖整个虫体背面；雌蜱体大盾板小，仅遮盖背面前部	无明显区别

第二节 螨

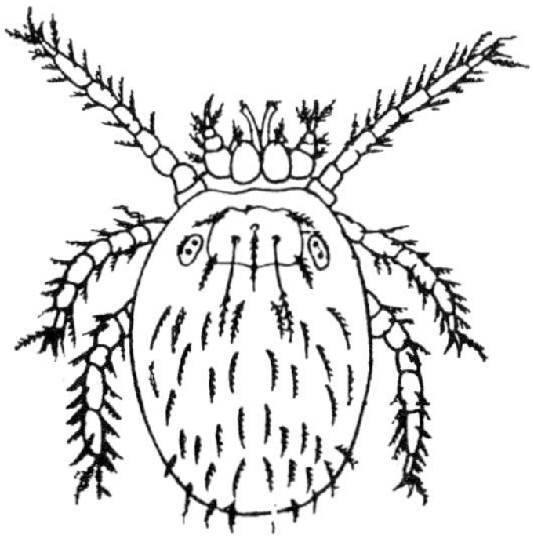

一、恙螨

恙螨（chigger mite）又称为恙虫，属于真螨目恙螨科。成虫和若虫营自生生活，幼虫寄生于人或动物体表，引起恙螨皮炎，传播恙虫病（沙虱热）。

1.形态 幼虫呈椭圆形，体长为 0.2mm，饱食后可达 0.5～1.0mm 以上，体色呈红色、橙色、淡黄色或乳白色。体表多细毛。虫体分颚体和躯体两部分（图 3-9-3）。

2.生活史与习性 恙螨分卵、前幼虫、幼虫、若蛹、若虫、成蛹和成虫七个时期。雌虫产卵于泥缝中，卵呈球形，淡黄色，经 2～8 天包有薄膜的前幼虫破卵壳而出，经 7～14 天幼虫破膜而出，在地面草丛中活动，遇到人或动物即攀附寄生，以其分解的组织和淋巴液为食，经 3～5 天饱食后坠地，3～7 天形成若蛹，10～16 天若虫逸出，又经 10～35 天发育成蛹，再经 7～15 天蜕皮为成虫。恙螨完成一代生活史约需 3 个月，每年可繁殖 1～2 代。

图 3-9-3 恙螨幼虫形态

恙螨多分布于海岛、平原、丘陵和山区的温暖潮湿地带。孳生地荫蔽、潮湿、多草、多鼠。宿主广泛，以鼠类为主，有些种类也侵袭人，常寄生在人的腰、腋窝、腹股沟及阴部等处。

二、疥螨

疥螨（scab mite）寄生于人和哺乳动物的皮肤表皮角质层内，以角质组织和淋巴液为食，引起剧烈瘙痒的疥疮。寄生于人体的是人疥螨。

1.形态 成虫呈类圆形，乳白色，躯体背面隆起。雌螨大小为 0.3～0.5mm，雄螨略小。虫卵呈椭圆形，淡黄色，壳薄，大小为 $180\mu m \times 80\mu m$（图 3-9-4）。

2.生活史与习性 人疥螨的生活史有卵、幼虫、两期若虫和成虫五期。雄虫与第二期雌若虫夜间在宿主皮肤表面交配后，雄虫不久死亡，而雌若虫在30分钟内钻入宿主皮内，蜕皮为雌虫，2～3天后在隧道产卵。雌螨一生可产卵 40～50 个，存活期为 6～8 周。完成生活史需 10～14 天。

疥螨多寄生于人体皮肤嫩薄部位，如指间、手背、腕屈侧、肘窝、腋窝、脐周、腹股沟、外生殖器、乳房下等处，婴幼儿可波及全身。人疥螨最适宜生存温度为 15 ～ 31℃，10℃以下呈休止状态，50℃时 1 分钟内死亡。

三、蠕形螨

蠕形螨（demodicid mite）俗称毛囊虫，是永久性小型寄生螨，寄生在人体的有毛囊蠕形螨（*Demodex folliculorum*）和皮脂蠕形螨（*Demodex brevis*）。

1. 形态 两种人体蠕形螨形态相似，虫体细长呈蠕虫状（图 3-9-5），乳白色，半透明，体长为 0.1 ～ 0.4mm，雌虫稍大于雄虫。虫体分颚体和躯体两部分，躯体又分为足体和末体。颚体有螯肢 1 对；足体有足 4 对，末体指状且具环形皮纹。毛囊蠕形螨体较长，卵呈蘑菇状；皮脂蠕形螨较粗短，卵呈椭圆形。

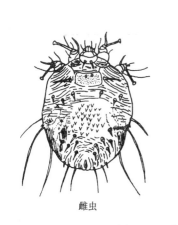
雌虫

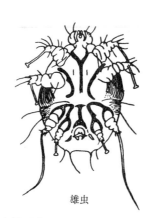
雄虫

图 3-9-4 人疥螨形态

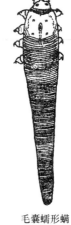
毛囊蠕形螨

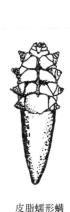
皮脂蠕形螨

图 3-9-5 人体蠕形螨成虫

2. 生活史与习性 蠕形螨通常寄生在人体的皮脂腺发达处，以颜面部最多，两种蠕形螨生活史基本相似，包括卵、幼虫、前若虫、若虫和成虫五期。雌、雄螨于毛囊口交配后，雄虫死亡，雌虫进入毛囊或皮脂腺内产卵。蠕形螨主要取食毛囊上皮细胞、腺细胞内容物及皮脂腺分泌物。完成一代生活史约需半个月，雌虫存活期为 2 个月左右。经直接或间接接触而感染。

四、尘螨

尘螨（dust mite）是广泛分布于人居室和工作环境中的小型螨类，也是一种很强的变应原，可引起人体的超敏反应性疾病。在已知的 40 种尘螨中，粉尘螨及屋尘螨等是主要的变应原。

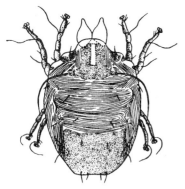
图 3-9-6 尘螨

1. 形态 尘螨成虫为长椭圆形，体长为 0.17 ～ 0.5mm。颚体位于躯体前端，螯肢钳状。躯体背面的前端有狭长的前盾板。雄虫体背后部还有 1 块后盾板及两侧的臀盾 1 对。躯体背面前端有 1 对长鬃，后端有 2 对长鬃。足 4 对，分前后两组，跗节末端有爪和钟形爪垫（图 3-9-6）。

2. 生活史与习性 尘螨的生活史包括卵、幼虫、两期若虫和成虫五期。适宜的温湿度，卵发育至成虫需 20 ～ 30 天，雄螨存活期为 60 ～ 80 天，雌螨可长达 150 天。高于 35℃或低于 10℃尘螨不能存活。

尘螨多数营自由生活，以面粉、粮食、人和动物的皮屑、花粉和真菌为食。屋尘螨主要孳生于卧室的枕芯、被褥、软垫、地毯和家具中。粉尘螨可在食品库、药材库、面粉厂、棉纺厂等处的地面大量孳生。

（万红娇）

第10章 昆虫纲

昆虫纲的主要特征是成虫左右对称，分头、胸、腹三部分，头部有触角1对，胸部有足3对。

1. 形态

（1）头部：有触角1对，为感觉器官，司嗅觉和触觉；复眼1对，有的昆虫还有单眼若干；医学昆虫的口器主要有三种类型，即咀嚼式口器（biting mouthparts）、刺吸式口器（piercing and sucking mouthparts）和舐吸式口器（lapping mouthparts）。口器由上唇（labrum）、上颚（mandible）、舌（hypopharynx）、下颚（maxilla）及下唇（labium）组成。下颚与下唇又有分节的附肢，分别称为下颚须（触须）（maxillary palp）和下唇须（labial palp）。

（2）胸部：分前胸（prothorax）、中胸（mesothorax）和后胸（metathorax），各胸节的腹面均有足1对，足分节，由基部向端部依次称为基节、转节、股节、胫节和跗节。跗节又有1～5分节，跗节末端有爪（claw）。多数昆虫的中胸及后胸背侧各有翅1对，分别称为前翅和后翅。双翅目昆虫仅有前翅，后翅退化为平衡棒（halter）。

（3）腹部：多由11节组成。腹部最后数节演化为外生殖器。雄性外生殖器是鉴定虫种的主要依据。

2. 发育与变态　昆虫的个体发育经胚胎发育和胚后发育阶段，胚胎发育在卵内完成，胚后发育指从幼体发育到成虫阶段。幼虫发育到成虫要经过外部形态、内部结构、生理功能、生活习性及行为和本能上的一系列变化，这些变化过程称为变态（metamorphosis）。变态分为以下两种：

（1）全变态（complete metamorphosis）：生活史包括卵、幼虫、蛹和成虫时期，各期形态和习性差别显著，如蚊、蝇、白蛉、蚤等。

（2）不完全变态（incomplete metamorphosis）：生活史包括卵、幼虫和成虫时期，如虱、臭虫等；或卵、幼虫、若虫和成虫时期，如蜱、螨等。若虫的形态与习性似成虫，仅体小，生殖器官未发育成熟。

昆虫的幼虫破卵而出称为孵化（hatching）；幼体发育过程中需要数次蜕皮，每次蜕皮后则进入新的龄期；幼虫发育为蛹称为化蛹（pupation）；成虫自蛹内脱出称为羽化（emergence）。

第一节　蚊

蚊（mosquito）的种类繁多，分布广泛，能通过吸血传播多种疾病，是最重要的病媒昆虫。世界已知蚊种有3350多种，我国约370余种。我国重要的传病蚊种有按蚊、库蚊和伊蚊三属。

1. 形态

（1）成虫：体长为1.6～12.6mm，体表被有鳞片，呈灰褐色、棕色或黑色。分头、胸、腹三部分。头部近球形，有复眼、触角及触须各1对。刺吸式口器（喙）1个，呈细长针状，由上唇、舌、下唇各1个和上、下颚各1对组成。触角细长分节，上有轮生的毛，雌虫的轮毛短而稀，雄虫的轮毛长而密。雌蚊上、下颚末端呈刀状，具锯齿，能刺入皮肤吸血；雄蚊上、下颚退化，不能吸血。胸部分前、中、后胸，各胸节

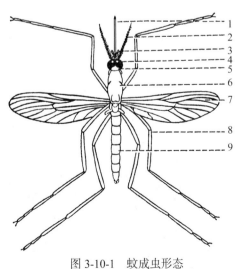

图3-10-1　蚊成虫形态

1. 喙；2. 触角；3. 触须；4. 复眼；5. 头；6. 胸；7. 翅；8. 足；9. 腹

有足 1 对，中胸有翅 1 对，后胸有平衡棒 1 对。腹部 11 节，末 3 节变为外生殖器（图 3-10-1）。

（2）卵：较小，长约 1mm，形状和颜色因种而异。

（3）幼虫：俗称孑孓，分头、胸、腹三部分。头部有触角、复眼及单眼各 1 对，咀嚼式口器。

（4）蛹：呈逗点状，头胸部融合，背面有呼吸管 1 对；腹部细长向腹侧弯曲。

三属蚊各期形态鉴别见表 3-10-1 及图 3-10-2。

表 3-10-1　三属蚊各期形态鉴别

鉴别点	按蚊	库蚊	伊蚊
卵	舟状，有浮囊；单个浮于水面	圆锥形，无浮囊；聚成卵筏，浮于水面	纺锤形，无浮囊；单个沉于水底
幼虫	无呼吸管，有呼吸孔	呼吸管细长	呼吸管短粗
	有掌状毛	无掌状毛	无掌状毛
	静止时体与水面平行	静止时头下垂，体与水面成角度	静止时头下垂，体与水面成角度
蛹	呼吸管短粗，呈漏斗状，口大，前方有深裂隙	呼吸管细长，呈管状，口小，无裂隙	呼吸管长短不一，口斜向或呈三角形，无裂隙
成虫			
体色	多灰褐色	多棕褐色	黑色间有白斑
触须	与喙等长，雄蚊末端膨大	雌蚊短于喙近半，雄蚊长于喙	雌蚊短于喙近半，雄蚊长于喙
翅	多具黑白斑	多无黑白斑	无黑白斑
足	白环或有或无	多无白环	有白环
静态	体与喙成一直线，与停落面成角度	体与喙成角度，体与停落面平行	体与喙成角度，体与停落面平行

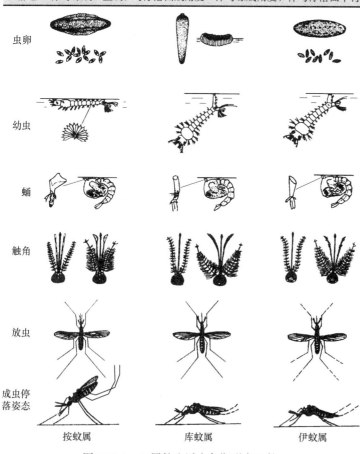

虫卵　　幼虫　　蛹　　触角　　放虫　　成虫停落姿态

按蚊属　　库蚊属　　伊蚊属

图 3-10-2　三属蚊生活史各期形态比较

2. 生活史与习性　蚊的发育分卵、幼虫、蛹和成虫四个时期。前三个时期在水中生活，而成虫则陆生。雌蚊产卵于水中，夏季一般 2～3 天即孵出幼虫。幼虫经 5～8 天发育，蜕皮 4 次化为蛹。蛹在水中，2～3 天后羽化为成蚊，成蚊 1～2 天后即行交配。雌蚊经交配、吸血、产卵。适宜条件下完成一代生活史需 9～15 天，一年可繁殖 7～8 代。雄蚊存活期为 1～3 周，雌蚊存活期为 1～2 个月，越冬雌蚊可存活 4～5 个月。

蚊种对孳生环境的选择各不相同，按蚊孳生地为大型清洁水体，如稻田、沼泽、池塘、人工湖等；库蚊多孳生于污水，如下水道、污水坑、粪缸、积肥坑等；伊蚊则孳生于小型积水中，如树洞、石穴、竹筒及盆、罐等容器的积水中。

雄蚊不吸血,只吸食植物汁液及花蜜。雌蚊吸血,也可吸食植物汁液以维持生存,但只有吸血后卵巢才能发育而产卵。

蚊的季节消长与温度、湿度和雨量等有关。我国南北气候相差很大,因此蚊的季节消长差异也大,一般 6 ~ 9 月为蚊虫的密度高峰季节。当外界气温低于 10℃ 时,蚊虫即进入滞育状态。虫媒病的流行季节与蚊虫的季节消长有关。

第二节　蝇

蝇(fly)属双翅目环裂亚目,是机械性传播疾病的重要媒介。蝇的种类繁多,全世界已知有34 000 多种,我国记载的有 4200 多种。与人类疾病有关的多属蝇科、丽蝇科、麻蝇科及狂蝇科。

1.形态

(1)成虫:体长为 4 ~ 14mm,体色呈暗灰色、黑色、黄褐色、暗褐色等,许多种类带金属光泽,全身被有鬃毛。头部为半球形,两侧有大的复眼 1 对,头顶中央有排列成三角形的单眼 3 个。颜面中央有触角 1 对。多数蝇类的口器为舐吸式;吸血蝇类为刺吸式口器,能刺入人、畜皮肤吸血。翅与平衡棒各 1 对。足末端有爪及爪垫各 1 对,爪垫密生细毛且分泌黏液,可在光滑面爬行,并能黏附大量病原体。

(2)卵:呈椭圆形或香蕉形,长约 1mm,乳白色,多堆积成卵块。

(3)幼虫:俗称蛆,圆柱形,前尖后钝,无足无眼,乳白色。

(4)蛹:呈圆筒形,长为 5 ~ 8mm,呈棕褐色至黑色(图 3-10-3)。成蝇羽化时,顶破蛹壳前端,自环状裂缝钻出。

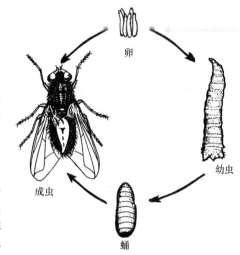

图 3-10-3　蝇各期形态及生活史

2.生活史与习性　蝇为全变态昆虫,生活史有卵、幼虫、蛹和成虫四个阶段。多数种类卵生;少数卵胎生,直接产幼虫,如狂蝇、舌蝇、多数麻蝇等。蝇羽化 2 ~ 3天后即可交配,一生交配 1 次,数天后雌蝇产卵,一生产卵 3 ~ 8 次,一次产卵百粒左右。卵在夏季 1 天即孵出幼虫,蜕皮 2 次为成熟幼虫,离开孳生地钻入附近松土中化蛹,幼虫期为 4 ~ 12 天。夏秋季蛹 3 ~ 17 天羽化为成蝇。完成一代生活史需 8 ~ 30 天,家蝇一年可繁殖 7 ~ 8 代,成蝇存活期一般为 1 ~ 2 个月。

蝇幼虫以有机物为食,根据孳生地不同,可分为粪便类、垃圾类、腐败植物类和腐败动物类四类。依食性不同又分为三类:不食蝇类其口器退化,不能取食,如狂蝇等;吸血蝇类以动物与人的血液为食,如螫蝇,以生物性传播方式传播疾病;非吸血性蝇类为杂食性,以腐败的动植物、人和动物的食物及排泄分泌物为食,且取食频繁,又有边吐、边吸、边排泄的习性,可造成多种疾病的传播。

此外,蝇有趋光性,多在白天活动,且活动受温度影响较大,如 40℃ 以上和 10℃ 以下不适宜舍蝇生存。

第三节　常见其他医学昆虫

一、白蛉

白蛉(sand fly)属双翅目毛蛉科白蛉亚科,是一类体小多毛的吸血昆虫,世界已报道 700 多种,我国有 40 多种,其中重要的是中华白蛉。

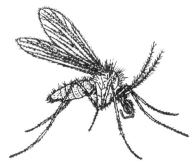

图 3-10-4 白蛉成虫形态

1. 形态 成虫体长为 1.5 ~ 4mm，呈灰黄色，全身密被细毛。体分头、胸、腹三部分。头部呈球形，复眼大而黑，触角细长，刺吸式口器。胸背隆起，呈驼背状。翅 1 对，狭长，末端较尖，上有细毛。停息时两翅向背面竖立，形成与体成 45°角的"V"字形。足 3 对，细长多毛。卵近椭圆形，灰白色。蛹长约 4mm，淡黄色，体外无茧（图 3-10-4）。

2. 生活史与习性 白蛉生活史有卵、幼虫、蛹和成虫四期。雌蛉产卵于温湿度适宜，含有机物的人房、畜舍、墙缝及洞穴内。卵在适宜条件下经 6 ~ 12 天孵化出幼虫，幼虫以土壤中有机物为食，25 ~ 30 天化蛹。蛹不食不动，经 6 ~ 10 天羽化为成虫，1 ~ 2 天后交配、吸血、产卵。完成整个生活史需 6 ~ 8 周，白蛉存活期为 2 ~ 3 周。

成蛉栖息于阴暗无风、潮湿安静的环境，如屋角、墙缝、畜舍、地窖、柴草堆或洞穴等处，可依据其栖息环境分为家栖型和野栖型。白蛉飞行力弱，活动范围小。

二、蚤

蚤（flea）属于蚤目，是体外寄生虫。世界已知有 2500 余种，我国有 650 余种，仅少数种类可传播人畜共患病。我国重要的传病蚤为致痒蚤和印鼠客蚤。

1. 形态 成虫体小，约 3mm，呈棕色或黑褐色，侧扁，无翅。全身的鬃、刺和栉向后生长，能在宿主毛、羽间迅速穿行。头呈三角形，有或无眼，口器为刺吸式。胸部分 3 节。足 3 对，基节粗壮，善于跳跃（图 3-10-5）。

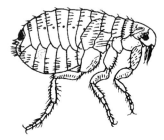

图 3-10-5 蚤成虫

2. 生活史与习性 蚤为全变态昆虫，生活史包括卵、幼虫、蛹及成虫四个时期。蚤在宿主皮毛和巢穴中产卵，卵缺乏黏性而散落于宿主的活动场所，温湿度适宜，约 5 天可孵出幼虫。幼虫经 2 ~ 3 周，发育为成熟幼虫，吐丝做茧，在茧内蜕皮化蛹。蛹具成虫雏形，蛹期为 1 ~ 2 周，有时受温度和湿度影响可达 1 年。蛹的羽化需受外界刺激，如空气振动、温度升高、接触压力、动物的干扰等。成虫羽化后交配、吸血，1 ~ 2 天后产卵。由卵发育为成虫约需 1 个月。蚤存活期为 2 个月至 2 年。

雌、雄蚤均吸血，且一天数次。蚤耐饥饿力很强，数月或十数月不食仍能生存。多数蚤类常更换宿主吸血。栖息或活动于宿主的体毛间、巢穴或居室内。蚤的宿主范围很广，包括兽类和鸟类，但以小型哺乳动物尤以啮齿目（鼠）为多。成虫对宿主体温反应敏感，当宿主发病体温升高或死亡后尸体冷却，蚤会很快离开，另择宿主，此习性有利于疾病的传播。

三、虱

虱（louse）属于虱目，是体外永久性寄生虫，寄生于人体的有人虱（*Pediculus humanus*）和耻阴虱（*Pthirus pubis*）两种，人虱又分两个亚种，即人头虱和人体虱。

1. 形态 成虫背腹扁平，体狭长，头部略呈菱形，有触角和复眼各 1 对，刺吸式口器。胸部 3 节融合，无翅。足 3 对，足末端有坚硬弯曲的爪，与胫节末端的指状突起相对形成攫握器，能紧握宿主的毛发或衣物纤维。雌虱腹部末端呈"W"形，雄虱末端呈"V"形。

人体虱呈灰白色，雌虱体长为 2.5 ~ 4.2mm，雄虱较小。人头虱和人体虱形态相似，仅人头虱略小，体色深灰。

耻阴虱呈灰白色，体形宽短似蟹。雌虱体长为 1.5 ~ 2.0mm，雄虱稍小（图 3-10-6）。

2. 生活史与习性 虱的发育为半变态，生活史包括卵、若虫及成虫三个时期。雌虱交配后 1 ~ 3 天内产卵，卵黏附于毛发或衣物纤维上。卵俗称虮子，白色稍透明，呈长椭圆形，一端有盖，大小为 0.8mm×0.3mm。人虱一生产卵 230 个，耻阴虱约 30 个。经 7 ~ 8 天若虫从卵盖孵出，若虫较小，外形与成虫相似。若虫经 3 次蜕皮变为成虫。从卵发育到成虫人虱需 16～25 天，耻阴虱需 34～41 天。成虫存活期约 1 个月。

人虱可通过接触传播。人头虱寄生于头发，多产卵于耳后发根处。人体虱常寄生于内衣缝及皱褶内，产卵于衣物纤维上。耻阴虱主要寄生于体毛较粗而稀疏之处，如阴部及肛门周围，也可于眼睫毛处。

成虫及若虫均吸血，不耐饥，2～10 天不吸血即死亡。人虱对温湿度很敏感，既怕热怕湿，又怕冷。人因出汗或患病发热、或病死后尸体冷却，虱则爬离另找宿主，此习性与传播疾病有关。

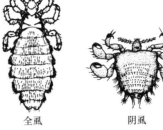

全虱　　　　阴虱　　　虫卵

图 3-10-6 人虱形态

四、蜚蠊

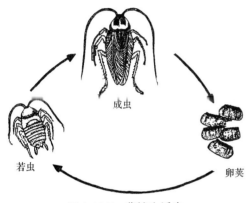

成虫

若虫　　　　卵荚

图 3-10-7 蜚蠊生活史

蜚蠊（cockroach）属蜚蠊目，俗称蟑螂，世界约有 5000 余种，我国约 250 余种，家栖种类有德国小蠊和美洲大蠊等。

1. 形态　成虫背腹扁平，呈椭圆形，体长因种而异，室内常见者大小为 10～35mm。体表光泽油亮，呈棕红或棕褐色。头部有细丝状触角及单、复眼各 1 对，口器为咀嚼式。常有翅 2 对，3 对发达的足适于疾走（图 3-10-7）。

2. 生活史与习性　蜚蠊的发育为半变态，生活史包括卵、若虫和成虫三个时期。雌虫在产卵前，先排出坚硬暗褐色的卵荚，卵成对排列于内，卵荚常于雌虫腹部末端，再分泌黏性物质将卵荚黏附于物体上。

每个卵荚含卵 16～48 粒。卵经 1～2 个月孵出若虫，经 5～7 个月羽化为成虫。完成一代生活史约需数月或 1 年以上。成虫存活期为 6～12 个月。

蜚蠊发布甚广，喜群居，栖息于室内、厨房、餐厅、饭馆、食品加工场、仓库等无光的狭缝内或下水道的沟槽内，昼伏夜出。蜚蠊为杂食性昆虫，喜食含糖类和发酵的食物，也食人的排泄物、分泌物及垃圾等，并需经常饮水。蜚蠊边吃、边吐、边排泄的习性使其能传播多种疾病。

（万红娇）

参考文献

蔡保健 . 1990. 医学微生物电子显微镜图谱 . 北京：华夏出版社

曹雪涛，何维 . 2015. 医学免疫学 . 第 3 版 . 北京：人民卫生出版社

曹雪涛 . 2014. 免疫学前沿进展 . 第 3 版 . 北京：人民卫生出版社

龚非力 . 2014. 医学免疫学 . 第 4 版 . 北京：科学出版社

金伯泉 . 2008. 医学免疫学 . 第 5 版　北京：人民卫生出版社

李凡 , 徐志凯 . 2013. 医学微生物学 . 第 8 版 . 北京：人民卫生出版社

李明远，徐志凯 . 2015. 医学微生物学 . 第 3 版 . 北京：人民卫生出版社

罗晶 , 郝钰 . 2016. 免疫学基础与病原生物学 . 北京：人民卫生出版社

谢念铭 . 1994. 医学细菌电镜图谱 . 北京：人民卫生出版社

詹希美 . 2010. 人体寄生虫学 . 第 2 版 . 北京：人民卫生出版社

周光炎 . 2013. 免疫学原理 . 第 3 版 . 上海：上海科学技术文献出版社

诸欣平 . 2013. 人体寄生虫学 . 第 8 版　北京：人民卫生出版社

Abbas AK, Lichtman AH, Pillai S. 2012. Cellular and Molecular Immunology. 7th ed. Philadelphia: Elsevier

Murphy K. 2012. Janeway's Immunobiology. 8th ed. New York: Garland Science

Murray PR, Rosenthal KS, Pfaller MA, et al. 2012. Medical Microbiology. 7th ed. Philadephia: Elsevier

附录1　主要细胞因子

名称	主要产生细胞	主要功能
白细胞介素（IL）		
IL-1α IL-1β	巨噬细胞、单核细胞、树突状细胞、上皮细胞	激活淋巴细胞；刺激巨噬细胞；增强白细胞/内皮细胞的黏附；致热源；促进急性期蛋白表达；成纤维细胞增生
IL-2	激活的T细胞	促进T细胞增殖和分化；激活细胞毒性淋巴细胞和巨噬细胞；激活NK
IL-3	激活的T细胞、干细胞、NK细胞、胸腺上皮细胞	协同刺激造血；抑制细胞凋亡；诱导巨噬细胞表达MHC Ⅱ类分子
IL-4	T细胞、肥大细胞	B细胞生长因子；促进抗体类型转换成IgG1和IgE；T细胞增生
IL-5	T细胞、肥大细胞、嗜酸粒细胞	促进B细胞增殖和分化；促进Ig类型转换；嗜酸性粒细胞生长和分化、趋化、激活
IL-6	T细胞、巨噬细胞、成纤维细胞、内皮细胞、肥大细胞	促进B细胞分化；刺激T细胞生长和分化；刺激造血（巨核细胞）；促进急性期蛋白合成
IL-7	骨髓基质细胞、成纤维细胞	刺激淋巴细胞前体细胞增生和分化
IL-8	单核/巨噬细胞、成纤维细胞、内皮细胞、上皮细胞、角化细胞、滑膜细胞、平滑肌细胞、肿瘤细胞	趋化、激活中性粒细胞；T细胞趋化；促进超氧离子释放和脱颗粒；激发激活的嗜碱性粒细胞；角化细胞分裂、趋化；释放血管形成前体物质；促血管生成
IL-9	T细胞	促进T细胞激活；激活肥大细胞；骨髓髓样细胞增生和分化；与红细胞生成素有协同作用；B细胞激活，产生Ig
IL-10	单核细胞、T细胞、B细胞上皮细胞、角化细胞、肿瘤细胞、骨髓瘤细胞	抑制多种细胞因子（如前炎症细胞因子、IL-2等）合成；抑制抗原特异性T细胞的激活；抑制单核细胞表达MHC Ⅱ类分子和共刺激分子；抑制单核细胞和巨噬细胞产生NO
IL-11	肺成纤维细胞、骨髓基质细胞、滋养层细胞、骨肉瘤细胞、滑膜细胞、关节软骨细胞	骨髓干细胞和前体细胞协同生长因子；巨噬细胞前体细胞的协同生长因子；促进破骨细胞形成；诱导急性期反应；诱导神经元分化；抑制脂肪细胞分化
IL-12	单核细胞、B细胞	促进激活的T细胞和NK细胞增生及IFN-γ的合成；增强NK/LAK细胞的裂解活性；诱导Th1细胞形成；诱导CTL细胞对肿瘤细胞发生反应；抑制IgE的产生
IL-13	活化T细胞、肥大细胞、B细胞	促进B细胞增殖和分化；IgE的类型转换因子；刺激ICAM和VCAM的表达
IL-14	T细胞、B淋巴瘤细胞	刺激活化B细胞增殖；抑制Ig分泌
IL-15	单核细胞、上皮细胞、肌细胞	刺激活化的T细胞、B细胞和NK细胞；诱导NK样细胞的分化；趋化T淋巴细胞
IL-16	嗜酸粒细胞、CD8⁺T细胞、上皮细胞	趋化CD4⁺T细胞；CD4⁺T细胞强化因子；诱导嗜酸性粒细胞黏附
IL-17	CD4⁺T细胞、记忆T细胞	促进IL-6、IL-8、PGE2、G-CSF分泌；刺激成纤维细胞表达ICAM-1
IL-18	激活的单核-巨噬细胞、肝细胞、上皮细胞	促Th1分化及其因子的释放（如IFN-γ、IL-2、GM-CSF等）；激活NK细胞；抑制激活T细胞产生IL-10
IL-19	单核细胞	可能为促炎细胞因子，促进IL-6、TNF-α合成，诱导单核细胞产生活性氧和发生细胞凋亡

续表

名称	主要产生细胞	主要功能
IL-20	角质细胞	调节角质细胞参与的炎症反应
IL-21	活化的 CD4$^+$T 细胞	促 T 细胞的生长因子之一；可协同刺激初始 T 细胞、B 细胞增殖；促进 NK 细胞增殖与分化
IL-22	T 细胞、肥大细胞、胸腺淋巴瘤细胞化	抑制 Th2 细胞产生 IL-4；促进肝脏急性期蛋白的合成
IL-23	活化的 DC	促进记忆性 T 细胞的增殖及 IFN-γ 的产生
IL-24	黑素细胞，Th2 细胞	促凋亡细胞因子，可抑制多种肿瘤细胞生长；表达 IL-24 的黑素瘤细胞生长减慢
IL-25	Th2 细胞	促进淋巴样细胞系增殖
IL-26	T 细胞，NK 细胞	在变态反应炎症中发挥重要作用；可诱导气管上皮细胞和脐静脉内皮细胞表达 IL-6、IL-8 和 ICAM-1
IL-27	巨噬细胞、树突状细胞	可迅速引起 CD4$^+$T 细胞增殖；与 IL-12 协同促进初始 CD4$^+$T 细胞产生 IFN-γ
IL-28A（IFN-λ2）	T 细胞	抗病毒感染，但无抗病毒增殖活性
IL-28A（IFN-λ3）	T 细胞	抗病毒效应
IL-29（IFN-λ1）	树突状细胞	抗微生物活性
IL-30	巨噬细胞	调节淋巴细胞活性
IL-31	活化 Th2 细胞	促进造血干细胞存活，参与皮肤炎症
IL-32	T 细胞，NK，上皮细胞	刺激单核巨噬细胞表达 TNF、IL-8 等
IL-33（IL-IF11）	多种细胞	Th2 细胞应答，刺激肥大细胞
IL-35	调节性 T 细胞（Treg）	促进 Treg 分化
干扰素（IFN）		
IFN-α	白细胞	抗病毒，免疫调节，促进 MHC I 类分子和 II 类分子的表达
IFN-β	成纤维细胞	抗病毒，抗细胞增殖，免疫调节，促进 MHC I 类分子和 II 类分子的表达
IFN-γ	T 细胞、NK 细胞	激活巨噬细胞，促进 MHC 分子表达和抗原提呈，诱导 Th1 细胞分化，抑制 Th2 细胞分化
肿瘤坏死因子		
TNF-α	巨噬细胞、T、NK、内皮细胞、成纤维细胞	参与炎症反应和免疫应答，杀伤或抑制肿瘤，激活内皮细胞，参与内毒素性休克，动脉硬化
TNF-β	活化的 T 细胞、B 细胞、骨髓瘤细胞	杀伤靶细胞，激活巨噬细胞，参与胚胎发育过程中淋巴样器官形成
集落刺激因子		
GM-CSF	巨噬细胞、T 细胞	刺激髓样单核细胞特别是树突状细胞的增殖、分化
G-CSF	成纤维细胞、巨噬细胞	刺激中性粒细胞的发育和分化
M-CSF	单核吞噬细胞、内皮细胞	刺激骨髓单核细胞前体细胞的分化成熟
SCF	骨髓基质细胞	刺激干细胞分化为不同谱系血细胞；刺激肥大细胞增殖
TPO	平滑肌细胞	刺激骨髓巨核细胞的分化成熟
EPO	肾间质细胞、肝库普弗细胞	刺激红细胞前体细胞的分化成熟

续表

名称	主要产生细胞	主要功能
趋化因子		
IL-8	单核 - 巨噬细胞、成纤维细胞、角化细胞、内皮细胞	趋化并激活中性粒细胞，趋化嗜碱性粒细胞及 T 细胞，刺激血管生成
MCP-1	单核细胞、巨噬细胞、成纤维细胞、角化细胞	趋化并激活单核 - 巨噬细胞、T 细胞及 NK 细胞、嗜酸性及嗜碱性粒细胞、树突状细胞；促进 Th2 反应
MIP-1α	单核 - 巨噬细胞、T 细胞、肥大细胞、成纤维细胞	抗病毒，与 HIV-1 竞争结合受体，抑制 HIV 感染靶细胞；促进 Th1 反应；趋化嗜酸性及嗜碱性粒细胞，调节 Mφ 功能
MIP-1β	单核细胞、巨噬细胞、中性粒细胞、内皮细胞	与 HIV-1 竞争结合受体，抑制 HIV 感染靶细胞
RANTES	T 细胞、血小板、内皮细胞	趋化单核细胞、T 细胞、嗜酸性及嗜碱性粒细胞；刺激嗜碱性粒细胞脱颗粒；抑制 HIV 感染靶细胞
lymphotactin	活化 T 细胞	趋化 T 细胞、B 细胞及 NK 细胞
franctalkine	单核细胞、内皮细胞	趋化单核细胞、T 细胞、NK 细胞、白细胞和内皮细胞
IP-10	单核细胞、成纤维细胞、内皮细胞	趋化 Th 细胞、NK 细胞、pDC
SDF-1α/β	基质细胞	趋化造血干细胞、B 细胞、DC、单核细胞、嗜碱性粒细胞、T 细胞
Eotaxin	内皮细胞	嗜酸性及嗜碱性粒细胞、Treg 细胞、Th2 细胞
生长因子		
TGF-β	多种有核细胞	一方面能促进成纤维细胞表型转化，也抑制多种细胞（如 CTL、巨噬细胞等）的增殖、分化及效应，IgA 类别转换因子
EGF	脑、肾、唾液腺、胃等多种器官的细胞	促进上皮细胞、成纤维细胞、间质和内皮细胞增殖；促进血管形成；加速伤口愈合；促进肿瘤生长
FGF	中胚层和神经胚层来源的器官和肿瘤	刺激中胚层、神经外胚层源多种细胞增殖和分化；（在血管生成过程中）趋化内皮细胞；促进肉芽组织形成和角膜伤口愈合；影响神经细胞功能
PDGF	巨核细胞、巨噬细胞、内皮细胞、成纤维细胞、胶质细胞、星状细胞、平滑肌细胞等	促进成纤维细胞、神经胶质细胞、平滑肌细胞、上皮及内皮细胞增殖；刺激成纤维细胞、血管平滑肌细胞、中性粒细胞和单核细胞的趋化运动；加速创伤愈合；引起血管收缩
VEGF	巨噬细胞、肺和肾的上皮细胞等多种细胞	增强血管通透性；促进血管形成
NGF	效应神经元支配的靶组织细胞	维持感觉、交感神经元的存活；促进受损神经纤维的修复；促进单核细胞及中性粒细胞增殖、分化；促进淋巴细胞增殖和分化；促进肥大细胞和嗜碱粒细胞增殖；促进伤口愈合
OSM	激活的巨噬细胞和 T 细胞	抑制肿瘤细胞生长；诱导某些肿瘤细胞分化

注：仅就主要细胞因子举例说明。

附录 2　常用词英汉对照索引请扫此二维码

本书二维码动画目录

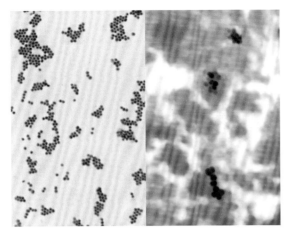

彩图 1　脓液中葡萄球菌及纯培养物　革兰染色
× 1000

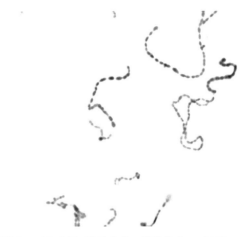

彩图 2　链球菌　纯培养物　革兰染色 × 1000

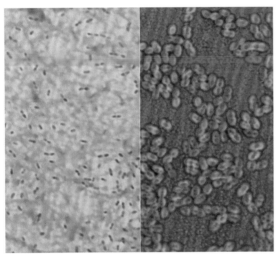

彩图 3　肺炎链球菌及荚膜　革兰染色及特殊染色
× 1000

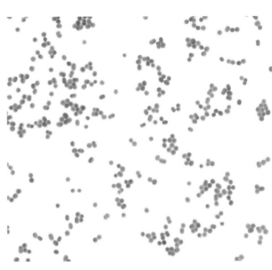

彩图 4　脑膜炎奈瑟菌　纯培养物　革兰染色
× 1000

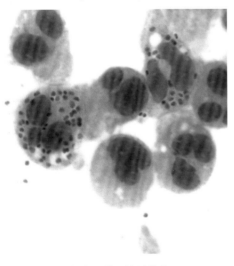

彩图 5　脓液中淋病奈瑟菌　美兰染色 × 1000

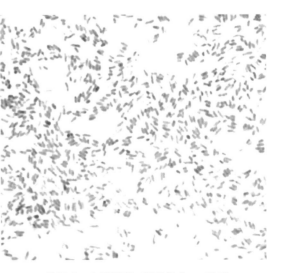

彩图 6　大肠杆菌　革兰染色 × 1000

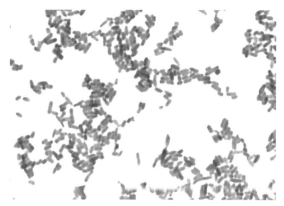

彩图 7　痢疾杆菌　革兰染色 × 1000

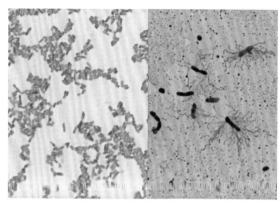

彩图 8　伤寒杆菌及其鞭毛　革兰染色及鞭毛染色 × 1000

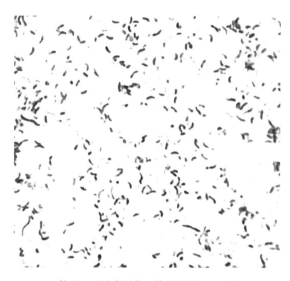

彩图 9　霍乱弧菌　革兰染色 × 1000

彩图 10　破伤风梭菌　芽孢染色 × 1000

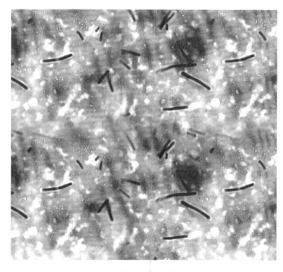

彩图 11　产气荚膜梭菌　特殊染色 × 1000

彩图 12　肉毒梭菌　革兰染色 × 1000

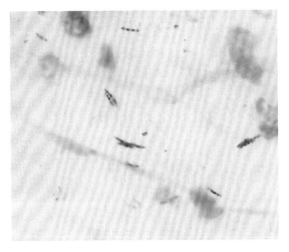

彩图 13 结核分枝杆菌 痰涂片 抗酸染色 × 1000

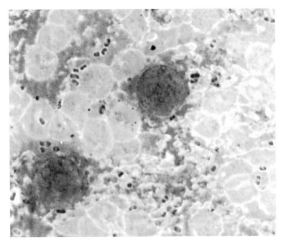

彩图 14 鼠疫耶尔森菌 组织印片 亚甲蓝染色 × 1000

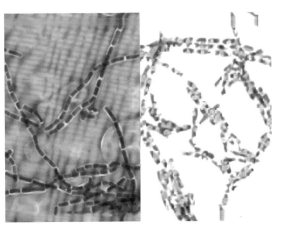

彩图 15 炭疽芽孢杆菌及芽孢 组织印片 特殊染色 × 1000

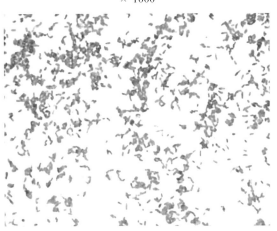

彩图 16 羊布鲁菌 革兰染色 × 1000

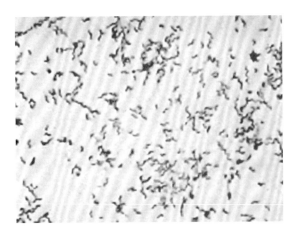

彩图 17 空肠弯曲菌 革兰染色 × 1000

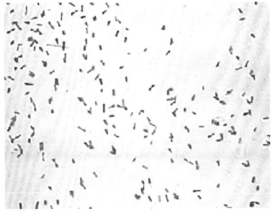

彩图 18 铜绿假单胞菌 纯培养物 革兰染色 × 1000

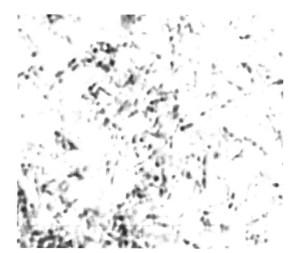

彩图 19　白喉棒状杆菌　亚甲蓝染色 × 1000

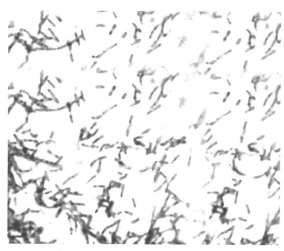

彩图 20　嗜肺军团菌　纯培养物　革兰染色 × 1000

彩图 21　百日咳鲍特菌　纯培养物　革兰染色
× 1000

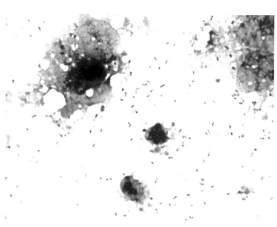

彩图 22　立克次体　卵黄囊涂片　姬姆萨染色
× 1000

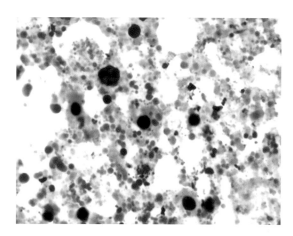

彩图 23　沙眼衣原体　感染组织印片　姬姆萨染色
× 1000

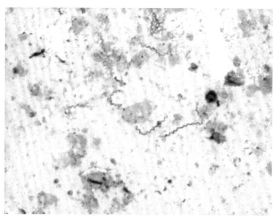

彩图 24　梅毒螺旋体　感染组织印片　镀银染色
× 1000

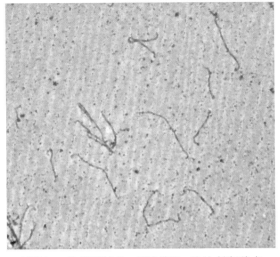

彩图 25　钩端螺旋体　纯培养物　涂片 镀银染色
× 1000

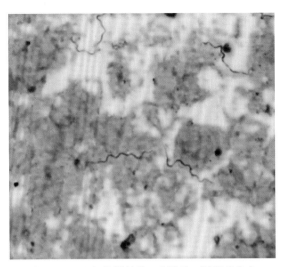

彩图 26　回归热螺旋体　血涂片　姬姆萨染色
× 1000

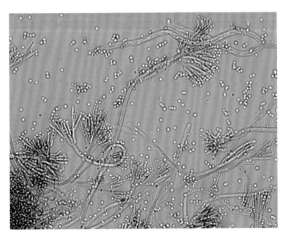

彩图 27　青霉菌培养物 × 200

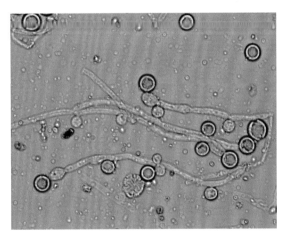

彩图 28　白假丝酵母菌　假菌丝，厚膜孢子 × 400

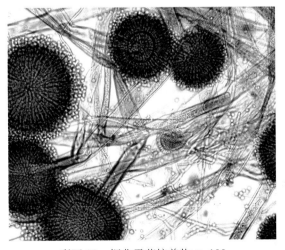

彩图 29　烟曲霉菌培养物 × 100

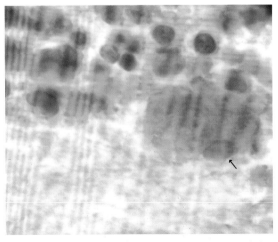

彩图 30　狂犬病毒内基小体犬海马回切片 HE 染色
× 1000

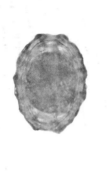

彩图 31　似蚓蛔线虫受精卵

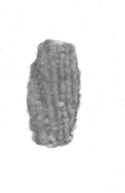

彩图 32　似蚓蛔线虫未受精虫卵

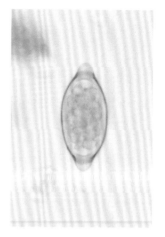

彩图 33　毛首鞭形线虫卵

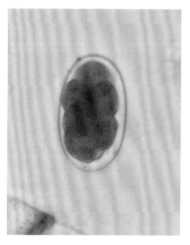

彩图 34　钩虫卵

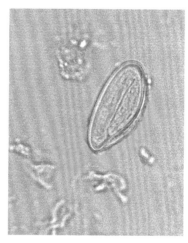

彩图 35　蠕形住肠线虫卵

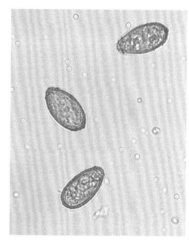

彩图 36　华支睾吸虫卵

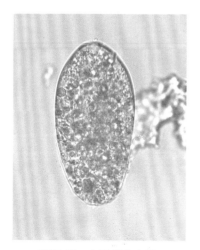

彩图 37　布氏姜片虫卵

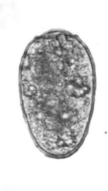

彩图 38　卫氏并殖吸虫卵

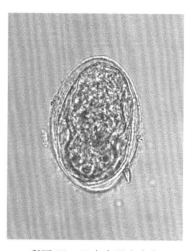

彩图 39　日本血吸虫虫卵

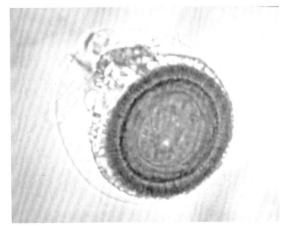

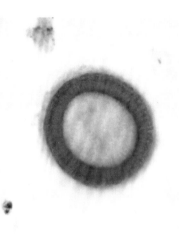

彩图 40　带绦虫虫卵 1　　　　　　　　　　彩图 41　带绦虫虫卵 2

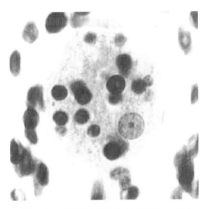

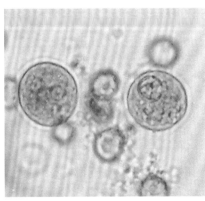

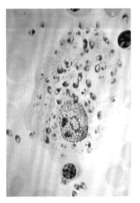

彩图 42　溶组织阿米包滋养体（铁　　　彩图 43　溶组织阿米巴包囊（碘染）　　　彩图 44　杜氏利氏曼原虫
　　　　　苏木素染色）　　　　　　　　　　　　　　　　　　　　　　　　　　　的无鞭毛体（姬姆萨染色）

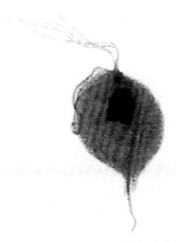

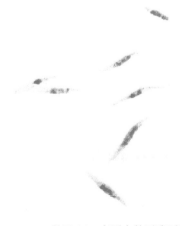

彩图 45　阴道毛滴虫（姬姆萨染色）　　　　　彩图 46　疟原虫的子孢子

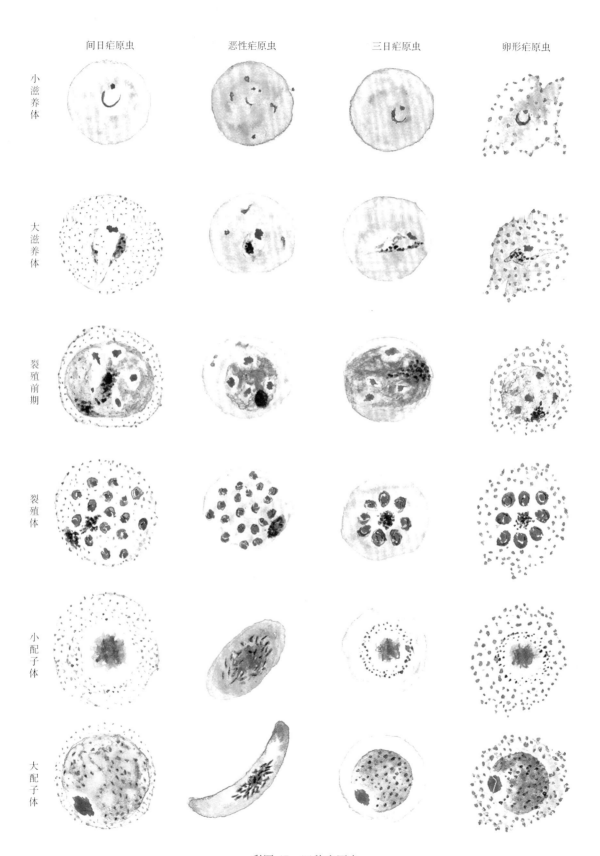

彩图 47　四种疟原虫